国家卫生健康委员会"十三五"规划教材

全国高等学校教材

供临床医学儿科专业（方向）用

小儿传染病学

第**5**版

主　编　方　峰　俞　蕙

副主编　万朝敏　赵顺英　许红梅

编　委（按姓氏汉语拼音排序）

陈益平（温州医科大学）　　　　舒赛男（华中科技大学）

陈英虎（浙江大学）　　　　　　万朝敏（四川大学）

邓继岿（汕头大学）　　　　　　许红梅（重庆医科大学）

方　峰（华中科技大学）　　　　俞　蕙（复旦大学）

李双杰（南华大学）　　　　　　赵东赤（武汉大学）

刘志峰（南京医科大学）　　　　赵顺英（首都医科大学）

毛志芹（中国医科大学）　　　　周云芳（上海交通大学）

人民卫生出版社

图书在版编目（CIP）数据

小儿传染病学 / 方峰，俞蕙主编 . —5 版 . —北京：
人民卫生出版社，2020

ISBN 978-7-117-29881-0

Ⅰ.①小… Ⅱ.①方…②俞… Ⅲ.①小儿疾病—传
染病—医学院校—教材 Ⅳ.①R725.1

中国版本图书馆 CIP 数据核字（2020）第 038497 号

人卫智网	www.ipmph.com	医学教育、学术、考试、健康，购书智慧智能综合服务平台
人卫官网	www.pmph.com	人卫官方资讯发布平台

版权所有，侵权必究！

小儿传染病学
第 5 版

主　　编：方　峰　俞　蕙
出版发行：人民卫生出版社（中继线 010-59780011）
地　　址：北京市朝阳区潘家园南里 19 号
邮　　编：100021
E - mail：pmph @ pmph.com
购书热线：010-59787592　010-59787584　010-65264830
印　　刷：北京盛通数码印刷有限公司
经　　销：新华书店
开　　本：787×1092　1/16　印张：25　插页：2
字　　数：608 千字
版　　次：1987 年 5 月第 1 版　2020 年 6 月第 5 版
　　　　　2025 年 1 月第 5 版第 6 次印刷（总第 18 次印刷）
标准书号：ISBN 978-7-117-29881-0
定　　价：59.00 元

打击盗版举报电话：010-59787491　**E-mail：WQ @ pmph.com**
质量问题联系电话：010-59787234　**E-mail：zhiliang @ pmph.com**

新形态教材使用说明

　　新形态教材是充分利用多种形式的数字资源及现代信息技术,通过二维码将纸书内容与数字资源进行深度融合的教材。本套教材全部以新形态教材形式出版,每本教材均配有特色的数字资源。读者阅读纸书时可以扫描二维码,免费获取数字资源和线上平台服务。

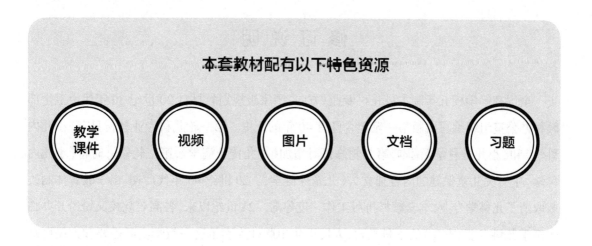

本套教材配有以下特色资源

教学课件　视频　图片　文档　习题

获取数字资源的步骤

❶ 扫描封底红标二维码,获取图书"使用说明"。

❷ 揭开红标,扫描绿标激活码,注册/登录人卫账号获取数字资源。

❸ 扫描书内二维码或封底绿标激活码随时查看数字资源。

❹ 下载应用或登录zengzhi.ipmph.com体验更多功能和服务。

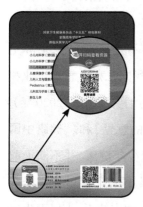

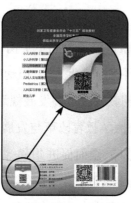

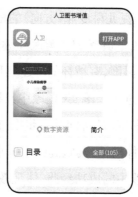

扫描下载应用

客户服务热线
400-111-8166

全国高等学校五年制本科

儿科专业（方向）第六轮规划教材

修订说明

　　全国高等学校五年制本科儿科专业（方向）国家级规划教材自 20 世纪 80 年代由卫生部教材办公室组织编写出版第一轮至今已有 40 年的历史。第一轮儿科专业教材只有《小儿内科学》和《小儿外科学》两本，第二轮修订时增加《小儿传染病学》，第三轮修订时将《小儿内科学》中有关儿童保健的内容独立为《儿童保健学》。20 世纪 90 年代后期，由于教育体制改革取消了儿科学专业，本套教材再版工作一度停滞。21 世纪以来，各高等院校又纷纷开办临床医学儿科专业（方向）的本科教育，人民卫生出版社为满足这一教学实际需要和人民群众对儿科医生数量及质量的需求，于 2008 年、2013 年分别进行了本套教材的第四轮、第五轮修订。第五轮修订时增加了《儿科人文与医患沟通》《Pediatrics》《儿科实习手册》三本。

　　教育部于 2016 年 2 月发布《科技教育司 2016 年工作要点》，明确指出"恢复儿科学专业本科招生，督促共建院校率先举办儿科学本科专业，支持其他有条件的高校加强儿科学人才培养，扩大本科招生规模。"国家卫生健康委员会发布《卫生部贯彻 2011—2020 年中国妇女儿童发展纲要实施方案》《2017 年卫生计生工作要点》《"十三五"全国卫生计生人才发展规划》等文件鼓励儿科发展，加强儿科医生人才培养及队伍建设。根据政策指示，全国多所院校已重设或正在恢复儿科专业（方向）的招生。

　　为解决临床儿科人才匮乏和儿童医疗健康保障需要间不平衡、不充分的矛盾，培养更多具有岗位胜任力、有温度、有情怀的卓越儿科医疗卫生人才，推动我国儿科学教育事业和临床医疗事业的发展，进一步落实《国家中长期教育改革和发展规划纲要（2010—2020 年）》《国务院办公厅关于深化医教协同进一步推进医学教育改革与发展的意见》和《"健康中国 2030" 规划纲要》等文件精神，实施健康中国战略，全面促进儿童、青少年健康，并不断汲取各院校教学在教学实践中的成功经验、体现教学改革成果，在教育部、国家卫生健康委员会的领导和指导下，在全国各高等院校的积极呼吁和广大儿科专家的鼎力支持下，人民卫生出版社经过全国范围内广泛调研和充分论证,启动了全国高等学校五年制本科儿科专业(方向)第六轮规划教材的编写工作。

第六轮教材的修订原则是积极贯彻落实国务院办公厅《关于深化医教协同、进一步推进医学教育改革与发展的意见》,努力优化人才培养结构,坚持以需求为导向,改革课程体系、教学内容、教学方法和评价考核办法;将医德教育贯穿于医学教育的全过程,强化临床实践教学,采取多种措施,切实落实好"早临床、多临床、反复临床"的要求,提高医学生的临床实践能力。

在全国医学教育综合改革精神的鼓舞下和老一辈医学家奉献精神的感召下,全国一大批优秀的中青年专家以严谨治学的科学态度和无私奉献的敬业精神,积极参与了第六轮教材的修订和建设工作,紧密结合儿科专业本科培养目标、高等医学教育教学改革的需要和医药卫生行业人才的需求,借鉴国内外医学教育教学的经验和成果,不断创新编写思路和编写模式,不断完善表达形式和内容,不断提升编写水平和质量,使第六轮教材更加成熟、完善和科学。

其修订和编写特点如下:

1. **紧扣培养目标,满足行业要求** 根据教育部的培养目标、国家卫生健康委员会行业要求、社会用人需求,在全国进行科学调研的基础上,借鉴国内外医学人才培养模式和教材建设经验,充分研究论证本专业人才素质要求、学科体系构成、课程体系设计和教材体系规划后,科学进行本轮教材的编写。

2. **重视立德树人,凸显温度情怀** 在本套教材的编写过程中,进一步贯彻党的十九大精神,将"落实立德树人根本任务,发展素质教育"的战略部署要求,贯穿教材编写全过程。全套教材通过文字渗透医学人文的温度与情怀,通过总结和汲取前五轮教材的编写经验与成果,尤其是对一些不足之处进行了大量的修改和完善,并在充分体现科学性、权威性的基础上,考虑其全国范围的代表性和适用性。

3. **遵循教学规律,适应教学改革** 本套教材在编写中着力对教材体系和教材内容进行创新,坚持学科整合课程、淡化学科意识、实现整体优化、注重系统科学、保证点面结合。坚持"三基、五性、三特定"的教材编写原则,以确保教材质量。

4. **凝聚专家共识,注重临床实际** 本套教材充分体现了主编权威性、副主编代表性、编委覆盖性,凝聚了全国儿科专家的经验和共识,一切以临床问题为导向,一切以儿童健康为目标,体现"早临床、多临床、反复临床"的指导思想,注重临床实际需求。

5. **纸数深度融合,打造立体化教材** 为满足教学资源的多样化,本套教材采用纸质图书与数字内容相结合的形式,实现教材系列化、立体化建设,进一步丰富了理论教材中的数字资源内容与类型,方便老师与学生自主学习。

6. 培养临床能力,促进学科发展 本套教材以培养具有儿科临床胜任力的人才为目标,注重临床实习的规范和实践能力的培养。同时,由于新生儿学科的专科特点,其在我国也已经形成了专门的学科领域,因此本轮教材新增《新生儿学》,以适应儿科专业发展和儿科人才培养的需要。

全国高等学校五年制本科儿科专业(方向)第六轮教材共有8种,将于2020年6月由人民卫生出版社全部出版。本套教材出版后,希望全国各广大院校在使用过程中能够多提供宝贵意见,反馈使用信息,以逐步完善教材内容,提高教材质量,为下一轮教材的修订工作建言献策。

人民卫生出版社

2020年3月

全国高等学校五年制本科

儿科专业（方向）第六轮规划教材

第六轮规划教材目录

序号	教材名称	主编姓名
1	小儿内科学(第6版)	孙 锟 沈 颖 黄国英
2	小儿外科学(第6版)	蔡 威 张潍平 魏光辉
3	小儿传染病学(第5版)	方 峰 俞 蕙
4	儿童保健学(第4版)	毛 萌 江 帆
5	儿科人文与医患沟通(第2版)	周文浩 李 秋 王天有
6	Pediatrics(第2版)	申昆玲 罗小平
7	儿科实习手册(第2版)	赵晓东 翟晓文
8	新生儿学	陈 超 杜立中 封志纯

第二届全国高等学校五年制本科

儿科专业（方向）第六轮规划教材

教材评审委员会名单

顾　　问　沈晓明

主任委员　桂永浩

副主任委员　蔡　威　孙　锟　王天有　黄国英

　　　　　封志纯　刘瀚旻　罗小平

委　　员　（以姓氏笔画为序）

　　　　　王晓东　毛　萌　方　峰　申昆玲　江　帆

　　　　　杜立中　李　秋　李廷玉　何志旭　沈　颖

　　　　　张潍平　陈　超　周文浩　赵晓东　黄松明

　　　　　舒　强　褚茂平　薛辛东　魏光辉

前　言

　　《小儿传染病学》是全国高等学校本科临床医学儿科专业(方向)教材之一。本书系第5版，根据第二届全国高等学校普通高等教育儿科专业"十三五"国家规划教材的编写精神和修订要求，由来自全国13所知名大学附属医院长期从事儿科感染和传染病专业、具备深厚学术造诣和丰富大课教学与临床教学工作经验的14位专家，在第4版的基础上集体修订和编写而成，主要用于临床医学儿科专业(方向)本科生和长学制的专科教育，还适用于研究生教育、住院医师和专科医师培训，并可作为临床医师的专业备查书。

　　传染病是特定的传染性强的感染性疾病，儿童免疫系统尚未发育成熟，是对各种传染性疾病最易感的年龄段。虽然人类有效防控传染性疾病的能力不断提升，一些传染病已被消灭，更多重大传染病疫情得到有效控制。但是，自1970年以来，全球范围内共有新发传染病近50种，平均每1~2年会有一次传染病重大疫情，部分疾病具有高致病性和高病死率，严重危害人类健康。儿童又是新发传染病的高危人群，对其临床认知和诊治经验的获得往往滞后于成人，诊疗更为困难。因此，儿科医师应不断提高抗击传染性疾病的能力和救治水平。

　　本书将结核病独立成章，另新增13种疾病，包括一些新发传染病；延续第4版的基本编写内容，融入了疾病相关进展，更新了病原学检查方法，细化了抗病原治疗与其他疗法，以扩大知识覆盖面和临床实用性；并保持第4版条理清楚、简洁明了、易于记忆的书写风格，更加突出知识要点，便于教与学。

　　本书大幅度扩充了数字资源部分，几乎每种疾病都编写了诊治流程图，有助于归纳要点，便于记忆；编写了案例分析并附解析，有助于提高解决临床实际问题的能力；制作了讲课PPT，便于教师备课；还提供了比较成熟的临床指南共识或建议的索源信息，作为拓展学习内容。

　　本书虽经全体编写专家的共同努力，反复修改和审校，但书中难免存在疏漏和错误，恳切希望广大读者在阅读过程中不吝赐教，欢迎发送邮件至邮箱 renweifuer@pmph.com，或扫描下方二维码，关注"人卫儿科学"，对我们的工作予以批评指正，以期再版修订时进一步完善，更好地为大家服务。

主编
2020 年 4 月

目　　录

第一章 总 论

01章 数字内容

 学习目标

1. **掌握** 小儿传染病的诊断依据和要点,预防措施和治疗原则。
2. **熟悉** 小儿传染病的流行病学特征及临床特点。
3. **了解** 小儿传染病的概念、现状及医院感染。

第一节 小儿传染病概述

小儿传染病(pediatric communicable diseases)是一门研究传染病在儿童群体的发生、发展与转归规律,以及临床诊断、疾病治疗、预防和控制传染病在人群中的传播以保障儿童健康的临床学科。传染病是特定的传染性强的感染性疾病(infectious diseases),是由各种病原体引起的能够在人与人、动物与动物和人与动物之间相互传播的一类疾病,具有传染性、流行性、地方性、季节性、病后免疫性和可预防性等基本特征。每种传染病都有其特定的病原体,包括各种病原微生物如病毒、细菌、真菌、立克次体、螺旋体和寄生虫等。由寄生虫引起者又称寄生虫病(parasitic diseases)。根据病原体的传播途径,有学者将传染病分为呼吸道传染病、肠道传染病、虫媒及动物疫源性传染病和血源及性传播传染病四大类。

儿童处于生长发育以及各脏器系统功能逐渐成熟的阶段,其免疫系统需历经发育性免疫缺陷(developmental immune deficiency)时期而逐步成熟完善,抵御传染病能力弱,是人类对各种传染性疾病最易感的年龄段,在母传保护性抗体赋予的短暂先天免疫力消失后很快进入易感状态,尤其是一些传染性强、感染后又可以产生持久免疫力的传染病都是在儿童时期发病,是严重威胁儿童健康和生命的一类疾病。在人类发展历史进程中,传染病包括寄生虫病曾经广泛流行,发病率和病死率极高,直至20世纪初期仍然相当严重。随着人类社会的进步、医学科学技术的快速发展,尤其是医学领域如预防医学、临床医学、基础医学和药物药理学等迅猛发展,为有效控制和预防儿童传染病奠定了基础。在新中国成立之前,我国婴儿死亡率高达200‰,人口期望寿命(life expectancy)仅为35岁,而进入21世纪以来,我国5岁以下儿童死亡率和婴儿死亡率逐年下降,至2017年分别降至9.1‰和6.8‰,人口期望寿命已超过74岁,2018年1月发布的全国人口平均寿命为74.83岁,上海市和北京市人口平均寿命均超过80岁,达到发达国家水平。

控制传染病一直是我国公共卫生工作的主要内容,受到我国各级政府的高度重视和社会各阶层的大力支持。由于国家采取恢复自然生态和大力改善自然环境、积极开展爱国卫生运动、普查普治和预防为主的公共卫生决策,尤其是加大力度研发可预防疾病的疫苗与逐步推广和普及疫苗接种的种类和范围,在控制传染病方面取得了卓越成就。我国于 20 世纪 50 年代实施全国普种牛痘疫苗,于 1966 年消灭了天花,比世界卫生组织(World Health Organization,WHO)在 1979 年 10 月宣布全球消灭天花的时间提早了 10 年余;鼠疫、霍乱、黑热病及回归热等烈性传染病的发病率和病死率大幅度下降;麻风病、疟疾、丝虫病和血吸虫病疫区迅速缩小;在 20 世纪 60 年代,我国就已积极推行卡介苗、麻疹、百日咳和脊髓灰质炎等疫苗的接种;继 1974 年 WHO 在第 27 届世界卫生大会上通过决议正式提出在全球实施扩大免疫计划(expanded program on immunization,EPI)之后,我国卫生部于 1978 年提出有计划地实施预防接种工作,标志着我国进入计划免疫时期,全国计划免疫工作得到进一步全面落实,使得破伤风、白喉、麻疹、百日咳及结核病等重大传染病疫情持续大幅下降,自 1996 年后再无新发白喉病例报告;成功控制了流行性脑脊髓膜炎和流行性乙型脑炎的周期性流行;我国于 1994 年发生最后 1 例本土野病毒脊髓灰质炎病例,WHO 于 2000 年 10 月宣布我国所处西太地区为无脊灰地区,标志着我国已消灭脊髓灰质炎,进入无脊灰阶段;2000 年我国进入免疫规划时期,于 2002 年将乙肝疫苗纳入国家儿童免疫计划,加上甲肝疫苗在儿童中的普种,使儿童甲型和乙型病毒性肝炎病毒的感染率和发病率大大降低,城市 5 岁以下儿童乙肝病毒(hepatitis B virus,HBV)携带率从"六五规划年"期初的 10% 下降到"十五规划年"期末的 <2%,2012 年 5 月中国正式通过 WHO 亚太区的认定,已经实现将 5 岁以下儿童慢性 HBV 感染率降至 1% 以下的目标。这些都是我国公共卫生领域取得的伟大成就。

但是,自 20 世纪 80~90 年代以来,某些传染病又死灰复燃,再度肆虐人类,如结核病、麻疹、登革热、口蹄疫、梅毒和淋病等,被称为再发传染病(reemerging infectious diseases,RID)。另一类是由新种或新型病原微生物引发的传染病,被称为新发传染病(emerging infectious diseases,EID)。将两者合起来,简称为新发和再发传染病(emerging and reemerging infectious diseases,ERI)。2003 年世界卫生组织提出其定义,即新发传染病是由新种或新型病原微生物引起的传染病,以及近年来导致地区性或国际性公共卫生问题的传染病。全球平均每 1~2 年会有一次传染病重大疫情。自 1970 年以来,在全球范围内共有新发传染病近 50 种,如艾滋病、出血性大肠埃希氏菌(O157 :H7)肠炎、肠道病毒 71 型所致手足口病并发致死性脑病、埃博拉出血热、莱姆病、新型布尼亚病毒引起的发热伴血小板减少综合征、严重急性呼吸综合征(severe acute respiratory syndromes,SARS)和中东呼吸综合征(Middle East respiratory syndrome,MERS)、寨卡病毒病及高致病性人禽流感病毒所致人禽流感等。对于新发传染病,人群普遍易感,部分疾病具有高致病性和高病死率,例如 2003 年首发于中国的 SARS 和 2012 年暴发的 MERS、2014 年以来肆虐非洲大地的埃博拉出血热以及目前正在全球大流行的 2019 冠状病毒病(COVID-19)等,严重危害人类健康。

新旧传染病不断给人类带来威胁,可能与诸多环境因素和社会因素相互交织有关,例如大量废气和尘埃等排放导致雾霾形成和空气污染与致热效应使气候变暖等,适宜于病原体的加速繁殖和传播范围的扩大;都市化建设中的无规划扩展、生态环境恶化、人口膨胀及人群流动快速和频繁等,增加了病原体传播概率;国际化生产、加工、运输、销售和旅游,大大增加了食品和物品的污染和传播机会;天灾人祸和社会动乱为传染病的传播创造了条件;抗生素和农药在畜、禽、水产业和农林牧等作业中的不合理使用和滥用,使病原体耐药性和变异率不断递增,加大了传染病的防控难度。

为了积极应对各种新发和再发传染病的威胁,儿童传染病的防治仍然是 21 世纪全球卫生工作重点。要重视生态环境的治理和保护,采取宏观与微观相结合和医学临床与预防相结合的策略,加强基础研究指导传染病防治工作的转化医学实践;要加强健康教育和公共卫生及疾病传播预防措施宣传,以减少儿童易感疾病的传播;还要加强疾病监测,我国已建成从中央到地方的疾病监测系统,并于 2004 年启动电话直报制度和重大突发传染病"零"报告制度,极大地提高了对各类传染病的应急干预能力。同时,医疗单位必须监管和实施合理使用抗生素;农林牧渔业部门必须把农药和化肥的有害作用降至最低点。

业已证明,疫苗在预防传染病中具有不可替代的作用,并作出了巨大贡献,是预防和控制传染病的主要措施。随着免疫学、分子生物学和遗传工程等学科的迅速发展与有机结合,发达国家和发展中国家均致力于疫苗的改进、研制和开发,许多新型疫苗如基因重组疫苗、多价和多种联合疫苗等不断应用于临床,以更安全、更有效和更廉价为目标,全面加强保护全球儿童免遭传染病侵袭。尚在研发中的新一代疫苗——核酸疫苗,既有积极的预防效果,又能治疗疾病,这必将在儿童传染病的防治方面发挥更为重要的作用。

(方 峰)

第二节 小儿传染病的流行病学特征

传染病流行病学主要研究传染病在人群中发生和流行过程及其影响因素,并制定预防、控制和消灭传染病的对策与措施。传染病的流行过程主要涉及传染源、传播途径和易感人群三个基本环节。影响流行过程的主要因素包括自然因素和社会因素。

一、流行过程的基本环节

(一) 传染源

传染源(sources of infection)是指体内有病原体生存和繁殖并能将病原体排出体外感染其他易感者的人或动物。

1. 患者 传染病患者可在潜伏期末(如麻疹和甲型病毒性肝炎)、疾病期甚至恢复期排出病原体,通常在疾病期排出量最大而传染性最强。有些传染病没有病原携带状态,患者成为唯一传染源,如麻疹和天花。

2. 病原携带者 指无临床症状但体内存在并排出病原体的个体。根据所携带病原体种类可分别称为带菌者、病毒携带者和带虫者;根据宿主是否发生疾病过程,分为健康病原携带者(如乙肝病毒携带者)与恢复期病原携带者(即急性传染病恢复期出现的病原携带者);根据病原体携带时间还可分为暂时病原携带者与慢性病原携带者。病原携带者不易被识别而难以采取相应隔离等预防措施,通常是传染病的重要传染源。病原携带者常可间歇性排出病原体,需反复检测方能确定。

3. 感染动物 以感染动物(患病动物和带菌动物)为传染源感染人类的疾病称为动物疫源性疾病(animal borne disease)。以患病动物为传染源的疾病又称为人兽共患病(zoonosis),如鼠疫、狂犬病和布鲁菌病等。带菌动物通常为病原体的贮存宿主,如引起肾综合征出血热和流行性乙型脑炎等。在野生动物之间传播并延续,只是在一定条件下(如进入疫区)感染人类的传染病称为自然疫源性疾病(natural focus infectious disease)。

(二) 传播途径

传播途径(route of transmission)是由传染源排出的病原体传播给易感人群的途径。

1. 空气传播 含有病原体的飞沫在患者咳嗽、喷嚏或讲话时排出,可滞留于空气中,或者病原体借助飞沫颗粒或尘埃颗粒悬浮于空气中,可被易感者吸入而传播。空气传播是呼吸道传染病的重要传播途径,在密闭空间内极易发生。其传播流行强度与人群免疫状况和居住环境及卫生条件相关;患者多为儿童;多见于冬春季节;易集中发病或形成流行甚至暴发;易在集体机构内传播。

2. 食物传播 病原体污染食物如蔬菜水果和熟食或寄生和繁殖于食物如毛蚶和鱼虾等,未经消毒或生食,被易感者摄入,是消化道传染病的主要传播途径。通过污染的手处理食物或经污染的水洗涮餐具或生食果蔬是主要方式。多发生于夏季和热带与亚热带地区,可因共食污染食物而出现群发现象,还与地区性饮食习惯有关。

3. 经水传播 传染源带有病原体的排泄物污染了水源,易感者直接饮用或接触污染水体,如用污染水漱口或洗涮餐具,或在疫水中游泳和嬉水,是消化道传染病的重要传播途径。经水传播可引起相应传染病流行或暴发,发病有一定地区性和季节性,如洪水季节或其他自然灾害带来的水源污染。

4. 生物媒介传播 是以生物为媒介传播病原体的途径。生物媒介包括节肢动物(如蚊、蚤、蝇、虱、螨及蜱)和软体动物(如钉螺)等。携带病原体的节肢动物通过叮咬而传播传染病称为虫媒传播。后者又分为生物性虫媒传播(病原体在节肢动物体内繁殖)和机械性虫媒传播(病原体存在于节肢动物体表或体内,但不繁殖)。生物媒介传播的传染病常有明显的季节性和地区性,免疫力较差者、新入疫区的易感者和特殊职业接触者为疾病好发人群。

5. 接触传播 包括直接接触和间接接触传播,是家庭内传播和集体机构内传播的重要途径,参与许多肠道传染病、呼吸道传染病、皮肤传染病及动物疫源性疾病等的传播。

(1)直接接触传播:患者与易感者直接接触而传播,包括性传播(如艾滋病)、皮肤接触(如疥、癣和水痘的疱液)和被感染动物咬伤(如狂犬病)等。

(2)间接接触传播:传染源的排泄物或分泌物污染生活用品如卧具(如蛲虫病)、餐具和洗漱用具与便具(如乙型病毒性肝炎和性传播疾病)及玩具(如巨细胞病毒感染)等,将病原体间接传染给易感者。

6. 经土壤传播 传染源的排泄物或患病的人、畜尸体埋葬不当可使土壤污染病原体,许多有芽孢的细菌如破伤风梭菌和炭疽芽孢杆菌可长期存活于土壤中,有些寄生虫卵如蛔虫卵和钩虫卵可在土壤中发育成熟。土壤中的病原体与易感者的皮肤接触或通过损伤的皮肤或者蚴虫直接侵入皮肤而引起感染。有些土壤中的肠道致病菌可经土壤污染手或食物(如果蔬),再经消化道途径引起感染。

7. **医源性传播** 是指病原体污染医疗器具(如内镜或导管)和血液生物制品(如血浆)或中草药,或者移植器官或细胞携带病原体,或者是通过医护人员的手而引起的传播。

8. **母婴传播(mother-infant transmission)** 是指母亲与胎儿或新生儿之间的传播,又称垂直传播(vertical transmission)。包括宫内感染、产时感染和生后感染三种途径。宫内感染是先天性感染的主要传播方式;产时感染和生后感染是围产期感染的传播途径。

(1)宫内感染(intrauterine infection):可通过2种途径:①经胎盘传播:通常在母亲孕期发生病原血症期间,病原体可经过胎盘传染给胎儿。病原体多见为病毒,如风疹病毒、乙肝病毒、巨细胞病毒、水痘-带状疱疹病毒和人类免疫缺陷病毒等,其他还有梅毒螺旋体和结核分枝杆菌。②上行感染:阴道感染上行或子宫感染时,病原体可侵入宫腔内或感染胎盘进而感染胎儿。多见于细菌性感染。

(2)产时感染:胎儿在娩出过程中接触或吸入产道分泌物包括母血中病原体被感染。

(3)生后感染:①密切接触传播:新生儿出生后密切接触感染的母亲如活动性结核病和乙型肝炎等,可获得感染;②母乳途径:有些病原体如乙肝病毒和巨细胞病毒等可通过乳汁排出,如果排出病原体载量大或者长时间摄入带病原体母乳,可使孩子发生感染。

(三)易感人群

人群对传染病的易感程度为人群易感性,对某种传染病缺乏免疫力即易感性高的人群称为易感人群(susceptible population)。人群易感性与人群中具有免疫力的人数即免疫人口与免疫力强度有关,人群免疫人口增加,免疫水平高,易感人群就减少,发病人数亦减少,传染病的传播和蔓延的机会减少,发病率就相应下降。因此,实施国家免疫规划,以提升人群免疫水平是控制传染病流行的重要举措。通过动态监测地区易感人群数量的变化,包括新生儿出生率、易感人群的迁入和免疫人口的死亡数,以及人群免疫力的自然消退情况等,有助于调整疫苗预防策略和措施。

二、影响流行过程的因素

1. **自然因素** 主要包括地理、气候、土壤及动植物等。自然因素直接影响到传染病流行的季节性和地区性。例如,蚊在夏秋季繁殖最为旺盛,气温26~32℃时乙脑病毒在蚊体内繁殖最快,在25~30℃温度下间日疟原虫在蚊体内繁殖最快,因而,疟疾和流行性乙型脑炎在流行区有明显的季节性;长江流域水网湖泊丰富,气候温和,雨量充沛,适宜于钉螺生长,成为血吸虫的流行区;霍乱弧菌适宜于在海水中繁殖,故沿海地带成为霍乱的流行地区。自然疫源性疾病通常与其生物媒介的活动性和自然环境因素密切相关。

2. **社会因素** 对传染病流行的影响很大,从社会经济发展状况、卫生设施和防御水平、人群卫生教育和知识水平,以及环境卫生和居住条件,到宗教信仰和风俗习惯及饮食习惯等,还有战争或动乱带来的影响。例如,近些年来,我国内地农户发展小型养羊畜牧业,但并未同时做好相应疾病防御措施,故出现内地非流行地区内布鲁菌病发病明显增多现象。

(方 峰)

第三节 小儿传染病的临床特点和诊断

一、小儿传染病的临床特点

儿童是很多传染病的好发人群,其疾病过程符合传染病的一般规律,但儿童的年龄特点决定其疾病谱和临床特征与成人有所不同。

1. **病程发展的阶段性** 传染病的临床经过一般分为潜伏期、前驱期、急性期和恢复期四个阶段。有些传染病会遗留后遗症,还有后遗症期。

(1)潜伏期(incubation period):是指病原体侵入机体至出现临床症状的这段时期,通常相当于病原体在体内定植、繁殖与播散的过程,当引起组织病变和功能损伤时即出现临床症状。潜伏期的长短通常与病原体数量和毒力以及机体防御能力的强弱与对病原体的反应性相关。每种传染病都有一定的潜伏期范围,根据潜伏期可推算感染病原体的大致时间,有助于流行病学调查,如追踪传染来源,判断传播途径和播散范围,确定需要检疫的接触者和作为确定接触者检疫期的重要依据,研究流行特征和确定接触者是否需要采取疫苗或者被动免疫干预以避免发病或者减轻症状。

(2)前驱期(prodromal period):是指起病至开始出现明显疾病表现的这段时期。常见发热、不适和食欲减退等非特异性表现。有些儿童起病急剧或者存在部分免疫力,可出现前驱期缩短或者缺如。

(3)急性期(acute stage):又称症状明显期(period of apparent manifestation),出现各种传染病的特有临床表现,是疾病最为严重的阶段。同时,感染者通常可排出大量病原体,具有较强的传染性。有些传染病可通过进一步分期或分型来描述疾病进展过程、临床突出特征与疾病的严重程度。

(4)恢复期(convalescent period):指主要临床征象开始消退至完全恢复正常的这段时期。此期病原体被清除,组织和脏器功能损伤逐渐恢复正常。其长短取决于疾病种类、累及脏器及其严重程度和机体抵抗力与体质。神经系统疾病有并发症者通常恢复较慢。

(5)后遗症期(sequelae period):某些传染病在恢复期后仍然留存功能障碍和症状体征不消除,进入后遗症期。多见于神经系统传染病(如乙型脑炎和脊髓灰质炎等)。

2. **常见感染类型和临床类型**

(1)常见感染类型:病原体感染机体后,与宿主相互作用,可形成不同的感染类型,在一定条件下可以相互转化。主要根据临床表现来分型。

1)显性感染(apparent infection):即出现临床症状和体征,为显性传染病状态,又称症状性感染(symptomatic infection)。多由于宿主抵抗力下降或缺乏特异性免疫力,而病原体数量多且毒力强足以造成宿主组织病变和功能异常。

2)顿挫型感染(abortive infection):当感染进展到一定阶段,由于机体特异性免疫的有效抗感染效应而被终止,不再进展,称为顿挫型感染。顿挫型脊髓灰质炎就是典型例子,当机体特异性抗体有效清除第二次病毒血症,疾病即终止,临床上仅有前驱期表现而不再进入瘫痪前期。顿挫型感染为症状性感染的一种特殊类型。

3）亚临床感染（subclinical infection）：临床无症状，常因体检或其他疾病就诊时被发现有相应体征和功能异常。此类型常见于儿童病例，例如儿童病毒性肝炎，尤其是丙型和乙型肝炎，时常表现为亚临床型感染。

4）隐性感染（inapparent infection）：又称为不显性感染。病原体数量和毒力都不够，而宿主又有一定免疫力，病原体侵入机体后引起轻微病理生理变化，并刺激产生特异性免疫反应，但无明显临床表现和疾病过程。

5）潜伏感染（latent infection）：多见于慢性病毒感染。病毒侵入机体后很快在靶细胞内进入潜伏状态，病毒基因组可整合到细胞基因组内，不产生子代病毒，不引起细胞病变，并逃逸宿主特异性免疫系统的识别和清除。

6）病原携带状态（carrier state）：病原体在入侵部位或者靶器官定植，生长繁殖，并排出病原体，局部可有轻微病变，不引起明显组织病变和疾病，但又不能被机体免疫系统所清除。其分类详见本章第二节"小儿传染病的流行病学特征"中的"病原携带者"。

（2）常见临床类型

1）根据临床特征分型：分为典型和非典型两大临床类型。典型病例具备疾病的常见症状、体征和临床经过。非典型主要指一种或多种临床表现或阶段的缺如，上述顿挫型感染和亚临床感染都属于非典型。还有些非典型病例无明显急性症状，但病理变化仍在进行，称之为逍遥型，例如逍遥型伤寒发热不明显，但可发生肠出血和肠穿孔等严重并发症。广义而言，隐性感染和病原携带状态都属于非典型传染病范畴，具有流行病学意义。

2）根据起病和病情进展分型：可分为急性、亚急性和慢性。

3）根据病情严重程度分型：可分为轻型、普通型、重型、危重型或暴发型。普通型通常是典型病例，其余属于非典型。暴发型常骤然起病，病情进展迅猛并且凶险，若不及时救治会很快死亡，例如暴发型病毒性肝炎、暴发型流行性脑脊髓膜炎及中毒性细菌性痢疾等。

3. 转归与预后

（1）病后免疫力：很多急性传染病由于其病原体抗原性强，感染者在病后可获得持久的特异性免疫力，使其在一定时间段或者终生不再感染同一病原体，例如麻疹和流行性腮腺炎等病后可获得终生免疫；而有些病原体由于型别多或者抗原易变异等原因不能诱导强而有效的病后免疫力，日后还会再次感染，例如流行性感冒和手足口病等。

（2）复发与再燃：复发（relapse）是指患者已经进入恢复期后体内病原体再度繁殖而再次出现急性期症状，并可检出病原体，例如伤寒和甲型肝炎。再燃（recrudescence）是疾病趋于缓解，体温下降但未完全降至正常时病情再度反复，体温再次升高，例如伤寒。

（3）疾病的自限性：有些传染病，多见于病毒性疾病，病原体可被机体特异性免疫反应完全清除或者进入潜伏状态，因而疾病常呈自限性，例如麻疹、流行性腮腺炎和水痘等。而有些传染病例如寄生虫病和慢性乙型肝炎，因病原体难以被机体免疫应答反应清除而持续存在，必须接受抗病原治疗才可能获得痊愈。

（4）预后及其影响因素

1）年龄：一般而言，年龄越小，抗病能力越低，往往预后越差。

2）疾病种类：有些烈性传染病常病情严重，预后差。例如神经系统传染病中，狂犬病的病死率近100%，其他累及神经系统的传染病亦可导致死亡并易遗留后遗症。

3) 疾病严重程度：重型、危重型或暴发型病例大多预后不良,常发生严重并发症或严重脏器损伤,尤其是暴发型病例病死率高。幸存者发生后遗症的风险亦增大。因而,重型、危重型或暴发型病例的临床早期识别和及时有效救治有助于提高抢救成功率和改善其预后。

4) 并发症：有严重并发症包括感染性休克(septic shock)或者多脏器功能损伤综合征(multiple organ dysfunction syndrome,MODS)者预后不良。

5) 诊断不及时和治疗不当：可延误有效治疗,或者出现病情恶化,或者发生严重并发症等而影响其预后。

二、小儿传染病的诊断

传染病的诊治应秉承早期诊断、早期隔离和早期治疗的基本原则,其中,早期正确诊断是至关重要的基本环节,一方面能够使患儿得到及时有效的治疗,另一方面,可及时采取有效预防措施,控制传染病的传播和流行。小儿传染病的临床诊断主要是根据流行病学资料、临床表现和实验室辅助检查三方面资料进行综合分析与判断的过程。病原学检查是确诊的依据。当难以获得病原学证据时,可考虑采取诊断性治疗,以协助临床诊断和治疗。

(一) 流行病学资料

流行病学资料包括发病季节、地区流行病信息、疫区居住史、传染病接触史(包括母亲孕期传染病史、家庭或集体机构中有无类似患者、可疑带病原体动物接触史或者被动物抓/咬伤病史等)、既往传染病史和预防接种史等。收集流行病学资料对于传染病的诊断有重要价值,例如很多传染病有明显季节性,如流行性乙型脑炎多发生于 7、8、9 月,流行性脑脊髓膜炎多见于冬春季;有些传染病尤其是寄生虫病有明显的地区性,如血吸虫病主要分布于长江流域及以南地区;患有原发性梅毒孕妇若未治疗,其宫内传播率高达 70%~100%;近期患过麻疹或百日咳等传染病患儿可发生结核病活动或恶化;接种过麻疹疫苗的儿童极少患麻疹。此外,各种传染病好发年龄分布特征亦有参考价值,例如轮状病毒性肠炎多见于 3 岁以下婴幼儿;在普种麻疹疫苗后,8 月龄以下小婴儿的麻疹发病率明显增高。

(二) 临床资料

包括起病情况、主要征象和伴随征象及其相互关系与演变过程、治疗措施及其效果、细致全面的体格检查等。这些临床资料的采集与综合分析是作出临床诊断的基础。有些传染病通过典型的临床表现,加上流行病学资料就可以直接作出临床诊断,例如麻疹、幼儿急疹、水痘和流行性腮腺炎等;而其他传染病的临床资料有助于提供临床线索,为进一步寻找病原学证据提供目标和依据。

1. 特征性表现 有些特征性表现具有临床诊断价值,例如麻疹前驱期的科氏斑[(麻疹黏膜斑(Koplik spots)]、出疹期皮疹特点及其出疹顺序、恢复期疹退处有麦麸样脱屑并留有褐色素沉着都是临床诊断麻疹的依据;"热退疹出" 是幼儿急疹的特征;腮腺肿痛和腮腺导管开口红肿加上有流行性腮腺炎接触史是流行性腮腺炎的诊断依据;同时存在斑疹、丘疹、水疱疹和结痂并呈向心性分布是水痘的特征;游走性皮下包块加肺部病灶和外周血嗜酸性粒细胞增多是肺吸虫病的特征;恐水症、咽喉痉挛和流涎大汗是狂犬病的临床特征等。

2. 发热 是传染病最为常见的临床表现。有些传染病具有特殊热型,这些特殊热型有助于提供临床诊断线索。

(1) 稽留热（sustained fever）：体温在 39~40℃，日波动范围不超过 1℃，持续数天或数周。可见于伤寒、流行性脑脊髓膜炎及传染性单核细胞增多症等。

(2) 弛张热（remittent fever）：体温日波动范围超过 1~2℃，但从未降至正常，多见于败血症、严重结核病和各种化脓性感染等。

(3) 间歇热（intermittent fever）：体温突然升至 39℃ 以上伴寒战，数小时后降至正常伴大汗，经无热期后再次重复发作，见于疟疾等。

(4) 回归热（relapsing fever）：骤起高热，持续数天，间隔数天无热期后再次高热，如此反复数次，见于布鲁菌病和鼠咬热等。若如此反复持续数月，又称之为波状热（undulant fever），见于布鲁菌病等。

(5) 双相热（biphasic fever）：先发热数天，热退 1 天至数天后再次发热数天，见于登革热和脊髓灰质炎等。

(6) 不规则发热（irregular fever）：发热持续时间和波动无规律，见于流行性感冒和结核病等，是临床常见热型。

（三）一般实验室检查和辅助检查

1. **血常规**　是临床最常采用的检查项目。熟悉血常规各项指标的临床意义有助于对感染的病原体进行初步判断。

(1) 白细胞总数（white blood cell，WBC）和中性粒细胞计数明显增高伴核左移：提示细菌性感染，或者非感染性炎症如川崎病。应注意某些例外，例如有些杆菌感染血象不高，而有些病毒感染如流行性乙型脑炎或流行性感冒却可有类似细菌感染的血象改变，尤其是乙型脑炎最为显著。还应注意是否为应激反应，后者通常可在 1 天左右恢复正常。

(2) WBC 和淋巴细胞计数明显增高：提示病毒性感染。若增加检测细胞形态学发现异型淋巴细胞亦增高，即可临床诊断为传染性单核细胞增多症（传单）或者单核细胞增多症样综合征（类传单）；但应注意有些细菌感染如百日咳有类似血象改变。

(3) WBC 和中性粒细胞计数下降：提示病毒性感染如病毒性感冒、幼儿急疹等，或见于新生儿和幼小婴儿的严重细菌性感染或败血症。应注意到，若并存其他二系血细胞减少，需高度警惕感染并发病如噬血细胞综合征。

(4) 中性粒细胞绝对数或者淋巴细胞绝对数明显减少：前者应注意有无先天性粒细胞缺陷症；后者应询问高危因素，警惕 HIV 感染或先天性细胞免疫缺陷病。

(5) 嗜酸性粒细胞绝对数：增高可见于寄生虫感染或真菌感染；降低可见于伤寒。

(6) 血小板计数减少：需警惕并发弥散性血管内凝血（DIC）或噬血细胞综合征。

2. **尿常规和粪常规**　尿常规见白细胞计数增多，或有脓球，提示泌尿系感染，应注意某些自身免疫性疾病如系统性红斑狼疮时亦会出现白细胞尿症。粪常规中检出白细胞增多，尤其是伴有红细胞增多，提示肠道侵袭性细菌感染，但需注意炎症性肠病尤其是溃疡性结肠炎或过敏性肠炎时亦有类似改变。

3. **急相蛋白**　是炎症反应的指标。目前临床通常采用的是 C 反应蛋白（C-reactive protein，CRP）和前降钙素（procalcitonin，PCT）。后者反应快速，需动态观察，但检测费用贵，难以做到多次重复；前者反应较慢，但费用低。目前可检测超敏 C 反应蛋白（hs-CRP）。急相蛋白明显增高常提示细菌性感染，或者并发脓毒症，或有非感染性炎症，应注意某些病毒性疾病如流感和传单时可见 CRP 轻~中度增高。PCT 对细菌性感染更为敏感；CRP 可迟于

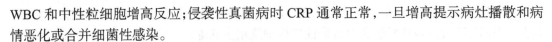

WBC 和中性粒细胞增高反应;侵袭性真菌病时 CRP 通常正常,一旦增高提示病灶播散和病情恶化或合并细菌性感染。

4. 浆膜腔积液和脑脊液检查

(1)浆膜腔积液检查:包括胸腔积液、腹水及心包积液等。

1)常规检查:包括性状、蛋白定性(李凡他试验)、红细胞计数、白细胞计数及其分类等;根据其结果首先判断是漏出液还是渗出液,后者提示感染;中性粒细胞明显增多提示细菌性感染,淋巴细胞增多提示结核分枝杆菌感染,嗜酸性粒细胞增多提示寄生虫感染;血性积液多见于结核分枝杆菌感染或者肿瘤。

2)酶学检查:如腺苷脱氨酶(ADA)、乳酸脱氢酶(LDH)及其同工酶等。ADA 有助于区别结核性与癌性积液,结核分枝杆菌感染时明显升高;LDH 反映炎症程度,细菌性感染时 LDH 水平显著升高。

(2)脑脊液检查:①压力:常有不同程度增高。显著增高为隐球菌脑膜炎的特点。②常规和酶学检查:如同浆膜腔积液检查。③生化检查:包括蛋白、糖和氯化物定量。细菌、结核分枝杆菌和真菌感染都可见蛋白水平增高(结核性脑膜炎最为显著)和糖水平降低(细菌感染最为显著),结核时氯化物降低。④免疫球蛋白测定:细菌感染时各种免疫球蛋白水平增高都比病毒感染更明显,尤其是 IgM,常 >30mg/L,而结核性脑膜炎时 IgG 增高更显著。上述结果有助于初步判断和区分病毒性、细菌性、结核性和真菌性感染。

5. 影像学检查 主要指 X 线摄片、CT 和 MRI 及其功能性 CT 和 MRI 检查。可以明确病变部位和范围以及是否存在并发症,功能性检查可反映病变组织的代谢特征,根据病灶特征可协助疾病的诊断或提供诊断线索,例如脑膜炎患儿若发现合并硬膜下积液就是细菌性脑膜炎的有力证据;典型肺部影像学改变可以临床诊断急性粟粒性肺结核。

6. 超声检查 属于广义的影像学范畴,为无创性检查,特别适合于儿童病例。但其敏感性和可视性不如上述影像学检查。

7. 内镜检查 包括纤维支气管镜、消化道内镜、胸腔镜及膀胱镜等,其技术发展快,除直接观察病变和取组织活检外,还可进行造影术和一些治疗如肺泡灌洗术、内镜止血、置放支架和病灶切除等小手术。例如乙状结肠镜检查是诊断慢性血吸虫病的有效方法。

8. 活体组织病理检查 某些传染病诊断依赖病理学证据,例如病毒性肝炎、寄生虫病、结核病和真菌病等具有特征性病理改变;另一方面,组织病原学检查可作为确诊依据。

(四) 病原学检查

病原学检查是诊断传染病的关键性技术,主要包括病原体及其标志物(包括特异性抗原、毒素和基因等)检查与特异性抗体和特异性免疫细胞功能检测,以及细胞学检查。病原体及其标志物是病原体感染的直接证据,常用检查方法有显微镜检查、染色检查、培养与分离、动物接种、特异性抗原和基因检查等;而特异性抗体和免疫细胞功能及细胞学改变是病原体感染后机体的全身或局部免疫应答反应或特征性病理改变,属于间接证据。

1. 肉眼观察 一些寄生虫的成虫可通过肉眼直接观察到,例如从粪便中排出的蛔虫、蛲虫、绦虫的头节和节片等。

2. 显微镜和染色检查 包括光学显微镜和电子显微镜检查。样本可取血液等各种体液和分泌物、脓液、骨髓及病变组织包括皮疹等。光镜下可直接观察到寄生虫的虫体(例如疟原虫、微丝蚴、利什曼原虫等)和虫卵,真菌的菌体(如隐球菌)、孢子和菌丝,螺旋体(暗视野下）及病毒包涵体等；细菌常需要染色后在光镜下观察，不同病原体需采用不同染色方法，如革兰氏染色、细胞壁染色、细菌鞭毛染色及芽孢染色等检查细菌，抗酸染色检查分枝杆菌，甲苯胺蓝染色检查炭疽杆菌，亚甲蓝染色检查鼠疫杆菌等；更小的病毒颗粒则需要在电子显微镜下才能检出，采用免疫电镜可提高特异性和敏感性。

3. 培养与分离　是经典的病原体检查方法。培养样本同上，还可取肺泡灌洗液和疱疹液等。主要通过培养基培养和组织或细胞培养两种方式，前者分离出病原菌后应做药物敏感试验；后者常用于病毒分离，通常根据是否引起敏感细胞发生特征性细胞病变（cytopathogenic effect，CPE）来判断，采用空斑形成试验计数空斑形成单位可进行定量分析，采用免疫标记技术检测培养物中病原体抗原可明显缩短检出时间和提高特异性与敏感性。

临床上应注意以下问题：①根据可疑病原体选择不同的培养基，如普通细菌与 L 型细菌培养、厌氧菌培养、真菌培养及结核分枝杆菌培养等，需要时可行多种培养。②多次重复采样和多部位采样，以增加检出率并相互验证。在婴幼儿，中段尿或膀胱穿刺尿液培养常可反映菌血症的病原，采样容易，家长易接受，是一种有效培养途径。③患者条件允许时，最好先停用抗生素一段时间后采集样本。④合理评估结果的临床意义：首先要排除污染的可能性；其次需结合临床综合分析，排除定植菌、带菌或带病毒状态。⑤注意多病原感染状况，尤其是继发的院内耐药菌感染和二重感染。

4. 动物接种　有些传染病的病原体难以培养分离，可接种于敏感动物，通过观察其组织病变或者寻找其病原标志物而予以确定。例如将狂犬病死者的脑组织接种于 3~4 周龄小鼠体内，在其脑组织内检出狂犬病包涵体（Negri bodies）即可获得确诊。

5. 病原体抗原检查　采用免疫标记技术可直接检测各种体液和组织中病原体抗原例如病毒抗原、细菌抗原包括毒素及真菌抗原（如 G 试验和 GM 试验），此法快速、特异、敏感和实用。目前在国内使用较多的是酶免疫技术及其改良技术如胶体金免疫层析法（GIGA）、酶联免疫荧光法（ELFA）、电化学发光法（ECLIA）及免疫印迹法（Western blot）等。一般要求标本中含有一定的抗原量和拥有高质量的特异性抗体，以及高效的检出系统。

6. 病原体核酸检查　应用分子生物学技术如核酸杂交、聚合酶链反应（polymerase chain reaction，PCR）和反转录 PCR（reverse transcription PCR，RT-PCR）技术等，通过检测病原体特异性基因（DNA 或 RNA）片段来发现相关病原体。此法灵敏度高，如 PCR 法能测出 fg（10^{-15}）水平、杂交法可测出 pg（10^{-12}）水平核酸片段。由于其敏感性很高，需严格有效地控制实验条件，以避免假阳性和假阴性；新生儿娩出时，脐血中可混入母血，包括微量病原体核酸，故常需生后重复检查新生儿血样加以验证是否存在宫内感染。近年来，有商业性病原微生物高通量基因检测如第二代测序法（next-generation sequencing，NGS）应用于临床，该技术覆盖病原体广泛，可检测跨物种来源微生物；可通过深度测序验证鉴定新发或未知病原体；可检测突变株和耐药株用以评价其毒力和传播能力；临床上有助于急难重症且常规病原学检查阴性患者的病原诊断；在新发传染病或突发公共卫生事件中，可应用于传染病暴发的溯源，如病原体是如何侵入人体？如何在人群中传播？是否有来自于自然宿主的新毒株等。然而，NGS 技术仍然有待完善，例如，人源基因组背景的消减；结核分枝杆菌或真菌等胞内菌的破壁技术问题；检测耐药基因和毒力因子方法的优化；易降解的 RNA 病毒的检测；优化和扩大数据库以提高比对准确度；以及检测结果的临床解读等。

7. 特异性抗体检查　是机体针对感染病原体而产生的体液免疫反应,故为间接证据。检测方法包括传统的沉淀试验、凝集试验、补体结合试验和溶血试验等,以及各种酶免疫技术及其改良技术。一般而言,细菌、真菌、螺旋体和寄生虫等病原体抗原种类繁多导致抗体反应复杂,其抗体检测的诊断价值往往不如其他病原体检查方法;而病毒颗粒微小,抗原抗体反应相对简单,又少有其他有效病原体检查方法,常作为其病原学诊断的重要手段。

(1)特异性 IgM 检测:机体在病原体初次感染后最早产生特异性 IgM 抗体,一般持续数月后消失,常作为急性(或近期)感染或活动性感染的诊断指标。应注意到,受高滴度 IgG 抗体或类风湿因子等干扰可出现假阳性,采用 IgM 抗体捕捉 ELISA 或先去除 IgG 等方法可避免假阳性;免疫抑制者和幼小婴儿因免疫反应低下可出现假阴性。

(2)特异性 IgG 检测:特异性 IgG 抗体多出现较晚,但一般持续时间较长,乃至终生,单项阳性提示既往或正在感染该病原体。一般认为,检测急性期和恢复期双份血清,若抗体滴度 ≥ 4 倍增高可回顾性诊断近期感染。需要注意的是,在评估 6 个月以下婴儿 IgG 抗体时应考虑胎传抗体的存在;在严重免疫缺陷者,因其 IgG 抗体水平低下或缺如可出现假阴性;有些感染如 EB 病毒感染,其特异性 IgG 抗体至恢复期时仍呈低水平,故不能利用双份血清抗体滴度 ≥ 4 倍增高这一定律来进行回顾性诊断。

(3)特异性 IgA 检测:某些病毒感染后,特异性 IgA 检出率较高,有助于诊断,如原发性水痘 - 带状疱疹病毒感染和急性呼吸道合胞病毒感染时。抗 EA IgA 和抗 VCA IgA 阳性是 EB 病毒相关性鼻咽癌早期诊断的指标。

(4)其他抗体:如抗链球菌抗原"O"(ASO)、肥达反应及嗜异性抗体等,有些抗体如嗜异性抗体特异性不太强,其诊断价值有限。

8. 特异性免疫细胞功能检查　最典型的例子是利用结核分枝杆菌的早期分泌靶向抗原 -6 和培养滤液蛋白 -10 设计的干扰素 -γ 释放试验(interferon-γ release assays,IGRA),由于上述抗原几乎为结核分枝杆菌所特有,故可早期诊断结核分枝杆菌感染并排除其他非典型分枝杆菌、卡介苗(BCG)和鸟型结核分枝杆菌感染的反应性。

9. 细胞学检查　包括穿刺物和脱落细胞的光镜和染色检查,主要观察病原体引起的特殊细胞病变,例如多核巨细胞是麻疹的典型病理改变,于出疹前 2 天至出疹后 1 天取患者呼吸道分泌物涂片,瑞氏染色后直接镜检发现多核巨细胞具有辅助诊断价值。

(五)诊断性治疗

诊断性治疗是针对所怀疑的病原进行相应抗病原治疗,通过观察疗效(发热、病情、病灶及实验室检查变化),以最终疗效排除或确定诊断的方法。基本原则是:①一般在无法确定病原时采用。②采用单一治疗方案。若因基础疾病严重或考虑多重感染不能放弃原有治疗时,可在尽量简化的原治疗方案基础上添加目标病原治疗。③不放弃病原学检查,治疗过程中仍需重复检查。如果出现显效或者得到有临床意义或确诊意义的病原学证据,支持该病原感染,将继续治疗;如果临床无效或缺乏病原学证据,将否定该病原感染,需停止治疗;如果呈现部分疗效,需进一步综合分析,倘若考虑与其他病原混合感染,则需调整治疗。

(方　峰)

第四节 小儿传染病的预防和治疗

一、儿童传染病的预防

传染病的特征之一是具有可预防性,因为大多数传染病的病因和传播途径是明确的,可针对传染病流行过程的不同环节采取相应防控措施。这是一个全方位、综合性的系统工程,是控制乃至消灭传染病的唯一途径。传染病的预防属于一级预防,又称病因预防。

(一) 发现和管理传染源

基本原则是早发现、早诊断、早隔离。

1. **传染病报告** 应遵循《中华人民共和国传染病防治法》,按规定做好传染病疫情报告。必须认真填写传染病报告卡,并按照法定传染病不同类型报告的要求上报。我国传染病甲、乙、丙类传染病的病名和传染病报卡要求详见附录1。

2. **隔离患者** 根据传染病等级可采用医院病房内隔离或者家庭内隔离等,后者需做好家庭访视并指导家长做好相关消毒工作,隔离期参见附录2。应注意带菌者或带病毒者的管理,一旦发现应立即脱离服务性工作岗位、定期检查和给予治疗。患者的被服衣物、呕吐物或排泄物以及所在环境应进行消毒处理,其方法详见附录3。

3. **检疫接触者** 对于有些传染病的接触者需进行医学观察和检疫,各种传染病是否需要检疫和检疫期限参见附录2。对于易感性强的接触者可采用主动免疫或者被动免疫或者药物进行预防,例如HBV母亲所生子女出生后给予乙肝免疫球蛋白和乙肝疫苗的联合免疫预防;接触麻疹和甲型肝炎的易感儿童予以注射免疫球蛋白预防;接触流行性感冒的易感儿童可给予药物预防等。

4. **动物传染源处理** 对于动物传染源可根据其传染病对人类的危害性分别进行隔离或杀灭后深埋或焚烧等处理。

(二) 阻断传播途径

总体上,大力开展爱国卫生运动,做好大环境和居家小环境卫生;加强"三管一灭"工作,即管水源、管饮食(执行食品卫生法)、管粪便和灭四害(消灭老鼠、苍蝇、蚊子和蟑螂等传播媒介);做好个人卫生等是保障人类健康和预防传染病的基本措施。还需针对传染病的不同传播途径采取不同的防疫措施,例如针对呼吸道传染病,儿童应在疾病流行期间尽量避免去公共场所人群密集处或戴好口罩,居室开窗通风等;针对肠道传染病,应注意饮水、饮食卫生,环境和衣物消毒,尤其应注意个人手卫生等;针对虫媒传染病,需重点做好防虫、驱虫和灭虫工作;针对寄生虫病,应注重管水源、管粪便和消灭中间宿主等预防措施。

(三) 保护易感人群

保护易感人群是预防传染病的根本措施,主要包括预防接种、被动免疫和药物预防。

1. 预防接种(主动免疫)

(1)疫苗种类:根据疫苗抗原性质分为减毒活疫苗、灭活疫苗和组分疫苗三种疫苗。

1)减毒活疫苗:为免疫原性强但无毒或低毒的活菌或者活病毒株,如卡介苗(BCG)和牛痘疫苗、麻疹和脊髓灰质炎减毒活疫苗等。接种后发生轻微的感染,免疫原性强,接种次数少,所获特异性免疫力持久。

2)灭活疫苗:灭活病原体而保留其免疫原性,如百日咳菌苗和乙型脑炎疫苗等。灭活疫苗无法像活疫苗一样在体内增殖,一般接种量大,需多次接种以强化免疫应答反应。

3)组分疫苗:选择病原体免疫原性强的组分进行制备,如白喉类毒素和破伤风类毒素疫苗是取相应类毒素经甲醛处理而成;乙型肝炎疫苗是采用基因工程技术制备的乙肝病毒表面抗原;其他还有亚单位疫苗(如多肽疫苗、多糖疫苗)和基因疫苗等。

(2)国家免疫规划:自 2008 年,我国开始实行《扩大国家免疫规划实施方案》,在原有的乙肝疫苗,卡介苗,口服脊髓灰质炎减毒活疫苗,吸附百日咳、白喉和破伤风联合疫苗,麻疹减毒活疫苗,白喉和破伤风疫苗 6 种国家免疫规划疫苗基础上,将甲肝减毒活疫苗、流行性脑脊髓膜炎疫苗、乙型脑炎灭活病毒疫苗及麻疹、腮腺炎和风疹联合减毒活疫苗纳入国家免疫规划,对适龄儿童进行常规接种。在重点地区对重点人群进行出血热疫苗接种;在发生炭疽、钩端螺旋体病疫情或发生洪涝灾害可能导致钩端螺旋体病暴发流行时,对重点人群进行炭疽疫苗和钩端螺旋体疫苗应急接种。上述疫苗可以预防乙型肝炎、结核病、脊髓灰质炎、百日咳、白喉、破伤风、麻疹、甲型肝炎、流行性脑脊髓膜炎、流行性乙型脑炎、风疹、流行性腮腺炎、肾综合征出血热、炭疽和钩端螺旋体病,共 15 种传染病。随后,国内外不断有一些新的疫苗研发成功并应用于人群的疾病预防。目前,仍然将国家免费提供的规定接种的疫苗,包括上述国家免疫规划确定的疫苗,以及县级以上人民政府或者其卫生主管部门组织的应急接种或者群体性预防接种所使用的疫苗,称为一类疫苗;其他疫苗如水痘疫苗、b 型流感嗜血杆菌疫苗、流行性感冒疫苗、轮状病毒疫苗、肺炎球菌结合疫苗、23 价肺炎链球菌多糖疫苗及狂犬病疫苗等可供自费且自愿接种,统称为二类疫苗。

(3)疫苗接种的禁忌证

1)一般禁忌证:①患有皮炎、化脓性皮肤病及严重湿疹者不宜接种,可等待病愈后接种;②发热等急性疾病或慢性疾病急性发作时应暂缓接种;③重症疾病和慢性病:如患有严重心肝肾疾病、血液系统疾病、肝硬化、风湿病和结核病患者,在疾病活动和严重脏器功能失代偿期不宜接种;④神经系统疾病和精神病:包括脑炎、癫痫、脑瘫及周围性麻痹者;⑤严重营养不良;⑥有严重哮喘或荨麻疹等超敏体质者;⑦注射多价免疫球蛋白者,一般 3 个月内不宜接种疫苗;⑧有相应传染病史者:如患过麻疹或流行性腮腺炎者可获病后持久免疫力,无须再接种相应疫苗。

2)特殊禁忌证:①免疫缺陷者:不宜接种各种活疫苗。②对疫苗组分过敏者:如卵蛋白过敏者不宜接种流感病毒疫苗;对酵母过敏者不宜接种重组[酵母]乙肝疫苗。③孕妇和哺乳期:孕妇不宜接种甲肝减毒活疫苗、风疹减毒活疫苗、流行性出血热疫苗和腮腺炎减毒活疫苗;哺乳期不宜接种流行性出血热疫苗。④风疹减毒活疫苗:接种前 3 个月内应避孕,正在接受免疫抑制剂治疗或放疗者禁忌接种。⑤口服脊髓灰质炎减毒活疫苗:有腹泻尤其是每天大便次数超过 4 次的患者,待恢复 2 周后才可接种。⑥乙肝疫苗:HBsAg 阳性者不宜接种。⑦水痘疫苗:需与麻疹减毒活疫苗至少间隔 1 个月。

(4)常见不良反应及处理:根据反应性质和程度,分为一般反应和异常反应两类。

1)一般反应:①局部反应:红晕、轻度肿胀和疼痛。卡介苗接种 10~14 天,局部出现小红结节,4~6 周变成脓疱或溃烂,2~3 个月愈合遗留瘢痕,偶有同侧腋下淋巴结肿大;②全身反应:发热、头痛、乏力及不适,个别有恶心、呕吐和腹泻,有些疫苗可出现一过性皮疹等。

处理:①局部反应:轻症一般无需处理,较重者可局部热敷。②卡介苗反应:局部形成大脓肿或腋下淋巴结肿大超过 1cm 时应排查是否存在免疫缺陷等基础疾病;破溃的脓肿和肿大淋巴结可用利福平粉剂涂敷;局部大脓肿或淋巴结有脓液时可穿刺抽取脓液或者手术切排,用凡士林纱布加异烟肼引流,直至创口愈合。③过敏性皮疹:可口服抗组胺药物,局部涂抹 1% 鱼炉洗剂。④发热:多饮温开水,可行物理降温,体温高者口服退热剂。⑤腹泻:可口服蒙脱石散予以对症处理。

2)异常反应:①非特异性反应:继发感染和无菌性脓肿等。②精神性反应:如晕厥等,常与个体精神因素或身体素质有关。③过敏反应:多见于有过敏史者。常见各种皮疹(丘疹、斑丘疹及荨麻疹等),少见过敏性紫癜、血管性水肿及过敏性休克等。④疫苗相关病例:由减毒活疫苗引起,极为罕见。多与接种者免疫低下或缺陷有关,如卡介苗病和脊髓灰质炎疫苗相关病例。⑤偶合症:疫苗接种后偶合、诱发或加重其他疾病,如接种时正处于某一疾病的潜伏期、前驱期,或者某种疾病临床表现不明显,接种后使某种症状明显或加重。

处理:①继发感染:可口服抗菌药物;②无菌性脓肿:行穿刺或切开引流术;③精神性反应:予以安抚,或给予暗示疗法等;④过敏反应:对于过敏性休克应立即给予肾上腺素、扩容、皮质激素及保护重要脏器等积极处理,接种场所应备用上述抢救药品;⑤疫苗相关病例:参照相关疾病的治疗方法进行处理;⑥偶合症:主要针对偶合病进行相应治疗。

2. 被动免疫 指易感者接受注射含有特异性抗体的人免疫球蛋白或者人或动物抗血清等,可立即发挥保护作用,一般持续 2~4 周。人免疫球蛋白通常用于麻疹和甲型肝炎的预防,若在接触后使用可预防疾病,若在潜伏期使用可减轻疾病严重程度。另外,乙肝高效价免疫球蛋白(HBIG)与乙肝疫苗联合应用是阻断 HBV 母婴传播的有效措施。抗血清只是在紧急情况下采用,如马抗血清预防狂犬病,破伤风抗毒素的预防等。对于动物血清,注射前需先做皮肤试验预防过敏反应,过敏者可采用脱敏注射法。

3. 药物预防 有些传染病可以采取药物预防,尤其是尚无疫苗预防的疾病,或者用于不能接种疫苗的易感者,如乙胺嘧啶用于预防疟疾;磺胺嘧啶用于预防流行性脑脊髓膜炎;奈韦拉平(nevirapine,NVP)用于阻断人类免疫缺陷病毒(HIV)母婴传播等。

二、小儿传染病的治疗

(一) 一般处理

1. **隔离** 按照传染病的传染性和主要传播途径分别进行呼吸道或消化道隔离,在专科医院或专科病房隔离或者居家隔离,隔离期参见附录 2。

2. **护理** 护理人员首先需要按照传染病防护级别的防护和消毒隔离要求进行护理工作,包括皮肤、口腔和眼部护理,防止压疮,气道管理和分泌物处理,窒息的紧急处理,高热时的物理降温,各种引流管或导尿管的护理等。

3. **病情监护** 重症病例如中枢神经系统感染、昏迷及呼吸窘迫时需严密观察病情变化,并监护生命体征的变化。

4. **饮食** 急性期一般给予低脂肪、低蛋白和易于消化的流质或半流质食物;病情好转后增加热量和蛋白质;恢复期恢复普食和加强营养。注意补充多种维生素,根据需要补充微量元素。呕吐明显或者不能进食者可置鼻胃管或者肠内置管给予肠内营养剂,必要时辅以肠外营养。

（二）抗病原治疗

根据病原体选择相应抗病毒药物、抗菌药物及抗寄生虫药物等。

1. 抗病毒药物 相对于抗菌药物而言,抗病毒药物数量要少很多,主要包括如下类型:

(1)化学制剂:①核苷类似物:可竞争性抑制核酸合成酶。由于需要先在细胞内转化成三磷酸盐而活化,且病毒激酶参与其磷酸化,故有较高选择性和安全性,如更昔洛韦和三氮唑核苷(利巴韦林)等。②非核苷类似物:主要是针对HIV-1反转录酶有高度专一抑制作用的非竞争性抑制剂,如奈韦拉平。③蛋白酶抑制剂(多肽类似物):包括可抑制HIV的蛋白酶抑制剂如依地那韦;神经氨酸酶抑制剂奥司他韦通过抑制流感病毒的神经氨酸酶而阻止病毒释出和播散。④焦磷酸类:膦甲酸钠,为DNA聚合酶和反转录酶抑制剂。⑤硫酸化多糖:如硫酸葡聚糖,可能通过干扰病毒吸附和抑制反转录酶活性而抑制HIV。⑥取代嘧啶酮类化合物:有较强的抗病毒和诱导干扰素活性。⑦三环胺类:如金刚烷胺和金刚乙胺,作用于流感病毒M2蛋白而阻断病毒的穿入和脱衣壳。

(2)生物制剂:①干扰素:可有效治疗慢性丙型肝炎和乙型肝炎;②可溶性CD4蛋白(sCD4):可阻断HIV与靶细胞结合;③免疫球蛋白:可中和病毒,阻断病毒与细胞结合等。特异性高效价免疫球蛋白如人血乙型肝炎免疫球蛋白(HBIG)可直接靶向性中和乙肝病毒(hepatitis B virus,HBV),可用于阻断HBV母婴传播或医源性水平传播如针刺暴露后预防。

(3)治疗性疫苗:①HSV治疗性疫苗:重组表达的HSV-2包膜抗原gD2加佐剂,可使生殖道疱疹复发率和严重病损率明显降低;②HIV治疗性疫苗:重组HIV包膜抗原gp160加佐剂,可使HIV感染者产生特异性抗体和细胞免疫;③HBV治疗性疫苗:包括重组含preS2疫苗、抗原-抗体复合物型疫苗、核心抗原合成肽疫苗和DNA疫苗,经诱导机体特异性免疫应答而清除体内HBV病毒。

(4)核酶:是一类具双重特性的RNA分子,能与靶RNA序列特异结合,并切割降解靶RNA。目前已研究针对HIV、肝炎病毒及流感病毒等的核酶,显示其潜在应用价值。

2. 抗菌药物 是指具有杀菌或抑菌活性的药物,包括各种抗生素、咪唑类、硝基咪唑类等化学合成药物。其种类繁多,不断有新制剂问世。

(1)抗菌药物的分类:主要分为:①β-内酰胺类:包括青霉素类、头孢菌素类;②碳青霉烯类、含酶抑制剂的β-内酰胺类及单环酰胺类等;③氨基糖苷类;④四环素类;⑤氟喹诺酮类;⑥叶酸途径抑制剂类:如氯霉素;⑦糖肽类:包括万古霉素和替考拉宁;⑧大环内酯类;⑨咪唑类;⑩硝基咪唑类。

(2)抗菌药物的分级管理:将抗菌药物分为三个等级:①"非限制使用"药物(即首选药物,一线用药):为疗效好、副作用小及细菌耐药性小的抗菌药物,各级医师可根据病情选用;②"限制使用"药物(即为次选药物,二线用药):疗效好但毒副作用和细菌耐药性都具有一定局限性的药物,使用需说明理由并经主治以上医师同意方可使用;③"特殊使用药物"(即为三线用药):疗效好,针对特殊耐药菌或新上市抗菌药其疗效或安全性资料尚少,或需要倍加保护以免细菌过快产生耐药性的药物,应有严格使用指征或确凿依据,需经感染病专家会诊或本科主任同意方可使用。

3. 抗寄生虫药物 主要针对所感染的寄生虫选用相应药物。具体药物详见第六章寄生虫病各节所述。

4. **抗毒素疗法** 主要采用抗毒血清,用以中和外毒素,如破伤风抗毒素用于伤口周围浸润性注射。因是动物血清,需预先做皮试,阳性者采用脱敏注射法。

5. 抗病原药物的合理应用

(1)尽早确定病原学诊断。

(2)合理选用抗病原药物:要掌握所选药物的适应证、抗病原活性、药动学和不良反应,根据病情和患者的基本状况,权衡利弊后合理选用药物。应注意严格按照适应证用药;轻症不必给予毒副作用大的药物;不宜同时使用毒副作用相同的药物。

(3)选用适当的给药方案、剂量和疗程。

(4)严密监测和及时处理毒副作用:用药前应了解患者相应器官功能如肝肾功能等;用药期间需严密监测,发生毒副作用时要及时处理,严重者宜停用药物。

(5)在下列情况下应严加控制或尽量避免使用抗菌药物:预防用药;皮肤黏膜的局部用药;病毒感染或发热原因不明者;联合使用抗菌药物。

(6)联合用药的指征:①难以控制的严重感染和混合感染;②原因不明的严重感染;③一般抗菌药物难以渗入的部位感染,如中枢神经系统和骨组织感染;④需长期用药并易产生耐药性的感染,如结核病;⑤联合用药可以减少毒副作用,如侵袭性真菌病。

抗菌药物根据其效应和作用机制可分为四类:①繁殖期杀菌剂(Ⅰ类);②静止期杀菌剂(Ⅱ类);③快效抑菌剂(Ⅲ类);④慢效抑菌剂(Ⅳ类)。常用联合用药的后果:①Ⅰ类+Ⅱ类:有协同作用;②Ⅰ类+Ⅲ类:可有拮抗作用;③Ⅲ类+Ⅳ类:有相加作用;④Ⅱ类+Ⅲ类:相加或协同作用;⑤Ⅰ类+Ⅳ类:无关或者相加作用;⑥Ⅱ类+Ⅳ类:可能有相加作用;⑦同类药物合用:可相互影响或拮抗。

(三)对症支持治疗

1. **对症治疗** 主要包括:液体补充;高温时退热;高颅压症时降低颅内压和止惊;止咳祛痰;肝炎时降酶退黄等。

2. **保护脏器功能** 如肺炎时的氧疗,必要时辅助呼吸;脑炎时保护脑细胞处理等。

3. **预防继发感染** 有些传染病可引起机体免疫功能的暂时性抑制如麻疹和百日咳时,易继发细菌等其他病原感染包括二重感染,应注意预防。

(四)并发症治疗

针对并发症给予相应治疗。例如流行性腮腺炎并发胰腺炎时需要禁食、补液及抑制胰酶分泌等处理;脓肿穿刺抽取脓液或者切开引流;伤寒并发肠穿孔时需要外科手术治疗。

(五)中医中药治疗

主要是辨证施治。例如麻疹前驱期治疗以辛凉透表为主;出疹期以清热解毒透疹为主;恢复期则养阴清余热和调理脾胃。已发现一些中药有抗病原效应,如青蒿素治疗疟疾;大蒜新素在体内外均具抗 HCMV 活性;有报道中药 XQ-9302 治疗晚期艾滋病可缓解症状和增加 CD4 细胞。中药是中国乃至世界医学的宝库,应积极开发利用。

(六)康复治疗

中枢神经系统感染有明显神经性损伤如脑炎和脊髓炎时,应加强康复治疗,以减少或减轻后遗症。主要包括物理疗法、针灸疗法、辅助功能训练、语言恢复训练及高压氧疗等。

(方 峰)

第五节 小儿传染病的医院感染

小儿传染病的医院感染(nosocomial infection of communicable diseases in children)又称小儿传染病的院内感染,是儿童期医院感染的重要部分之一,是指患儿入院时不存在,也不处于潜伏期,而是在医院这个特定环境内发生的传染病,可见于目前我国已列出的甲、乙、丙三类传染病中的任何一种。有些患儿若以传染病症状出现时推算其疾病潜伏期始于入院后,而症状出现于出院后,亦应称其为医院获得性传染病。

一、小儿传染病医院感染的发病率与传播过程

儿童期医院内感染传染病通常是在原发疾病或有并发症影响其免疫功能的基础上发生,因而病情较重和易于致命。病原微生物与一般医院感染的病因往往不一样,并非以革兰氏阴性条件致病菌(多数为耐药菌)和真菌为主,而是以病毒性传染病为主,可继发细菌呈多重感染而致病死率增高。

1. 发病率 医院内感染的发病率在世界各国和我国各地均有报道,各不相同,差异较大,为3%~17%,我国平均<10%。但儿童期传染病的医院感染发病率少见报道。某儿科医院由于老医院设施陈旧,就医环境拥挤,医院感染率为6.3%~8.2%,而该院传染科由于隔离条件更好,医院传染病感染率<1%。

2. 传染源 患儿口腔、咽部、呼吸道及胃肠道排出物和皮肤存在的传染病病原体;携带传染病病原体的医务工作人员及探望者均可成为传染病传播致感染的传染源。

3. 传播方式 ①呼吸道空气传播:见于流行性感冒、麻疹、流行性腮腺炎、风疹、幼儿急疹、猩红热、百日咳、流行性脑脊髓膜炎和结核病等。②间接接触传播:主要是工作人员带病毒或带细菌的手在患儿之间播散传染中起作用,如水痘、轮状病毒胃肠炎、肠出血性大肠埃希氏菌肠炎、沙门氏菌感染如伤寒和副伤寒等。③医源性传播:通过静脉输注药物、补液、血液制品及各类损伤性医疗器械污染等途径,可造成某种传染病在医院受感染,如艾滋病、乙型肝炎和丙型肝炎等。④母婴传播:母亲携带传染病病原体可在临产时传播给新生儿,如梅毒、淋病、巨细胞病毒感染及乙型肝炎等。但母亲携带传染病病原体的母婴传播发生在产前,即宫内感染,不属于医院感染。⑤食源性污染:常因病区配膳间、医院营养室和食堂的保存食品受污染,使进餐儿童受感染,以牛奶、果汁等温或冷型食品易受污染而致病。

二、环境对儿童传染病医院感染的影响

在21世纪前,国内许多儿童医院纷纷取消传染病科或传染病区,换作其他专科病房使用,并错误地认为,儿童的疾病谱已经发生变化,某些慢性病、肿瘤、先天性遗传代谢病和意外伤害等逐渐成为儿童期的主要疾病。然而,2003年SARS对人类的突然袭击和高致病性禽流感病毒从禽类直接感染人类,使人致病且病死率极高,一系列事实警示人们,人类需要与传染病做长期艰巨的斗争,新发传染病会不断出现,老的传染病还会卷土重来。我国政府予以高度重视,加强了传染病监测网络系统的建设,开通信息直报系统,完善和修订对各类传染病管理的法规和制度,地方政府都增加了对传染病管理设施的经费投入,虽然已大大改

善防止传染病传播的环境因素,但尚不尽如人意。

目前,我国原有医院,尤其是新建医院,通常建筑楼层高,综合医院的儿科常设在大楼内的某一层或数层,即便是儿童医院具备单独住院楼和门诊楼,都依然存在传染病扩散的途径和风险,例如:①住院楼各病区常常处于半封闭状态,儿科患者常有多人陪护,加上医护人员和各种医用物资配送和保洁人员等,人群密度高和往来频繁;②高楼电梯内空间有限,人员拥挤,空气流通不畅,患者与健康人通常同乘电梯上下;③病区或病室内,患者、陪护人员和工作人员同处一个活动空间;④管道化的中心供氧、中央负压吸引装置、中央空调、排气风扇以及呼吸器械等内部结构不能彻底消毒,可能成为病原微生物的藏身之地;⑤医院的废弃物品、生活垃圾、排泄物、采样检验后丢弃的标本未能合格消毒就包装转运,可导致病原体的扩散传播;⑥病房周围缺少规定的绿化带和就诊患者达不到每例患者应占有的受诊活动空间;⑦独立的儿童传染病住院楼、门诊和留院观察以及隔离等场所严重缺少,或现有的隔离病区设施陈旧且不规范;⑧医院缺乏对就诊儿童的预检或者预检不严格,可致各类疾病患者混杂就诊和同处一室的混杂留院观察。

三、儿童传染病医院感染的控制和管理

医院感染管理是一门专门学科,亦是医院医疗质量管理的重要组成部分。儿童传染病的医院感染就是其中一项重要的专题内容,必须做到以管理措施为根本,以监测为依据,以传染病控制为目标,促进医院内感染全面监控系统工程的建立。

1. 在医院感染管理委员会指导下,设立专人监测医院内儿童传染病发病情况,负责传染病报卡,并与专业人员研究和提出对策,评估管理效果和改进措施。

2. 按照国家卫生行政部门的有关规定,严格执行消毒隔离制度,防止传染病的医院内感染和医源性感染。从事致病微生物检测的检验科和实验室必须严格执行操作规程,实验样品、污物及器材要按有关规定严格消毒后处理。

3. 传染病病区的被服和被污染物品应与其他病区物品分开,专地严格消毒处理或者专炉焚烧处理。粪便和污水经消毒处理达到无害化后排放。

4. 加强对医院血库和供应室的监测,定期对非传染病部门环境、设备和工作人员进行管理检查。

5. 医院的供水塔和冷却塔必需严格监管,废水池及化粪池应达到无害化,生活垃圾集中地和废品间应加强责任管理。

6. 加强宣传教育,增强医院工作人员对院内传染病感的防范意识,严格执行消毒隔离制度,勤洗手和使用一次性医疗用品。发现情况及时报告,听取卫生行政部门和疾病预防控制中心提出的改进传染病防治管理工作意见,并检查措施的实施和执行情况。

7. 定期对医院工作人员进行健康检查,对携带病原体人员和隐性感染者进行医学观察和及时处理。

8. 开展对医院设施的卫生学标准调研,新建医院建筑应由工程技术人员与医院管理部门共同研讨,以达到医院传染病环境管理的目标。

(方 峰)

第二章 病毒性疾病

 学习目标

1. **掌握** 疾病的临床表现、并发症、诊断与鉴别诊断。
2. **熟悉** 疾病的病原学、病原学检查、治疗原则和疫苗可预防病毒性疾病的预防接种方案。
3. **了解** 疾病的流行病学、发病机制与病理改变以及预防和预后。

第一节 麻　疹

麻疹(measles)是由麻疹病毒引起的急性出疹性呼吸道传染病,临床上具有发热、眼结膜炎、流涕、咳嗽、麻疹黏膜斑和全身斑丘疹,疹退后糠麸样脱屑并留有色素沉着等特征。该病传染性极强,我国在广泛应用麻疹减毒活疫苗后,其典型周期性流行已得以控制,发病率和病死率大幅下降。我国将麻疹纳入法定乙类传染病管理。

【病原学】

麻疹病毒(measles virus)属于副黏病毒科麻疹病毒属,基因组为单股负链 RNA,含包膜蛋白 M、F 和 H 与核衣壳蛋白 N、P 和 L。H 蛋白能与细胞受体结合;F 蛋白与病毒细胞融合有关;M 蛋白与病毒释出相关。H 抗原易发生变异,其高度变异可形成新的流行毒株。已发现 8 个基因组(A~H)共 24 个基因型,但只有一个血清型。

麻疹病毒体外生存力弱,对热(56℃,30 分钟)、酸(pH<4.5)、紫外线和一般消毒剂均敏感。

【流行病学】

1. **传染源** 患者是唯一传染源,从眼结膜及鼻咽分泌物、血和尿中排病毒,在出疹前 5 天至出疹后 4 天内传染性最强。

2. **传播途径** 主要通过呼吸道飞沫小滴或经污染周围环境接触传播给其他易感者。

3. **易感人群和流行特征** 在应用麻疹活病毒疫苗前,麻疹呈周期性流行,易感者初次感染麻疹病毒后几乎全部患病,90% 以上患者为 9 岁以下儿童。1956~1965 年,我国麻疹年发病率平均 766/10 万,病死率最高达 39.7/10 万。广泛使用麻疹活病毒疫苗后,麻疹发病率急剧下降,自 1987 年后一直控制在 10/10 万左右;流行形式主要为散在发病。近年来发病年龄有向两极发展趋势,8月龄以下和15岁以上年龄组发病比率明显增加。

【发病机制与病理改变】

1. **发病机制** 病毒经鼻咽部侵入,在局部上皮细胞内增殖,而后播散到局部淋巴组织,在感染后第2~3天形成初次病毒血症,然后在局部和远处器官的单核巨噬细胞系统内增殖,大量病毒再次入血形成第二次病毒血症(感染后第5~7天),随后病毒到达皮肤和内脏。至感染第15~17天,病毒血症逐渐消失,器官内病毒快速减少至消除。麻疹病毒直接损伤皮肤黏膜的血管内皮细胞;特异性细胞毒性T细胞杀伤病毒感染的靶细胞(上皮和内皮细胞、单核细胞和巨噬细胞),导致血管扩张和血浆渗漏;抗原-抗体复合物形成,活化补体,造成血管内皮细胞损伤等参与麻疹的致病机制。

2. **机体免疫反应** 特异性IgM在发热后2~3天出现,30~60天消失;特异性IgG同时或稍晚出现,25~30天达高峰,并长期维持;呼吸道黏膜可分泌sIgA。特异性细胞免疫在抗病毒机制中起主要作用,病后获终生免疫。在麻疹疾病期,患者在出疹后出现淋巴细胞增殖反应低下和NK细胞活性下降等细胞免疫抑制现象,持续6~7周,其发生与IL-12表达下降导致Th1反应低下和Th2反应增强等机制有关。

3. **病理改变** 广泛分布的多核巨细胞是其病理特征。皮疹处见典型上皮合胞体巨大细胞,含细胞核内和细胞质内包涵体,并见角化不全和角化不良,海绵层细胞间水肿和细胞内水肿;表面血管扩张伴周围少量淋巴细胞与组织细胞浸润。麻疹黏膜斑(Koplik spots,又称柯氏斑)的病理改变与皮疹相似。肺部呈间质性肺炎改变。

【临床表现】

1. **典型麻疹** 潜伏期6~21天,一般10~14天,被动免疫者可延至28天。

(1)前驱期:持续3天(2~4天),有发热(热型不定)、眼结膜炎(充血、流泪及畏光)、感冒样表现(喷嚏、流涕及干咳)和麻疹黏膜斑。后者是麻疹特征性体征,为白色斑点(0.5~1mm),于出疹前1~2天出现,初见于双侧相对于下磨牙处颊黏膜,伴有黏膜充血和粗糙,常快速增多,可延及大部分颊黏膜甚至下唇黏膜,部分可融合(文末彩图2-1),在出疹后2~3天内消退。

(2)出疹期:持续3~5天。皮疹先见于耳后和发际,渐及额面部和颈部,再自上而下延及躯干和四肢,最后至掌跖面;初为玫瑰色斑丘疹,略高出皮面,疹间皮肤正常,逐渐融合成片,转为暗红色(文末彩图2-2)。出疹时全身及呼吸道症状加重,体温升高伴嗜睡,咳嗽加剧伴气促,肺部可闻及少量啰音,颈部等浅表淋巴结和脾脏可有轻度肿大。

(3)恢复期:皮疹按出疹顺序消退,皮疹消退处有麦麸样脱屑并留有褐色素沉着。体温下降,全身情况好转,呼吸道症状很快消失。整个病程为10~14天。

2. **其他类型麻疹**

(1)轻型麻疹:见于有部分免疫力的患者。主要特点为潜伏期延长;前驱期短且症状轻微,麻疹黏膜斑可无或持续时间短;皮疹稀疏和细小,消退快;可见脱屑,可不遗留色素沉着斑;无并发症。

(2)重型麻疹:见于病毒毒力过强和有基础疾病的体弱者。中毒症状重,起病即高热,或体温不升。皮疹常密集和融合成片,或疹出不透,或出而骤退,或皮疹呈出血性伴有黏膜和消化道出血。常有肺炎和呼吸窘迫、神经系统症状或心血管功能不全等。

(3)无皮疹型麻疹:见于在潜伏期内接受被动免疫或应用免疫抑制剂者。病程中从无皮疹,可有麻疹黏膜斑,常以鼻咽部分泌物找到多核巨细胞或特异性抗体为诊断依据。

(4)异型麻疹(atypical measles):见于接种过灭活疫苗或少数接种减毒活疫苗者,再次自然感染野株型麻疹病毒后患病,可能与其缺乏抗F蛋白抗体或异常的特异性迟发超敏反应等有关。潜伏期与典型麻疹相似,一般为7~14天。

1)前驱期:短或缺如,常突发高热,麻疹黏膜斑罕见或在出疹期出现。

2)出疹期:①出疹早:多于发热第2~3天出疹。②出疹顺序与典型麻疹不同:先见于四肢远端,以腕踝处为著,后蔓延至躯干和面部。③皮疹范围差异大:某些患者仅见于腕踝处。④皮疹呈多形性:初为红色斑疹和斑丘疹,可变成直径约2~3mm的小疱疹但不结痂,偶伴瘙痒而见抓痕,常见瘀点或紫癜以及荨麻疹。⑤全身症状重:常持续高热,伴头痛、腹痛、肌痛和胸痛及虚弱;干咳明显,可有流涕但无眼结膜炎;约1/3病例有呕吐,还可见明显的感觉过敏和肝脾大,以及麻木和感觉异常。⑥几乎都有肺部受累:常为小叶性或节段性肺炎。

3)恢复期:皮疹消退处可有脱屑和色素沉着。

【一般实验室检查】

1. 常规检查 白细胞总数常减少,出疹期淋巴细胞和中性粒细胞都减少。重型麻疹可伴有血小板减少。若白细胞总数和中性粒细胞增多需考虑继发细菌感染。异型麻疹后期可见嗜酸性粒细胞增多,还可有血沉增快。

2. 多核巨细胞镜检 于出疹前2天至出疹后1天取患者鼻、咽及眼分泌物涂片,瑞氏染色后直接镜检多核巨细胞。

【病原学检查】

1. 病毒分离 于发热期取鼻咽分泌物、外周血单个核细胞或尿液分离病毒。

2. 抗原和核酸 用免疫荧光法检测鼻咽分泌物或尿脱落细胞中病毒抗原;或用反转录-聚合酶链反应(RT-PCR)法检测麻疹病毒核酸,可快速诊断。

3. 特异性抗体 特异性IgM阳性可诊断急性期感染。急性期和恢复期(病后2~4周)双份血清血凝抑制抗体或补体结合抗体或特异性IgG抗体滴度≥4倍增高亦有近期感染诊断意义。异型麻疹患者以恢复期(病后第10天)麻疹血凝抑制抗体和补体结合抗体滴度显著升高为其特征,特异性IgM常呈阴性。

【并发症】

1. 肺炎 最常见,常较严重,胸腔并发症多,病死率也高。原发性肺炎为麻疹病毒所致,在病程早期发生,随热退和皮疹出齐而消散,但在细胞免疫缺陷者可呈致死性。继发性肺炎的病原常见肺炎链球菌、流感嗜血杆菌、金黄色葡萄球菌或腺病毒等,多发生于出疹期。

2. 喉炎 原发于麻疹病毒或继发细菌感染,可致气道阻塞,重者窒息死亡。

3. 麻疹脑炎 发生于出疹后2~6天或前驱期或恢复期,病情与麻疹轻重无关,临床表现与其他病毒性脑炎相似,但病死率较高,后遗症较多。

4. 亚急性硬化性全脑炎(subacute sclerosing panencephalitis,SSPE) 为致死性慢性进行性脑退行性病变,发病率约1/100万,主要见于幼时患过麻疹的年长儿童。先见智力和情绪改变,不久发生阵挛性肌肉抽搐,最终呈去大脑强直状态。病程持续1~3年。患者脑电图示周期性暴发同步慢波;脑脊液γ球蛋白增高,呈寡克隆带;血清或脑脊液中可检出高滴度特异性IgG抗体和低滴度特异性IgM抗体;脑脊液中可分离出麻疹样病毒;脑组织中存在麻疹病毒或其抗原。

5. 营养障碍 病前营养状况较差、病程中高热持久、胃肠功能紊乱及营养供给不足者可出现营养障碍,如营养不良性水肿、维生素 A 缺乏性干眼症等。

6. 结核病恶化　患麻疹时机体免疫功能受到暂时性抑制,致使体内原来隐伏的结核病灶重新趋于活动和恶化,可发展为粟粒性肺结核或结核性脑膜炎。

【诊断与鉴别诊断】

1. 诊断　典型麻疹可根据流行病学史,各期典型表现如前驱期麻疹黏膜斑;出疹期热高疹出和出疹顺序与皮疹形态特点;恢复期疹退脱屑和色素沉着等确立临床诊断。常采用血清特异性 IgM 测定进行病原诊断。必要时辅以其他病原学检查,尤其是非典型麻疹患者。

2. 鉴别诊断　发热和出疹是儿科常见表现,应根据流行病学、临床症状、发热与皮疹的关系及皮疹特征等,结合相关病原学检查与其他出疹性疾病鉴别。与风疹、幼儿急疹和猩红热的鉴别要点见表 2-1。

表 2-1　麻疹与风疹和幼儿急疹及猩红热的鉴别诊断

鉴别要点	麻疹	风疹	幼儿急疹	猩红热
好发年龄	5 岁以下	1~5 岁	6~18 个月	2~10 岁
前驱期	3 天(2~4 天)	约 1 天或无	通常无	约 1 天
前驱症状	发热较高 卡他症状严重	低热或不发热 卡他症状轻微	无症状或轻微症状	常见高热,咽痛明显
柯氏斑	有	无	无	无
发热与出疹关系	发热 3~5 天出疹,疹出热更高	低热 1~2 天出疹	高热 3~5 天后热退出疹	高热 1 天出疹
出疹顺序	耳后发际→面部→自上而下 3~5 天出齐达掌跖部	先面部,24 小时内遍布全身,掌跖部常无	先躯干,迅速波及颈面部和近端肢体	先颈胸部,1~2 天遍布全身
皮疹特点	红色斑丘疹,易融合成片,疹间皮肤正常	较小浅红色斑丘疹,可融合	红色斑丘疹,很少融合	弥漫充血基础上鲜红细小斑点疹,触之细沙感,伴口周苍白圈和杨梅舌
脱屑	麦麸样脱屑	细小皮屑或无	无	大片脱皮
色素沉着	有	无	无	无
血常规	白细胞减少,出疹期淋巴细胞减少	白细胞多减少,出疹期淋巴细胞增多	白细胞减少,淋巴细胞增多	白细胞总数和中性粒细胞明显增多

(1)川崎病:球结膜充血,但流涕和流泪等卡他症状不显;有一过性颈部淋巴结肿大 ≥ 1.5cm;指 / 趾端硬性水肿和脱皮;外周血白细胞总数和中性粒细胞数明显增高。

(2)肠道病毒感染:夏季多见,前驱期较短,皮疹在较短时间内出齐但不如麻疹密集。

(3)传染性单核细胞增多症:咽扁桃体炎和颈部淋巴结肿大显著,常伴肝脾大;外周血淋巴细胞数和异型淋巴细胞明显增多。

(4)药物疹:有相关药物使用史,皮疹多样,伴瘙痒明显。

【预防】

1. 控制传播　患者应早发现、早隔离和早治疗。需隔离至出疹后 5 天,并发肺炎者延至出疹后 10 天;异型麻疹患者不排病毒,故无传染性,无需隔离。患者逗留过的房间用紫外线消毒或通风 30 分钟,衣物阳光下曝晒或用肥皂水清洗。建议易感者不去人群密集场所。

2. **疫苗接种**　对易感者应普遍接种麻疹减毒活疫苗或者灭活疫苗。《国家免疫规划疫苗儿童免疫程序及说明(2016 年版)》将 8 个月儿童定为初免对象,接种含有麻疹减毒活疫苗的麻疹和风疹联合疫苗(MR)。复种时间为 18~24 月龄,接种麻疹、腮腺炎和风疹联合疫苗(MMR)。在麻疹流行地区,可在接触麻疹后头 2 天内,对易感者进行应急接种,使机体在潜伏早期产生特异性抗体,以防止发病或减轻症状。

3. **被动免疫**　可维持 3~8 周。对于未接种过麻疹减毒活疫苗的体弱有病者和婴幼儿,在接触麻疹后 7 天内肌内注射免疫球蛋白 0.25ml/kg(最大量 15ml)有高效预防作用,在暴露后 5 天内使用可预防感染与患病。对于有疫苗接种禁忌儿童,在居住地有麻疹流行期间,应肌内注射免疫球蛋白 0.5ml/kg(最大量 15ml),亦可静脉用免疫球蛋白 400mg/kg,每 4 周一次,直至麻疹流行结束。

【治疗】

尚无特效抗麻疹病毒药物,主要为加强护理和防治并发症。

1. **营养和护理**　包括给予足够水分和易消化富营养食物,居室保持适宜温湿度和空气新鲜;口、眼和皮肤应经常清洗。

2. **对症治疗**　高热时可温水灌肠或给予小量退热剂降温,切忌退热过猛以避免引起虚脱。咳剧时给予祛痰镇咳剂。补充维生素 A 可减少麻疹并发症和降低麻疹病死率,推荐单剂口服,<6 月龄 5 万 U;6~12 月龄 10 万 U;>12 月龄 20 万 U;有维生素 A 缺乏性眼病者需在 24 小时后和 4 周后再各服 1 剂。

3. **中医治疗**　中医认为麻疹属于"温热病"范围,前驱期治疗以辛凉透表为主;出疹期以清热解毒透疹为主;恢复期则养阴清余热和调理脾胃。

4. **治疗并发症**　根据各种并发症的发生,及时给予积极有效的治疗。抗生素无预防并发症作用,故不宜滥用。

(1)肺炎的治疗:原发性肺炎主要给予对症支持治疗包括氧疗等,可给予利巴韦林雾化吸入治疗;继发细菌性肺炎时应先留取呼吸道分泌物或血样本做培养和药敏试验,在未获得结果前需酌情经验性选用抗菌药物。

(2)喉炎的治疗:注意气道湿化和缓解焦虑,可适当使用镇静剂;继发细菌性感染者需应用抗菌药物;不建议麻疹喉炎时全身应用皮质激素,喉部水肿明显者可考虑局部雾化吸入激素;严重喉部梗阻经上述积极处理不能缓解者需气管切开。

(3)麻疹脑炎的治疗:主要是护理和对症支持治疗,包括降低颅内压和控制癫痫发作等。除非继发急性播散性脑脊髓炎,一般不使用皮质激素。

【预后】

轻型及大多数典型麻疹患儿恢复顺利,预后良好。原有营养不良或基础疾病患者和重型麻疹患者常病情较重,易发生严重并发症如重症肺炎或脑炎或结核病恶化等,若治疗不当或延迟,则预后不良,病死率高;或遗留肺功能不良或神经系统后遗症等。某些异型麻疹患者的肺部病变可持续较长时间。

(方　峰)

第二节　风　疹

风疹(rubella)是由风疹病毒引起的急性出疹性传染病。1752年由德国医生 De Bergen 首先描述本病,由于当时被误认为是麻疹的变异型,又称德国麻疹(German measles)。本病以前驱期短、皮疹出现与消退快及耳后、枕后和颈部淋巴结肿大为其临床特征。一般病情较轻,病程短且具有自限性,预后良好。孕早期感染可致严重先天畸形。我国将风疹纳入法定丙类传染病管理。

【病原学】

风疹病毒(rubella virus)为披膜病毒科风疹病毒属唯一成员。基因组为单股正链 RNA。包膜含 E1 和 E2 蛋白。E1 具有中和抗原决定簇和凝血活性,E2 亦能诱导中和抗体。风疹病毒只有一个血清型,与其他披膜病毒之间无抗原交叉。

风疹病毒可被脂溶剂、甲醛、紫外线、强酸和热等灭活,干燥冰冻可保存 9 个月。

【流行病学】

1. **传染源和传播途径**　患者或隐性感染者可从鼻咽分泌物(出疹前 7 天至疹退后 14 天内)、血、粪和尿中检出病毒,先天性风疹综合征患者生后排病毒达数月至数年。主要通过空气飞沫传播,或经污染物 - 手 - 呼吸道或手 - 手 - 呼吸道途径传播;孕妇病毒血症期可将病毒经胎盘传给胎儿。

2. **易感人群和流行特征**　人群普遍易感,好发年龄在发达国家为 5~9 岁,在发展中国家为 1~5 岁,可在集体机构中流行。四季均可发病,温带地区多见于冬春季。我国人群风疹病毒抗体阳性率在 7~8 岁年龄组已达 90% 以上,成人平均 95% 左右。胎儿异常与感染时胎龄密切相关,1~4 周达 61%,5~8 周为 26%,9~12 周仅 8%。

【发病机制与病理改变】

1. **发病机制**　病毒侵入上呼吸道,在黏膜和局部淋巴结内增殖,形成二次病毒血症,然后侵犯皮肤等靶器官组织,病毒直接细胞毒作用和病毒相关性免疫复合物形成参与其致病机制,如风疹病毒抗原 - 抗体复合物引起真皮上层毛细血管炎,形成皮疹。孕妇原发感染后,无论有无症状,病毒都会在病毒血症期感染胎盘,进而侵及胎儿。先天性风疹致病机制可能是病毒:①直接导致感染细胞坏死;②引起血管内皮受损导致胎儿供血不足和组织细胞代谢失调及脏器发育不良;③抑制细胞有丝分裂并使染色体断裂致器官组织分化发育障碍;④特异性免疫复合物和自身抗体形成导致自身免疫性损伤;⑤持续性感染引起迟发性疾病。

2. **机体免疫反应**　特异性 IgM 和 IgG 抗体先后或几乎同时出现,前者一般在 8 周内消失,但先天性风疹患者可持续 1~2 年;后者持续数年至数十年。特异性细胞免疫在抗体反应前 1 周开始形成。病后获持久免疫力,但可能发生再次感染。孕妇易发生再次感染,但多无病毒血症,极少引发先天性风疹。

3. **病理改变**　淋巴结可见水肿、滤泡细胞增生和结构特征丧失;呼吸道见轻度炎症;皮疹处真皮上层毛细血管充血和轻微的炎性渗出;并发脑炎时,可见弥漫性肿胀、非特异性变性、血管周围和脑膜单核细胞性渗出;并发关节炎时,滑膜可见散在纤维蛋白性渗出、滑膜细胞增生、淋巴细胞浸润和血管增生。先天性风疹患者可发生脑、心血管、眼、耳、肺、肾、肝、脾、骨骼等多脏器病理改变。

【临床表现】

1. **获得性风疹**　潜伏期一般14~21天。典型临床经过分为二期。

(1)前驱期：短暂或不明显，易被忽略。可有低热、不适和轻微上呼吸道感染表现。部分患者软腭和悬雍垂可见细小红疹，能融合成片。

(2)出疹期：常于发热第1~2天开始出疹，并于1天内出齐。出疹顺序：面部→颈部→躯干→四肢。呈浅红色小斑丘疹(文末彩图2-3)，面部和四肢皮疹可融合。疹退后无脱屑或有细小脱屑，无色素沉着。出疹期平均3天(1~5天)，可伴有低~中度发热和上呼吸道感染症状，随疹退而消失。与麻疹相比较，风疹的出疹、扩散和消退过程进展更快，且掌跖部一般无皮疹。

(3)淋巴结肿大和其他表现：枕后、耳后或颈部淋巴结肿大为风疹的另一典型表现，可在皮疹出现前发生，持续1周或更久。部分患者可无皮疹而仅有淋巴结肿大。可有轻度脾大，多在3~4周恢复正常。

2. **先天性风疹综合征(congenital rubella syndrome)**　先天性风疹病毒感染可有以下4种结局和表现：

(1)宫内异常：包括流产、死胎、发育迟缓和畸形。

(2)出生时缺陷性疾病：包括低出生体重、听力障碍、先天性心脏病(多见动脉导管未闭和肺动脉发育不良)、肝脾大、白内障和视网膜病、小头畸形、血小板减少性紫癜及骨发育不良等，可呈单一或多重缺陷。

(3)迟发性疾病：包括听力丧失、内分泌病(包括糖尿病、甲状腺功能障碍和生长激素缺乏症)、白内障或青光眼和进行性全脑炎等。

(4)不显性感染：出生时及生后保持正常。

【一般实验室检查】

外周血白细胞总数通常降低，淋巴细胞在病初1~4天内减少，其后增多。C反应蛋白正常。部分患者在病程1周内血沉增快。

【病原学检查】

1. **病毒分离**　取出疹前5天至出疹后3天鼻咽分泌物分离病毒，阳性率较高。取羊水或胎盘绒毛分离病毒是诊断胎儿风疹病毒感染最可靠的方法之一。先天性风疹应在发病后数月内取鼻咽分泌物、尿、脑脊液、骨髓或病变组织等标本分离病毒。

2. **特异性抗体**　特异性IgM是近期感染指标。双份血清(间隔1~2周)特异性IgG≥4倍升高有诊断意义。先天性风疹患儿特异性IgM在生后6个月内持续升高；胎血(孕20周后)中检出特异性IgM可证实胎儿感染。

3. **抗原和核酸**　采用免疫印迹法检测胎盘绒毛或胎儿活检标本中风疹病毒抗原。还可用核酸杂交技术或RT-PCR法检测羊水或绒毛中风疹病毒核酸。两者联合应用可提高检出率。

【并发症】

儿童风疹很少有并发症，继发细菌感染亦较麻疹少见。

1. **关节痛和关节炎**　其发生率在0~9岁年龄组约为18%，以后每10岁约增加20%。女性多见。多于疹退后一周内发生，常累及指、膝和腕关节，呈多关节性，关节局部疼痛、发热并有红斑或伴关节肿胀。一般在数周后症状消退,个别患者持续数年。

2. 神经系统并发症 风疹脑炎发生率仅为 1/6 000~1/5 000,最常发生于出疹后 2~4 天,临床表现与麻疹脑炎相似,但病情较其为轻,多数预后良好。其他神经系统并发症包括进行性全脑炎、脊髓炎、吉兰 - 巴雷综合征和周围神经炎。

3. 心肌炎 患者诉胸闷、心悸、头晕及萎软;心电图及心肌酶谱均有改变。多于 1 或 2 周内恢复,可与脑炎等其他并发症同时存在。

4. 血小板减少性紫癜 发生率约为 1/3 000。女孩较男孩多见。多发生于出疹后 4 天左右,一般在出疹后 2 周才可见明显出血症状,疾病呈自限性,病程不定,为数天至数月。

【诊断与鉴别诊断】

1. 诊断 典型风疹根据接触史、前驱期短、皮疹特点及枕后和耳后淋巴结肿大等表现易做临床诊断;不典型病例常需借助病原学诊断手段。对于先天性风疹,若已知母亲妊娠期有明确风疹病史时诊断并不困难。否则,亦需依赖病原学诊断。

2. 鉴别诊断 主要需与其他出疹性疾病如麻疹、猩红热、幼儿急疹、川崎病、传染性单核细胞增多症、肠道病毒感染和药物疹等进行鉴别,鉴别要点参见本章第一节。

【预防】

1. 一般预防 预防重点是妊娠期妇女,尤其在孕早期,无论是否患过风疹或接种过风疹减毒活疫苗,均应尽量避免与风疹患者接触,以避免原发感染或再次感染。

2. 疫苗接种 风疹减毒活疫苗有单独,麻疹和风疹联合疫苗,麻疹、腮腺炎和风疹联合疫苗三种。接种者 95% 产生特异性抗体,有效免疫保护期为 7~10 年。尚无疫苗致畸的证据。免疫缺陷或正在应用免疫抑制剂者禁忌接种。使用血液制品者应间隔 3 个月后再接种。

3. 被动免疫 易感孕妇若在妊娠 20 周内接触风疹患者,应在暴露后 3 天内肌内注射免疫球蛋白 20ml,有预防作用。

【治疗】

1. 对症处理 风疹病毒感染无特殊治疗方法,主要为对症治疗。宜卧床休息,给予富有营养又易于消化的食物。可使用清热解毒类中药。

2. 并发症处理 有严重关节炎时,阿司匹林治疗可缓解症状,不必使用皮质激素。风疹脑炎治疗同其他病毒性脑炎。血小板减少性紫癜者若有严重出血可静脉用免疫球蛋白。

3. 先天性风疹的治疗 无症状感染者无需特别处理。但应随访观察,以期及时发现迟发性缺陷。有严重症状者应相应处理:①有明显出血者可考虑静脉用免疫球蛋白治疗;②肺炎并呼吸窘迫、黄疸、心脏畸形及视网膜病等处理原则同其他新生儿;③充血性心力衰竭和青光眼者需积极处理,白内障治疗最好延至 1 岁以后;④早期和定期进行脑干听觉诱发电位检查,以早期诊断耳聋并及时干预如戴助听器和进行特殊培训。

【预后】

本病大多症状轻,一般预后良好,严重血小板减少所致颅内出血引起死亡者仅属偶见。妊娠头 3 个月内的妇女患风疹,其胎儿可发生先天性风疹,引起死胎、早产及各种先天性畸形,预后严重。

(舒赛男)

第三节　流行性腮腺炎

流行性腮腺炎(epidemic parotitis,mumps)是由腮腺炎病毒引起的以腮腺非化脓性肿大为其主要临床特征的急性呼吸道传染病,可并发脑膜脑炎和胰腺炎等。我国将流行性腮腺炎纳入法定丙类传染病管理。

【病原学】

腮腺炎病毒(mumps virus)属副黏病毒科腮腺炎病毒属。基因组为单股负链 RNA,编码 7 种蛋白:NP、P、L、F、HN、M 和 SH。其中,P 和 L 蛋白形成病毒 RNA 聚合酶;HN 和 F 蛋白诱生保护性抗体,M 蛋白与病毒包装有关。病毒只有一个血清型,与人副流感病毒和新城疫病毒(newcastle disease virus)有部分抗原交叉。

该病毒经紫外线照射、加热(56℃ 20 分钟)、甲醛和乙醚等脂溶剂处理可被灭活;在 4℃存活数天,在 2℃可保存 3 个月,在 −70℃至少可保存 1 年。

【流行病学】

1. 传染源　为患者和隐性感染者,后者约占感染人数的 30%~40%。患者在腮腺肿大前 7 天至肿大后 9 天可从唾液中排病毒。

2. 传播途径　病毒主要经呼吸道途径传播。孕妇在孕早期感染时可将病毒经胎盘感染胎儿。

3. 易感人群和流行特征　人群普遍易感,好发年龄为 5~14 岁,常在集体机构中流行。婴儿有母体被动抗体保护(维持 9 个月)很少发病。全年均可发病,冬春季为高峰季节。

【发病机制与病理改变】

1. 发病机制　病毒侵入后先在上呼吸道黏膜上皮细胞内增殖,播散至引流淋巴结,随后发生病毒血症,将病毒传播至腺样组织或其他部位。唾液腺感染最为突出,其他包括内耳、胰腺、心脏、神经系统(脑膜和脑)、关节、肾、肝、性腺和甲状腺。病毒感染单核细胞,通过脉络丛侵入中枢神经系统,在脉络丛和室管膜细胞内增殖,感染细胞脱落进入脑脊液,进而引起脑膜脑炎。胰腺炎症可导致大量淀粉酶反流入血。

2. 机体免疫反应　特异性 IgM 抗体在病后第 2 天出现,持续约 3 个月。特异性 IgG 抗体在病后第 1 周末出现,3 周后达高峰,维持终生。唾液中出现特异性分泌性 IgA 抗体。腮腺炎病毒还可诱导特异性细胞免疫反应。感染后一般获得终生免疫,个别抗体水平较低者可能再次患腮腺炎,后者也可能系免疫缺陷或为某些肠道病毒所致。

3. 病理改变　在唾液腺,病毒感染小管上皮细胞,引起腺管周围间质水肿和局部炎症反应。淋巴细胞和巨噬细胞浸润加上受累细胞脱落使管腔阻塞。脑炎时,脑室周围单核细胞浸润,散在噬神经细胞病灶和小神经胶质细胞增生,并见脑室周围脱髓鞘病变。睾丸炎时,病毒在曲细精管增殖,引起组织间质水肿和淋巴细胞浸润。胰腺受累时,胰导管上皮细胞肿胀,坏死脱落,混同炎性渗出物等阻塞管腔,致胰液潴留。

【临床表现】

潜伏期为 12~25 天,一般为 16~18 天。30%~40% 为隐性感染。

1. 典型表现　典型病例以腮腺炎为主要表现。

（1）前驱期：此期可无或很短（数小时至 1~2 天）。可有发热、头痛、厌食、不适和呕吐。患儿可诉"耳痛"，咀嚼时加剧。

（2）腮腺肿胀期：腮腺逐渐肿大以耳垂为中心呈马鞍形，伴局部感觉过敏、胀痛和轻压痛（文末彩图 2-4），腮腺管口红肿（文末彩图 2-5）。通常一侧腮腺先肿大，数天内累及对侧，4~5 天后腮腺逐渐缩小，整个过程 6~10 天。其他唾液腺如下颌下腺可同时肿大。此期仍多有中度发热，少见高热或低热，热程一般 3~7 天，约 20% 患者体温始终正常。

2. 非典型表现　在 5 岁以下儿童，腮腺炎病毒可能仅引起上呼吸道症状和发热，而无腮腺和其他唾液腺肿大；或者仅见其他唾液腺如下颌下腺肿大。

【一般实验室检查】

外周血白细胞数大多正常或稍增，分类可见淋巴细胞相对增多。C 反应蛋白一般正常。约 90% 的患者血和尿淀粉酶轻~中度增高。

【病原学检查】

1. 病毒分离　腮腺炎发病后 3 天内（最长不超过 8 天）收集颊黏膜和口腔拭子以及脑膜炎或脑膜脑炎发生后 5 天内收集脑脊液进行病毒分离；发病早期的尿液和血液标本亦可用于病毒分离。用特异性抗体可快速检出培养物中的病毒（免疫荧光法）。

2. 病毒核酸　取上述样本采用 RT-PCR 法可检测病毒特异性核酸片段。

3. 特异性抗体　血清特异性 IgM 阳性提示近期感染。双份血清特异性 IgG 阳转或增高 ≥ 4 倍可考虑诊断。由于腮腺炎病毒与副流感病毒间存在交叉抗体反应，故特异性抗体检测有时存在假阳性。

【并发症】

并发症可在腮腺炎出现前、同时或后发生，也可发生在无腮腺炎时。

1. 神经系统并发症　常见脑膜炎和轻度脑膜脑炎，其次为脑炎。常发生在腮腺炎后 3~10 天。表现为发热、头痛、呕吐及颈项强直，少见惊厥和昏迷，有时出现脑神经损伤或小脑性共济失调等。脑脊液呈无菌性脑膜炎改变。病死率约 2%。一般无后遗症，少数遗留耳聋和阻塞性脑积水。

2. 胰腺炎　常见轻度或亚临床型胰腺受累，严重胰腺炎罕见。多发生于腮腺肿胀后 3~7 天。常突起上腹痛伴局部压痛和腹肌紧张；发热伴寒战；反复呕吐；腹胀、腹泻或便秘。B 超有时显示胰腺肿大。血和尿淀粉酶明显增高。检测血清脂肪酶和淀粉酶同工酶，后者可区分胰腺（P 型）和唾液腺（S 型）淀粉酶，有助于诊断胰腺炎。

3. 生殖腺并发症　10 岁以上男性患者 20%~35% 发生睾丸炎和 / 或附睾炎，多为单侧，多发生于腮腺炎后 8 天内。常突起发热、寒战、下腹痛；睾丸肿痛和变硬，随体温下降肿痛消失，而坚硬可持续较久。约半数患者睾丸发生萎缩，双侧受累可致不育症。约 7% 青春期后女性患者可并发卵巢炎，临床可有下腹疼痛和触痛，一般不影响生育。

4. 其他并发症　可见甲状腺炎、乳腺炎、泪腺炎、关节炎、肝炎、间质性肺炎、肾炎和心肌炎等并发症。

【诊断与鉴别诊断】

1. 诊断　根据流行性腮腺炎接触史和典型腮腺炎表现易建立临床诊断，缺乏腮腺炎表现或接种过疫苗者需借助病原学检查。

2. 鉴别诊断

(1)急性淋巴结炎:肿大淋巴结边界清楚,压痛明显;常有头面部或口咽部感染病灶;腮腺管口无红肿;外周血白细胞总数和中性粒细胞均增高。

(2)化脓性腮腺炎:腮腺部位红肿压痛明显,挤压后可见脓液自腮腺管口流出;外周血白细胞总数和中性粒细胞数以及 C 反应蛋白增高。

(3)复发性腮腺炎:病因不明,可因感染和药物过敏所致。腮腺反复肿大,腮腺管造影 X 线检查可见结石。

(4)其他病毒所致腮腺炎:柯萨奇病毒、流感和副流感病毒、HIV 及 EB 病毒可致腮腺炎,需借助病原学检查鉴别。

【预防】

1. 一般预防 应隔离患者至腮腺肿胀完全消退为止。孕早期易感孕妇应避免接触患者,以免造成胎儿感染。

2. 疫苗接种 腮腺炎减毒活疫苗接种后产生亚临床感染,诱生的抗体可维持至少 20 年。麻疹、腮腺炎和风疹联合疫苗(MMR)抗体阳转率可达 95% 以上。推荐 1 岁以上儿童、青春期和成年无自然感染史者普遍接种。免疫球蛋白和腮腺炎高效免疫球蛋白均无明显预防作用,故不推荐用于易感者暴露后预防。

【治疗】

本病为自限性疾病,主要为对症治疗。

1. 一般对症治疗 急性期注意休息,补充水分和营养,给予流质和软食,避免酸性饮食;高热者给以退热剂或物理降温;腮腺肿痛严重时,可给予镇痛剂。

2. 局部治疗 用青黛散调醋局部涂敷可减轻肿胀和疼痛;也可给予局部温敷,或透热及红外线等理疗。

3. 并发症治疗 胰腺炎时,可短期禁食,注意维持水电解质平衡,采用生长抑素及其类似物(奥曲肽)直接抑制胰腺外分泌,质子泵抑制剂抑制胃酸分泌,乌司他丁等蛋白酶抑制剂抑制胰蛋白酶的释放。睾丸炎时,局部给予冷湿敷,将阴囊吊起,可酌情使用止痛剂,严重病例可短期静脉用氢化可的松 5mg/(kg·d)。脑膜炎或脑炎时,应予相应降低颅内压和止惊等处理。

4. 中药治疗 可口服单味药如板蓝根制剂。

【预后】

一般预后良好,大多能完全恢复。并发脑炎、心肌炎及胰腺炎者,偶有重症死亡。少数病例可发生一侧永久性感音性耳聋。

(舒赛男)

第四节 流行性感冒

流行性感冒(influenza)简称流感,是由流感病毒引起的急性呼吸道传染病。临床特点为急起高热、畏寒、头痛、乏力、全身肌肉酸痛和轻度呼吸道症状。婴幼儿和机体免疫功能低下者易并发肺炎,重者可导致死亡。我国将流行性感冒纳入法定丙类传染病管理。

【病原学】

流感病毒(influenza virus)属正黏病毒科。其包膜上有三种膜蛋白,即血凝素(HA)、神经氨酸酶(NA)和基质蛋白2(M2,丙型流感病毒缺如);包膜下为基质蛋白1(M1)层;其内为核壳体,由核蛋白(NP)、RNA聚合酶复合体(PB1、PB2和PA)和单负链RNA基因组构成。

流感病毒根据NP和M1的抗原性分为甲(A)、乙(B)和丙(C)三型。甲型流感病毒根据HA和NA的抗原性,又分为16种HA亚型(H1~H16)及9种NA亚型(N1~N9),这两种抗原的不同组合形成甲型流感病毒的不同亚型。乙型和丙型流感病毒无亚型。

甲型流感病毒HA和NA的抗原性极易发生变异,根据变异程度分为两种形式:①抗原性漂移(antigen drift):是由于基因点突变所致小幅度变异或连续变异,属于量变,即亚型内变异,可引起小规模流行;②抗原性转变(antigen shift):系1种或者2种膜抗原发生大幅度变异,或者由于2种或2种以上病毒株感染同一细胞而发生病毒基因重组,形成新亚型,属于质变,可引起流感大流行。迄今,人类感染的甲型流感病毒限于H1、H2和H3与N1和N2组合的亚型病毒。乙型流感病毒抗原性变异较小,不产生新亚型,仅引起局部暴发或小流行;丙型流感病毒无抗原性变异,故以散在流行为主。20世纪80年代以来,人群中以季节性甲型H1N1、甲型H3N2和乙型流感病毒共存并流行,2009年新甲型H1N1流感病毒(病毒基因中包含有猪流感、禽流感和人流感病毒的基因片段)已取代季节性甲型H1N1流感病毒在人群中流行。

流感病毒不耐热,加热56℃30分钟可被灭活。对干燥、紫外线、乙醚、甲醇、乙醇等常用消毒剂敏感,均可使病毒灭活。

【流行病学】

1. **传染源** 流感患者和隐性感染者是主要传染源。在潜伏末期即具传染性,病初2~3天传染性最强,排毒时间一般为起病后7天内,重症患者、免疫抑制患者和婴幼儿患者的排毒时间可长达2周。

2. **传播途径** 通过空气飞沫在人与人之间直接传播,也可通过口腔、鼻腔及眼睛等处黏膜直接或间接接触传播,接触患者的呼吸道分泌物、体液和污染病毒的物品也可能引起感染。

3. **易感人群** 人群普遍易感。感染后免疫保护维持时间不长,不同流感病毒型别与亚型之间无交叉免疫,因此,可重复感染发病。儿童及青少年发病率最高,幼儿及老年人感染后重症者多,病死率高,5个月以下婴儿较少感染。

4. **流行特征** 流感发病呈全球性分布,一年四季均可发生,温带和寒带地区一般在冬季和春初流行,热带和亚热带地区全年可流行。每年会有1~2次流行高峰,每年约10%的人口罹患流感。流行特点为突然暴发,迅速扩散,发病率高,流行期短,但能多次反复,具有季节性。

流感大流行的传播能力远高于季节性流感,可迅速波及全世界,发病率高,并有一定病死率。根据历史记载的流感大流行,每10~40年发生一次。20世纪以来,甲型流感病毒引发4次人类流感大流行,包括1918年西班牙流感大流行(H1N1),导致近4 000万人死亡;1957年亚洲流感(H2N2)和1968年中国香港流感(H3N2)分别造成上百万人死亡;2009年新甲型H1N1流感于墨西哥暴发,迅速蔓延至全球,据WHO估计,全球死亡病例至少有18 500人。我国资料显示,此次流感大流行以儿童和青少年发病率最高,≤5岁人群病死率最高。

【发病机制与病理改变】

1. **发病机制** 流感病毒颗粒随飞沫（直径一般 <10μm）吸入呼吸道,病毒的神经氨酸酶破坏上皮细胞膜的神经氨酸使黏蛋白水解,糖蛋白受体暴露,病毒通过 HA 结合含有唾液酸受体的上皮细胞表面,经细胞内吞作用进入细胞。病毒包膜上含有 M2 多肽的离子通道在细胞质内被激活,核衣壳蛋白被释放到胞质,然后转运到细胞核,病毒基因组 RNA 依靠聚合酶与细胞核内 RNA 结合,转录并复制病毒 RNA;病毒核蛋白在细胞质内合成后,进入细胞核与病毒 RNA 结合形成核壳体,释放到细胞质中;病毒膜蛋白经完整加工修饰后,嵌入细胞膜内,核壳体与嵌有病毒特异性膜蛋白的细胞膜结合,以出芽方式释放子代病毒颗粒。病毒 NA 能清除病毒与细胞间以及呼吸道黏液中的唾液酸,使病毒颗粒易于达到其他上皮细胞表面,又以同样方式侵入邻近上皮细胞,使大量呼吸道纤毛上皮细胞受染,发生变性、坏死和脱落以及炎症反应。很少发生病毒血症。

2. **机体免疫反应** 在机体特异性免疫应答中,呼吸道黏膜局部分泌的 sIgA 有阻断病毒感染的保护作用,但只能持续数月;血清抗 HA 抗体是中和抗体,有抗病毒和减轻病情的作用,可持续数月至数年;血清抗 NA 抗体有抑制病毒释出和扩散的作用,不同型别病毒之间的特异性抗体无交叉保护作用。流感病毒特异性 Th 细胞辅助 B 细胞产生特异性抗体;而 CD8+T 细胞可直接作用于病毒感染细胞,参与病毒清除机制。

3. **病理改变** 单纯型流感的病变仅限于呼吸道纤毛柱状上皮细胞的变性、坏死和脱落,起病 4~5 天后基质细胞开始增生,2 周后恢复形成新纤毛上皮细胞。流感病毒肺炎主要病理特征为支气管和细支气管细胞广泛坏死,伴随纤毛上皮细胞脱落、纤维蛋白渗出、炎症细胞浸润、透明膜形成以及间质水肿等,后期可有弥漫性肺泡损害,甚至广泛纤维化改变。

【临床表现】

潜伏期一般为 1~3 天,可短至数小时,长至 7 天。

1. **单纯型流感** 急性起病,畏寒、发热、头痛、乏力和全身酸痛,体温可达 39~40℃,可伴有鼻塞、流涕、咽痛和咳嗽等上呼吸道症状。通常全身症状重,而呼吸道症状相对较轻。婴幼儿流感常不典型,可出现高热惊厥,易引起中耳炎、喉炎、气管支气管炎、毛细支气管炎及肺炎等,腹泻和呕吐等胃肠道症状较常见。新生儿流感少见,可呈败血症样表现,易合并肺炎。体检可见眼结膜轻度充血,咽部充血,肺部听诊正常或闻及干啰音。发病 3~4 天后体温逐渐下降,全身症状好转。轻症者如同普通感冒,症状轻,2~3 天即可恢复。

2. **肺炎型流感** 多见于婴幼儿和老年人、慢性心肺疾病及免疫功能低下者。常以流感症状起病,发病 1~2 天后病情加重,可出现持续高热、精神萎靡、气急、发绀、阵咳及咯血等。体检可发现双肺呼吸音降低,可闻及哮鸣音和湿啰音,但无实变体征。

3. **胃肠型流感** 除发热外,以呕吐和腹泻为显著特点,多见于婴幼儿和学龄前儿童,2~3 天即可恢复。

4. **重症流感** 病情发展迅速,多在病后 1~2 天出现肺炎,体温常持续在 39℃以上,呼吸困难,伴顽固性低氧血症,可快速进展为急性呼吸窘迫、脑病、休克、心肌损伤或心力衰竭、心脏停搏和急性肾损伤或肾衰竭,甚至多器官功能障碍。

【一般实验室检查】

轻症患者白细胞总数减少,淋巴细胞数相对增加,C 反应蛋白正常。部分患者可见白细胞总数和中性粒细胞以及 C 反应蛋白一过性增高。合并细菌感染时,白细胞总数和中性粒细胞数及 C 反应蛋白则持续明显增高。

【影像学检查】

肺炎型流感时胸部 X 线检查显示肺内多叶段斑片状渗出性病灶;CT 显示双侧肺内多叶段和外带的磨玻璃样改变。

【病原学检查】

1. 病毒分离　采集起病初期患者的含漱液接种鸡胚羊膜腔或尿囊中进行病毒分离。

2. 抗原和核酸　可快速检测呼吸道分泌物标本中的流感病毒抗原,有助于早期诊断。常采用胶体金法和免疫荧光法,使用单克隆抗体可区分甲型、乙型和丙型流感。采用 RT-PCR 法可直接检测呼吸道分泌物中的流感病毒 RNA,亦能快速确定病毒的型和亚型,其特异性和敏感性高。

3. 特异性抗体　采集患者急性期(病后 5 天内)和恢复期(病后 3~4 周)血清,用血凝抑制试验或补体结合试验测定双份血清特异性 IgG 抗体,若效价达 4 倍及以上升高,即可回顾性诊断。中和抗体检测一般用于流行病学调查。现常采用间接免疫组化法或 ELISA 法检测血清特异性 IgM 抗体,用于急性期诊断。

【并发症】

1. 细菌性肺炎　表现为流感起病后 2~4 天病情加重,体温增高并有全身中毒症状,咳嗽加剧,可伴胸痛,体检可见呼吸急促,肺部出现细湿啰音,可有实变或局灶性肺炎体征。外周血白细胞总数和中性粒细胞显著增多,痰液培养可发现致病菌,以肺炎链球菌、流感嗜血杆菌和金黄色葡萄球菌多见。

2. 其他病原菌肺炎　可合并其他病原如支原体、衣原体、嗜肺军团菌及真菌等感染。

3. 其他病毒性肺炎　常见有呼吸道合胞病毒、副流感病毒、偏肺病毒、鼻病毒及冠状病毒等,一旦感染可致病情加重,临床表现难以与流感病毒所致肺炎相区别。

4. 肌炎　可发生于甲型和乙型流感患者,儿童较成人常见,乙型流感较甲型流感多见。表现为急性良性肌炎,肌痛主要见于下肢,尤以小腿腓肠肌疼痛为甚,伴有血清肌酸激酶及其同工酶升高。

5. 心脏并发症　不常见,主要引起心肌炎和心包炎。可见心电图异常和肌酸激酶升高,重症病例可出现心力衰竭。

6. 神经系统并发症　可并发脑炎、脑膜炎、脊髓炎及吉兰 - 巴雷综合征等。Reye 综合征偶见于 14 岁以下儿童,临床表现为热退数天后出现恶心和呕吐,继而嗜睡、昏迷及惊厥等神经系统症状,肝大,常无黄疸,脑脊液正常,血氨增高,肝功能异常。Reye 综合征被认为与患者服用阿司匹林有关。

【诊断与鉴别诊断】

1. 诊断　流行病学资料是诊断流感的重要依据,发病正值流感流行季节时诊断较易,根据流感接触史或聚集性发病史与典型症状和体征,临床可诊断为流感。散发病例难以诊断,确诊有赖于病原学检测。

流感患者出现下列 1 项或 1 项以上情况者为重症流感病例:①神志改变:反应迟钝、嗜睡、烦躁及惊厥等。②呼吸困难和 / 或呼吸频率增快:5 岁以上 >30 次 /min;1~5 岁 >40 次 /min;2~12 月龄 >50 次 /min;新生儿~2 月龄 >60 次 /min。③严重呕吐和腹泻,出现脱水表现。④少尿:儿童尿量 <0.8ml/(kg·h)或每日尿量婴幼儿 <200ml/m²,学龄前儿童 <300ml/m²,学

龄儿童 <400ml/m²;14 岁以上儿童 <17ml/h;或出现急性肾衰竭。⑤动脉血压 <90/60mmHg,脉压 <20mmHg。⑥动脉血氧分压 <60mmHg 或氧合指数 <300mmHg。⑦胸片显示双侧或多肺叶浸润影,或入院 48 小时内肺部浸润影扩大 ≥ 50%。⑧肌酸激酶和肌酸激酶同工酶等心肌酶水平迅速增高。⑨原有基础疾病明显加重,出现脏器功能不全或衰竭。

2. 鉴别诊断

(1)普通感冒:以上呼吸道卡他症状为主,全身症状较轻,主要靠病原学检测相鉴别。

(2)下呼吸道感染:流感合并气管支气管炎或肺炎时需要与其他病原所致下呼吸道感染鉴别,包括细菌性肺炎、病毒性肺炎、支原体肺炎、衣原体肺炎及真菌性肺炎等相鉴别,主要依据临床表现和影像学特征及病原学检查帮助鉴别诊断。

【预防】

1. 疫情监测 做到早期发现和快速诊断流感。疑有本病流行时应及时上报疫情,及时采集标本做病原学检测,早期诊断并就地隔离治疗,以减少传播和控制流行。WHO 有完整的全球流感监测网络系统,主要作用是监测全球流感病毒的抗原变化,指导每年流感疫苗株的制备。

2. 消毒隔离 患者应呼吸道隔离至热退后 2 天。保证室内空气流通,流行期间避免到人群聚集的场所;咳嗽和打喷嚏时应使用纸巾等遮掩口鼻,避免飞沫传播;经常彻底洗手,以避免污染的手接触口、眼和鼻部。

3. 保护易感人群

(1)疫苗接种:接种流感疫苗是预防流感最有效的措施。目前应用的疫苗有灭活疫苗和减毒活疫苗两种,都为三价疫苗,同时包含新甲型 H1N1、季节性甲型 H3N2 和乙型流感病毒的 HA 和 NA 抗原成分。每年的疫苗株因流行优势株不同而有所变化,因此,每年应接种当季疫苗才能达到最佳免疫保护效果。

1)灭活疫苗:经肌内注射,可产生大量的 IgG,副作用小,被批准用于 ≥ 6 个月以上儿童。

2)减毒活疫苗:采用鼻腔喷雾法接种,局部产生 sIgA 较多,被批准用于 ≥ 2 岁以上儿童。

儿童是流感易感人群,还是社区流感的主要传播来源,2 岁以下婴幼儿是重症流感的高危人群,故为接种流感疫苗的重点优先人群。孕妇接种灭活流感疫苗不仅可有效预防流感引起的严重并发症,还对 0~6 个月婴儿提供免疫保护。

(2)药物预防:抗病毒药物预防不能代替疫苗接种,只能作为未接种疫苗或接种疫苗后尚未获免疫力的高并发症风险人群的应急预防措施。可采用奥司他韦和扎那米韦,预防量为治疗剂量的 1/2,单次使用。一般人群可用 7~10 天,免疫抑制者可达 4~8 周。若联合应用灭活疫苗,需在接种疫苗后使用 2~4 周至机体产生保护性抗体。

【治疗】

1. 对症治疗 应卧床休息,多饮水,预防并发症和继发感染。高热及全身酸痛时可适量使用解热镇痛药,应避免剂量过大而导致出汗过多以致虚脱。儿童禁用阿司匹林,以防止并发 Reye 综合征。高热和中毒症状较重者,可给予静脉输液补充水分。继发细菌感染者可选用适宜的抗菌药物。

2. 抗病毒药物治疗 在出现流感症状后 48 小时内使用最为有效。凡病原学检查确认或高度怀疑流感且有并发症高危因素的儿童,无论基础疾病、流感疫苗免疫状态及流感病情严重程度,都应在发病 48 小时内给予抗病毒药物治疗,疗程通常为 5 天。对于重症住院病例即使病程超过 48 小时,亦应给予抗病毒药物治疗,疗程可延长至 10 天。选择神经氨酸酶抑制剂,对甲型和乙型流感病毒均有抑制作用。

(1)奥司他韦(oseltamivir):口服剂型。治疗量:≤ 8 个月婴儿,6mg/(kg·d);9~11 个月婴儿,7mg/(kg·d);≥ 1 岁儿童:体重≤ 15kg 者 60mg/d;15~23kg 者 90mg/d;24~40kg 者 120mg/d;>40kg 者 150mg/d。分 2 次口服,疗程 5 天。

(2)扎那米韦(zanamivir):粉雾吸入剂型。>7 岁儿童 10mg(5mg/ 粒)吸入,每天 2 次,疗程 10 天。

(3)帕拉米韦(peramivir):为静脉注射剂。国内建议:儿童一般情况下为 10mg/kg,一次给药;也可根据病情,连续给药 1~5 天,最大剂量 600mg。美国 FDA 建议:肾功能正常者,年龄为出生 ~30 天:6mg/kg;31~90 天:8mg/kg;91~180 天:10mg/kg;181 天 ~5 岁:12mg/kg;6~17 岁:10mg/kg。最大剂量不超过 600mg。每天 1 次给药,连用 5~10 天。肾功能受损者应根据肌酐清除率水平减量给药。

3. 重症病例治疗 主要策略是积极治疗原发病,防治并发症,并进行有效的器官功能支持。对低氧血症者应及时提供氧疗,若呼吸困难继续加重或肺部病变进展迅速者,应及时评估并决定是否实施机械通气,当有创机械通气支持不能改善氧合的情况下,体外膜氧合器(ECMO)可作为挽救和维持生命的体外呼吸支持措施。出现感染性休克或心源性休克以及多脏器功能衰竭时应给予相应治疗。

【预后】

轻症患者和单纯型流感一般预后良好。婴幼儿、有慢性心肺疾病及免疫功能低下患者,尤其有并发症者,或重症流感患者可能导致严重后果,甚至死亡。肺炎型流感或继发细菌感染者易并发呼吸衰竭和心力衰竭而死亡。

(俞 蕙)

第五节 人 禽 流 感

人禽流感(human avian influenza)是由禽流感病毒的某些亚型感染人类而导致的急性呼吸道传染病。根据禽流感病毒对禽类动物的致病性,可分为高致病性、低致病性和非致病性禽流感。高致病性禽流感在禽类中传播快,病死率高,几乎导致 100% 的感染禽类死亡。1997 年在中国香港,首次发生人感染高致病性禽流感病毒(H5N1),导致 18 人患病,其中 6 人死亡,主要累及儿童。此后,全球以亚洲为主的许多国家报告人禽流感病例,除 H5N1 禽流感病毒外,还有 H9N2、H7N7、H7N2、H7N3 及 2013 年中国报告全球首例引起人类感染的 H7N9 亚型,后者在禽类仅引起低致病性流行,但却能导致人类重症感染和死亡。我国已将人感染高致病性禽流感和人感染 H7N9 禽流感纳入法定乙类传染病管理。

【病原学】

禽流感病毒(avian influenza virus)属甲型流感病毒。野生禽类是甲型流感病毒的天然宿主,甲型流感病毒的所有亚型均可从野禽中分离到。依据包膜血凝素(H)和神经氨酸酶(N)蛋白抗原性不同,目前可分为 16 个 H 亚型(H1~H16)和 9 个 N 亚型(N1~N9)。禽流感病毒除感染禽类外,还可感染人、猪、马和海洋哺乳动物。至今发现能直接感染人的禽流感病毒亚型有：H4N8,H5N1,H6N1,H7N2,H7N3,H7N7,H9N2,H7N9,H5N6,H10N7 和 H10N8。

禽流感病毒对热敏感,65℃加热 30 分钟或煮沸 2 分钟以上可灭活;对低温有较强的抵抗力;紫外线直接照射可迅速破坏其活性;常用消毒剂如含氯消毒液、酒精、稀酸、漂白粉及碘剂等可将其灭活。

【流行病学】

1. 传染源　主要为患禽流感或携带禽流感病毒的鸡、鸭及鹅等禽类。

2. 传播途径　主要经呼吸道传播,也可通过密切接触感染禽类的分泌物或排泄物,或直接接触病毒株而被感染。虽然禽流感病毒可能通过家庭密切接触而发生有限的人际间传播,但尚未发现禽流感病毒具有持续人与人之间传播的能力。

3. 易感人群　人类对禽流感病毒并不易感,但是任何年龄均可被感染。在发病前 10 天内接触过禽类者如从事禽类饲养、销售、贩运、宰杀及加工等人员以及接触禽流感病毒感染材料的实验室工作人员为高危人群。

4. 流行特征　一年四季均可发生,以冬春季节多发。自 1997 年中国香港首次发现人感染 H5N1 禽流感病例以来,截至 2015 年 4 月 30 日,全球共报告 907 例人感染 H5N1 病例,94.6% 为实验室确诊病例;发病年龄中位数为 19 岁,41.2% 的病例年龄 <15 岁,80.3% 的病例年龄 <35 岁;其中,中国内地共报告 51 例确诊病例,死亡 31 例,病死率超过 60%。大多数人感染 H5N1 禽流感病例为儿童和青少年,病例呈高度散发。

2013 年 3 月,我国首次发现人感染 H7N9 禽流感病毒病例,截至 2016 年 11 月底,全球共报告病例 805 例,发病年龄中位数为 58 岁,50 岁及以上病例占 68%,病死率为 36%,病例分布于上海、江苏、浙江及安徽等 12 个省市 42 个地级市。同样,绝大多数人感染 H7N9 禽流感病例也呈散发。与人 H5N1 禽流感不同的是,人 H7N9 禽流感以老年人和男性占多数,大部分死亡病例有基础疾病,仅有的 5 例儿童病例均获痊愈。

【发病机制与病理改变】

1. 发病机制　禽流感病毒可在禽胃肠道内复制,随粪便排出体外,禽的泄殖腔中含有大量病毒。禽流感病毒识别 α-2-3 交联唾液酸受体,而人呼吸道上皮细胞以 α-2-6 交联唾液酸糖蛋白表达为主,明显多于 α-2-3 交联唾液酸糖蛋白,低密度的禽流感特异性受体分布导致禽流感病毒难以感染人呼吸道上皮细胞。但是,禽流感病毒可通过基因突变或重组,使受体结合位点的蛋白编码序列发生改变,以获得与 α-2-6 交联唾液酸受体结合的能力,这是禽流感病毒突破"种属屏障"感染人体细胞的关键步骤。在人高致病性禽流感患者,可观察到炎症细胞因子如 γ- 干扰素、IL-6、IL-8、IL-1β 和单核细胞趋化因子 -1 等水平明显升高,提示免疫损伤参与发病机制。

2. 病理改变　人感染后呼吸道黏膜受损,死亡病例可见严重肺损伤伴弥漫性肺泡损害,细支气管和肺泡上皮坏死脱落,肺泡腔内纤维蛋白渗出伴炎症细胞浸润,肺泡透明膜形成,部分肺泡萎陷。毛细血管和小血管内微血栓形成。严重病例可发生重要器官损害,肝、肾和心肌细胞出现坏死。

【临床表现】

潜伏期一般在 7 天以内,也可长达 10 天。

急性起病,早期表现为流感样症状,主要为发热,体温大多持续在 39℃以上;可伴有头痛、肌肉酸痛和全身不适;呼吸道症状有流涕、鼻塞、咳嗽及咽痛等;部分患者尤其是儿童可伴有呕吐和腹泻等消化道症状。重症患者病情进展迅速,多在5~7天出现重症肺炎,持续高热,呼吸困难呈进行性加重,可在短期内出现急性肺损伤和呼吸窘迫。部分患者可出现纵隔气肿和胸腔积液等。

【一般实验室检查】

外周血白细胞总数一般不高或降低,C反应蛋白正常。重症患者多有白细胞总数和淋巴细胞减少;合并细菌感染时白细胞总数升高,以中性粒细胞为主,C反应蛋白升高。

【影像学检查】

发生肺炎者胸部影像学检查可见肺内片状阴影;重症患者进展迅速者可呈现双肺多发磨玻璃影及肺实变影,可合并少量胸腔积液。

【病原学检查】

1. 病毒分离 从患者呼吸道标本中可分离出禽流感病毒。

2. 抗原和核酸 取呼吸道标本采用免疫荧光法或酶联免疫法检测甲型流感病毒核蛋白抗原及H亚型抗原。采用RT-PCR法可检测样本中禽流感病毒核酸。

3. 特异性抗体 发病初期和恢复期双份血清抗禽流感病毒抗体效价4倍或以上升高有助于回顾性诊断。

【并发症】

重症患者病情进展迅速,可发生急性呼吸窘迫综合征、肺出血、胸腔积液、全血细胞减少、心力衰竭、肾衰竭、休克及多器官功能衰竭等并发症。

【诊断与鉴别诊断】

1. 诊断 根据感染禽类接触史等流行病学资料、临床表现及病原学检查结果,排除其他疾病后可作出人禽流感的诊断。在流行病学史不详的情况下,根据临床表现、辅助检查和实验室病原学检测结果,特别是呼吸道分泌物标本中分离出禽流感病毒,或禽流感病毒核酸检测阳性,或双份血清抗体水平呈4倍或以上升高,可作出人禽流感的诊断。

2. 鉴别诊断 应注意与季节性流感、细菌性肺炎、传染性非典型肺炎、其他病毒性肺炎、衣原体肺炎、支原体肺炎及嗜肺军团菌肺炎等疾病进行鉴别诊断。主要依靠病原学检查。

【预防】

1. 加强禽类疾病的监测 一旦发现疑似禽流感疫情,应立即通报疾病预防控制机构,并严格执行消毒隔离等防控措施。尽可能减少人,特别是儿童与家禽和鸟类的不必要接触,尤其是病或死禽类。

2. 加强对密切接触禽类人员的监测 一旦出现流感样症状,应立即进行流行病学调查,采集患者标本送指定实验室检测以明确病原,同时采取相应防治措施。

3. 个人防护 接触人禽流感患者时应采取适当防护,如戴口罩、戴手套和穿隔离衣,接触后应流水洗手。

4. 疫苗接种 人用预防H5N1禽流感疫苗已研制成功。人用H7N9禽流感疫苗已进入临床研究阶段。

5. 抗病毒药物预防 密切接触者必要时可使用抗病毒药物预防。方法同流感。

【治疗】

对于临床诊断和确诊患者,应进行隔离治疗,呼吸道标本禽流感病毒分离2次阴性可解除隔离。

1. **对症治疗** 可应用退热药或止咳祛痰药等对症治疗,儿童忌用阿司匹林,以避免引起 Reye 综合征。

2. **抗病毒治疗** 对怀疑为人禽流感患者,应进行抗流感病毒治疗。在使用抗病毒药物之前宜留取呼吸道标本;抗病毒药物应在发病 48 小时内尽早使用,无需等待病原学检测结果。首选神经氨酸酶抑制剂奥司他韦和扎那米韦,治疗剂量及疗程详见本章第四节。

3. **重症病例的治疗** 重症病例应给予吸氧及其他相应呼吸支持,监测器官功能状态,发生相应并发症者应积极采取相应治疗。

【预后】

影响预后的因素较多,如病毒亚型、年龄、基础疾病、免疫功能、并发症、诊断时间及治疗措施等。根据目前资料显示,人感染 H5N1 和 H7N9 亚型禽流感病毒的病死率较高。

(俞 蕙)

第六节 传染性非典型肺炎

传染性非典型肺炎是由高致病性人冠状病毒引起的一组新发急性呼吸道传染病,可引起急性呼吸窘迫综合征(acute respiratory distress syndrome,ARDS)或呼吸衰竭,重症病死率高。因感染的病毒都是新发病原体,传染性强,易引发人类暴发流行。我国已将其列为按照甲类传染病采取预防和控制措施的乙类法定传染病。

冠状病毒属于冠状病毒科冠状病毒属,可感染人类、牲畜、禽类、蝙蝠、小鼠和其他野生动物的呼吸道、胃肠道、肝脏和中枢神经系统。病毒基因组为单股正链 RNA,有包膜,其上有呈放射状排列的花瓣或纤毛状突起,形似皇冠,有 4 种主要结构蛋白,包括:①刺突糖蛋白(spike glycoprotein,S):位于包膜,是主要抗原蛋白,参与细胞黏附和膜融合及诱导中和抗体,可用于分型;②膜蛋白(M);③被膜蛋白(E):具有离子通道活性;④核衣壳蛋白(N):可用作抗原诊断。根据血清型和基因组特点,冠状病毒被分为 α、β、γ 和 δ 四个属。已知可感染人类的人冠状病毒(human coronavirus,HCoV)有 7 种,包括 α 属的 229E 和 NL63,β 属的 OC43、HKU1、严重急性呼吸综合征冠状病毒、中东呼吸综合征冠状病毒和严重急性呼吸综合征冠状病毒 -2。前 4 种病毒为经典 HCoV,在人群中时有流行,通常引起轻微临床表现;而后 3 种病毒是来源于动物的高致病性 HCoV,蝙蝠可能是其自然宿主,在感染中间宿主如野生动物后在其体内发生变异而获得感染人类和致其患病的能力。

一、严重急性呼吸综合征

严重急性呼吸综合征(sever acute respiratory syndrome,SARS)是由 SARS 冠状病毒引起的一种传染性强的新发呼吸道传染病,重症病例易迅速进展为 ARDS,病死率高。

【病原学】

SARS 冠状病毒(SARS-coronavirus,SARS-CoV)是由 WHO 于 2003 年 4 月 16 日宣布为 SARS 的病原,为人冠状病毒的第 5 个新成员。SARS-CoV 的 S 蛋白可与靶细胞表面的血管紧张素转换酶Ⅱ(angiotensin converting enzyme 2,ACE-2)结合;膜蛋白 M 与其他冠状

病毒不同,仅有短的氨基末端结构域暴露于病毒包膜外面;其基因组与经典人冠状病毒仅有60%的同源性。

SARS-CoV在体外自然环境中存活时间较长,室温24℃下在尿液中可存活10天,在腹泻患者的痰液和粪便里存活5天以上,在血液中存活约15天,在多种物体表面可存活2~3天;对温度敏感,37℃可存活4天,56℃ 90分钟或75℃ 30分钟能灭活病毒;75%乙醇(5分钟)可使病毒失活;紫外线(1小时)、含氯消毒剂(5分钟)和乙醚(4℃条件下24小时)均能杀灭病毒。

【流行病学】

2002年11月16日,中国广东佛山市发生首例SARS病例,该病很快波及国内多个省、市和自治区,并扩散至全球32个国家和地区。至2003年7月,全球共累计病例数8 422例,死亡919例。2003年7月5日WHO宣布SARS流行结束,此后数月中,全球又陆续发生几起SARS感染事件。近十余年来,未再发现SARS-CoV感染病例。

1. **传染源** 患者为主要传染源,其传染性随病程进展和症状加重而增强,在发病第2周传染性最强,少数"超级传染者"可感染多人甚至数十人,但也有从未传染他人的感染者。流行病学证据和生物信息学分析显示,野生动物市场上的果子狸是将SARS-CoV传染给人的中间宿主。

2. **传播途径** 主要通过空气飞沫传播。近距离与患者接触,吸入患者咳出的含有病毒颗粒的飞沫是SARS传播的最重要途径。SARS-CoV还可经空气污染物气溶胶颗粒进行传播,可能是医院和社区暴发的传播途径之一。通过手污染的接触传播也是一种重要途径。

3. **易感人群** 人类普遍易感,但高发人群为20~60岁,儿童患病率低且无死亡病例。SARS患者症状期的密切接触者包括医护人员、陪护者及家属等为高危人群,从事SARS-CoV相关实验室操作人员和果子狸等野生动物饲养及销售人员,也属于易感高危人群。

【发病机制与病理改变】

1. **发病机制** SARS的发病机制尚不十分清楚。实验研究显示,SARS-CoV通过其受体ACE2侵入呼吸道黏膜上皮,在细胞内复制,破坏呼吸道黏膜,引起病毒血症。病毒可感染气管和支气管上皮细胞、肺泡上皮细胞、巨噬细胞、肠道上皮细胞及肾脏远端曲管上皮细胞等。肺组织是主要靶器官之一,肺间质内巨噬细胞和淋巴细胞渗出,释放细胞因子和自由基,导致肺泡毛细血管通透性增加,并诱发成纤维细胞增生。肺泡上皮细胞受累和损伤呼吸膜气血屏障的完整性,引起炎症性充血,浆液和纤维蛋白原大量渗出,进而与坏死的肺泡上皮碎屑形成透明膜,肺部病变符合弥漫性肺泡损伤的渗出期变化。严重者随后出现增殖期和纤维化期的变化。

2. **机体免疫反应** 人体免疫系统也受到SARS-CoV攻击,可导致淋巴细胞明显减少和外周淋巴组织的病理损伤,淋巴细胞亚群CD4$^+$和CD8$^+$细胞明显降低,以CD4$^+$细胞下降更为明显。病毒N蛋白能诱发较强体液免疫反应,一般于起病后1周出现特异性IgM,最长持续3个月;起病后7~10天出现特异性IgG,1个月左右抗体滴度达到高峰。

3. **病理改变** 主要累及肺组织,可见肺组织明显肿胀,光镜下早期见弥漫性肺泡损伤,包括肺水肿、纤维素渗出和透明膜形成,肺泡腔内巨噬细胞聚集,Ⅱ型肺泡上皮细胞脱落和增生;随病变进展,肺泡内渗出物和透明膜机化,肺泡间隔内成纤维细胞增生,最终形成肺泡闭塞和萎缩,导致全肺实变。淋巴结和脾脏可见出血坏死,其他脏器如心、肝、肾、脑及胃肠道等也可出现不同程度损伤。

【临床表现】

1. **潜伏期** 通常限于 2 周之内,一般 2~10 天。

2. **临床分期**

(1)早期:病初 1~7 天。起病急,发热为首发症状,体温一般高于 38℃,伴头痛、关节肌肉酸痛及乏力等,部分病例可有干咳、胸痛和腹泻。少有上呼吸道卡他症状。肺部体征多不明显。

(2)进展期:病程 8~14 天。发热和中毒症状持续存在,肺部病变进行性加重,出现胸闷、气急、呼吸困难和低氧血症,可出现肺部实变体征。严重者可进展为急性呼吸窘迫综合征(ARDS),危及生命。

(3)恢复期:体温逐渐下降,临床症状缓解,肺部病变逐步吸收,多数病例 2 周左右恢复,肺部阴影吸收需要较长时间。少数重症患者可能在相当长时间内遗留限制性肺通气功能障碍和肺弥散功能下降,需数月内逐渐恢复。

儿童病情较成人轻,主要表现为发热,伴咳嗽、神萎及乏力,少数有气促,肺部体征可不明显或可闻及细湿啰音。有些患儿起病后可伴稀水样便,但不日可自愈。

【一般实验室检查】

1. **血常规检查** 白细胞计数一般正常或降低,淋巴细胞计数减少。

2. **T 细胞亚群计数** $CD4^+$ 细胞和 $CD8^+$ 细胞计数降低,以 $CD4^+$ 亚群减低尤为显著,$CD4^+/CD8^+$ 比值正常或降低。

【影像学检查】

在早期,胸部 X 线及 CT 可见小片状磨玻璃阴影,少数为肺实变影,以单发多见,病变以两肺下野及肺周边较多见。在进展期,为大片状、多发或弥漫性病变,由一个肺野扩展到多个肺野,由单侧发展到双侧,重者呈现"白肺"。在恢复期,病变范围逐渐缩小,密度减低,随着片状阴影吸收肺部可呈现纹理增粗增多和条状阴影。需要注意的是,肺部阴影与症状和体征可不一致,若初次检查正常,必要时可于 1~2 天后复查。

【病原学检查】

病毒分离必须在 P3 级实验室中完成,其他检测在 P2 级实验室进行。

1. **病毒分离** 临床标本细胞培养可分离到病毒,但仍需要通过 SARS-CoV RNA 检测或全基因组测序才能最后明确。病毒分离不能进行快速诊断,阴性也不能排除 SARS。

2. **病毒抗原** 常用 ELISA 法检测血清或血浆标本中 N 抗原。在病程早期(3~10 天),N 蛋白有相对较高的阳性检出率,发病 10 天后阳性率逐渐下降,可辅助用于早期诊断。

3. **病毒核酸** 用实时定量反转录 PCR(real-time RT-PCR,rRT-PCR)法可从各类临床标本包括血液、呼吸道分泌物、粪便及人体组织中检测出 SARS-CoV RNA。病程 5~7 天内采集的标本阳性率最高。阳性结果判断标准:①至少需要两个不同部位的临床标本检测阳性;②至少间隔 2 天的同一种临床标本检测阳性;③在每一个特定检测中对原临床标本使用两种不同的方法,或从原标本重新提取 RNA 重复 PCR 检测阳性。

4. **特异性抗体** 特异性抗体检测包括 IgG、IgM、IgA 或总抗体检测,可采用 ELISA 或免疫荧光试验检测其中任何一种,发现抗体阳转或双份血清抗体(IgG 或总抗体)滴度 4 倍或以上升高,即可诊断近期感染。但未检测到抗体不能排除感染。

【并发症】

1. 肺部继发感染　继发细菌感染是严重的并发症,会导致病变加重和病程延长。当肺部病变加重时,除考虑病变进展外,还要结合微生物学等检查明确是否继发细菌或其他微生物感染。

2. 肺部其他并发症　少数患者肺内炎症吸收后可较长时间残留肺间质增生改变。纵隔气肿、皮下气肿、气胸及胸膜病变少见。

3. 骨缺血性坏死　多见于使用糖皮质激素治疗后的患者,主要累及髋关节,也可见于膝、肩、踝及腕等关节,长骨干骺端和骨干缺血可致骨坏死。

【诊断与鉴别诊断】

1. 诊断　结合流行病学史、临床表现、胸部影像学检查及病原学检测,排除其他类似表现的疾病,可以做出诊断。诊断标准如下:

(1)医学隔离观察者:临床无 SARS 表现,但近 2 周内有与 SARS 患者或 SARS 疑似患者接触史者。

(2)疑似病例:缺乏明确流行病学依据,但具备其他 SARS 支持证据者;或有流行病学依据和临床症状,但尚无胸部 X 线影像改变者。

(3)临床诊断:有 SARS 流行病学依据、相应临床表现和胸部 X 线影像改变,并能排除其他疾病诊断者,可做出 SARS 临床诊断。

(4)确定诊断:在临床诊断的基础上,若呼吸道分泌物 SARS-CoV 核酸检测阳性,或血清 SARS-CoV 特异性抗原 N 蛋白检测阳性,或血清 SARS-CoV 抗体阳转或抗体效价 4 倍或以上升高,则可做出确定诊断。

(5)重症 SARS 诊断标准:具备下列三项之中任何一项均可诊断为重症病例:①呼吸困难,伴胸部 X 线显示多叶病变或病灶总面积在正位胸片上占双肺总面积的 1/3 以上;或病情进展,48 小时内病灶面积增大超过 50%,且在正位胸片上占双肺总面积的 1/4 以上;②出现低氧血症,氧合指数(PaO_2/FiO_2)低于 300mmHg;③出现休克或多器官功能障碍综合征。

2. 鉴别诊断　需要与其他呼吸道感染鉴别。早期表现类似上呼吸道感染,需要与普通感冒和流行性感冒鉴别;影像学出现变化后,应与各种病原体引起的社区获得性肺炎鉴别,尤其是病毒性肺炎和非典型微生物如肺炎支原体、肺炎衣原体和军团菌所致肺炎进行鉴别;还需鉴别的有细菌性肺炎、真菌性肺炎及肺结核等。对有 SARS 类似表现的病例,若经规范使用抗菌药物治疗无效,则有助于排除细菌和非典型微生物感染。

【预防】

1. 管理传染源

(1)隔离患者:及早发现和隔离患者是控制 SARS 流行的主要措施。疑似病例、临床诊断病例及确诊病例均应立即住院隔离治疗。同时符合以下条件方可解除隔离出院:①体温正常 7 天以上;②呼吸系统表现明显改善;③影像学检查显示病变明显吸收;④ SARS-CoV 核酸检查连续 2 次阴性。确诊前单间隔离,避免交叉感染。

(2)医学观察密切接触者:对于密切接触者实施医学观察,观察期自最后接触之日起共 14 天。

(3)其他措施:加强对动物宿主的监测,减少或避免 SARS-CoV 感染动物接触到人群。加强从事 SARS-CoV 研究实验室的生物安全管理。

2. 切断传播途径 选择符合条件的医院作为定点收治医院,具备严格管理和良好通风条件的独立病区收治患者,最好安置于负压病房。暴露者需做好个人防护(包括 N95 口罩、面罩、护目镜、手套、防护服及鞋套等)。

3. 保护易感人群 目前尚无特效疫苗或药物预防方法。

【治疗】

1. 一般治疗与病情观察 卧床休息;早期可给予鼻导管吸氧;注意维持水电解质平衡;密切观察病情变化;注意监测血氧饱和度;定期复查血常规、尿常规、电解质、肝肾功能、心肌酶谱、T 淋巴细胞亚群和胸部影像学等。

2. 对症治疗 针对发热及全身酸痛者可给予解热镇痛药,儿童禁用水杨酸类制剂。咳嗽和咳痰者给予止咳化痰药。腹泻患者注意纠正水电解质失衡。注意维持各脏器功能。继发细菌感染者需正确合理选择抗菌药物。

3. 糖皮质激素使用 主要目的是抑制异常免疫病理反应、减轻全身炎症状况、减轻肺损伤及后期肺纤维化。但糖皮质激素有可能导致病毒复制增加,加重病情,增加继发感染的机会。因此,应按指征适当使用。一般用于重症病例,一旦临床表现改善或肺部影像学好转,即应及时减量停用。

4. 重症病例治疗 约有 30% 病例进展为重症病例,其中部分可能进展至急性肺损伤或 ARDS。因此,对重症患者应严密观察病情,随访影像学变化,及时给予呼吸支持,维护重要脏器功能,合理使用糖皮质激素,及时处理并发症。当血氧饱和度急剧下降,面罩吸氧不足以维持组织供氧时,需要及时采用机械通气支持。

【预后】

大多数患者预后良好。高龄、有基础疾病、继发细菌或真菌感染等患者病情易加重,少数并发 ARDS 患者预后差,病死率高。全球总体病死率 11%。

二、中东呼吸综合征

中东呼吸综合征(Middle East respiratory syndrome,MERS)是由中东呼吸综合征冠状病毒引起的一种传染性较强的新发呼吸道传染病,为人兽共患病,严重者可发展为多种器官功能衰竭,病死率高。

【病原学】

中东呼吸综合征冠状病毒(Middle East respiratory syndrome coronavirus,MERS-CoV)由 WHO 于 2012 年 9 月首次通报确认其存在,随后被确认为中东呼吸综合征的致病原,并于 2013 年 5 月将其统一命名,是人冠状病毒的第 6 个新成员。MERS-CoV 病毒的 S 蛋白可识别细胞受体二肽基肽酶 4(cell receptor dipeptidyl peptidase 4,DPP-4,又称为 CD26),可介导病毒与宿主细胞膜融合。

【流行病学】

2012 年 4 月,在约旦的扎尔卡市首次出现 MERS 病例,随后世界各地不断有新发病例报道,主要集中在阿拉伯半岛,沙特阿拉伯是报告病例最多的国家。截至 2018 年 6 月底,全球 27 个国家报告了 2 229 例实验室证实的 MERS 病例,死亡 791 例。非中东地区报告病例均有近期去过阿拉伯半岛或者与患者有密切接触的病史。

1. 传染源 首例 MERS 患者的回顾性流行病学调查发现,其在发病前一周曾给有呼吸道症状的骆驼喂过食物和药物。MERS 暴发后,病毒学家发现阿拉伯半岛的骆驼血清抗 MERS-CoV 抗体阳性率很高,而牛和羊的抗体阴性。在沙特阿拉伯的研究显示,从感染的中东单峰骆驼分离的病毒株与 MERS 患者体内分离病毒株相同或近似,表明中东单峰骆驼是 MERS-CoV 的中间宿主和人类感染来源,故 MERS 患者和感染的骆驼都是传染源。

2. 传播途径 MERS-CoV 可能主要通过人与携带病毒的骆驼近距离接触传播,也可通过饮用未经消毒的骆驼奶或食用未煮熟的骆驼肉而感染。2015 年韩国暴发疫情说明,MERS-CoV 具有人传染人的能力。目前认为,密切接触和飞沫传播是人际传播的主要方式。

3. 易感人群 人群普遍易感。免疫功能不全或有慢性基础疾病(糖尿病、慢性肾脏病、高血压及慢性阻塞性肺病等)患者更易感染,健康人群感染率相对较低。

【发病机制与病理改变】

1. 发病机制 MERS 的发病机制并不清楚,可能与 SARS 有相似之处。MERS-CoV 进入呼吸道后通过 S 蛋白与其受体 DPP4 相互作用,介导病毒与细胞膜融合并进入细胞内。DPP4 在哺乳动物中高度保守,主要在肺、肾、肝等上皮细胞及被激活的淋巴细胞表面表达,自然界中可表达 DPP4 的动物包括猕猴、狨猴以及骆驼等。猕猴感染 MERS-CoV 后可进展为严重的间质性肺炎,肺组织中可见肺水肿以及巨噬细胞和中性粒细胞浸润。骆驼感染 MERS-CoV 后发生轻~中度鼻炎,并不出现系统性疾病,但可排放病毒数天,提示骆驼传播病毒至人是 MERS 暴发的主要原因。DPP4 在肾脏高表达,病毒可进入肾脏细胞,造成肾脏的直接损伤,因此,肾功能不全或肾衰竭在 MERS 患者中很常见,但也有可能是缺氧所致。

2. 机体免疫反应 机体特异性免疫反应尚不明确。在发病后 11~15 天可检测到中和抗体,至发病后 21 天,抗体检出率达 90% 以上,病情越严重,中和抗体出现越晚。有限的研究显示,MERS-CoV 可引起固有免疫应答衰减,促炎因子表达延迟,与 SARS 患者有些类似。

3. 病理改变 组织病理改变仅有少量报道。主要累及肺组织,可见肺淤血和肿胀。显微镜下见弥漫性渗出性肺泡损害、肺泡上皮细胞坏死、肺泡纤维素沉积、透明膜形成以及肺泡膜增厚等,有多种炎性细胞浸润,包括单核巨噬细胞、中性粒细胞和淋巴细胞。在肺泡细胞及上皮细胞中可检测到病毒抗原。肾脏病理可见肾小管上皮细胞变性和再生变化,以及急性肾损伤表现,包括肾小管扩张,肾小管上皮细胞核的不均匀分布,核染色过深,近端肾小管上皮细胞刷状缘的脱落和缺失等,肾小球正常或出现轻度缺血性改变。

【临床表现】

潜伏期通常为 2~14 天,平均 5~7 天。

1. 呼吸系统症状 最常见的表现是发热,其次是咳嗽、咽痛、胸痛、寒战及肌肉酸痛等流感样症状,随后可出现呼吸困难和快速进展的肺炎,甚至呼吸衰竭,这些症状通常在一周之内发生。免疫抑制患者会以发热伴寒战起病,而肺炎征象出现相对延迟。

2. 其他系统症状 约 1/3 的患者会出现消化道症状,如恶心、呕吐、腹痛及腹泻等。部分危重患者起病时除了重症肺炎和呼吸窘迫表现外,可合并休克及多脏器功能衰竭。

通常情况下,大部分儿童患者并无明显症状,只是在家庭密切接触者筛查时被发现。有基础疾病的儿童感染 MERS-CoV 的风险高,预后较差。

【一般实验室检查】

1. 血常规 白细胞计数正常或者降低,淋巴细胞绝对数减少,血小板总数减少。

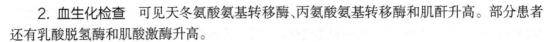

2. **血生化检查**　可见天冬氨酸氨基转移酶、丙氨酸氨基转移酶和肌酐升高。部分患者还有乳酸脱氢酶和肌酸激酶升高。

【影像学检查】

在疾病的不同阶段，胸部 X 线或 CT 表现可以是单侧或双侧肺内改变，外带及基底部较常见，以磨玻璃等间质改变为主，也可出现实变、结节样或网状改变，部分病例还有不同程度的胸腔积液。

【病原学检查】

主要包括病毒分离、病毒核酸检测及血清学检查。抗原检测的有效性尚不明确，WHO 暂不推荐采用。呼吸道分泌物病毒核酸检测是首选方法。

1. **病毒分离**　可从呼吸道标本中分离培养出 MERS-CoV，但一般较为困难，无法快速诊断，阴性也不能除外 MERS。

2. **病毒核酸**　用 rRT-PCR 法可从多种标本包括咽拭子、鼻拭子、鼻咽或气管抽吸物、痰液、血液或粪便中检出 MERS-CoV 核酸，下呼吸道标本阳性检出率更高。病毒载量与病情严重程度呈正相关。

3. **特异性抗体**　WHO 推荐首先使用 ELISA 或免疫荧光（IFA）法进行抗体检测作为筛查，再通过中和试验（NT）进行确认。起病后第 2 周和第 3 周血清学阳性率较高。

【并发症】

1. **肺部并发症**　可以合并其他呼吸道病毒如甲型流感病毒、乙型流感病毒、副流感病毒及鼻病毒等感染；入住 ICU 接受有创机械通气的患者常会合并细菌感染，如肺炎链球菌、金黄色葡萄球菌及肺炎克雷伯菌等。

2. **肺外并发症**　常见急性肾衰竭、循环衰竭、心包炎和血液系统功能紊乱等。

【诊断与鉴别诊断】

1. **诊断**　结合流行病学史、临床表现、胸部影像学检查及 MERS 病原学检测，排除其他类似表现的疾病，可以做出诊断。诊断标准如下：

（1）疑似病例：患者发病前 14 天内有在中东地区或疫情暴发地区旅游或居住史；或与疑似 / 临床诊断 / 确诊病例有密切接触史；并有难以用其他病原感染解释的发热，伴呼吸道症状，但尚无实验室确认依据。

（2）临床诊断病例：满足疑似病例标准，但仅有实验室筛查结果阳性（如仅呈单靶标 PCR 或单份血清抗体阳性）的患者；或者满足疑似病例标准，因仅有单份采集或处理不当的标本而导致实验室检测结果阴性或无法判断结果的患者。

（3）确诊病例：实验室检测至少双靶标 PCR 阳性，或者单靶标 PCR 阳性产物经基因测序获得确认，或者从呼吸道标本中分离出 MERS-CoV，或者观察到血清抗 MERS-CoV 抗体阳转或双份血清抗体水平呈 4 倍以上升高；具备以上 4 项之一者可诊断为中东呼吸综合征实验室确诊病例。

2. **鉴别诊断**　在疾病早期，发热伴咳嗽等呼吸道症状时要与普通上呼吸道感染或流行性感冒相鉴别。如果患者出现气促和呼吸困难需用呼吸机治疗时，要与其他病原包括 SARS-CoV 引起的重症肺炎相鉴别。实验室病毒学检查是鉴别的关键依据。

【预防】

1. **管理传染源**　感染 MERS-CoV 的骆驼可无症状或者只是轻～中度鼻炎，要尽可能减少人与骆驼的不必要接触;疑似病例、临床诊断病例和确诊病例均应在具备有效隔离和防护条件的医院隔离治疗;转运过程中应严格采取隔离防护措施。

2. 切断传播途径 WHO 推出一系列措施,包括骆驼奶必须经巴氏消毒后才可饮用;不要将骆驼尿用做医疗使用;进食骆驼肉必须煮熟;畜牧业和屠宰场工作人员接触骆驼后必须做好手卫生。MERS 患者必须隔离在负压病房,暴露者必须做好个人防护,所有防护耗材都必须是一次性,包括 N95 口罩、面罩、护目镜、隔离衣及手套。

3. 保护易感人群 目前没有疫苗或药物预防方法。

【治疗】

1. 一般治疗与病情观察 具体措施与 SARS 相同。

2. 对症治疗 具体疗法也与 SARS 相同。

3. 糖皮质激素 相关剂量及疗效尚不明确,WHO 不推荐使用。因此,使用时必须谨慎评估;如需使用,建议采用中小剂量。

4. 重症病例治疗 危重患者常合并休克,除了液体复苏之外,还需早期使用血管活性药物;若单纯机械通气无法改善患者低氧血症,可考虑体外膜氧合器(ECMO)治疗;肾衰竭是 MERS 患者最常见的肺外脏器功能不全,一旦发生,需要进行持续肾脏替代治疗(CRRT)。

【预后】

预后较差,病死率较高。截至目前,MERS 的总体病死率是 35%,是 SARS 总体病死率的 3 倍以上。

三、2019 冠状病毒病

2019 冠状病毒病(coronavirus disease 2019,COVID-19),又称新型冠状病毒肺炎(简称新冠肺炎),是由严重急性呼吸综合征冠状病毒 2,原称 2019 新型冠状病毒引起的新发急性呼吸道传染病,其传染性比 SARS 更强,已引起世界范围的大流行,多数为轻型和普通型,但危重型患者病死率高。

【病原学】

该病毒为人冠状病毒的第 7 个新成员,WHO 于 2020 年 1 月 12 日将其暂时命名为 2019 新型冠状病毒(2019 novel coronavirus,2019-nCoV);国际病毒分类委员会于 2020 年 2 月 11 日将其正式命名为严重急性呼吸综合征冠状病毒 2 [severe acute respiratory syndrome coronavirus 2(SARS-CoV-2)]。与 SARS-CoV 一样,该病毒需借助其 S 蛋白与宿主细胞表面的 ACE-2 结合,启动病毒包膜与细胞膜融合而进入靶细胞内。该病毒基因组与 SARS-CoV 的同源性只有 79%,而与浙江省舟山地区菊头蝠携带的 SARS 样冠状病毒的核苷酸相似度更高,为 87.6%~87.7%。对于 SARS-CoV-2 的理化特性还缺乏了解。

【流行病学】

1. 传染源 患者是主要传染源。从潜伏末期到恢复期连续 2 次呼吸道病毒核酸转阴之前都有传染性,且传染性强。无症状感染者以及其他排病毒者(如处于潜伏期和恢复期)亦是重要传染源。初步研究显示,野生动物市场内的穿山甲可能是该病毒的中间宿主,还可能存在其他中间宿主。

2. 传播途径 ①呼吸道飞沫:是主要传播途径,近距离吸入感染者咳嗽或打喷嚏时形成的带病毒飞沫极易被感染。在密闭空间内极易发生经空气传播。携带病毒气溶胶颗粒可能是经空气传播的另一方式。②接触传播:通过污染的手(接触患者分泌物、排泄物及其他被污染物品)接触口、鼻或眼部黏膜而传播。③其他途径:从患者粪便中可检出病毒核酸,是否作为新的传播途径尚需进一步证实。未发现经血液或宫内垂直途径等传播的证据。

3. **易感人群和流行特征** 人群普遍易感,无明显性别差异,传染性强,聚集性发病特征明显。有基础疾病或60岁以上老年人为危重症和死亡高危人群。全国报告病例中,<10岁儿童占0.93%;10~19.9岁占1.2%。新生儿感染率极低。在儿童确诊病例中,约25%有疫源地暴露史,73%有明确的家庭聚集感染史。截至2020年4月23日,中国累计确诊病例84 302例,死亡4 642例。疫源地所在湖北省为疫情重灾区,累计确诊病例68 128例,死亡4 512例;海外210多个国家和地区确诊近255万例,死亡17.8万余例。2020年2月28日,WHO已将全球新冠肺炎风险等级提升至最高级别。

【发病机制与病理改变】

1. **发病机制** COVID-19的发病机制尚不明确。有研究显示,病毒与靶细胞表面ACE-2受体结合需利用细胞TMPRSS-2蛋白酶作用进入靶细胞;患者通常在病后4~6天病毒载量最高,同时,在疾病早期可显现外周血淋巴细胞绝对数明显或进行性减少,且$CD4^+$和$CD8^+T$细胞亚群均有降低,这可能是病毒在疾病早期能够得以增殖和播散的重要原因。重症病例通常在起病后7~10天出现病情进展,提示适应性免疫参与疾病进展期的免疫性病理损伤。病毒诱导的"炎症因子风暴"与肺部病变加重和多脏器功能损伤的机制相关。

2. **病理改变** 相关资料十分有限。肉眼观,肺切面可见大量灰白色黏稠液体溢出,并可见纤维条索;支气管腔内可见胶冻状黏液附着。光镜下,呈弥散性肺泡损伤伴有细胞和纤维黏液性渗出;可见肺泡细胞脱落、水肿和透明膜形成;间质内细胞浸润,以淋巴细胞为主;肺泡腔内有多核巨细胞形成和大量巨噬细胞;细胞核内和胞质内未见病毒包涵体。

【临床表现】

潜伏期一般为1~14天。根据儿童病例的临床特点,分为如下临床类型:

1. **无症状感染** 患儿无任何临床症状和体征,胸部影像学检查正常,但SARS-CoV-2核酸检测为阳性,或者血清特异性抗体阳性回顾性诊断为感染。

2. **轻型** 主要有急性上呼吸道感染表现,包括发热、乏力、肌痛、咳嗽、咽痛、流涕及喷嚏等症状,体格检查可见咽部充血,肺部无阳性体征。部分患儿可无发热,或伴或仅有恶心、呕吐、腹泻及腹痛等消化道症状。

3. **普通型** 表现为肺炎。常有发热和咳嗽,最初多为干咳,后为痰咳,部分可有喘息,但无明显呼吸急促等缺氧表现,肺部可闻及痰鸣音或干啰音和/或湿啰音。部分患儿无任何临床症状和体征,但胸部CT发现有肺部病变,为亚临床型肺炎。

4. **重型** 早期有发热和咳嗽等呼吸道症状,可伴腹泻等消化道症状,常在1周左右病情进展,出现呼吸困难,有中心性发绀或者不吸氧情况下脉搏血氧饱和度<0.92等缺氧表现。

5. **危重型** 患儿可快速进展为急性呼吸窘迫综合征(ARDS)或呼吸衰竭,还可出现休克、脑病、心肌损伤或心力衰竭、凝血功能障碍及急性肾损伤等多脏器功能障碍,可危及生命。

【一般实验室检查】

1. **血常规和炎症指标** 白细胞总数、淋巴细胞绝对数和血小板计数大多正常。CRP正常或有一过性轻度升高,降钙素原正常。

2. **血生化和凝血功能** 普通型可见肝酶和/或肌酶一过性轻度增高;重型和危重型可见肝酶、肌酶及肌红蛋白水平升高,白蛋白降低,或有凝血功能紊乱和 D-二聚体升高。若 CRP、乳酸脱氢酶(LDH)和血清铁蛋白明显增高,预示病情加重或恶化。

【影像学检查】

1. **胸部 X 线片** 初期多无异常改变,漏诊率高;随病情进展,可表现为支气管炎或细支气管炎改变,或有局限性斑片影,严重时呈双肺弥漫性多发实变影。

2. **胸部 CT** 最好采用高分辨率 CT。分为 4 期:①早期:病灶局限,为胸膜下分布的亚段或节段性斑片状阴影和磨玻璃影,伴或不伴小叶间隔增厚。②进展期:病灶增多,范围扩大,累及多个肺叶,部分病灶实变,可与磨玻璃影或条索影并存。③重症期:双肺弥漫性病变,以实变影为主,少数呈"白肺",可见支气管空气征。胸腔积液和气胸少见。④恢复期:原有病变吸收好转。与成人相比较,儿童除危重型外,肺部病变常较局限,病灶较小,或不典型。

【病原学检查】

1. **病毒核酸** 是病原学诊断的主要方法,阳性是确诊依据。需在 P2 级实验室内进行,操作者需实行三级防护。

(1)样本收集:首选呼吸道样本,包括上呼吸道鼻咽拭子、咽拭子,下呼吸道的痰液、气管吸出物及支气管肺泡灌洗液。对于重症疑似病例,单个上呼吸道样本阴性不能排除诊断,建议增加下呼吸道样本(有条件如气管插管者应首选)或重复采集上呼吸道样本。由于增加气雾传播的风险,应避免诱导痰液。采集呼吸道样本时,需严格执行三级防护措施,严防上呼吸道标本的液滴污染和下呼吸道标本的气溶胶污染,并做好接触预防及空气预防措施。

(2)检测方法:常用 rRT-PCR 法,也可采用基因测序法。

2. **特异性抗体** 已有试剂,但缺乏系统的评价。如果观察到特异性 IgM 和特异性 IgG 双阳性有确定诊断价值;取急性期(病后 1 周内)和恢复期(病程 3~4 周)双份血清检测特异性 IgG 抗体,观察到抗体由阴性转为阳性或抗体滴度有 ≥ 4 倍增高,有回顾性确诊意义。疑似病例单次检测特异性 IgG 抗体阳性有辅助诊断价值,可采集恢复期样本观察抗体滴度变化加以确认。

【诊断与鉴别诊断】

1. 诊断

(1)流行病学分级:流行病学史是儿童病例早期识别和诊断的重要依据,分为 3 个等级:①高危:发病前 14 天内曾经密切接触过 COVID-19 疑似病例或确诊病例或病毒核酸检测阳性者,或有 COVID-19 家庭聚集性发病;②中危:居住地或社区有 COVID-19 聚集性发病;③低危:疫源地居住社区无聚集性发病和一般流行区。

(2)监测病例:无症状高危儿童为监测病例,即应接受病毒核酸检查,以避免漏诊无症状感染。处于中危或低危的儿童出现下列任何一条为监测病例:①发热;②有呼吸道症状,或有乏力、恶心、呕吐、腹部不适和腹泻等。

(3)疑似病例:COVID-19 疑似和确诊产妇所生新生儿按疑似病例管理。高危儿童满足以下 3 条中任何 2 条者为疑似病例。处于中危和低危的监测病例在排除流感(规范服用磷酸奥司他韦 2 天无效)及其他常见呼吸道病原感染后,满足以下 3 条中任何 2 条为疑似病例:①发热持续,出现明显呼吸道症状,呼吸急促或脉搏血氧饱和度下降,或有恶心、呕吐、腹部不适和腹泻等消化道表现;②实验室检查:白细胞总数正常或降低,淋巴细胞绝对数减少,CRP 正常或轻度升高;③胸部影像学显示有 COVID-19 肺炎征象。

(4)确诊病例:在符合疑似病例标准的基础上,取呼吸道拭子或分泌物、血液、粪便及尿液等标本检测 SARS-CoV-2 核酸阳性或病毒基因测序与已知的 SARS-CoV-2 高度同源。

2. **鉴别诊断** 主要与流感病毒、副流感病毒、腺病毒、呼吸道合胞病毒、鼻病毒、人偏肺病毒、博卡病毒及其他已知呼吸道病毒感染相鉴别。还应与非典型肺炎、细菌性肺炎、真菌性肺炎及肺结核等鉴别。除考虑临床特征外,病原学检查是鉴别诊断的重要依据。对于住院患儿,应同时检测上述其他常见呼吸道病原。对于有基础疾病患儿,应注意排查侵袭性真菌感染。对于无明确感染性病因患儿,还要与非感染性疾病,如血管炎、皮肌炎、特发性间质性肺疾病和机化性肺炎等进行鉴别。

【预防】

1. **隔离患者和排病毒者** 本病传染性强,隔离传染源是十分重要的防控策略。在疫源地,除集中收治患者外,还分别集中隔离疑似患者、发热患者和密切接触者,并需做好病原学检查和畅通转诊渠道。具体要求:①密切接触或可疑暴露者:应医学隔离观察,观察期为最后一次暴露后 14 天。②疑似病例:连续 2 次呼吸道样本病毒核酸阴性(至少间隔 1 天),方可排除本病。③确诊病例:体温正常 3 天以上,呼吸道症状明显好转,胸部影像学示病灶明显吸收,连续 2 次呼吸道样本病毒核酸阴性(至少间隔 1 天),即可解除隔离。出院后建议集中或居家隔离观察 14 天。

2. **控制传播** 在疫情高峰阶段,疫源地采取"封城"和封闭小区、延迟学校和幼儿园开学及企业和单位复工时间、取消一切聚集性活动、停运公共交通及民众居家隔离等特别措施,以减缓疾病扩散速度至最终有效控制疾病传播。

3. **保护易感人群** 主要是积极开展卫生宣教,提倡不聚餐、不聚会,尽量不去公共场所;公共场合戴口罩、不随地吐痰、勤洗手、房间勤开窗通风和分餐或用公筷等良好的卫生习惯。尚无有效疫苗。

【治疗】

1. **基本原则** 强调早识别、早隔离、早诊断及早治疗的"四早"原则。对临床疑似病例和确诊病例应尽早隔离治疗。根据病情严重程度确定治疗方案:无症状感染和轻型尽量住院隔离,在不具备住院隔离条件时可考虑居家隔离治疗;普通型需住院治疗,重型和危重型患儿必须收入儿童重症医学病房。

2. **一般处理**

(1)隔离患儿

1)住院病例:疑似病例需单间隔离,确诊病例可多人同一病室。传染性超强者最好能隔离于负压病房。医护人员实行三级防护。注意患儿排泄物和分泌物的严格消毒处理。

2)非住院病例:按照医生处置意见在家长陪同下居家隔离,在社区监管和医生远程指导下进行治疗,包括服药、是否需要到医院复诊或住院等,并于病后 14 天留取呼吸道样本,复查病毒核酸。

3)疑似感染和确诊感染产妇所生新生儿的管理:在出生后应立即与母亲分开,接受隔离和医学观察:①病毒核酸监测:在生后 24 小时内、5~7 天和 14 天留取呼吸道样本检测病毒核酸 3 次,任何 1 次阳性则应立即报告,其处理原则和方法同其他儿童。第 3 次病毒核酸阴性者方可解除隔离。②足月健康新生儿需住院隔离观察 2 周。③早产儿或有窒息及其他疾病的病理新生儿:需单间隔离,接受相应治疗。

(2)一般治疗:卧床休息,保证充分热量;加强支持治疗,注意水、电解质和酸碱平衡。

(3)病情监测:密切监测病情变化和生命体征,重点是脉搏血氧饱和度的监测,以期早期识别低氧血症。根据病情监测血常规、尿常规、CRP、PCT、生化指标(肝酶、心肌酶、胰酶、电解质及肾功能等)、凝血功能及动脉血气分析等。根据病情需要,复查胸部影像学。

应注重危重型病例的早期识别,对于持续高热,进行性呼吸困难,神志改变,循环不良,炎症指标、肌酶谱、肌红蛋白及凝血功能等明显异常者,应予以预警和及时处理。对于胸部影像学显示在24~28小时内病灶明显进展>50%者,应按重症管理。

(4)对症治疗:发热时可适当物理降温,高热时使用退热药物,忌用阿司匹林和含水杨酸盐退热剂;咳嗽咳痰严重者给予祛痰止咳药物等。

3. **氧疗** 一旦出现呼吸困难和低氧血症(脉搏血氧饱和度<95%)时就应开始给予有效氧疗,根据病情及时调整氧流量和给氧方式,以维持患儿的肺氧合功能。在处理氧气接口时应做好接触预防措施。

4. **抗病毒治疗** 目前尚无确认有效的抗病毒药物。洛匹那韦/利托那韦或联用利巴韦林、磷酸氯喹、法匹拉韦、瑞德西韦或阿比多尔治疗的有效性及安全性尚在临床试验评价之中,儿童病例更需持谨慎态度,重症患儿可酌情考虑选用,儿童建议疗程为在热退24小时后停用;若连用4天无效者建议停用。用药期间应密切监测药物不良反应并及时处理。出现不可耐受的不良反应时应停用相关药物。

5. **重型和危重型的治疗** 基本原则是积极综合治疗以纠正肺氧合功能障碍,提供有效的器官保护和功能支持以及防治并发症。

(1)呼吸支持:有明显低氧血症或ARDS时,应及时调整氧疗方案,包括经鼻高流量氧疗或无创机械通气。若仍无法纠正、有反复发作呼吸暂停或呼吸节律改变或心跳呼吸骤停行心肺复苏之后,应行有创机械通气。气管内插管时应做好三级防护和避免空气传播。对于经上述治疗后仍不能改善的呼吸衰竭和/或循环衰竭者,可考虑使用体外膜肺氧合器。

(2)循环支持:一旦发生休克,按休克治疗原则处理。有条件情况下先行容量状况评估或容量反应性试验,根据评估结果行容量复苏;若无条件评估时可先予生理盐水20ml/kg,若休克不改善或加重,应尽早使用血管活性药物。若存在ARDS,应在保证组织灌注前提下,严格液体管理,维持液体负平衡,并积极治疗毛细血管渗漏和维护心肾功能。抗休克治疗期间需密切监测血流动力学。

(3)其他脏器功能支持:可利用序贯器官衰竭评分进行评估,及时给予相应的器官功能支持,例如连续性肾替代治疗或血浆置换等体外血液净化技术。

(4)糖皮质激素:应避免常规使用,因早期使用并无益处,还可延缓病毒清除和抑制免疫功能。在具备以下4条中任何3条时是使用激素的合适时机:①发热在38.5℃以上,持续≥3天;②CRP≥30mg/L;③血清铁蛋白≥1 000μg/L;④双肺弥漫性病变。上述变化提示肺病变已进入进展期。推荐甲泼尼龙短程疗法:剂量为1~2mg/(kg·d),分2次给药,热退后递减至停药,总疗程3~5天。

(5)静脉用免疫球蛋白:用于治疗COVID-19的疗效有限,危重患儿可考虑选用,推荐剂量为0.2g/(kg·d),疗程3~5天。

6. **合理使用抗菌药物** 应避免盲目或不恰当使用抗菌药物。在继发感染时,应在充分进行微生物学检查前提下选用相应抗菌药物治疗,并根据疗效和药物敏感试验结果及时调整。高度疑似继发感染者在留取样本后即可启动治疗。

7. 中医药治疗 成人已有推荐用于 COVID-19 的辨证施治中医药方案。儿科临床可参考应用,但不建议儿童使用中药类注射制剂。

8. 其他治疗 ①康复者血浆治疗:可用于病情进展较快的重型和危重型。②肠道微生态调节剂:维持肠道微生态平衡和预防继发性肠源性细菌感染。

【预后】

儿童病例多表现为轻型(51%)、普通型(38%)和无症状感染(9.6%),病情恢复较快,预后良好。危重型极少见。有个别儿童死亡病例报道。

(邓继岿 方峰)

第七节 手足口病

手足口病(hand-foot-mouth disease,HFMD)是由肠道病毒引起的传染性疾病,我国各地全年均有发生,发病率为 37.01/10 万 ~205.06/10 万,多发生于学龄前儿童,尤以 3 岁以下年龄组发病率最高。主要临床表现为手、足及口腔黏膜等部位出现斑丘疹和疱疹。少数病例进展非常迅速,可出现脑膜炎、脑炎、脑脊髓炎、神经源性肺水肿、肺出血及循环衰竭等危重症表现。我国已将本病纳入法定丙类传染病管理。

【病原学】

肠道病毒(enterovirus,EV)属于小 RNA 病毒科的肠道病毒属。肠道病毒无包膜和突起,外有衣壳,基因组为单股正链 RNA。主要病毒蛋白包括 4 个衣壳结构蛋白(VP1、VP2、VP3 和 VP4)和 7 个非结构蛋白(2A、2B、2C、3A、3B、3C 和 3D)。VP4 包埋在衣壳的内侧与病毒核心紧密连接,VP1~VP3 暴露在病毒颗粒表面,携带抗原决定簇。肠道病毒的血清型众多,各血清型之间一般无交叉免疫。最初根据病毒的组织培养差异和感染动物疾病谱的不同,将其分为脊髓灰质炎病毒(poliovirus,PV)、柯萨奇病毒(coxsackievirus,CV)、埃可病毒(echovirus,ECHO)及新型肠道病毒。其后根据病毒基因组分子生物学特征,利用系统进化树技术将其分为 EV-A、EV-B、EV-C 和 EV-D 四个种,包含上述四类。引起手足口病的肠道病毒包括 EV-A 组中的 71 型(EV-71 或 EV-A71)和 CV-A 2、4、5、6、7、10、16 型与 EV-B 组中 CV-A9 和 CV-B1、2、3、5 型及部分埃可病毒,以 CV-A16 和 EV-71 最为常见。

EV 对一般理化因素抵抗力较强,耐低温、耐酸,对氧化剂(游离氯、高锰酸钾等)极其敏感,对热、干燥和紫外线也较敏感。病毒在 100℃可被迅速灭活,在外环境污水中可存活数月,在 4℃可存活 1 年,在 –20℃以下低温可长期保存。

【流行病学】

1. 传染源 患者和隐性感染者均为传染源,通常以发病后 1 周内传染性最强。患者自咽部排病毒可持续 1~2 周,从粪便中排病毒可持续 4~8 周。

2. 传播途径 密切接触是重要传播方式,通过接触患者口鼻分泌物、皮肤或黏膜疱疹液或接触被病毒污染的玩具、餐具以及内衣和床上用品等引起感染;还可通过呼吸道飞沫传播;饮用或食入被病毒污染的水和食物亦可被感染。

3. 易感人群和流行特征 儿童普遍易感,多见于 5 岁以下儿童,尤以 3 岁以下婴幼儿发病率最高。显性感染和隐性感染后均可获得型特异性免疫力。流行特征受人群免疫力、流行病毒血清型、EV-71疫苗的使用、自然气候因素、人群流动和社会因素等多重因素影响。夏秋季为高峰季节,热带地区可四季发病。本病传染性强,在流行期间易发生托幼机构内流行和家庭聚集发病。2~3年为一流行周期。

【发病机制与病理改变】

1. **发病机制** EV经上呼吸道和消化道侵入,先于局部黏膜上皮细胞内增殖,再转移至局部淋巴组织内增殖,释放入血形成第一次病毒血症;病毒随血流扩散至带有病毒受体的靶组织再次增殖和入血形成第二次病毒血症,并随血流播散至皮肤、黏膜、脑膜、脑、脊髓及心脏等,引发炎症性病变。大多数感染者呈无症状或轻症感染,仅极少数累及中枢神经系统成为重症病例。神经源性肺水肿及循环衰竭是重症病例的主要死因,是中枢神经系统受损后神经、体液和生物活性因子等多因素综合作用的结果。病毒损伤脑干和延髓组织,引起视丘下部和延髓孤束核功能紊乱致使交感神经过度兴奋,导致大量儿茶酚胺类递质释放,使全身血管收缩,大量的血液转移到低阻力的肺循环中,形成肺循环相对灌注过多;另一方面,交感神经兴奋引起肺组织 α_1 受体和 β 受体功能失调造成肺血管通透性增加,大量血浆蛋白外渗导致急性肺水肿。

2. **机体免疫反应** 感染1周后可产生型特异性抗体(IgM、IgG和IgA)和肠道局部分泌性IgA,3~4周达高峰,对同血清型病毒有一定保护性,但不能阻止其他血清型EV感染。

3. **病理改变** 肠道病毒的受体分布广泛,可引起各种组织和器官病理改变和应激反应。中枢神经系统病变以脑干为主,也可累及下丘脑和丘脑齿状核以及皮层,主要为脑组织神经元变性坏死和软化灶形成、噬神经现象、血管套形成、脑实质内单核巨噬细胞浸润及小胶质细胞弥漫性或结节状增生。肺组织病变包括肺泡间隔毛细血管扩张、充血和大量单核细胞浸润、肺透明膜形成和出血性梗死以及肺泡腔内大量水肿液。心脏受累者心肌内外膜及心肌间质内可见灶状炎性细胞浸润和局部脂肪细胞浸润以及间质内血管充血。心室组织活检可见心肌细胞坏死、肌纤维变性及心肌细胞凋亡。

【临床表现】

潜伏期为2~14天,常见3~5天。临床表现复杂而多样,按病情发展,病程分为五期;根据病情严重程度和病期分为普通病例和重症病例,后者又分为重型和危重型。

1. **出疹期(第1期)** 主要表现包括:①发热及伴随症状:起病急,初有不同程度发热,亦可不发热。可伴有咳嗽、流涕及食欲缺乏等。②皮疹:发热同时或1~2天后手、足及臀部出现红色小斑丘疹,很快转为小疱疹,呈圆形或椭圆形,疱壁较厚,疱液较少(文末彩图2-6)。膝、肩及肘关节附近皮肤亦可见皮疹。某些肠道病毒如CV-A6和CV-A10感染时,面部、四肢及躯干部也可出疹,并可形成大疱样皮疹,伴有痒感,后期可有结痂和脱皮。有些重症病例皮疹反而稀少,甚至缺如。③口腔黏膜疹:可见散发性疱疹或溃疡,多位于咽峡、舌、硬腭、唇和颊黏膜等处,引起口腔疼痛,导致拒食和流涎。有些患儿仅有疱疹性咽峡炎表现而无皮疹。仅有此期表现者属于手足口病普通病例,病程多在1周左右。

2. **神经系统受累期(第2期)** 部分患者累及中枢神经系统,多发生于病程1~5天内,表现为:①持续高热或反复高热;②中枢神经系统损害:如精神差、嗜睡、易惊、谵妄、头痛、呕吐、肢体抖动、肌阵挛、眼球震颤、共济失调、眼球运动障碍、无力或急性弛缓性麻痹以及惊厥。可有脑膜刺激征和腱反射减弱或消失。进入此期病例属于手足口病重症病例的重型。

3. **心肺功能衰竭前期(第3期)** 多由第2期发展而来,大多发生在病程5天内,表现为突然发生呼吸增快、心动过速、出冷汗、四肢凉、皮肤花纹及血压升高,毛细血管再充盈时间延长。发展到此期的病例属于手足口病重症病例的危重型。

4. 心肺功能衰竭期(第4期) 通常由第3期迅速发展到本期,表现为心动过速(个别病例心动过缓)、呼吸急促或窘迫、口唇发绀、咳粉红色泡沫痰或血性液体,持续血压降低或休克。亦有病例以严重脑功能衰竭为主要表现,出现频繁抽搐、严重意识障碍及中枢性呼吸循环衰竭等。进入此期病例亦属于手足口病重症病例的危重型,病死率高。

5. 恢复期(第5期) 心肺衰竭纠正,病情逐步好转,体温逐渐恢复正常,对血管活性药物的依赖逐渐减少,神经系统异常和心肺功能逐渐恢复,少数可遗留神经系统后遗症。部分病例(多见于CV-A6和CV-A10感染)在病后2~4周有脱甲现象。

【一般实验室检查】

1. 常规检查 多数病例外周血白细胞计数正常,部分病例白细胞计数和中性粒细胞以及C反应蛋白可升高。

2. 血生化检查 部分病例丙氨酸氨基转移酶(ALT)、天门冬氨酸氨基转移酶(AST)、肌酸激酶同工酶(CK-MB)轻度升高,病情危重者肌钙蛋白、血糖和乳酸升高。

3. 血气分析 呼吸系统受累时可有动脉血氧分压降低、血氧饱和度下降、二氧化碳分压升高和酸中毒。

4. 脑脊液检查 神经系统受累时,脑脊液外观清亮,压力增高,白细胞计数增多,早期以多核细胞为主,后以淋巴细胞为主,蛋白正常或轻度增多,糖和氯化物正常。

【影像学及电生理检查】

1. 影像学检查 重型及危重型病例并发神经源性肺水肿时,两肺野透亮度减低,呈磨玻璃样改变,有局限或广泛分布的斑片状或大片状阴影,甚至呈"白肺"(图2-7)。神经系统受累者MRI检查可见异常,脑干脑炎者表现为脑桥、延髓及中脑的斑点或斑片状长T_1长T_2信号;急性迟缓性麻痹者可显示受累节段脊髓前角区的斑点状对称或不对称的长T_1长T_2信号。颅脑CT检查的诊断价值不如MRI。

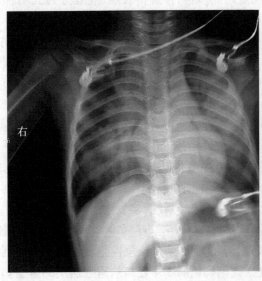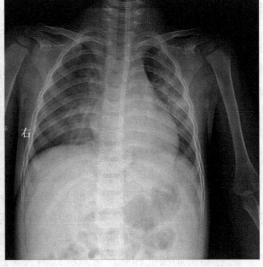

图2-7 重症手足口病急性肺水肿(胸部X线片,左为7月22日急性期,右为7月26日好转期)

2. **心电图** 可见窦性心动过速或过缓、Q-T 间期延长及 ST-T 改变等。

3. **脑电图** 神经系统受累者可表现为弥漫性慢波,少数可出现棘(尖)波。

4. **超声心动图** 重症病例超声心动图可出现以心尖为主的弥漫性左心室收缩功能减低,亦可出现心肌舒张功能减低,伴有节段性室壁运动异常、每搏输出量下降和射血分数降低。

【病原学检查】

1. **病毒分离** 取鼻咽拭子、呼吸道分泌物、疱疹液和粪便样本分离出肠道病毒可确诊。

2. **病毒核酸** 取上述样本采用 RT-PCR 法检测肠道病毒特异性核酸阳性可确诊。

3. **特异性抗体** 急性期血清检查相关肠道病毒的特异性 IgM 抗体阳性和双份血清相关肠道病毒特异性 IgG 抗体有 4 倍及以上升高有诊断意义。

【诊断与鉴别诊断】

1. **诊断** 根据流行病学资料和典型手、足、口及臀部皮疹较易作出临床诊断。少数重症病例皮疹不典型,临床诊断困难,需借助病原学检查。临床诊断病例具有上述病原学诊断证据之一者即可确诊。

具有以下表现者(尤其 3 岁以下)有可能在短期内发展为危重症病例,需密切监测和积极救治:①持续高热不退;②出现精神萎靡、头痛、眼球震颤或上翻、呕吐、易惊、肢体抖动、吸吮无力、站立或坐立不稳等;③呼吸增快、减慢或节律不整;④心率增快(>160 次 /min)、循环不良(出冷汗、四肢末梢发凉及皮肤发花)和毛细血管再充盈时间延长(>2 秒)以及血压升高;⑤外周血白细胞计数 ≥ 15×10^9/L,除外其他感染;⑥高血糖:>8.3mmol/L;⑦高乳酸:≥ 2.0mmol/L。

2. **鉴别诊断**

(1)普通病例:需与水痘、丘疹样荨麻疹及脓疱疮等鉴别。①水痘:皮疹呈向心性分布,以躯干为多,面部及四肢较少;疱壁较薄易破,瘙痒明显,可见各期皮疹同时存在。②丘疹样荨麻疹:为梭形水肿性红色丘疹,丘疹中心有针尖或粟粒大小水疱,触之较硬,多分布于四肢或躯干,不累及头部或口腔,不结痂,伴奇痒。③脓疱疮:好发于鼻唇周围或四肢暴露部位,初为疱疹,继成脓疱,然后结痂,黏膜处不常见。

(2)仅表现疱疹性咽峡炎的无皮疹者:需与疱疹性龈口炎鉴别。后者由单纯疱疹病毒引起,在齿龈、颊黏膜、舌、上腭及咽部出现单个或成簇小疱疹,疱疹可波及唇部和口周,且伴有明显牙龈红肿。

(3)神经系统受累期:需与其他病毒所致脑炎或脑膜炎鉴别。皮疹和口腔黏膜疹为本病的重要线索,对皮疹不典型者应根据流行病学资料帮助判断,可依据病原学检查(尤其是 EV71)鉴别。

(4)重症病例合并急性弛缓性瘫痪:需与脊髓灰质炎鉴别。后者主要表现为双峰热,通常是再次发热后第 3~4 天出现弛缓性瘫痪,随发热而加重,热退后瘫痪不再进展,无皮疹和口腔黏膜疹。

(5)重症病例发生神经源性肺水肿:需与重症肺炎鉴别。肺炎主要表现为发热伴有咳嗽及呼吸急促等呼吸道症状,一般无皮疹,无粉红色或血性泡沫痰,胸片病变加重或减轻均呈逐渐演变过程,可见肺实变、肺不张及胸腔积液等。

(6)以循环障碍为主的重症病例:需与暴发性心肌炎鉴别。后者无皮疹,有严重心律失常、心源性休克或阿斯综合征发作表现,心肌酶谱明显升高,胸片或心脏彩超显示心脏扩大,心功能恢复较慢。最终可依据病原学检查鉴别。

【预防】

1. **控制传播**　普通病例居家隔离,重症病例应收住指定医院隔离治疗。应加强疫情监测,托幼机构等集体单位做好晨检,发现疑似患儿及时隔离。医院应加强预检和设立专门诊室以严防交叉感染。

2. **疫苗接种**　EV-71灭活疫苗能有效降低儿童 EV-71 感染的风险,适用于 6 月龄~5 岁儿童,基础免疫为 2 剂,间隔 1 个月,鼓励在 12 月龄前完成接种。

【治疗】

目前尚无特效的抗病毒治疗药物,主要是对症治疗。

1. **普通病例的治疗**　主要包括注意隔离,避免交叉感染;做好口腔和皮肤护理;饮食清淡富有营养,多饮开水;发热较高者可用退热药。

2. **重症病例的治疗**

(1)神经系统损害的治疗:①控制高颅压:限制入量;给予20%甘露醇,每次0.25~1.0g/kg,每4~8小时1次,严重高颅压或脑疝时,可每2~4小时1次,或加用呋塞米。②有脑脊髓炎和危重型病例酌情使用皮质激素:可选用甲基泼尼松龙1~2mg/(kg·d),或氢化可的松3~5mg/(kg·d),或地塞米松0.2~0.5mg/(kg·d),一般疗程3~5天。③不建议常规静脉用免疫球蛋白(IVIG),有脑脊髓炎和危重病例可酌情使用,剂量1.0g/(kg·d),连用2天。④其他治疗:降温、镇静和抗惊厥。

(2)循环衰竭的治疗:保持呼吸道通畅和吸氧;确保两条静脉通道,监测呼吸、心率、血压和血氧饱和度;留置胃管和导尿管。在维持血压稳定情况下,限制液体入量,有条件者根据中心静脉压、心功能和有创动脉压监测调整液量。休克时的液体复苏首选生理盐水5~10ml/kg,仍不能纠正者应输注胶体液。

血管活性药物的应用:①第3期血流动力学常为高动力高阻力:以使用扩血管药物为主。常用米力农:负荷量50~75μg/kg,维持量从每分钟0.25μg/kg起始,最大可达1μg/kg,持续输注72小时。②严重高血压:可用酚妥拉明每分钟1~20μg/kg,或硝普钠每分钟0.5~5μg/kg,由小剂量开始逐渐调整至合适剂量。③第4期血压下降:应停用血管扩张剂,使用正性肌力及升压药物。可选用每分钟多巴胺5~20μg/kg、多巴酚丁胺2.5~20μg/kg、肾上腺素0.05~2μg/kg及去甲肾上腺素0.05~2μg/kg等,以能维持接近正常血压的最小剂量为佳。④以上药物无效时可试用左西孟旦:以6~12μg/kg负荷量10分钟内静脉注射,再以每分钟0.1μg/kg维持静脉滴注,根据病情调整至0.2~0.5μg/kg;或者用血管升压素:20μg/kg,每4小时一次静脉缓慢注射,用药时间视血流动力学改善情况而定。

(3)呼吸衰竭的治疗:出现以下表现之一者应气管插管机械通气:①呼吸急促、减慢或节律改变;②气道分泌物呈淡红色或血性;③短期内肺部出现湿性啰音;④ X 线检查提示肺部明显渗出性病变;⑤脉搏、血氧饱和度(SpO_2)或动脉血氧分压(PaO_2)下降;⑥面色苍白、发绀、皮温低、皮肤花纹及血压下降;⑦频繁抽搐或昏迷。需维持动脉血氧分压(PaO_2)在60~80mmHg以上,动脉血氧饱和度(SaO_2)达92%~97%,控制肺水肿和肺出血。根据血气和胸部影像学结果及时调整呼吸机参数。不宜频繁吸痰等降低呼吸道压力的护理操作。

(4)其他治疗:有条件时可行床旁连续性血液净化治疗,适用于第3期和第4期病例。

体外生命支持（extracorporeal life support, ECLS）包括体外膜氧合器（ECMO）、体外左心支持（ECLVS）或 ECMO+ 左心减压（LV vent）等,适用于常规治疗无效的心肺衰竭病例。其中,ECMO+ 左心减压适用于严重肺水肿和左心衰竭者,但严重脑功能衰竭者不建议使用。

（5）恢复期治疗:促进各脏器功能恢复,尤其是神经系统功能康复治疗。

【预后】

普通病例 1 周左右自愈,预后良好,危重型病例病情凶险,病死率高,幸存者可有语言、运动和智力障碍以及癫痫等后遗症。

（陈益平）

第八节　脊髓灰质炎

脊髓灰质炎（poliomyelitis）,简称脊灰,是由脊髓灰质炎病毒引起的急性传染病。临床特征为分布不规则和轻重不等的弛缓性肌肉麻痹,重者可于急性期因呼吸麻痹而死亡,多数患者病后可因严重神经组织损害而留有后遗症。我国大力推行疫苗预防后其发病率逐年下降,并已消灭野病毒株性脊髓灰质炎。我国将本病纳入法定乙类传染病管理。

【病原学】

脊髓灰质炎病毒（poliovirus, Polio）属于小 RNA 病毒科肠道病毒属。基因组为单股正链 RNA,编码 4 种壳蛋白,VP_1~VP_4。VP_1 蛋白至少有 4 个、VP_2 和 VP_3 蛋白各含 1 个抗原决定簇可诱导中和抗体。Polio 病毒的抗原性相当稳定,根据小的抗原变异分为 3 个血清型,即 Ⅰ、Ⅱ 和 Ⅲ 型,可分别致病,3 型之间无交叉免疫。

病毒在外环境中较为稳定,煮沸立刻灭活,紫外线、碘酊、高锰酸钾、漂白粉及过氧化氢溶液等氧化消毒剂均可使其灭活。

【流行病学】

1. **传染源**　患者和隐性感染者为传染源,在潜伏期末开始从鼻咽分泌物和粪便中排病毒,前者一般不超过病后 1 周,后者时间较久,可长达 3~4 个月。

2. **传播途径**　病毒主要通过消化道途径传播,早期可能经空气飞沫传播。孕妇患病时,病毒可经胎盘感染胎儿。

3. **易感人群和流行特征**　儿童为易感人群,好发年龄为 4 个月 ~5 岁,病后获型特异性终生免疫。亚洲和非洲发展中国家为主要流行地区,呈流行或散发,夏秋季多见。我国自 1993 年以来在落实常规免疫的基础上开展全国统一强化免疫日活动取得显著成果,于 1994 年发生最后 1 例本土野病毒脊髓灰质炎病例,已于 2000 年 10 月进入无脊灰阶段。

【发病机制与病理改变】

1. **发病机制**　Polio 病毒感染的后果与病毒量、毒力和宿主特异性免疫力相关。病毒首先在咽部和肠壁淋巴组织内增殖。若机体产生特异性抗体,使病毒局限并阻止其增殖,可使感染中断,临床呈不显性感染。在少数患者,病毒侵入血液循环,形成第一次病毒血症,病毒到达全身淋巴组织和单核巨噬细胞内继续增殖,再次入血（第二次病毒血症）,此时患者有发热等前驱期症状。若机体特异性抗体使疾病中止于病毒血症期,则成为顿挫型。如果病毒量大且毒力强,可经血 - 脑屏障或沿神经轴索侵犯脊髓和脑干,引起灰质细胞广泛坏死,产生瘫痪等症状;若病变轻微,可无瘫痪发生。

2. 机体免疫反应 机体感染后产生型特异性IgM、IgG和IgA抗体。特异性IgM最早出现,维持8周以上。特异性IgG抗体在前驱期末即中枢神经系统受侵犯之前出现,补体结合抗体持续时间较短,中和抗体可长期存在。肠道产生分泌性IgA亦是抗Polio病毒的重要防御机制。

3. 病理改变 病变以脊髓前角运动神经元损害为主,尤以颈段和腰段损害多见,其次为脑干和小脑神经核。病灶呈多发散在性,可见神经细胞染色质溶解,病变细胞和血管周围炎性细胞(早期多为中性粒细胞,其后以淋巴细胞和小神经胶质细胞为主)浸润、水肿、充血及胶质细胞增生。严重者可见神经细胞坏死和瘢痕形成。

【临床表现】

潜伏期4~35天,一般7~14天。临床各型分述如下。

1. 不显性感染(inapparent infection) 占90%~95%,临床上无明显症状,主要通过血清学检查而被证实。

2. 顿挫型脊髓灰质炎(abortive poliomyelitis) 约占5%。有短期发热,伴不适、厌食、恶心、呕吐、头痛、咽喉痛、便秘及腹痛等;但无明显异常体征,脑脊液检查正常。病程短,在1~3天内即可恢复。

3. 无瘫痪型脊髓灰质炎(nonparalytic poliomyelitis) 约占1%。除有顿挫型表现外,头痛和呕吐更为强烈,并出现脑膜刺激征,故又称无菌性脑膜炎型。约2/3在神经系统表现出现前存在症状缓解期。若病情不再进展,则不发生瘫痪,体温降至正常,脑膜刺激征渐消失。病程为3~10天。

4. 瘫痪型脊髓灰质炎(paralytic poliomyelitis) 占1%~2%。典型病例临床经历下列各期:

(1)前驱期:临床表现如顿挫型,1~4天后热退,症状全部消失。

(2)瘫痪前期:经2~6天症状缓解期,体温再次升高(≥39.5℃)进入本期,或无前驱期而直接进入本期。患者有面赤、皮肤微红和多汗;可有呕吐和咽痛;全身或四肢肌肉疼痛,感觉过敏,不愿他人抚抱;颈背强直,弯曲时疼痛;有脑膜刺激征。此期持续2~3天。

(3)瘫痪期:肌肉瘫痪大多于再次发热后第3~4天开始,随发热而加重,大都经历5~10天。一般热退后瘫痪不再进展。依据主要病变部位分为下列四型:

1)脊髓型:最常见,主要表现为不对称和不规则分布的弛缓性肌肉瘫痪,四肢多见,下肢尤甚,远端肌肉比近端肌肉更易受累,左右程度不等,近端重于远端,伴深浅反射减弱至消失。一般无感觉障碍。约20%有膀胱肌麻痹,表现为尿潴留或尿失禁,历时1~3天。可见肠麻痹。

2)脑干型(延髓型或球型):主要有一个或多个脑神经核支配肌群瘫痪与呼吸和血管运动中枢受累表现。①延髓中枢受损:可出现中枢性呼吸障碍(呼吸深浅不一,节律不整,各种异常呼吸)和循环功能障碍(心动过速或过缓,血压下降或循环衰竭)。②脑神经麻痹:第九和第十对脑神经较常累及(吞咽困难,声音嘶哑,悬雍垂歪向健侧等);面瘫多为单侧(口角歪斜,眼闭合不全等)。

3)脑炎型:主要见于婴儿,常急起高热,可有谵妄、震颤、惊厥、嗜睡和昏迷,可出现痉挛性肢体瘫痪和急性小脑共济失调。

4)混合型:为上述各型的混合存在,多见脊髓型和脑干型表现同时出现。

(4)恢复期:在瘫痪后1~2周,病肌上行性逐渐恢复功能,膝腱反射也渐恢复。轻症历时1~3个月,重症常需6~18个月或更久。

(5)后遗症期:受累肌群萎缩,可造成躯肢畸形,如马蹄内翻足、脊柱弯曲及跛行等后遗症。

5. **先天性感染** 可引起流产、早产和死胎。出生后多数仅带病毒而无神经症状,即为隐性感染。有些感染者可在生后2~23天发病,主要表现为肌无力,甚至瘫痪,以及脑脊液蛋白质和细胞数轻度升高。显性感染者病死率高达25%。

6. **疫苗相关性麻痹型脊髓灰质炎**(vaccine-associated paralytic poliomyelitis, VAPP) 是指由于免疫力低下或缺陷或其他原因,在接种或接触脊髓灰质炎减毒活疫苗(OPV)后发生症状的病例。疫苗相关病例被分为2种:服苗者VAPP和接触者VAPP。我国的诊断标准为:服苗者VAPP是指服用活疫苗(多见于首剂疫苗)后4~35天内发热,6~40天出现急性弛缓性麻痹,无明显感觉丧失,临床诊断符合脊髓灰质炎;接触者VAPP是指与服活疫苗者在服苗后35天内有密切接触史,在接触后6~60天出现急性弛缓性麻痹,符合脊髓灰质炎的临床诊断。上述两种病例出现麻痹后未再服用OPV,粪便中只分离到脊髓灰质炎疫苗株病毒。若有血清学特异性IgM阳性或双份血清特异性IgG抗体(或中和抗体)4倍以上升高并与分离到的疫苗株病毒的型别相一致,则诊断依据更为充分。

【一般实验室检查】

1. **血常规和血沉** 外周血白细胞正常或升高,中性粒细胞大多为40%~80%。在急性期,约1/3病例血沉增快。

2. **脑脊液检查** 脑脊液细胞数在瘫痪前期轻度增加,一般为$(20\sim300)\times10^6/L$,热退后细胞数恢复;蛋白质在早期多正常,病程3周后,约在瘫痪后第2周蛋白水平常增高,一般为500~1 000mg/L,此时细胞数已正常,呈蛋白细胞分离现象。脑脊液蛋白水平到瘫痪后第4~10周恢复正常。

【影像学检查】

MRI表现:脊髓型可见矢状位脊髓腹侧面前角区均匀的带状长T_2信号,不伴占位效应和明显肿胀;横断面显示脊髓前角长T_2信号;增强扫描后可强化或无强化。脑干型可表现为中脑水平黑质纹状体束区的对称性长T_1长T_2信号。

【病原学检查】

1. **病毒分离** 起病1周内从咽部和粪便内易分离到病毒,早期从血液和脑脊液中也能检出病毒。需用标准抗血清中和试验鉴定Polio病毒血清型。

2. **特异性抗体** 血清和/或脑脊液中特异性IgM抗体阳性提示近期感染。双份血清特异性IgG抗体(或中和抗体)滴度呈≥4倍以上增高有诊断意义。血清补体结合试验阴性与中和试验阳性,表明既往感染;两种试验均为阳性表明近期感染。

3. **病毒核酸** 用RT-PCR法检测患者咽拭子和粪便等样本中病毒核酸可快速诊断。还可通过病毒基因测序分析来区别野毒株与疫苗株。

【并发症】

1. **心血管并发症** 急性期常见轻度高血压,可有心肌受损。

2. **呼吸系统并发症** 呼吸不畅者可并发肺炎和肺不张等。

3. **泌尿道并发症** 尿潴留者易继发泌尿系感染;久卧者可发生肾结石。

4. **消化道并发症** 可有麻痹性肠梗阻、胃扩张和肠道浅表糜烂所致出血等。

5. **其他并发症** 严重瘫痪长期卧床者易有压疮和骨质脱钙。

【诊断与鉴别诊断】

1. **诊断** 根据流行病学资料,结合典型临床表现,临床诊断较为容易。但对顿挫型和无瘫痪型患者,临床上难以与其他病毒感染相区别,主要依靠病原学检查予以诊断。

2. **鉴别诊断** 瘫痪型患者常要与吉兰-巴雷综合征鉴别(表2-2),还需与下列疾病鉴别:

(1)急性横贯性脊髓炎:表现为脊髓某一平面以下感觉和运动障碍;为痉挛性上运动神经元瘫痪;括约肌功能障碍明显,有尿潴留和排便障碍。

(2)其他肠道病毒所致瘫痪:临床上无法区别,对于接种过有效脊灰疫苗又出现类似瘫痪者,应进行病原学检查来确诊。

(3)假性瘫痪(维生素C缺乏症和骨折等):通过仔细询问病史和体格检查,以及影像学检查来帮助诊断。

表2-2 瘫痪型脊髓灰质炎与吉兰-巴雷综合征的鉴别诊断

鉴别要点	吉兰-巴雷综合征	瘫痪型脊髓灰质炎
发病年龄	4~10岁	5岁以下
前驱感染	病前1~3周有上感或胃肠炎	前驱期有上感和胃肠炎等表现
发热	瘫痪前后无明显发热	第二次发热后第3~4天开始瘫痪
肢体感觉	病初就有肢体感觉障碍	无感觉障碍
肢体瘫痪及进展	对称性,上行性,远端重于近端,2~3天累及脑神经	不对称,不规则,下肢多见,近端重于远端,热退后不再进展
脑脊液检查	早期蛋白升高,细胞数正常(蛋白细胞分离),4周后蛋白下降	早期细胞数升高,蛋白可正常(细胞蛋白分离);瘫痪后第2周蛋白升高,细胞数正常(蛋白细胞分离)

【预防】

1. **控制传染源** 对患者和疑似患者应及时隔离,并报告疫情。对确诊患者,自发病之日起应隔离40天,最初1周强调呼吸道和消化道隔离。对于密切接触者,应医学观察20天。

2. **疫苗接种**

(1)脊髓灰质炎减毒活疫苗(OPV):为口服三型混合糖丸疫苗,初种年龄在2月龄以上,基础免疫为3次,间隔1个月(≥28天)。4岁时复种1次。在流行发生时,对周围易感儿童及时施行应急疫苗预防可中断流行。

(2)脊髓灰质炎灭活疫苗(IPV):推荐于2、3、4月龄共接种3次完成基础免疫,可获得5年以上特异性保护。4周岁需加强免疫。

3. **被动免疫** 易感者暴露后尽早肌内注射免疫球蛋白0.3~0.5ml/kg,有一定保护作用。

【治疗】

主要治疗原则:减轻恐惧心理;最大限度减少骨骼畸形;及时合理处理并发症;评估可能存在的远期后遗症和进行相应康复和矫形治疗。

1. **顿挫型和无瘫痪型脊髓灰质炎的治疗**　主要是对症支持治疗,包括给予止痛剂、镇静剂和营养丰富饮食。卧床至体温正常后数天,避免运动至少 2 周。在康复后 2 个月,需仔细体检有无轻微残留异常。

2. **瘫痪型脊髓灰质炎的治疗**

(1)前驱期和瘫痪前期治疗:一般治疗和对症治疗同上。患儿应卧床休息;颈躯肢疼挛时,联合应用止痛剂和局部热敷效果更佳,有时需热水泡浴和温和的体疗。静脉注射适量 50% 葡萄糖液和维生素 C 可减少神经系统水肿。口服地巴唑 0.1~0.2mg/kg,每天或隔天 1 次,可促进神经传导功能。

(2)瘫痪期治疗

1)监测呼吸和血压等生命体征,保持气道通畅。

2)鼓励进食和大量饮水,不能进食者需静脉供给水和营养素。

3)固定身体于适宜功能位置以避免骨骼畸形,一旦疼痛消失即可进行主动和被动运动。

4)促进肌肉张力:可肌内注射加兰他敏,0.05~0.1mg/(kg·d)。

5)对症治疗:膀胱肌麻痹时,可用副交感刺激剂如乌拉胆碱(urecholine,5~10mg 口服或 2.5~5mg 皮下注射),必要时导尿;呼吸肌麻痹时,给予吸氧和辅助呼吸;其余包括降低颅内压和止惊等;镇静剂仅在无通气功能障碍时使用。

(3)恢复期和后遗症期治疗:进入恢复期时就应加强瘫痪肌群的功能锻炼,并给予针刺、推拿、按摩及理疗等康复治疗;可继续使用促进肌肉张力的药物如加兰他敏;应注意随访观察恢复程度。遗留有肢体畸形时,可手术矫治。

【预后】

各型脊髓灰质炎的总病死率为 1%~10%,有年龄越小病死率越高的趋势。累及延髓或膈神经及肋间神经者病死率高达 25%~75%;严重脑干型的病死率可达 60%;肺水肿、休克和继发感染都是预后不良的因素。

瘫痪肢体的肌力在 3 个月内可恢复 60%,6 个月内可恢复 80%,最长恢复期可达 2 年。严重神经组织损害者后遗症发生率高。

(方　峰)

第九节　流行性乙型脑炎

流行性乙型脑炎(epidemic type B encephalitis)简称乙脑,又称日本脑炎(Japanese encephalitis),是由流行性乙型脑炎病毒引起的急性中枢神经系统传染病。经蚊等吸血昆虫传播,流行于夏秋季,多发生于儿童,临床上以高热、意识障碍、惊厥、呼吸衰竭及脑膜刺激征为特点。部分患儿留有严重后遗症,重症病死率较高。我国将本病列为法定乙类传染病管理。

【病原学】

流行性乙型脑炎病毒(epidemic type B encephalitis virus)简称乙脑病毒,为虫媒病毒,系黄病毒科黄病毒属。病毒基因组为单股正链 RNA。病毒内有衣壳蛋白(C)与核酸构成的核心;外有包膜,嵌有糖基化蛋白(E)和非糖基化蛋白(M)。E 蛋白是病毒的主要抗原,能诱生特异性中和抗体并具有血凝素活性;M 蛋白参与病毒的装配。

乙脑病毒在 pH 3~5 条件下不稳定,适宜 pH8.5~9.0 ;56℃ 30 分钟或 100℃ 2 分钟即可灭活;对 5% 甲酚皂或 5% 石炭酸、乙醚、氯仿及去氧胆酸钠等很敏感;但对低温和干燥的抵抗力很强,用冷冻干燥法在 4℃冰箱中可保存数年。

【流行病学】

1. **传染源** 乙脑为自然疫源性疾病,传染源及扩散宿主主要是感染的动物,包括家畜、家禽和野禽、鸟类和蛇类等。猪的自然感染率最高,其血中病毒浓度高,持续时间长,是主要的传染源和扩散宿主。人是终末宿主,感染后病毒血症短暂,病毒载量低,故其传播病毒的作用不大。蚊虫感染后,病毒在蚊体内增殖,可终生带病毒,甚至随蚊越冬,或经卵传代,故其除作为传播媒介外,也是病毒的储存宿主。此外,蝙蝠也可作为储存宿主。

2. **传播途径** 以三带喙库蚊为主的蚊虫是乙脑病毒的主要传播媒介,在人类乙脑流行前 2~4 周,病毒通常先在家畜中流行,蚊—猪—蚊循环使大量蚊虫携带病毒,在人类乙脑流行中起重要传播作用。

3. **易感人群** 非流行区任何年龄人群普遍易感;流行区儿童为易感人群,10 岁以下,尤其是 2~6 岁儿童多见。在儿童普遍接种乙脑疫苗后,发病年龄有向成年人群发展的趋势。感染者 99% 以上为隐性感染,仅少数发病。病后免疫力强而持久,罕见二次发病者。

4. **流行特征** 流行有严格季节性,约 90% 病例于 7、8、9 月份发病,随地理环境的不同,流行季节略有差异,华南地区的流行高峰在 6~7 月,华北地区为 7~8 月,而东北地区则为 8~9 月,均与蚊虫密度曲线相一致。气温和雨量与本病的流行也有密切关系。乙脑发病有高度散在性,流行后期常见到轻症病例。

【发病机制与病理改变】

1. **发病机制** 病毒经皮肤进入血液循环,发病与否取决于病毒量和毒力,尤其是机体自身的防御能力。当机体抵抗力强时,病毒很快被清除,临床呈不显性感染;当机体抵抗力低,感染病毒量大而毒力强时,病毒能突破血 - 脑屏障侵入中枢神经系统,主要感染星状细胞,还可在神经元内增殖,引起细胞病变;干扰细胞代谢;诱导感染细胞凋亡;引发病毒相关性炎症反应和免疫性损伤如形成免疫复合物沉积于脑实质细胞和血管内皮细胞。在血管周围和脑实质感染灶内都存在大量 T 细胞和巨噬细胞,表明特异性细胞毒性 T 细胞及其细胞因子在免疫致病机制中起重要作用;所致炎症反应引起小血管坏死、栓塞或出血等。

2. **机体免疫反应** 血清中特异性 IgM 抗体在起病后 4 天左右出现,血凝抑制抗体、中和抗体和补体结合抗体分别在病后 5 天、1 周和 2 周出现。中和抗体产生速度被认为是其预后的主要决定因素,大多数死亡病例发生在病后头 5 天内,其脑脊液内不能检测到抗体。

3. **病理改变** 中枢神经系统病变广泛,大脑皮质、脑干和基底核病变最明显,脑桥、小脑和延脑次之,脊髓最轻。基本病理改变为血管病变(小血管扩张、充血、出血、血栓形成和血管周围套式细胞浸润)、神经细胞变性坏死(软化灶形成)、局部胶质细胞增生(胶质小结形成)和明显脑水肿。

【临床表现】

潜伏期为 4~21 天,大多为 10~14 天。根据病程分为初热期、极期、恢复期和后遗症期,不同患者各期长短不一;根据体温、神经系统症状和呼吸衰竭等病情程度,又分为轻型、普通型、重型和危重型。

1. 病程分期

(1)初期:持续 3 天左右。急起发热,2 天左右升到 40℃左右,伴头痛、呕吐、易激惹、倦怠和嗜睡等。可有高颅压表现。

(2)极期:持续 5~10 天。持续高热,多呈稽留热;有不同程度意识障碍,甚至昏迷;反复或持续惊厥或局部抽搐;有高颅压征(头痛、呕吐、意识障碍恶化、血压升高及心率减慢;婴儿有前囟紧张隆起)、锥体束征(巴宾斯基征等锥体束征阳性)、锥体外束征(肌张力改变、不自主运动及扭转痉挛等)和脑膜刺激征;动眼神经受累时,可见眼球震颤、瞳孔扩大或缩小或不等大及对光反应迟钝等;浅反射减退或消失,深反射先亢进后减退或消失;呼吸衰竭是乙脑最严重表现和主要死因(呼吸中枢炎性病变、脑水肿、高颅压或脑疝等引起),表现为呼吸表浅和节律不整,严重时出现双吸气、叹息样呼吸、呼吸暂停、潮式呼吸,甚至呼吸停止。

(3)恢复期:多于病程第 8~11 天体温开始渐下降,神志渐转清,深浅反射和病理反射在 2 周左右恢复正常,其他神经精神异常可在 6 个月内恢复。

(4)后遗症期:少数病例在病程 6~12 个月后仍留有神经精神症状、失语、痴呆、瘫痪和锥体外束征等进入本期。若积极治疗仍可能有一定程度恢复。

2. 病情分型

(1)轻型:体温 38~39℃,神志始终清楚,无惊厥,恢复期无症状。

(2)普通型:体温 39~40℃,有浅昏迷,偶有惊厥或局部抽搐,恢复期多无症状或有轻度神经精神症状。

(3)重型:持续高热 40℃以上,昏迷,反复或持续惊厥,无明显呼吸衰竭征象,恢复期有神经精神症状,少数有后遗症。

(4)危重型:体温迅速升至 40℃以上,深昏迷(脑干脑炎者偶可意识清楚),反复或持续惊厥,有呼吸衰竭和脑疝征象,多于 3~5 天内死亡,存活者多有严重后遗症。

【一般实验室检查】

1. 血常规　白细胞总数$(10~20)×10^9/L$,中性粒细胞比率明显增高,达 80% 以上。

2. 脑脊液常规　压力增高,白细胞计数多在$(50~500)×10^6/L$,早期以中性粒细胞为主,后以淋巴细胞为主。蛋白轻度增高,糖正常或偏高,氯化物正常。

【脑电图和影像学检查】

1. 脑电图　急性期主要表现为弥漫性、不规则高波幅慢波改变。

2. 头颅 CT 和 MRI　主要表现为弥漫性脑水肿征象(脑沟回变平,脑室系统缩小,脑灰、白质界限模糊);脑干脑炎者可见脑干部位的病灶。

【病原学检查】

1. 特异性抗体　若 1 个月内未接种乙脑疫苗者,血清或脑脊液中特异性 IgM 阳性,几乎所有患者病后 1 周时的血清和 / 或脑脊液中都可检测到,有诊断价值;特异性 IgG 阳转或双份血清抗体滴度 ≥ 4 倍增高亦有诊断意义。由于乙脑病毒与登革热病毒等其他黄病毒之间存在抗原交叉反应,在乙脑和登革热流行区需同时检测两种抗体,若双份血清两种抗体滴度均有 4 倍以上升高,以升高倍数较另一种高 2 倍以上者确定为其病原,或采用交叉中和实验予以区别。

2. 病毒分离　通常采集脑脊液或尸检脑组织分离乙脑病毒。除在疾病早期(神经系统受累前)外,很难从患者血液中分离到病毒。

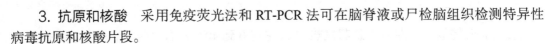

3. **抗原和核酸**　采用免疫荧光法和 RT-PCR 法可在脑脊液或尸检脑组织检测特异性病毒抗原和核酸片段。

【并发症】

肺部感染最为常见,患者因神志不清呼吸道分泌物不易咳出或因脑神经受损出现吞咽障碍,易导致支气管肺炎和肺不张。其他包括压疮、皮肤或口腔感染、尿路感染或败血症等。

【诊断与鉴别诊断】

1. **诊断**　在流行季节,对有高热、意识障碍、惊厥和神经病理征阳性者应高度警惕本病。根据外周血白细胞和中性粒细胞计数明显增高,脑脊液糖不降低和细胞数及蛋白增高不明显,及脑电图和头颅影像学特点等可作出临床诊断;病原学检查用于确定诊断。

2. **鉴别诊断**　需与其他病毒性脑炎、化脓性脑膜炎、结核性脑膜炎、中毒型菌痢和脑性疟疾等疾病鉴别。

(1)其他病毒性脑炎:主要依赖病原学检查予以鉴别。单纯疱疹病毒性脑炎更多见为不对称性额、颞或枕叶局灶性脑炎,有皮肤黏膜疱疹有助鉴别。

(2)化脓性脑膜炎:临床上少有锥体束征和锥体外征等脑炎表现;脑脊液多有外观混浊、白细胞和中性粒细胞增多明显、糖降低和蛋白增高明显等特点,与乙脑明显不同。早期化脑和部分治疗后化脓性脑膜炎脑脊液改变不典型,需结合发病季节,借助病原学检查予以鉴别。

(3)结核性脑膜炎:伴有明显脑血管病变时易于混淆。该病一般起病缓慢;脑脊液蛋白增高更为明显,抗酸染色可呈阳性;影像学以颅底脑膜强化、脑积水、血管炎所致梗死或软化灶和结核瘤为主要特征。结核病接触史和其他部位结核病等也有助鉴别。

(4)中毒型菌痢:多见于夏秋季,儿童多发,在胃肠症状出现前即可有高热及神经系统表现(如昏迷和惊厥),故易与乙脑混淆。但本病一般无脑膜刺激征,脑脊液常无细胞数和生化改变,大便或灌肠液可查见红细胞、脓细胞及吞噬细胞,大便培养有志贺氏菌生长,可与乙脑相区别。

(5)脑性疟疾:病患限于流行区,脑型疟疾的热型较不规则,病初先有寒战、发热及出汗,然后出现脑症状。常伴有脾大及贫血。血片查找疟原虫可确诊。

(6)其他:包括隐球菌性脑膜炎、中暑、脑血管意外、蛛网膜下腔出血、急性脑型血吸虫病、斑疹伤寒及败血症等所致脑病,应根据发病地区、临床表现、脑脊液检查与病原学检查加以鉴别。

【预防】

1. **防蚊灭蚊**　在乙脑流行季节前 1~2 个月开展群众性灭蚊活动;户外活动中注意防蚊虫叮咬。

2. **控制中间宿主**　主要有改善猪圈环境和圈内卫生,做好灭蚊工作和用乙型脑炎减毒活疫苗免疫家畜等措施。

3. **疫苗接种**　有 2 种疫苗,初次接种对象均为 8 月龄。①乙型脑炎灭活病毒疫苗:保护率为 76%~94%,初次免疫 2 针,间隔 7~10 天;再于 2 周岁和 6 周岁时各加强 1 次。②乙型脑炎减毒活疫苗:初次免疫 1 针,2 周岁时加强 1 次。2 次接种后保护率达 97.5%。

【治疗】

尚无特异性抗病毒治疗手段。主要是对症和支持治疗。

1. **一般处理** 患者应住院隔离。需密切监测生命体征、神志、瞳孔变化及尿量;吸氧和保持气道通畅,必要时辅助呼吸;维持水、电解质和酸碱平衡。

2. **控制高热** 高热易引起惊厥,加重脑缺氧和脑水肿,可综合采用以下措施:①物理降温:冷盐水灌肠、置冰袋于头部和腋窝及腹股沟等处或睡冰毯等。②药物降温:使用退热剂。③亚冬眠疗法:氯丙嗪和异丙嗪各 0.5~1mg/kg,肌内注射或稀释后静脉注射;每隔 2~5 小时重复一次,冬眠时间一般维持 12~24 小时。

3. **控制惊厥** 惊厥不止者,可静脉注射地西泮每次 0.3~0.5mg/kg(最大剂量不超过 10mg/ 次)或水合氯醛溶液(每次 25~50mg/kg,极量 1 次 0.5g)灌肠,或肌内注射苯巴比妥钠(每次 5~10mg/kg,极量 0.2g/ 次)。上述药物可交替使用。还可采用咪唑安定持续静脉滴注,负荷剂量:0.03~0.3mg/kg;维持剂量:0.04~0.2mg/(kg·h)。

4. **控制脑水肿和呼吸衰竭** 首选 20% 甘露醇,一般剂量 0.5~1.0g/kg,30 分钟内快速静脉注射或滴注,每 4~6 小时一次;脑疝时剂量增至 2.0g/kg,最好分 2 次间隔 30 分钟使用,可先利尿或同时使用强心剂。使用大剂量脱水剂后应注意补充血浆等胶体液以提高血浆胶体渗透压而维持有效脱水。重症病例可短期加用地塞米松。如有呼吸衰竭者应及早使用呼吸机。

5. **恢复期及后遗症的治疗** 可采用高压氧疗、神经细胞营养药及康复治疗如理疗、按摩、针灸和功能训练等。

【预后】

一般流行早期的患者病情较重,病死率较高;流行晚期患者病情较轻,病死率较低。病死率与疾病严重程度相关,轻型和普通型患儿大多恢复良好;危重型患儿有较高病死率,多于极期因呼吸衰竭而死亡。重型与危重型存活者会有神经精神症状、失语、痴呆、瘫痪和锥体外征等后遗症。

(陈益平)

第十节 森 林 脑 炎

森林脑炎(forest encephalitis)又称蜱传脑炎(tick borne encephalitis, TBE),是由森林脑炎病毒感染引起的急性中枢神经系统传染病,为森林地区所特有的自然疫源性疾病。但由于全球气候变暖、现代交通工具增加及旅游业兴起,使得森林脑炎传播季节延长,传播区域扩大,出现流行趋势。临床特征为突发高热、头痛、意识障碍、瘫痪和脑膜刺激征等,病死率高,常有后遗症。

【病原学】

森林脑炎病毒(forest encephalitis virus)又称蜱传脑炎病毒(tick-borne encephalitis virus, TBEV),系虫媒病毒,属于黄病毒科黄病毒属,至少有 3 个亚型,分别为欧洲型、西伯利亚型和远东型。我国以远东型病毒为主。基因组为单股正链 RNA,表达三种结构蛋白:核壳蛋白(C)、膜蛋白(M)和包膜糖蛋白(E)。E 蛋白含有血凝抗原和中和抗原,具有与病毒受体结合、与细胞融合、血凝活性和诱生中和抗体等作用。

TBEV 耐低温,在 -20℃能存活数月,在 50% 甘油中 0℃时存活 1 年,真空干燥能保存数年;对高温及消毒剂敏感,加热至 60℃ 10 分钟灭活,煮沸时立即灭活,3% 甲酚皂溶液 20 分

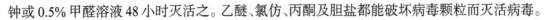

钟或 0.5% 甲醛溶液 48 小时灭活之。乙醚、氯仿、丙酮及胆盐都能破坏病毒颗粒而灭活病毒。

【流行病学】

1. 传染源　在自然疫源地,由携带病毒的脊椎动物和节肢动物传播。脊椎动物主要是啮齿类,包括野生或圈养动物如狐狸、猩猩、熊、马、鹿、狗、牛、山羊及鸟类。在我国东北地区,已从鼠类(缟纹鼠、林姬鼠、缺齿鼹及普通鼩鼱等)脑组织中分离出 TBEV,故这些携带病毒的鼠类是主要传染源。

2. 传播途径　全沟硬蜱是主要传播媒介。幼蜱吸取感染动物血后再叮咬其他动物或人而传播 TBEV。也有饮用感染羊或牛的生奶而得病者。

3. 易感人群　人类普遍易感,以林区人群为主,如林业工人、勘察人员、筑路工人、猎户、牧人及林区部队等。学龄前儿童经常是被由疫区野外作业的家长带回的蜱叮咬后感染,学龄期及青少年多为旅游上山游玩时被蜱叮咬而发病。

4. 流行特征　主要流行于欧洲和亚洲的俄罗斯、日本及中国等地区。我国蜱传脑炎主要分布在与俄罗斯接壤地区,包括东北的长白山与大小兴安岭林区以及新疆的天山北坡林区。其中,吉林、黑龙江和内蒙古东北部的山林地带的病例数占全国 90% 以上,是我国最典型的蜱传脑炎流行区,每年 5~8 月份为高峰季节,每隔 5~7 年有一次流行高峰。

【发病机制与病理改变】

1. 发病机制　病毒经不同途径侵入人体,在局部淋巴结等单核巨噬细胞系统内复制后入血,形成短期病毒血症,病毒播散至肝、脾等组织器官内,经 3~7 天的大量复制后再次进入血流,侵入中枢神经系统。发病与否及病情轻重与侵入病毒数量和机体免疫状态有关。

2. 机体免疫反应　感染病毒后,在患者血清中可有血凝抑制抗体、补体结合抗体与中和抗体,其血凝抑制抗体在起病后 5~7 天出现,2~4 周达高峰,短期维持后下降;补体结合抗体在感染后 10~14 天出现,1~2 个月达高峰,以后逐渐下降;中和抗体在急性期迅速上升,2 个月达高峰,以后逐渐下降至一定水平,可持续多年。

3. 病理改变　中枢神经系统病变广泛,大脑半球灰质、白质及脑膜均可累及,脊髓颈段、脑桥、中脑及基底神经节病变常较严重,主要病理改变为充血、水肿和神经细胞变性。严重者全脑有炎症及出血点,脑细胞广泛坏死,甚至出现实质软化灶。脊髓病变以前角灰质为甚,细胞广泛坏死。此外,椎间神经节、交感神经和外周神经均有弥漫性病变。小血管充血及出血,严重者血管腔内充满红细胞,血管壁呈透明变性或坏死;血管周围有大量淋巴细胞及单核细胞混有少量中性粒细胞浸润。病变血管周围常有微小坏死灶。肝、肾、心及肺也可出现渗出性和退行性病变。

【临床表现】

潜伏期一般为 7~14 天,也有长达 1 个月者。

1. 起病　缓慢起病者症状较轻,多属轻型;急性发病者有较明显的临床经过,属于普通型(典型);骤然发病者可在数小时内进入昏迷,病情进展迅速,多属危重型。

2. 轻型　仅表现为发热、头痛、周身不适及肌肉酸痛,数天后出现轻度神经系统症状如嗜睡或轻度瘫痪。

3. 普通型　儿童大多属于此型。

(1)前驱期:20% 患者有前驱表现,包括低热、头昏、乏力、全身不适及四肢酸痛等。一般持续数小时至 3 天。

（2）急性期

1）发热：一般起病 2~3 天突发高热，体温在 39.5~41℃之间，多为稽留热，部分呈弛张热或不规则热，一般持续 5~10 天，然后阶梯状下降，2~3 天内降至正常。

2）全身中毒症状：高热时伴头痛、全身肌痛、无力、食欲缺乏及呕吐等；由于血管运动中枢受损，可出现面颈部潮红、结膜充血及脉搏缓慢。

3）神经系统表现：①意识障碍：嗜睡至昏迷不等；②近半数有谵妄、狂躁或惊厥；③高颅压和脑膜刺激征：剧烈头痛为突出表现，伴有呕吐和颈强直等脑膜刺激征；④瘫痪：多于病程第 2~5 天出现，多见颈部脊髓前角细胞受损所致的颈、肩及上肢肌肉迟缓性瘫痪，表现为头下垂和上肢垂摆无力。少数病初有感觉过敏。

4）恢复期：随体温下降和全身症状缓解进入本期，但瘫痪恢复缓慢，并有肌肉萎缩。病程一般持续 2~4 周。

4. **重型和危重型** 重症病例累及延髓者可出现吞咽困难、声音嘶哑和呼吸困难等延髓麻痹症状。部分患者有心肌炎表现，常有心音低钝及心率增快，严重者可突然出现心功能不全和急性肺水肿等。危重型患者可在数小时内进入昏迷、惊厥和延髓麻痹而死亡。

重症恢复后可留有神经系统后遗症，如认知语言障碍、共济失调、头痛、听力丧失、精神异常、肌肉瘫痪和挛缩及癫痫等。极少数病情迁延数月或 1~2 年，主要表现为迟缓性瘫痪、癫痫和精神异常。

【一般实验室检查】

1. **血常规** 白细胞总数增高（10~20）× 10^9/L，以中性粒细胞增高为主。

2. **脑脊液常规** 压力增高，白细胞计数多在（50~500）× 10^6/L，以淋巴细胞为主；蛋白正常或轻度增高，糖和氯化物正常。

【影像学和电生理检查】

1. **脑电图** 多呈弥漫性慢波或散在慢波。

2. **头颅 MRI** 可发现大脑灰质和白质、脊髓颈段、脑桥、中脑及基底神经节有病灶。

3. **心电图** 重症病例可有心电图 T 波改变。

【病原学检查】

1. **特异性抗体** ①特异性 IgM 抗体：采用间接荧光法（IFA）检测急性期血清或脑脊液特异性 IgM 抗体，可早期诊断；②特异性 IgG 抗体：检测急性期和恢复期双份血清特异性 IgG 抗体，滴度 ≥ 4 倍增高有诊断意义。常用 ELISA 法。补体结合试验和血凝抑制试验一般用作流行病学调查。

2. **病毒分离** 可取发病 5 天内（越早越好）血液或脑脊液进行病毒分离，但阳性率低。死后可取脑组织分离病毒。

3. **病毒核酸** 用 RT-PCR 法检测病程早期血清或脑脊液中特异性病毒核酸，敏感性和特异性均高。

【诊断与鉴别诊断】

1. **诊断** 主要依据在发病高峰季节（5~8 月）在疫区有蜱叮咬史或饮生奶史等流行病学资料，以及高热、头痛、意识障碍、脑膜刺激征、颈肌瘫痪及外周血白细胞计数升高等临床特征诊断本病。病原学检查可确定诊断。

2. 鉴别诊断

(1)流行性乙型脑炎:发病于蚊子多的夏季,以惊厥(多见强直性痉挛)及昏迷为主,一般无迟缓性瘫痪和肌肉萎缩。诊断困难者需要借助病原学检查。

(2)化脓性脑膜炎:多见于婴幼儿,好发于冬春季,脑脊液有外观混浊、中性粒细胞明显增多及明显糖降低和蛋白增高等特点,敏感抗生素治疗有效。

(3)结核性脑膜炎:有结核病灶或结核病接触史,脑脊液糖降低和蛋白增高显著,抗酸染色可呈阳性;影像学以颅底脑膜强化、脑积水、梗死或软化灶和结核瘤为主要特征。

(4)脊髓灰质炎:多见于婴幼儿,以四肢尤其是下肢弛缓性瘫痪为主要表现,而累及颈肌和肩胛肌瘫痪使头下垂者极为少见,一般无意识障碍。

(5)吉兰 - 巴雷综合征:可出现肢体弛缓性瘫痪,一般呈对称性和上行性,常伴有感觉障碍,一般无意识障碍。

【预防】

1. 控制传染源　主要是加强林区的防鼠灭鼠和畜舍的消毒与驱虫工作。严禁饮用未经消毒的生奶。哺乳期妇女患病后应停喂母乳 2~4 周或将母乳加温消毒后喂养。

2. 防蜱灭蜱　是疫区的重点防御措施。进入林区工作时应穿戴紧口防护服及高筒靴,头戴防虫帽,暴露部位涂擦防虫油。临时进入林区者在外衣喷洒 5% 甲酚皂或 2% 苯酚溶液有较好的驱避作用。清除叮咬皮肤的蜱虫时可用酒精喷洒蜱体,使蜱头部放松或死亡后轻轻拉出,切忌猛拉,以免其刺器留在皮内。

3. 疫苗接种　对将要进入自然疫源地者接种疫苗是最有效的预防方法。我国采用地鼠肾灭活疫苗,接种后 1.5~2 个月免疫力达高峰,可维持 1 年左右,应在每年 3 月份以前完成接种。免疫程序:基础免疫 2 针,间隔 7~10 天,以后每年加种 1 次。

4. 被动免疫　未接种疫苗者被蜱虫叮咬后可肌内注射高效免疫球蛋白 6~9ml,以防发病。

【治疗】

1. 对症和支持治疗　①加强昏迷患者的护理,保持呼吸道通畅,注意及时吸痰。②补充营养、维生素及液体,维持水和电解质平衡。③对症治疗:对于高热、昏迷、抽搐及呼吸衰竭等治疗措施与流行性乙型脑炎相同。出现呼吸麻痹时应及时施行气管切开和使用呼吸机。④皮质激素:有报道早期短程使用可降低病死率,使用时应权衡利弊。

2. 抗病毒治疗　尚缺少特效抗病毒药物。国内有报道早期静脉滴注利巴韦林,疗效较好,疗程 3~4 周。

3. 免疫疗法　①免疫球蛋白或抗血清:病初 3 天内可试用恢复期患者或林区多年居住者的血清治疗,一般用 20~40ml 肌内注射;或用高效免疫球蛋白,每次 6~9ml,每天 1 次,至体温降至 38℃ 以下后停用。②免疫调节剂:森林脑炎患者细胞免疫功能显著降低,与临床表现和转归有一定相关性,可选用免疫促进剂如免疫核糖核酸、胸腺肽及转移因子等治疗。

4. 后遗症处理　针对瘫痪,可采用针灸、按摩、推拿、热疗、电疗及体疗等综合治疗。

【预后】

欧洲型病毒引起者症状轻微,病死率约为 1%,较少出现后遗症。远东型蜱传脑炎病毒的毒力最强,可致重症脑炎,病死率高达 5%~35%,常伴有瘫痪等后遗症。

(陈益平)

第十一节 寨卡病毒病

寨卡病毒病(Zika virus disease),也称寨卡病毒感染或寨卡热(Zika fever),是由寨卡病毒引起的一种新发传染病。临床多为隐性感染或仅有轻度不适,呈自限性。但自从 2015 年寨卡病毒在太平洋地区和美洲地区大规模流行后,发现该病毒感染与先天性小头畸形及吉兰 - 巴雷综合征相关,因而成为一个重大的公共卫生问题。

【病原学】

寨卡病毒(Zika virus,ZIKV)是一种蚊媒病毒,属于黄病毒科黄病毒属,基因组为单股正链 RNA,有 3 个结构蛋白(C、PreM/M 和 E)和 7 个非结构蛋白(NS1、NS2A、NS2B、NS3、NS4A、NS4B 和 NS5),非结构蛋白具有丝氨酸蛋白酶、RNA 解旋酶和 RNA 依赖 RNA 聚合酶(RdRP)功能。基因型别可分为非洲型和亚洲型。血清学反应与其他黄病毒如登革病毒、黄热病毒及西尼罗病毒等之间存在较强的交叉。

寨卡病毒在干燥的血液和分泌物中可稳定存活数天,4℃时其感染性保持数周,-70℃或冷冻干燥状态下可长期保存。一般不耐酸,不耐热,58℃ 30 分钟或 60℃ 15 分钟可被灭活;常规消毒法如 70% 乙醇、1% 次氯酸钠、脂溶剂、过氧乙酸及紫外线照射均可灭活之;乙醚、酸、甲醛、高锰酸钾、离子型或非离子型去污剂也可使其灭活。

【流行病学】

1. **传染源** 患者和隐性感染者以及感染寨卡病毒的非人灵长类动物是可能传染源。目前已经在患者血液、尿液、羊水、精液、唾液以及脑脊液等体液中发现寨卡病毒。

2. **传播途径** 主要传播媒介为埃及伊蚊,其他伊蚊属蚊虫包括白纹伊蚊、非洲伊蚊和黄头伊蚊等也可能传播该病毒。已感染伊蚊通过叮咬传播病毒。人与人之间有母婴传播,罕见性传播及血液传播。母婴传播途径包括宫内感染(经胎盘传播)和产时感染(经产道传播)。

3. **易感人群和流行特征** 人群普遍易感,隐性感染约占 80%,约 20% 感染者有临床症状。既往感染者可能对再次感染具有免疫力。目前主要流行于拉丁美洲及加勒比、非洲、东南亚和太平洋岛国等地。从 1947 年发现该病毒至 2007 年前主要为散发形式。2007 年在太平洋岛国暴发疫情。2013~2014 年在南太平洋的法属波利尼西亚暴发疫情,共报告病例约 10 000 例。2015 年疫情蔓延至拉丁美洲及加勒比多个国家。北美洲的美国和加拿大、部分亚洲及欧洲国家有输入病例报告。我国也有包括儿童在内的多个输入病例。发病季节与当地伊蚊季节消长有关,疫情高峰多在夏秋季。热带和亚热带地区四季均可发病。

【发病机制与病理改变】

1. **发病机制与机体免疫反应** 寨卡病毒病的发病机制并未阐明。常经皮肤感染,主要靶细胞为树突状细胞(DC)或表皮角质细胞,病毒复制后通过感染的 DC 或淋巴液扩散到淋巴结,经淋巴引流入血形成初次病毒血症,血液中病毒可感染血细胞或组织,导致病毒播散或二次病毒血症。蚊虫唾液成分可改变细胞因子水平和其他天然免疫组分,导致局部免疫抑制或失调,促进病毒播散和复制。在妊娠早期,寨卡病毒通过胎盘感染后攻击胎脑神经祖细胞,使脑容量减少,导致胎儿小头症。寨卡病毒还能感染成年小鼠的神经祖细胞,导致细胞死亡并减少新神经元生成,造成认知能力下降和神经类疾病,如吉兰-巴雷综合征、抑郁症及老年痴呆症。

寨卡病毒感染后,被膜下淋巴窦和淋巴结髓质中的巨噬细胞有效捕获,启动天然及适应性免疫;同时多功能T细胞免疫反应被激发,导致急性期患者血清中白细胞介素、血管内皮生长因子、趋化因子及巨噬细胞炎性蛋白等有明显增高,而恢复期血清中,某些增高的细胞因子则趋于正常水平。

2. 病理改变 本病作为一种新发传染病,病理研究不多。寨卡病毒主要感染胎脑组织中的小神经胶质细胞并诱发炎性反应,胎儿尸检可见大脑、脑室下区和白质体积严重减小;显微镜下可见皮质和白质多灶性的微钙化、皮质移位和局灶性炎症,星形胶质细胞弥漫性增生,神经元和胶质细胞变性坏死。定量RT-PCR检测显示胎儿大脑的病毒载量最高,而肌肉、肺及肝脾等部位的病毒载量低。

【临床表现】

潜伏期尚不明确,可能为3~12天。

1. 生后感染 约20%感染者出现临床症状,典型表现为急性发热伴斑丘疹、关节痛或结膜炎,其他常见症状包括肌痛、头痛及全身乏力,少数患者可出现咳嗽、咽喉痛、恶心、呕吐、腹痛、腹泻、黏膜溃疡、皮肤瘙痒及水肿等,部分病例有腋下及腹股沟淋巴结肿大。

病情一般较轻,需要住院者少见,病程持续2天~1周,病死率极低。但有报道在感染后出现吉兰-巴雷综合征或自身免疫病表现。迄今尚未发现生后感染儿童出现发育问题。

2. 宫内感染 可引起胎儿生长受限、死胎、小头畸形、颅面不对称及颅骨塌陷等严重异常。

【一般实验室检查】

1. 血常规 部分病例白细胞和血小板减少,个别病例单核细胞增多。

2. 生化和凝血功能检查 少部分患者乳酸脱氢酶、γ-谷氨酰转移酶、C反应蛋白、纤维蛋白酶原、凝血酶原时间及铁蛋白等轻度升高,而白蛋白、尿素氮和尿酸略有下降。

【影像学检查】

宫内感染者在胎儿期超声检查即可发现小头畸形和/或其他中枢神经系统异常如脑室扩大、钙化、异常脑沟回、脑萎缩即胼胝体发育异常与小眼和眼部钙化。胎儿头颅MRI因其分辨率高可为孕期咨询提供更多信息。

【病原学检查】

1. 病毒分离 可将全血等标本接种于Vero细胞或蚊源细胞进行病毒分离,是病毒鉴定的金标准,但耗时费力,无法快速诊断。

2. 病毒核酸 采用一步法RT-PCR或实时定量RT-PCR检测血液、尿液、唾液及精液等标本中的寨卡病毒核酸,耗时短,准确率较高。

3. 特异性抗体 可采用ELISA和免疫荧光法等检测特异性IgM和IgG抗体,还可用空斑减少中和试验检测血液中和抗体,应尽可能采集急性期和恢复期双份血清,若恢复期抗体阳转或滴度有4倍以上增加有确诊价值。需注意与其他黄病毒的交叉反应。

【诊断与鉴别诊断】

1. 诊断 在已有寨卡病毒感染的蚊媒传播地区居住或旅游者,出现发热、皮疹、结膜炎或关节痛等症状,可考虑临床诊断寨卡病毒感染。病原学检查有助确诊。

2. 鉴别诊断

(1) 登革热:同为蚊媒传播的发热性疾病,但病情通常更为严重,除伴头痛、肌痛和关节痛外,还有充血性和点状出血性皮疹,甚至血浆渗漏、休克、严重出血和脏器损伤等重症表现,流行病学资料和病原学检查有助于鉴别。

(2) 风疹:可有低热,不久从面部至全身出现较小红色斑丘疹为其主要表现,常伴枕后、耳后或颈部淋巴结肿大。

(3) 麻疹:卡他症状明显,前驱期可见麻疹黏膜斑;发热 3~5 天后按一定顺序出疹,疹出热更高;疹退后有色素沉着和麦麸样脱屑。

(4) 细小病毒 B19 感染:中低度发热,2~3 天后出现面部皮疹,迅速蔓延至全身,可留有色素沉着,但无脱屑。

(5) 立克次体病:高热,伴有全身酸痛、结膜充血、淋巴结肿大和皮疹等表现,恙虫病还有特征性焦痂或溃疡。

【预防】

1. 控制传播 早期诊断和及时隔离患者于有防蚊措施的房间至病后 2 周。还应采取综合措施进行灭蚊活动,如消灭蚊虫滋生地和药物灭蚊等。

2. 保护易感人群 开展健康教育,做好个人防护。目前尚无可用的疫苗。

【治疗】

1. 一般治疗 轻症患者通常以对症治疗为主。注意充分休息,多饮水,加强营养支持,在排除登革热之前禁用阿司匹林和其他非甾体类药物治疗。

2. 对症治疗 维持水和电解质平衡,高热不退者可用退热剂如对乙酰氨基酚,伴有关节痛患者可使用布洛芬。

【预后】

本病为自限性疾病,预后良好,重症与死亡病例罕见。孕妇感染后可致新生儿小头畸形和其他严重大脑异常。

(邓继岿)

第十二节 登 革 热

登革热(dengue fever,DF)是由登革病毒引起的急性发热性虫媒传染病,主要通过埃及伊蚊或白纹伊蚊叮咬传播。典型登革热以发热伴头痛、肌痛、关节痛及充血性和点状出血性皮疹为主要临床表现,传播迅速,流行规模较大,大部分预后较好。少数表现为重症登革热,以高热、血小板减少、出血、血浆渗出和易休克以及严重脏器损伤等为主要临床特征,病死率较高。WHO 于 2009 年将登革热病例定义为疑似登革热(probable dengue)、有预警征登革热(dengue with warning signs)和重症登革热(severe dengue),目的在于提醒临床医生通过临床征象预测登革热血管渗漏的发生。我国将其纳入法定乙类传染病管理。

【病原学】

登革病毒(dengue virus,DENV)属于黄病毒科黄病毒属,基因组为单股正链 RNA,有 3 种结构蛋白:衣壳蛋白(C 蛋白)、膜蛋白(PreM 蛋白和 M 蛋白)和包膜蛋白(E 蛋白)。M 蛋白和E蛋白含有诱生保护性抗体的抗原，E蛋白还有血凝活性。非结构蛋白NS1含有群和型特异性抗原决定簇，也能诱生高滴度保护性抗体。登革病毒有4个血清型（DENV-1、DENV-2 DENV-3和DENV-4），均可感染人。

登革病毒在4℃可存活数周，在−70℃或冷冻干燥状态下可长期存活，在pH 7~9时最为稳定，对热敏感，56℃ 30分钟可被灭活，甲醛、高锰酸钾、甲紫、离子型和非离子型去污剂均可使其灭活。

【流行病学】

1. 传染源　人、非人灵长类动物和蚊是登革病毒的自然宿主和传染源。在丛林型疫源地，猴类是主要传染源；在城市型疫源地，患者和隐性感染者是主要传染源，患者在病前1天至病后5天内的病毒血症期传染性最强。轻型患者不易被发现，且数量远多于典型患者，是更为危险的传染源。

2. 传播途径　主要传播媒介是埃及伊蚊和白纹伊蚊，通过直接改换叮咬对象进行传播，或病毒在其体内繁殖后在叮咬时传播病毒。

3. 易感人群　人群普遍易感，感染后获同型持久免疫力，同时获得对其他血清型的短期免疫力，故在新疫区各年龄段均可发病，而在老流行疫区则以儿童为主。再次感染异型病毒时较易发生重症表现。

4. 流行特征　在过去50年内，全球登革热发病率已增加30倍，每年约有5千万人次感染。流行区域主要在东南亚、拉美和非洲南部等热带和亚热带地区的100多个国家和地区。我国海南、广东、广西、福建、云南和台湾为流行区，好发于高温多雨季节，与传媒密度有关；多发生在3~11月，7~9月为发病高峰期。

【发病机制与病理改变】

1. 发病机制和机体免疫反应　再次感染异型病毒发生重症登革热的风险较初次感染高近百倍的现象提示，免疫损伤在病毒致病机制中起重要作用，其确切机制尚未明确，主要涉及：①抗体依赖性增强作用，即病毒与非中和类IgG形成复合物，再与单核巨噬细胞表面Fc受体结合，增强了病毒对这些细胞的损伤作用；②特定T细胞活化所致免疫病理损伤：病毒抗原在感染的单核巨噬细胞表面表达，诱导特异性T细胞亚群分化与增殖活化，后者参与清除病毒机制，同时又分泌细胞因子如白介素、肿瘤坏死因子等参与病毒致病过程；③与感染病毒的血清型有关：2型和3型病毒有更强的神经组织嗜性和神经毒性；2型病毒感染后易发生重症；④强毒力病毒理论：认为发生重症登革热是由于感染了一种毒力更强的登革病毒生物型。

2. 病理改变　最常见瘀斑状出血，其部位依次为皮肤、皮下、胃肠黏膜、心脏、肝脏和脾脏。浆膜腔不同程度渗液，以胸腔积液最常见。显微镜下见大多数脏器有不同程度出血，毛细血管和小动脉内皮肿胀，血管周围水肿和单核细胞浸润；肝脏见肝细胞灶状坏死；脾和淋巴结见未成熟淋巴细胞、浆细胞和窦状细胞增殖；肺有不同程度充血；脑膜出血，脑实质神经胶质细胞增生和白细胞浸润；心包膜、心内膜下和间质组织见灶状出血；胸腺皮质有明显淋巴细胞溶解，组织细胞反应明显；肾脏见血管球毛细血管扩张和间质水肿。

【临床表现】

潜伏期为2~15天，一般为5~8天。

登革热病程可分为3期，即发热期、极期和恢复期。根据病情严重程度，又可将登革热分为轻型、普通型和重症登革热。多数患者表现为普通型登革热,可仅有发热期和恢复期表现;少数患者甚至仅有发热期表现,属轻型登革热;还有少数患者出现极期的严重表现,为重症登革热。

1. **发热期** 一般持续 3~7 天。常突然起病。

(1)发热:为首发症状,体温 24 小时内快速升高达 40℃,约半数伴有寒战,热型多不规则,部分病例可呈双峰热(发热第 3~4 天后体温下降,1~2 天后再次升高)。

(2)伴随表现:可伴剧烈头痛、眼眶痛和周身肌肉与骨关节疼痛;还可有乏力、恶心、呕吐、食欲缺乏、腹痛及腹泻等胃肠道症状。半数以上有轻度浅表淋巴结肿大。

(3)充血和出血:于病程第 3~6 天在颜面和四肢出现充血性皮疹或点状出血疹,或融合成片的红斑,其中可见散在小片正常皮肤,简称"皮岛"。可有不同程度出血征象如皮肤瘀点瘀斑、注射部位出血、牙龈出血、鼻出血及束臂试验阳性等,罕见消化道出血。

轻型登革热多见于婴幼儿病例,发热持续 1~5 天,伴鼻咽部炎症和轻咳,常无出血和皮疹,常见淋巴结肿大。

2. **极期** 通常在病程第 3~8 天,部分病例持续高热不退或热退后病情恶化。

(1)血浆渗漏:因毛细血管通透性增加导致明显的血浆渗漏,出现腹部剧痛、持续呕吐、球结膜水肿、心包积液、胸腔积液和腹水等。

(2)休克:严重者可发生休克,出现低体温、心动过速、四肢湿冷、脉搏细弱、脉压缩小或血压低甚至测不到等。长时间休克者可发生代谢性酸中毒、多器官功能障碍和弥散性血管内凝血。

(3)严重出血:少数患者没有明显血浆渗漏,但出现严重出血如皮下血肿、消化道大出血、阴道大出血、颅内出血、咯血及肉眼血尿等。

(4)严重脏器损伤:可出现脑炎或脑病表现(如剧烈头痛、嗜睡、烦躁、谵妄、抽搐、昏迷及颈强直等),急性呼吸窘迫,急性心肌炎,急性肝衰竭和急性肾衰竭等。

3. **恢复期** 极期后的 2~3 天,病情开始好转,胃肠道症状减轻,白细胞和血小板计数开始回升,进入恢复期。部分患者可见针尖样出血疹,以下肢多见,可有皮肤瘙痒。

4. **重症登革热及其早期识别** 重症登革热患者通常于极期开始后的 24~48 小时发生死亡,故需早期识别和及时救治。

(1)高危人群:老人、婴幼儿和孕妇;免疫缺陷病者;伴有糖尿病、高血压、冠心病、消化性溃疡、慢性肝病、慢性肾病及哮喘等基础疾病者;肥胖或严重营养不良者。

(2)有预警征登革热:①腹部剧痛或腹肌紧张;②持续呕吐;③胸腔积液、腹水或胆囊壁增厚等液体潴留表现;④黏膜出血;⑤昏睡或烦躁不安;⑥肝大超过 2cm;⑦血细胞比容(hematocrit,HCT)升高,同时伴有血小板快速下降。

(3)重症登革热:①严重血浆渗漏;②休克;③液体潴留伴有呼吸窘迫;④严重出血;⑤严重器官损伤;⑥肝酶(AST 或 ALT)≥ 1 000U/L;⑦中枢神经系统受损所致意识改变;⑧心脏受损。

【一般实验室检查】

1. **血常规** 普通型登革热时白细胞常减少至 4×10^9/L 以下,血小板大多在正常低限或轻度减少(70×10^9/L~100×10^9/L)。重症登革热时约半数有白细胞总数和中性粒细胞增高伴中毒颗粒;2/3 病例有血小板减少;HCT 较基线水平增加 ≥ 20%,其升高幅度可反映血浆渗漏的严重程度;常在血浆渗漏发生前出现进行性白细胞减少及血小板计数迅速降低。

2. 尿常规 可见少量蛋白和红细胞等,可有管型出现。

3. 生化和凝血功能等检查 约半数登革热病例有轻～中度血清 ALT 升高。重症登革热病例可见血清白蛋白降低、转氨酶和尿素氮增高及酸中毒等;血纤维蛋白原减少,凝血酶原时间和部分凝血活酶时间延长;血清补体水平下降。

【病原学检查】

1. 特异性抗体 无论是初次还是二次感染登革病毒,用 IgM 捕捉 ELISA(MAC-ELISA)法检测特异性 IgM 都有早期诊断价值,并可与乙型脑炎鉴别。特异性 IgG 和血凝抑制抗体(HI)、补结抗体(CF)及中和抗体(NT)检测,在初次感染者双份血清 ≥ 4 倍以上增高有诊断意义。

2. 病毒分离 收集患者血清、血浆、白细胞和尸检肝、脾及淋巴结组织样本,采用脑内和腹腔联合接种于乳鼠,观察其临床疾病表现;或接种于敏感细胞,观察细胞病变,并用特异性单克隆抗体进行病毒鉴定。

3. 抗原和核酸 急性发热期可检测登革病毒抗原(NS1)及病毒核酸进行早期诊断,检测病毒核酸时可进一步鉴定病毒型别。

【并发症】

1. 急性血管内溶血 见于海南地区的病例,发生率约为 1.5%,主要表现为寒战、发热、腰痛、血红蛋白尿、血红蛋白急剧下降和黄疸。

2. 神经系统并发症 约 0.5% 的住院患者出现精神障碍,治疗后大多短期内恢复,个别反复发作达 6 个月以上。其他有继发性癫痫、吉兰 - 巴雷综合征、急性脊髓炎、面神经瘫痪及神经性耳聋等报道。

3. 其他 可出现中毒性肝炎、心肌炎、输液过量、电解质及酸碱失衡及二重感染等。

【诊断与鉴别诊断】

1. 诊断 在流行疫区的流行季节,出现发热、周身疼痛及充血性和点状出血疹伴有淋巴结肿大和外周血白细胞减少者应考虑临床诊断登革热。除上述表现外,若还有明显出血倾向、束臂试验阳性、血小板减少、血液浓缩甚至休克等表现者可诊断为重症登革热。病原学检查有助确诊。

(1)疑似病例:符合登革热临床表现,有流行病学史(发病前 15 天内到过登革热流行区,或居住地有登革热病例发生)或有白细胞和 / 或血小板减少者。

(2)临床诊断病例:符合登革热临床表现,有流行病学史,并有白细胞和血小板同时减少,单份血清登革病毒特异性 IgM 抗体阳性。

(3)确诊病例:疑似病例或临床诊断病例,急性期血清检测出 NS1 抗原或病毒核酸,或分离出登革病毒或恢复期血清特异性 IgG 抗体滴度呈 4 倍以上升高。

2. 鉴别诊断

(1)肾综合征出血热:有发热、头痛、眼眶痛及出血等类似表现,鉴别要点:①由鼠类传播汉坦病毒所致,主要流行于林区和农垦区,发病季节与鼠类活动有关,冬春季高发;②肾脏损害相关表现突出,如腰痛、肾区叩痛、蛋白尿、血尿及尿量显著减少等;③病原学检查。

(2)钩端螺旋体病:因有高热、全身酸痛、结膜充血、淋巴结肿大和局部出血而易与登革热混淆。鉴别要点:①有疫水接触史;②腓肠肌疼痛和压痛明显;③常有尿蛋白和管型;④对青霉素治疗有特效;⑤病原学检查。

(3)立克次体病:我国热带和亚热带地区最常见恙虫病,其次为地方性斑疹伤寒,有高热、周身酸痛、结膜充血、淋巴结肿大和皮疹等类似表现。鉴别要点:①恙虫病有特征性焦痂或溃疡;②外斐反应阳性;③氯霉素和四环素类治疗有特效;④病原学检查。

(4)恶性疟疾:可有高热、头痛和周身酸痛及面部潮红等和暴露蚊虫史。直接在血片或骨髓片中寻找到疟原虫就可确定诊断,必要时可辅以抗疟药进行诊断性治疗。

【预防】

1. **控制传播** 早期诊断和及时隔离患者于有防蚊设施的房间内至病后 1 周。采用综合措施进行群众性灭蚊活动如消灭伊蚊滋生地和放养食蚊鱼诱导灭蚊和药物灭蚊等。

2. **保护易感人群** 主要加强疫区的个人防护。目前我国尚无可用的疫苗。法国已研制出四价登革热疫苗,Ⅱ期临床试验结果显示对 1、3 和 4 型登革病毒感染有免疫保护作用,但对 2 型登革病毒无效,其安全性和耐受性良好。

【治疗】

主要是对症治疗。

1. **普通型登革热的治疗**

(1)一般处理:卧床休息,多饮水,宜营养丰富和易消化的流质和半流质饮食,注意眼部、皮肤和口腔清洁,避免感染。

(2)对症治疗:包括维持水电解质平衡(首选口服补液,频繁呕吐、进食困难或血压低者应及时静脉补液);退热(以物理降温为主,高热不退者可给予对乙酰氨基酚退热,禁用阿司匹林以免增加出血倾向);镇静止痛;有出血倾向者常规给予维生素 K 和 C 等。

2. **重症登革热的治疗**

(1)监测生命体征、出入量、血常规及肝肾功能等,尤其注意血小板计数与血细胞比容的变化,以了解血浆外渗程度和及早发现休克。

(2)持续高热和血液浓缩时补液以维持良好的组织灌注,注意纠正水、电解质和酸碱失衡。当组织灌注良好,尿量达到约 0.5ml/(kg·h)时应控制静脉补液量,以免输液过量导致胸腹水和脑水肿。

(3)抗休克治疗:①补充血容量:按早期、快速和适量的原则,液体一般按 3∶1 的晶胶比例,先晶体后胶体,酌情补钾和钙。因血液浓缩,不宜用浓缩红细胞。②纠正酸中毒:1.4%~2.5% 碳酸氢钠静脉注射或静脉滴注,至酸中毒纠正为止。③强心剂:在血容量基本补足情况下,心率仍快者可给予毛花苷 C(<2 岁 0.03~0.04mg/kg;>2 岁 0.02~0.03mg/kg)。④血管活性药物:血容量补足,血压仍不稳定者可选用血管活性药物,如多巴胺(每分钟 5~15μg/kg)或间羟胺(每分钟 1~20μg/kg)等持续泵入。⑤皮质激素:地塞米松,1~2.5mg/ 次,1~2 次 /d;或甲泼尼龙,1~2mg/(kg·d)。

(4)大出血处理:①应用止血剂:可选用酚磺乙胺、卡巴克洛、维生素 K 和大剂量维生素 C;局部止血包括局部填塞止血和使用局部止血剂。②凝血功能异常者输注冷冻血浆、冷沉淀物或凝血酶原复合物以补充凝血因子。③严重出血伴血红蛋白低于 7g/L 者可予以输注红细胞。④严重出血伴血小板计数低于 30×10^9/L 者,可予以血小板成分输注。

(5)减轻脑水肿:①亚冬眠疗法:特别适合于脑水肿伴高热者;②脱水疗法:常用 20% 甘露醇,有心功能不全者宜用利尿剂;③肾上腺皮质激素:通常选用地塞米松;④氧疗和辅助呼吸,必要时行机械通气。

(6)防治 DIC:应消除 DIC 的诱因,如防治休克和纠正酸中毒。当纤维蛋白原和 D- 二聚体增高时应尽早使用低分子肝素;当纤溶亢进时则宜选用抗纤溶制剂和补充凝血因子。

【预后】

登革热是一种具有自限性倾向的传染病,通常预后良好,如果无并发症,一般 10 天左右痊愈,病死率在 0.1% 以下。影响预后的因素包括患者既往感染登革病毒史、年龄、基础疾病及并发症等。重症登革热出现休克者,病死率可高达 10%~40%。如休克或出血处理得当,则病死率可降至 5%~10%。

(舒赛男)

第十三节　肾综合征出血热

肾综合征出血热(hemorrhagic fever with renal syndrome,HFRS)是由汉坦病毒引起的,以鼠类为主要传染源的一种自然疫源性疾病,又称流行性出血热(epidemic hemorrhagic fever,EHF),以全身小血管广泛性损害为特点,临床表现主要有发热、休克、充血出血及肾脏损害。我国将本病纳入法定乙类传染病管理。

【病原学】

汉坦病毒(hantavirus,HV)归类为布尼亚病毒科汉坦病毒属。基因组由 3 个负链 RNA 环状分子组成,外被核衣壳和包膜。包膜含血凝素抗原,在病毒黏附、穿入和脱衣壳中起重要作用。目前汉坦病毒至少有 40 个血清型 / 基因型,已证实至少有 22 个汉坦病毒型可引起人类疾病,其中 7 个型引起 HFRS。我国广泛分布的是汉滩型(HTN)病毒(有 9 个亚型)和汉城型(SEO)病毒(有 4~6 个亚型),是 HFRS 疫区的主要流行病毒型,其宿主分别为黑线姬鼠和褐家鼠。

病毒对外环境抵抗力不强,75% 酒精、乙醚等脂溶剂、0.5% 碘酒、戊二醛、酸(pH 3~5)、56℃ 30 分钟及紫外线可使之灭活。但在鼠肺和肾中可存活 150~200 天。

【流行病学】

1. 传染源　带病毒的鼠类是主要传染源和储存宿主。黑线姬鼠主要分布于林区、垦区和农作物区,而褐家鼠主要分布于城镇和市郊。

2. 传播途径　有多种传播途径,以动物源传播为主,即人接触带病毒动物排泄物而感染;带毒排泄物形成的气溶胶能经呼吸道感染人体;还可通过破损皮肤接触、被带病毒动物咬伤、食用被污染食物和水、虫媒传播(寄生于带毒动物身上的螨类叮咬人体)和宫内垂直传播而获得感染。罕见人与人之间传播的报道。

3. 易感人群和流行特征　人群普遍易感,多见于 29~55 岁年龄段(约占 80%),尤以农民和野外作业者发病较多,儿童少见,仅占 3%~7%。已报道全球有 78 个国家和地区的人和动物感染汉坦病毒,主要分布在亚洲。我国疫情最严重,有 29 个省、市和自治区发现本病,病例数占全球发病人数的 90% 以上。流行有明显季节性,冬春季多见,与鼠类繁殖和人群活动有关,绝大多数姬鼠型疫区发病呈双峰型,即冬季和春季为发病高峰;家鼠型发病高峰多在 4~6 月;呈周期性流行,平均每 8 年出现一次流行高峰;另一流行特点为易变性。

【发病机制与病理改变】

1. **发病机制** HFRS 的发病机制并不十分明了。一般认为,早期损伤是病毒直接致病作用所致,晚期则是病毒介导的免疫性损伤。HV 的组织细胞嗜性广泛,血管内皮细胞和多种免疫细胞如 T 细胞、B 细胞、单核巨噬细胞、脑胶质细胞及肝库普弗细胞等为其靶细胞。病毒侵入后,首先累及单核巨噬细胞,病毒入血致短暂病毒血症后出现全身广泛微血管损伤,血管通透性增加,血浆大量外渗,导致有效循环血量减少。肾血流量减少和肾滤过率下降,经刺激肾素 - 血管紧张素 - 醛固酮系统分泌增多导致少尿。肾缺血致肾小管上皮坏死,加上肾间质水肿使肾小管狭窄甚至闭塞,加重少尿。除病毒直接细胞毒作用外,患者血中可检出自身抗体,提示存在 I 型和 II 型变态反应;患者可检出肾小球基底膜免疫复合物沉积和血中循环免疫复合物,提示 III 型变态反应参与肾脏和血管壁损伤;急性期患者外周血中存在特异性 CTL、血清 IL-2 水平降低及干扰素和 TNF 水平增高;在尸检肺和脾脏内产细胞因子的细胞明显增多,均提示免疫致病作用。

2. **机体免疫反应** 特异性 IgM 早在发病后第 1~3 天出现,1 周后达高峰,2 周后开始下降,维持 6 个月左右;特异性 IgG 稍晚出现,发病后 2 周左右达峰值,其后逐渐下降,但持续时间长;患者体内也可检出特异性 IgE 和 IgA。

3. **病理改变** 典型病理改变为多发性出血、严重渗出和水肿以及灶状坏死和细胞浸润。肾脏病变广泛,髓质充血和出血;肾小管上皮肿胀、变性及坏死;内皮脱落;包膜紧张可致肾破裂;全尿路均可出血。心脏以右心房病变多见,心壁细胞变性、浸润及出血,并可有纤维断裂。脑垂体肿大,前叶明显充血、出血和坏死。腹膜后胶冻样水肿为本病所特有。

【临床表现】

潜伏期 4~60 天,一般 7~14 天。典型临床经过分为 5 期。

1. **发热期** 相当于病毒血症期。血及尿中有病毒存在,故有传染性。持续 3~7 天。主要表现有:

(1)发热及全身中毒症状:几乎均有发热,多急起,体温可达 38~40℃,以弛张和稽留热型为多,热程一般为 3~7 天。常伴三痛征:头痛、腰痛及眼眶痛。由于脑膜及脑实质血管充血水肿及出血,引起剧烈头痛。腰痛和肾区叩痛与肾充血水肿、包膜紧张及腹膜后水肿有关;眼眶痛系眼球周围软组织水肿出血引起眶压增高所致。常伴有口渴、食欲缺乏、恶心呕吐和腹痛腹泻。大便可带黏液和血。重症患者可有嗜睡或兴奋不安和谵语等。

(2)毛细血管损害征象:包括:①三红征:眼结膜、颜面和颈及上胸部明显充血潮红,呈酒醉貌。②出血:软腭、球结膜、腋下和胸背皮肤见针尖大小出血点,呈特征性搔抓样或条痕样排列。重症见大片皮肤瘀斑、血尿、呕血及便血,束臂试验强阳性。③渗出:常见球结膜和眼睑水肿,面部和四肢可肿胀,可有腹水。

(3)肾脏损害:蛋白尿为最常见的早期表现之一,可有血尿和尿量减少。

2. **低血压休克期** 发热后期(一般在病后 4~6 天)或退热同时可有血压下降甚至休克,呈现"热退症更重"的特点。持续 1~3 天。表现为:①低血压:收缩压下降,脉压变小、脉快而弱、球结膜水肿、尿少或烦躁不安等。②休克:收缩压低于 70mmHg,脉压 <20mmHg。脉细弱或扪不到,球结膜水肿更重,出现明显消化道及精神神经症状。尿少、蛋白尿及出血症状更为明显。

3. **少尿期** 多发生于病程第 5~8 天,持续 2~5 天。以急性肾衰竭表现为主,有尿毒症、酸中毒、电解质紊乱和高血容量综合征(脉搏洪大,静脉充血、水肿及血红蛋白下降等)。前述各期表现可加重,可因颅内压增高出现烦躁、谵妄,甚至昏迷和抽搐等。

4. 多尿期 于病程第9~14天进入多尿期,持续1~2周,可分为移行阶段(从少尿至正常尿量)、多尿早期和多尿后期。在前两个阶段,氮质血症仍逐日上升,症状可继续加重。进入多尿后期,症状逐渐减轻,氮质血症好转,酸中毒和高血容量得以纠正。若过度利尿、失水失盐加之继发感染或出血等可诱发第二次休克或再次肾衰竭。

5. 恢复期 一般在病程4~6周进入恢复期。尿量减少至正常量,肾功能恢复,症状体征消失,各项化验结果逐渐恢复正常。

儿童HFRS临床经过与成人基本相似,但5个病期经过常不完全,除消化道症状明显外,其他表现均较成人轻,预后较好。

【一般实验室检查】

1. 常规检查

(1)血常规:白细胞总数于病程第3~4天开始增高,一般为$(15~30)\times 10^9/L$,少数高达$50\times 10^9/L$以上。早期中性粒细胞增高伴核左移,可见中毒颗粒和类白血病反应;病程第5~8天后淋巴细胞增高;异形淋巴细胞出现于病程早期。血红蛋白因血液浓缩而升高。血小板有不同程度下降,DIC时下降更明显。

(2)尿常规:蛋白尿是肾损害最早征象。还可有血尿及管型尿。少数病例尿中出现膜状物,为凝血块、蛋白和脱落细胞混合物。尿中溶菌酶和氮-乙酰氨基糖苷酶可阳性。

2. 血生化检查 发热晚期血尿素氮及肌酐开始升高,少尿期及多尿早期达高峰。常见代谢性酸中毒合并呼吸性碱中毒。血钠、氯和钙在全病程均降低,而磷、镁和铁升高。血钾在发热及休克期降低,少尿期升高。心肌受损时,血清肌酸激酶、乳酸脱氢酶和肌红蛋白升高。

【病原学检查】

1. 病毒分离和鉴定 取患者急性期血液、尿液或尸检材料制成10%悬液,接种于敏感单层细胞上,由于细胞病变不典型,需采用免疫荧光法检测细胞内特异性抗原来检出病毒。

2. 抗原和核酸 采用免疫荧光法检测早期患者白细胞中病毒抗原,检出率达90%以上。用免疫酶技术检测早期患者血和体液标本阳性率不足20%,但用于组织内病毒抗原检测,阳性率可达100%。用原位杂交法和RT-PCR技术可检测组织细胞内病毒核酸片段。后者还可进行基因分型。

3. 特异性抗体 特异性IgM阳性提示近期感染;双份血清特异性IgG ≥ 4倍增高有确诊价值。常用免疫荧光法和ELISA法,采用重组病毒抗原可提高ELISA检测的敏感性。

【并发症】

1. 颅内出血和内脏出血 颅内出血可发生惊厥和昏迷;肺出血者咯血可致窒息;消化道大出血可致休克。

2. 心力衰竭和肺水肿 多见于休克和少尿期。常突然发作,病情急剧加重,有明显高血容量征象。

3. 呼吸窘迫综合征 多见于休克期和少尿期,与肺间质水肿有关。出现胸闷和进行性呼吸困难,肺部可闻及湿啰音,胸片示弥漫性小片状影和透亮度降低,动脉血气分析可见

PO_2明显降低。

4. **继发感染** 少尿期至多尿期易发生呼吸道和泌尿系细菌感染或二重感染等。

5. **自发性肾破裂** 多发生于急性肾衰竭极期,表现为突然腰痛,面色苍白,血压下降,腰肌呈板状,X线片显示肾脏与腰大肌阴影消失,B超可协助诊断。

【诊断与鉴别诊断】

1. **诊断** 本病比较复杂,应综合分析诊断。根据流行病学资料如在流行季节发病;发病前2个月内有疫区居住或逗留史;临床上有发热和中毒症状,充血、出血及渗出体征,以及肾损害三大主征和病程发展的五期经过,实验室检查有典型血、尿常规和血生化改变可作出临床诊断。病原学检查帮助确诊。

2. **鉴别诊断** 应根据不同病期的主要临床表现,与相关性疾病进行鉴别。以发热为主症者,应与流感、钩端螺旋体病和败血症等相鉴别;以休克为主症者应与暴发型流脑、败血症休克和中毒型菌痢等区别;以出血为主症者应与伤寒肠出血和血小板减少性紫癜等相鉴别;以肾功能损害少尿为主症者,应与肾小球肾炎和其他原因引起的急性肾功能不全区别。

另外,HFRS还应与重症登革热相鉴别:①登革热是由伊蚊传播登革病毒所致,在海南及广东流行。发病以7~9月为高峰季节。②临床上以发热、多形性皮疹和多器官较大量出血为特征。病程中可有休克但无肾损害。③病原学检查区别之。

【预防】

1. **一般预防** 预防措施主要是灭鼠和防鼠,同时采取相应措施防螨灭螨,还应加强个人防护。患者需隔离至急性症状消失。

2. **疫苗接种** 有3类疫苗,即鼠脑纯化灭活疫苗、细胞培养灭活疫苗和新型疫苗(痘苗病毒载体疫苗、亚单位疫苗、核酸疫苗等)。我国已研制出前两类疫苗,包括2种I型疫苗(沙鼠疫苗和鼠脑疫苗),1种II型疫苗(地鼠疫苗)和1种双价疫苗(沙鼠I和II型双价疫苗)。新型疫苗尚处于动物实验阶段。

(1)鼠脑纯化灭活疫苗(I型):于0、14、28天接种3针,保护率为92%以上。但1年后抗体水平明显降低,需加强接种。

(2)细胞培养灭活疫苗:①沙鼠肾细胞I和II型双价灭活疫苗(双价疫苗):于0、14、180天接种3针,1年时加强1针,保护率为100%;②沙鼠肾细胞I型灭活疫苗:于0、14、28天接种3针。1年时加强1针。保护率达95.55%。③地鼠肾II型灭活疫苗:于1、14、180天接种3针,保护率达98%。

【治疗】

1. **综合疗法** 应做好"三早一近"(早发现、早休息、早治疗及就近治疗),以液体疗法为主,辅以对症治疗。

(1)发热期治疗:卧床休息,给以高热量、高维生素及易消化食物。高热以物理降温为主,体温过高和中毒症状重者给予地塞米松,每次0.2~0.4mg/kg,每4~6小时一次,疗程2~3天或热退即停。出血明显可用酚磺乙胺、云南白药或维生素K。呕吐不能进食者,给予静脉补液和止吐剂。发生DIC时,可尽早试用肝素,低分子右旋糖酐及丹参注射液有抗凝作用,均可应用。

(2)低血压休克期治疗:参见本章第十三节登革热提到的"抗休克治疗"。

(3)少尿期治疗(包括移行阶段和多尿早期):本期主要稳定机体内环境、加强利尿和促进肾功能恢复。

1)稳定机体内环境:①控制氮质血症:给以高糖、高维生素及低蛋白饮食维持热量;②严格限制入量:每天液体入量 = [前 1 天尿量 + 每天不显性失水 + 吐泻丢失量] – 内生水量;③维持电解质和酸碱平衡。

2)利尿:可用呋塞米 0.5~1mg/kg,静脉或肌内注射;或多巴胺每分钟 0.5~4μg/kg,静脉滴注,扩张肾血管。

3)导泻:有高血容量综合征时,可口服甘露醇粉剂、50% 硫酸镁或中药大黄等导泻。

4)透析疗法:凡有明显氮质血症、高血钾或高血容量综合征者,可采用腹膜或血液透析治疗。

(4)多尿期治疗:主要保持水和电解质平衡,防止继发感染。随着尿量的增加适当补充液体和电解质,补液以口服为主。蛋白质宜逐步增加,以防止多尿性氮质血症。加强护理,防止继发感染。

(5)恢复期治疗:补充营养,逐步恢复活动。

(6)并发症治疗:肾破裂时及时手术治疗;高血容量综合征、高血钾、心衰、肺水肿、呼吸衰竭及中枢神经并发症及腔道出血时及时采取相应抢救措施。

2. 抗病毒治疗

(1)利巴韦林(ribavirin):是我国学者首先找到的抗汉坦病毒药物,早期应用(病程头 4 天内)效佳。有两种治疗方案:①大剂量疗法:首剂 33mg/kg,以后 16mg/kg,每 6 小时一次,连续 4 天,第 5~7 天 8mg/kg,每 8 小时一次,静脉滴注,可将病死率降至 <2%。副作用有可逆性骨髓抑制和红细胞减少。②小剂量疗法:按 10~15mg/(kg·d) 或 700~750mg/d 静滴,疗程 3 天,可改善症状,降低病死率,无不良反应。

(2)其他有应用前景的药物:①干扰素:体外有抗病毒作用,体内疗效尚在评价中;②乳铁蛋白(lactoferrin):具有广泛抗病毒作用,已被证实可以在体内外抑制汉坦病毒;③法匹拉韦(avigan):为抗流感病毒药物,动物实验证实可抑制汉坦病毒。

【预后】

本病的病死率与病情轻重、治疗迟早及措施是否正确有关,目前病死率在 5% 以下。长期随访可见部分患者出现慢性肾功能损害、高血压或垂体功能减退。

(舒赛男)

第十四节 埃博拉病毒病

埃博拉病毒病(ebola virus disease)是由埃博拉病毒引起的急性烈性人兽共患的传染病。埃博拉病毒是导致人类病死率最高的病毒之一,世界卫生组织已将其列为对人类危害最严重的第 4 级病毒,因 1976 年首次在扎伊尔北部的埃博拉河流域被发现而得名。埃博拉病毒病主要通过直接接触感染者而传播,早期表现有发热、腹痛、呕吐、腹泻、严重肌肉痛和头痛等,病情快速进展,出现休克、大出血和肝肾功能衰竭等危重表现。不同种类埃博拉病毒所致病死率不尽相同,扎伊尔型埃博拉病毒病的病死率可高达 55%~88%。

【病原学】

埃博拉病毒(ebola virus,EBOV)为丝状病毒科埃博拉病毒属,共有 5 个成员——扎伊尔型、苏丹型、本迪布焦型、塔伊森林型和雷斯顿型,前 4 种对人类致病,前 3 种曾引起人类暴发疫情,致病性由强至弱依次为扎伊尔型、苏丹型、本迪布焦型和塔伊森林型。埃博拉病毒形态呈丝状、杆状或分枝盘绕状,基因组为不分节段的单股负链 RNA,编码 7 个结构蛋白和 1 个非结构蛋白。该病毒的主要媒介尚不明确。

该病毒在室温(20℃)或 4℃ 存放 1 个月,其感染性无明显变化;对热有中等抵抗力,60℃ 1 小时灭活病毒;对紫外线、γ 射线、甲醛、次氯酸、酚类等消毒剂和脂溶剂敏感。

【流行病学】

1. **传染源和传播途径** 感染的人和非人灵长类动物是传染源。蝙蝠可能是自然储存宿主之一。传播途径主要有:①密切接触:患者在重病期或濒死期病毒载量急剧增加,直接接触感染者组织或体液可传播,血液、呕吐物和排泄物包括结膜分泌物有高度传染性;尿液、乳汁、阴道分泌物、精液、唾液、眼房水和汗液中均可检出病毒,故在未使用适当防护措施下护理和治疗患者、安葬患者遗体及捕猎屠宰感染动物都会面临最高感染风险。②注射传播:在扎伊尔型和苏丹型埃博拉病毒疫情首次暴发时发现,重复使用未消毒针头和注射器是病例数急剧增加的重要原因。③空气传播:动物研究发现吸入含有感染性病毒的气溶胶可获得感染,但在人类传播中的作用尚待证实。

2. **易感人群和流行特征** 人群普遍易感。扎伊尔型自 1976 年首次被发现后,已经造成中非地区(包括刚果民主共和国、加蓬及刚果共和国等)的多次大暴发,以及 2014~2016 年西非地区(几内亚、利比里亚、塞拉利昂、尼日利亚、塞内加尔和马里)的严重疫情,后者首发于几内亚一名 2 岁儿童,总病例数超过 28 000 例,死亡人数逾 11 000 例。苏丹型病毒所致疫情主要位于苏丹和乌干达境内,病死率约 50%。本迪布焦型病毒于 2007 年在乌干达和 2012 年在刚果民主共和国各有一次暴发,病死率约 30%。塔伊森林型病毒仅在 1994 年有 1 例科特迪瓦患者,该患者得以幸存。

【发病机制与病理改变】

1. **发病机制** 病毒经黏膜和皮肤破损处或胃肠道侵入,首先感染局部的巨噬细胞和树突状细胞(DC 细胞),在细胞内复制并引起细胞坏死;大量子代病毒颗粒释放进入细胞外液;在局部淋巴结进一步复制,再通过血流播散至肝脏、脾脏、胸腺和其他淋巴组织,感染 DC 细胞和巨噬细胞。受感染的单核巨噬细胞系统被激活,释放大量细胞因子和趋化因子,增加血管通透性;诱导内皮细胞表达黏附因子和促凝因子,加之内皮细胞坏死后血管壁胶原暴露和释放细胞因子等,导致弥散性血管内凝血(DIC)、广泛出血和低血容量性休克。单核巨噬细胞释放的病毒可感染相邻细胞包括肝细胞、肾上腺上皮细胞、成纤维细胞和内皮细胞等,导致这些细胞结构破坏和功能受损。

埃博拉病毒能显著抑制机体固有免疫应答,尤其是 I 型干扰素反应,使病毒快速播散;同时通过直接和间接方式使特异性免疫应答失能:①受感染 DC 细胞因无法成熟而难以呈递抗原给初始淋巴细胞,故不能启动适应性免疫应答;②埃博拉病毒可诱导淋巴细胞发生"旁观者"凋亡,这可能是炎症介质和 / 或失去来自 DC 细胞的支持信号而引起。

2. **机体免疫反应** 人类感染的研究显示,获得性免疫在致死和非致死病例有显著不同:幸存者最早在发病后 2 天就可检出特异性 IgM 抗体,可维持数月;在病后 5~8 天出现特异性 IgG 抗体,可维持数年;而死亡病例只有 30% 可检出低水平特异性 IgM,而特异性 IgG 未能检测到。不同型别埃博拉病毒有交叉反应。

3. 病理改变 主要的病理改变是皮肤黏膜和脏器出血;在很多器官内可见到点灶状坏死,尤以肝脏、脾脏和淋巴组织最为严重;感染细胞内可见小包涵体和凋亡小体。

【临床表现】

潜伏期为 2~21 天,平均 4~10 天,儿童病例潜伏期较成人短。四种埃博拉病毒所致疾病的临床表现有较大差异。感染后可不发病或呈轻型。

1. 早期 常以突然发热伴全身不适和肌肉疼痛起病,随后出现明显消化道症状包括腹痛、恶心、呕吐及腹泻,还可有头痛、结膜充血及相对缓脉等,半数患者有咽痛及咳嗽。

2. 重病期 病后 4~5 天病情快速进展。

(1)常见表现:高热、呕吐、腹泻和神志改变如谵妄及嗜睡等。在病程第 5~7 天可出现麻疹样皮疹,以肩部、手心和脚掌多见,数天后消退并脱屑,部分患者可持续较长时间。

(2)出血和 DIC:病程第 3 天开始有出血症状,病程第 10 天为出血高峰。以消化道出血为显著,以双侧结膜下出血为特征,还见皮肤黏膜和穿刺部位出血、阴道出血、咯血或血尿等。约 50% 病例有 DIC,可发生大出血。

(3)危重表现:最显著表现为低血压或休克,随后出现多器官功能衰竭包括肾衰竭和严重肝衰竭等。90% 的死亡发生在起病后 12 天内,可因大出血、肝肾衰竭及其他致死性并发症而死亡。

3. 恢复期 通常在病后第 2 周,一般情况开始改善,体温逐渐降至正常,尿量逐渐恢复,肝肾功能、血红蛋白和血小板逐渐恢复正常。

4. 后遗症期 存活者可出现长期腹痛、眼部疾病甚至失明、神经精神问题、严重疲劳和关节痛等表现,称为"埃博拉感染后综合征"。其原因、诊断和治疗等还尚未明确。

5. 儿童病例特点 儿童病例不多,症状与成人类似,但由于幼儿不会表述,故以发热和显著的腹泻及呕吐为突出表现,而少见腹痛、头痛和肌肉疼痛等。与成人病例相比,儿童病例病情进展更快,年龄越小病死率越高。

【一般实验室检查】

血常规、肝肾功能、凝血功能、电解质及酸碱平衡随病情而变化,可出现肝功能和肾功能严重受损;凝血功能异常甚至 DIC 表现;危重患者可发生电解质和酸碱平衡紊乱,需严密监测。脑脊液一般正常。

【病原学检查】

1. 抗原和核酸 采用酶联免疫法检测血液或其他体液中病毒抗原或采用 RT-PCR 法检测病毒特定核酸序列,必须在高等级生物安全实验室中进行。

2. 特异性抗体 收集间隔 ≥1 周的双份血标本,血清特异性 IgM 抗体阳性,或 IgG 抗体阳转或滴度 ≥4 倍升高具有诊断意义。重症可能特异性抗体为阴性。

【并发症】

体液的大量丢失可造成低钠血症、低钾或高钾血症、低钙及低镁血症等各种电解质紊乱,严重者可诱发心律失常。

【诊断与鉴别诊断】

1. 诊断 如果患者具有埃博拉病毒病的临床表现且发病前 21 天内存在可能的埃博拉

病毒暴露史(包括曾接触确诊或疑似埃博拉病毒病患者的体液或遗骸;曾在埃博拉病毒传播活跃地区居住或旅行;曾直接处理来自疫区的蝙蝠和啮齿类动物或灵长类动物),应积极进行医学评估,并决定是否需要进行病原学检测和隔离,尽早明确诊断。

2. **鉴别诊断**　根据患者的临床表现和流行病学环境,有时需要与其他疾病相鉴别。如果是从西非或中非返回的旅行者,应首先与疟疾相鉴别。其他还需考虑鉴别的疾病包括伤寒、黄热病、拉萨出血热、水痘、麻疹、登革热、葡萄球菌或链球菌感染、革兰氏阴性菌败血症、中毒性休克综合征、脑膜炎球菌败血症及钩端螺旋体病等。主要根据流行病学资料、临床特征和病原学检查进行鉴别。

【预防】

1. **控制传播**　预防重点在中非和西非等疫源地域,预防措施包括教育和支持当地居民更改不良的葬礼习俗;避免接触野生灵长类动物的肉和蝙蝠;理解样本采集和检测以及隔离等系列感染控制措施的必要性。对确诊或疑似患者进行安置与隔离,隔离观察期21天,相关人员正确使用个人防护设备,按标准流程对患者体液污染的表面或物体进行消毒处理;对埃博拉病毒暴露人群进行监测和活动限制;疑似患病或已经确诊埃博拉病毒病或新近患病后幸存的母亲需避免哺乳。

2. **保护易感人群**　由我国独立研发并具有完全自主知识产权的重组埃博拉病毒病疫苗(腺病毒载体)于2017年10月被中国国家药品监督管理局批准。2019年11月欧盟批准一款扎伊尔型埃博拉病毒疫苗上市,适用于18岁以上人群。

【治疗】

尚无特殊治疗方法,主要为对症支持治疗。

1. **对症支持治疗**　重点在于维持血压等循环功能和抗休克治疗、纠正凝血功能障碍和防治DIC以及纠正水电解质和酸碱紊乱等,使得在机体特异性免疫应答清除病毒期间能够维持患者生命。具体措施详见本章第十二节。

2. **免疫治疗**　WHO专家组推荐,可考虑使用埃博拉病毒病幸存者的恢复期全血或血浆来治疗急性期患者。

3. **并发症处理**　根据患者的病情给予合理的抗心律失常治疗。

【预后】

埃博拉病毒是对人类致病毒力最强的病原体之一,尤其是最常见的扎伊尔型埃博拉病毒病,传染性强,病死率高。尽早诊断与启动治疗有助于明显改善其预后。2014~2016年西非暴发的有限数据显示,有腹泻者、高病毒载量者、男性患者和年龄>45岁患者的病死率较无腹泻者、低病毒载量者、女性患者和年龄<21岁患者更高。儿童病例年龄越小病死率越高,新生儿病例病死率可高达100%。

(舒赛男)

第十五节　发热伴血小板减少综合征

发热伴血小板减少综合征(severe fever with thrombocytopenia syndrome, SFTS)是一种新发传染病,主要由蜱虫叮咬传播,临床以发热、消化道症状、血小板和白细胞减少及肝肾损

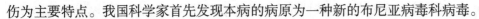

伤为主要特点。我国科学家首先发现本病的病原为一种新的布尼亚病毒科病毒。

【病原学】

病原是一种新病毒,属于布尼亚病毒科白蛉病毒属,已被命名为发热伴血小板减少综合征病毒(severe fever with thrombocytopenia syndrome virus,SFTSV)。病毒颗粒呈球形,外有包膜,表面有棘突。基因组包含 3 个单股负链 RNA 片段(L、M 和 S),L 片段编码 RNA 依赖的 RNA 聚合酶;M 片段编码糖蛋白前体;S 片段能以双向方式编码病毒核蛋白和非结构蛋白。病毒基因组末端序列高度保守,与白蛉病毒属其他成员相同,可形成锅柄状结构。在感染细胞质内可见明显的致密包涵体,并有亚细胞结构改变。

布尼亚病毒科病毒一般抵抗力弱,不耐酸,易被热、乙醚、去氧胆酸钠和常用消毒剂及紫外线照射等迅速灭活。

【流行病学】

1. 传染源　蜱虫可能是主要的储存宿主和传播媒介,人只是偶尔作为宿主。目前研究发现,家养动物也可能为 SFTSV 的储存宿主。患者呼吸道分泌物、血液、被血污染的衣物也可能具有传染性。

2. 传播途径　尚不完全确定。从病家周围采集的蜱体内检出该病毒,加之部分病例有明确蜱叮咬史,因此认为蜱虫叮咬可能为该病主要传播途径。现已发现,SFTSV 可感染牛、羊和犬等脊椎动物,动物宿主持续感染是维持 SFTSV 自然循环的基本条件,故其储存宿主和媒介种类尚需进一步确认。SFTSV 可通过病患的血液、分泌物、污染物致接触者感染,从而在人 - 人之间传播。

3. 易感人群　人群普遍易感,发病人群多为中老年农民,可能与其接触传染源的机会较多有关。在丘陵、山地、森林等地区生活生产的居民和劳动者以及赴该类地区户外活动的旅游者感染风险较高。

4. 流行特征　流行形式主要为散发,呈现地区聚集性。目前已在韩国、日本和我国的河南、湖北、山东、安徽、辽宁、江苏及浙江等省发现 SFTS 病例,主要分布在山区和丘陵地带的农村,常暴露于灌木丛、森林及旱作农田。全年均可发病,4~10 月为该病流行期,5~7 月为发病高峰期。

【发病机制与病理改变】

本病是一种新发自然疫源性疾病,新布尼亚病毒鉴定结果发布于 2013 年 3 月 17 日新英格兰医学杂志,目前还少有发病机制和病理的研究。被蜱虫叮咬感染后,病毒感染外周血单个核细胞,使感染细胞病变和溶解,产生病毒血症。已发现,死者体内病毒载量及多种细胞因子(IL-6、IL-10 及 IFN-γ 等)明显高于幸存者,提示除病毒直接致病作用外,还可激发促炎因子大量释放,引起脏器组织免疫性损伤。模型鼠研究表明,脾是 SFTSV 的主要靶器官和复制场所,脾源性巨噬细胞清除被病毒黏附的血小板是血小板减少的主要机制。

【临床表现】

潜伏期尚不明确,可能为 1~2 周,也有长达 30 天的报道。

急性起病,主要临床表现为发热,体温多在 38℃ 以上,重者持续高热,可达 40℃ 以上,部分病例热程可长达 10 天以上。伴有全身不适、乏力、头痛、肌肉酸痛及精神萎靡等全身症状。可累及多个系统。

1. **血液系统病变**　最常见,有明显的白细胞减少和血小板减少,重者伴明显出血倾向如皮肤瘀点瘀斑,甚至肌内注射部位血肿。

2. **消化道症状**　食欲缺乏、恶心、呕吐、腹痛、腹胀及腹泻。

3. **呼吸系统感染**　合并感染较为普遍,主要表现为咳嗽、咽痛及咳痰。可引起支气管炎、肺气肿及胸腔积液。

4. **神经系统受累**　意识障碍、表情淡漠、震颤、烦躁、抽搐及颈强直等。

5. **其他表现**　可伴有皮疹和颈部及腹股沟等浅表淋巴结肿大伴触痛;部分病例有肝功能和肾功能损害;心脏损害一般不重,可出现相对缓脉。

【一般实验室检查】

1. **常规检查**　感染早期白细胞总数减少,中性粒细胞和淋巴细胞比例多正常,血小板计数减少,重症者可低于 30×10^9/L。半数以上病例出现蛋白尿(1+~3+),少数病例出现尿潜血或血尿。

2. **血生化和凝血功能检查**　LDH、CK、AST 及 ALT 等可有不同程度升高,尤以 AST 和 CK-MB 升高为主,常有低钠血症。后期合并多脏器功能损伤时可出现血尿素氮和肌酐增高、出凝血时间延长甚至 DIC 征象。

【影像学检查】

神经系统受累时 MRI 及 CT 可见脑白质脱髓鞘病变。

【病原学检查】

1. **病毒分离**　取急性期内血清标本接种于 Vero 细胞,需时 10~15 天。

2. **病毒核酸**　用 RT-PCR 法和实时定量 RT-PCR 法,取发病 2 周内的血清样本可检测到病毒核酸,阳性者可确诊。

3. **特异性抗体**　用间接 ELISA 或间接免疫荧光法检测特异性 IgG,观察到抗体阳转或双份血清(间隔 2~3 周)抗体滴度 ≥ 4 倍增高可作为诊断依据。有研究发现,SFTS 患者血清特异性 IgM 抗体可持续长达 1 年以上,故其诊断急性感染价值有限。

【并发症】

包括继发感染、消化道出血、肺出血、休克、呼吸衰竭、DIC 或多脏器功能衰竭。严重者导致死亡。

【诊断】

1. **疑似病例**　具有流行季节在丘陵、林区及山区工作、生活或旅游史或发病前 2 周内有被蜱叮咬史、发热等临床表现且外周血白细胞和血小板降低者。

2. **确诊病例**　疑似病例具备下列之一者为确诊病例:①血标本新布尼亚病毒核酸检测阳性;②血清检测新布尼亚病毒特异性 IgG 抗体阳转或恢复期滴度较急性期 4 倍以上增高;③患者血标本分离到新布尼亚病毒。

3. **临床分型诊断**

(1)普通型:符合上述诊断标准,且年龄 <60 岁,无基础疾病,无精神萎靡,消化道症状较轻,无出血症状;血小板计数 >30×10^9/L;白细胞计数 >2.0×10^9/L,CK、CK-MB 和 LDH <2 倍正常值上限。

(2)危重型:符合上述诊断标准,并具备以下 3 项或以上者为危重型:①体温高达 39℃,持续 48~72 小时以上;②年龄 >60 岁;③有基础疾病;④神经系统症状(精神萎靡)突出;⑤血

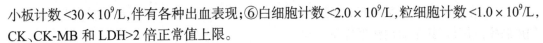

小板计数 <30×10^9/L,伴有各种出血表现;⑥白细胞计数 <2.0×10^9/L,粒细胞计数 <1.0×10^9/L,CK、CK-MB 和 LDH>2 倍正常值上限。

【鉴别诊断】

1. **人粒细胞无形体病** 由嗜吞噬细胞无形体感染人中性粒细胞引起,也表现为发热、白细胞和血小板减少及多脏器功能损伤,与本病极为类似,鉴别主要依靠病原学检查。

2. **肾综合征出血热** 临床以发热伴皮肤黏膜充血、出血、渗出和急性肾衰竭为主要表现。可伴有血小板减少。需结合病原学检查加以区别。

3. **伤寒** 临床特征为持续发热、相对缓脉、玫瑰疹、肝脾大与白细胞减少等。血或骨髓培养有伤寒沙门氏菌生长可确诊。

4. **急性白血病** 早期可表现有白细胞及血小板减少等,但外周血和骨髓检查找到白血病细胞可协助诊断。

5. **血栓性血小板减少性紫癜** 典型病例具有发热、血小板减少、微血管病性溶血性贫血、肾脏受损及神经精神症状五联症,可通过血管性血友病因子裂解酶测定、组织病理学检查及基因检查等协助诊断。

【预防】

1. **控制传播** 普通型患者无需实施隔离。由于急性期患者及尸体血液和血性分泌物具有传染性,当确诊病例有出血表现时应收住院并尽量单间隔离。对患者的血液、分泌物、排泄物及被其污染的环境和物品,可采取高温、高压和含氯消毒剂等方式进行消毒处理。

2. **个人防护** 应当尽量避免在蜱类主要栖息地长时间坐卧。如需进入此类地区,应做好个人防护,穿浅色长袖衣裤,不穿凉鞋,裸露皮肤处可涂抹驱避剂。在抢救或护理危重患者时,尤其是有咯血或呕血等出血现象时,医务人员及陪护人员应当加强个人防护,避免与患者血液直接接触。

【治疗】

本病尚无特异性治疗手段,主要为对症支持治疗。

1. **一般治疗** 注意休息;给予流食或半流食,不能进食者应及时静脉补充热卡,保证水、电解质和酸碱平衡;低钠血症者注意及时补钠。需密切监测生命体征及尿量等。

2. **对症支持治疗** ①高热者给予物理降温,必要时使用退热药物;②有明显出血或血小板 <30×10^9/L 者可采用大剂量丙种球蛋白冲击治疗,或输注血小板或血浆;③中性粒细胞严重低下(<1×10^9/L)者可给予粒细胞集落刺激因子。

3. **抗感染治疗**

(1)多西环素:对蜱虫携带的多种致病菌有强大抑菌作用,建议早期使用(8 岁以上儿童)。轻型口服给药,首剂 4mg/kg;以后每次 2mg/kg,1 天 2 次。一般疗程为 3~7 天。重症需静脉滴注:①体重 ≤ 45kg 儿童:第 1 天 4mg/kg,1 次或分 2 次用,以后根据感染程度给药,2~4mg/(kg·d);②体重 >45kg 儿童按成人剂量:第 1 天 200mg/ 次,1 次或 2 次给药,以后根据感染程度给药,100~200mg/d,1 次或分 2 次用。

(2)利巴韦林:体外对该病毒有抑制作用,初步临床研究有效,可试用。

4. **皮质激素治疗** 目前尚无证据证明糖皮质激素的治疗效果,应当慎重使用。主要用于危重型病例,最常使用甲泼尼龙 0.5~1mg/(kg·d),连用 3~5 天。

【预后】

绝大多数普通型患者预后良好;少数危重型病例可出现多脏器功能损害,甚至死亡。各地报道的病死率在 12%~30% 之间。

(邓继岿)

第十六节 狂 犬 病

狂犬病(rabies),又称恐水症,是由狂犬病病毒引起的急性中枢神经系统传染病,为人兽共患的自然疫源性疾病。临床上以恐水、怕风、咽肌痉挛及进行性瘫痪为特征,病死率极高。我国将本病纳入法定乙类传染病管理。

【病原学】

狂犬病病毒(rabies virus)属弹状病毒科狂犬病病毒属,有 6 个血清型,第 1 型为经典狂犬病病毒,其余各型称为狂犬病相关病毒。该病毒由核衣壳和包膜构成,基因为单股负链 RNA,编码 5 种蛋白质。核衣壳蛋白(N)能刺激 T 细胞免疫应答,包膜糖蛋白(G)可诱导中和抗体和细胞免疫反应,其他还有聚合酶(L)、磷蛋白(NS)和膜蛋白(M)。

病毒对理化因素抵抗力较低,56℃ 30 分钟或 100℃ 2 分钟、强酸、强碱、甲醛、升汞、脂溶剂及季胺类化合物都能很快杀灭之;紫外线和直射阳光可迅速降低该病毒活力。

【流行病学】

1. **传染源** 主要是犬,其次是猫和狼,其他野生动物如狐、浣熊及吸血蝙蝠也能传播本病。患者唾液中病毒量少,一般不形成人际间传播。

2. **传播途径** 带毒动物唾液中有大量病毒,通过咬伤、抓伤和舔伤皮肤黏膜而侵入,偶经食入带毒肉类而感染。

3. **易感人群和流行特征** 人群普遍易感,被病犬咬伤而未预防接种者的发病率为 10%~70%。狂犬病在全球 2/3 的国家和地区流行。我国在 20 世纪 50 年代发病率很低,近些年来,随着"宠物热"的升温,发病率逐年增高。

【发病机制与病理改变】

1. **发病机制** 狂犬病病毒的靶细胞是神经细胞和肌细胞。病毒入侵后,先在局部神经末梢或在附近肌细胞中增殖,然后再侵入神经末梢,沿周围传入神经轴索上行至脊髓前背根神经内大量增殖,最后侵入脊髓和中枢神经系统,主要侵犯脑干、基底节、海马回及小脑等处神经元;再沿传出神经侵入各组织器官内继续复制。由于迷走神经、舌咽神经核及舌下神经核受损伤,可发生呼吸肌及吞咽肌痉挛。交感神经受累时,可致唾液分泌和出汗增多。延髓和脊髓受损则可引起各种类型的瘫痪。最终因脑实质损伤导致呼吸和循环衰竭而死亡。病毒侵入靶细胞的机制与病毒结合乙酰胆碱受体或其他受体有关。

2. **机体免疫反应** 病毒抗原诱导的特异性中和抗体、特异性细胞免疫及其分泌的细胞因子,特别是干扰素在抗狂犬病病毒免疫中起重要作用。

3. **病理改变** 主要为脑实质和脑膜水肿、充血及微小血管出血,尤以大脑海马、延髓、脑桥、小脑和咬伤部位相应的背根节及脊髓段最为严重,可见神经细胞空胞形成,透明变性和染色体分解及小神经胶质细胞浸润,血管周围单核细胞及浆细胞浸润。在狂犬病患者和动物神经细胞内存在狂犬病病毒特有的胞质内包涵体,又称内基小体(Negri bodies),呈圆形或卵圆形,直径 3~10μm,由狂犬病病毒核糖核蛋白聚集而成,最常见于海马及小脑浦肯野细胞内,有特异性诊断价值。

【临床表现】

潜伏期长短不一,为 4 天~19 年,绝大多数在 3 个月~1 年以内。影响潜伏期的因素为年龄(儿童较短)、伤口部位(头面部发病早)、伤口性质(深咬伤较短)和入侵病毒数量、毒力及宿主防御力等。典型临床经过分为 3 期。

1. 前驱期 1~4 天。常有低热、头痛、乏力、咽痛、腹痛及烦躁等。继之对强光和高声等刺激敏感而有咽喉紧迫感,进食时咽喉肌轻度痉挛,但尚能吞咽。约 80% 患者的伤口局部及其神经通路上有放射性疼痛、麻木、痒及感觉异常。

2. 兴奋期 1~3 天。反射性咽喉痉挛逐渐加重,每当水、风、光、声及烟刺激时会引起咽喉部严重痉挛(恐水症,hydrophobia)。呼吸肌痉挛可致呼吸困难。全身肌张力高,颈部强硬。常出现躁狂与昏睡交替。由于交感神经亢进,有大汗、心率增快、血压升高、瞳孔扩大及唾液分泌增加等表现。可高热达 39~40℃。神志大多清晰,部分有精神失常及幻听和幻视等。可在发作中死于呼吸衰竭或循环衰竭。

3. 麻痹期 6~18 小时。痉挛减少或停止,患者渐安静,逐步发生全身弛缓性瘫痪。感觉减退,反射消失,呼吸慢而不规则,心搏微弱,血压下降,神志不清,最终因呼吸麻痹和循环衰竭而死亡。

整个病程 3~5 天,极少超过 10 天。极少见"麻痹型"病例以高热和进行性麻痹为主,终至衰竭死亡,全病程约 8~9 天。

【一般实验室检查】

1. 血常规和尿常规 白细胞总数(12~30)×10⁹/L,中性粒细胞可 >80%。有轻度蛋白尿,偶有透明管型。

2. 脑脊液常规 压力正常或稍增高,细胞数及蛋白量稍增多,糖及氯化物可正常。

【病原学检查】

1. 病毒分离 取患者唾液(病后 4~24 天)、脑脊液和尿沉渣(病后头 2 周内)或死后脑组织悬液分离病毒。

2. 内基小体 取死者脑组织或咬人动物脑组织(最好是脑室底部)切片,Seller 染色后直接镜检找内基小体,阳性率为 70%~80%。

3. 抗原和核酸 取患者唾液、咽 - 气管分泌物、尿沉渣和有神经元纤维的皮肤活检标本,用免疫标记法检测病毒抗原,具有较高敏感度和特异性。用 RT-PCR 法可从体液或死后脑组织中检测出狂犬病病毒核酸。

4. 特异性抗体 患者存活 1 周以上可检测到血清中和抗体,未接种疫苗者抗体水平低;接种过疫苗者在出现症状后 6~10 天抗体水平快速增高,滴度可 ≥1:5 000。在病程晚期的脑脊液中可检出高水平抗体 ≥1:64(疫苗不能诱导)亦有诊断意义。

【并发症】

垂体受累者可并发抗利尿激素分泌异常综合征。还可并发肺炎、气胸、纵隔气肿、心律失常(室上性多见)、心力衰竭、动静脉栓塞、上腔静脉阻塞、上消化道出血及急性肾衰竭等。

【诊断与鉴别诊断】

1. 诊断 对发作阶段病例,根据病兽咬伤史及典型症状可作出临床诊断。但在疾病早期和咬伤史不明确情况下易误诊。确诊有赖于病原学检查或尸检脑组织发现内基小体。

2. 鉴别诊断

(1)破伤风:有外伤史,潜伏期短,多为 6~14 天。有牙关紧闭、角弓反张和全身阵发性强直性肌痉挛,持续时间长;而无高度兴奋和恐水现象,预后也较好。但须注意,狂犬病患者被咬伤时,也可同时感染破伤风梭菌。

(2)其他病毒所致脑炎和脑膜炎:有神志改变,甚至昏迷,此与狂犬病患者神志清楚和惊恐不安的情况不同。可通过脑脊液变化和病原学检查区别。

【预防和治疗】

1. 控制和消灭传染源 加强犬等管理,野犬尽量捕杀,家犬注射疫苗(在犬群中,保证有效免疫覆盖率达 70% 以上是全球公认消除狂犬病的科学有效方法),进口动物进行检疫。狂犬应立即击毙,焚毁或深埋。暂时不能肯定为狂犬者应隔离观察 10 天。

2. 伤口处理 伤口立即处理甚为重要。以 20% 肥皂水或 0.1% 苯扎溴铵彻底冲洗伤口至少 30 分钟;再用烧酒或 70% 乙醇和碘酊涂擦几次,以清除局部病毒。除非伤及大血管需要紧急止血外,3 天内不必包扎或缝合伤口。此外,需注意预防破伤风及细菌感染。

3. 疫苗接种 是预防和控制狂犬病的重要措施之一。

(1)狂犬病病毒疫苗:目前主要使用细胞培养疫苗,具有免疫原性强、不良反应少的特点,包括:①人二倍体细胞疫苗;② Vero 细胞纯化疫苗;③地鼠肾原代细胞纯化疫苗;④原代鸡胚细胞纯化疫苗。

(2)接触前免疫:对象为有职业危险者和狂犬病患者密切接触者。推荐 0、7、21(或 28)天分别接种 1 剂,共 3 剂。每剂 0.5ml 或 1ml(具体参照产品规格或说明书)。注射部位:成人取三角肌,儿童取大腿前外侧区肌内注射。

(3)接触后免疫:Ⅱ级暴露(裸露的皮肤被轻咬;无出血的轻微抓伤或擦伤)和Ⅲ级暴露(单处或多处贯穿皮肤的咬伤或抓伤、破损皮肤被舔舐、开放性伤口或黏膜被唾液污染及暴露于蝙蝠)均需积极进行接触后免疫。中国疾病预防控制中心推荐免疫方案:①于 0、3、7、14 和 28 天各接种 1 剂,共 5 剂;或②"2-1-1"程序:即第 0 天接种 2 剂,第 7 和 21 天各接种 1 剂,共 4 剂。剂量与注射部位同上。

孕妇和哺乳期妇女可正常进行暴露后疫苗接种,不会对胎儿造成不良影响。

4. 注射免疫制剂 所有首次暴露的Ⅲ级暴露者,以及患有严重免疫缺陷、长期大量使用免疫抑制剂和头面部暴露的Ⅱ级暴露者均应使用狂犬病被动免疫制剂。应尽早使用,最好在伤口清洗完成后立刻开始。如未能及时注射,可在第一剂狂犬病疫苗接种后的 7 天内使用。人源狂犬病免疫球蛋白(human rabies immune globulin,HRIG)剂量为 20IU/kg,马抗狂犬病血清(equine rabies antiserum,ERA)剂量为 40IU/kg,一次性足量使用,尽可能多地在伤口周围浸润注射,余量注入大腿肌内。ERA 注射前须先做过敏试验,阳性者需行脱敏处理。

5. 其他治疗措施 ①单间隔离患者,病床要加护栏,出现狂躁、痉挛发作或痰多时,宜在上下臼齿之间放置裹数层纱布的压舌板。躁动不安者用约束带保护。②加强监护,避免一切不必要刺激。补充水电解质及热量,纠正酸碱平衡失调,维护心血管及呼吸功能。③兴奋期狂躁时可交替应用多种镇静剂,甚至应用吗啡或全身麻醉。④有心动过速、心律失常或血压升高时应用 β 受体阻滞剂。⑤咽喉痉挛不能控制导致窒息时可气管切开,间歇正压给氧。⑥脑水肿时给脱水剂。⑦麻痹期可用呼吸循环兴奋剂、给氧或辅助呼吸。

【预后】

本病预后差,一般于病后 3~6 天死于呼吸或循环衰竭,病死率几近 100%。有经积极救治和全力维持呼吸循环功能而获得成功的个例报道。

(舒赛男)

第十七节 病毒性肠炎

儿童病毒性肠炎的常见病原是轮状病毒、诺如病毒、腺病毒及星状病毒等。临床主要表现为腹泻稀水样便,可伴有发热和呕吐等全身和其他消化道症状。在我国,这些病毒感染性肠炎也被纳入法定丙类传染病管理。

一、轮状病毒肠炎

【病原学】

轮状病毒(rotavirus,RV)属于呼肠病毒科轮状病毒属,成熟病毒颗粒具有独特的双层衣壳和层间典型车轮条辐状结构。病毒基因组为双链 RNA,编码 6 种结构蛋白(VP1~VP4、VP6 和 VP7)和 5 种非结构蛋白(NSP1~NSP5)。VP1、VP2 和 VP3 分布于核心,中层为有组和亚组抗原性的 VP6,外层的 VP4 为血凝素,与病毒吸附和增强穿入有关,VP7 为表面糖蛋白,二者为中和抗原。NSP 为病毒复制的功能性酶或调节蛋白,与病毒复制和致病性相关,如 NSP1 和 NSP2 为核糖核酸结合蛋白,NSP4 是病毒性肠毒素。

根据 VP6 的抗原性,将轮状病毒分为 A~G 7 个组。其中,A、B 和 C 组可感染人类,A 组致病性最强,是婴幼儿腹泻病的主要病原;B 组引起成人腹泻;C 组可引起儿童及成人轻型腹泻。A 组病毒根据 VP7 抗原性不同,被分为 14 个 G 血清型(又称 VP7 血清型),常年流行的是 G1、G2、G3 和 G4 血清型,尤其是 G1 和 G3 为全球主要流行血清型;根据 VP4 抗原性的差异,将其分为至少 20 个 P 血清型(又称 VP4 血清型)。常见 P1 与 G 不同血清型组合的流行株,以 G1P1 和 G3P1 等最为常见。

RV 在环境中较稳定。室温中可存活数月,粪便中存活数天至数周,耐寒冷,-70℃可长期保存,不被胃酸破坏;但不耐热,55℃ 30 分钟即灭活,可被乙醚、氯仿和蛋白酶杀灭。

【流行病学】

1. 传染源 为患者、隐性感染者及病毒携带者,尤其是后两者无症状,不易被发现。无症状感染者和急性期患者粪便中含大量病毒,排毒时间大多持续 10 天,极少数可长达 57 天。免疫缺陷者可长期排病毒。

2. 传播途径 主要经粪 - 口途径传播,带病毒粪便污染食物和水可引起暴发流行;污染玩具、书籍、衣被、便器和手等可间接传播;也可经呼吸道途径传播。本病传染性强,易引起医院感染。

3. **易感人群和流行特征**　本病主要发生在 5 岁以下儿童,尤其是 6 月龄~3 岁的婴幼儿,其他年龄组和成人感染也可发病。全球均可发生,热带地区无明显季节性,温带地区以秋冬季高发,夏季最低。一般呈散发,每年 10 月份开始流行,南方 11 月即进入高峰,至次年 1 月,北方高峰持续至 2 月份。在高峰季节,本病在婴幼儿腹泻病中可占 70% 以上。

【**发病机制与病理改变**】

1. **发病机制**　RV 感染后主要在小肠黏膜绒毛顶端的成熟上皮细胞内复制,引起肠道分泌、动力及通透性改变,继之吸收不良,促使腹泻发生。病毒的 NSP4 蛋白有肠毒素样作用,在细胞外可抑制葡萄糖与钠的偶联转运,刺激磷脂酶 C 产生三磷酸肌醇,导致钙离子内流和细胞内储存钙释放,细胞内钙浓度升高激活阴离子通道,引起过度分泌和重吸收减少。绒毛上皮受损可使乳糖酶等缺乏,致肠腔内乳糖积聚而呈高渗透压。病毒还可能通过 NSP4 的作用刺激肠神经系统(enteric nervous system,ENS)导致肠蠕动增加。

2. **机体免疫反应**　急性期先出现特异性 IgM 抗体,继之为特异性 IgG 及 IgA。特异性中和抗体能预防同型病毒再感染。70%~84% 症状性感染儿童可产生肠道特异性分泌型 IgA(sIgA),在感染后 1~4 周达峰值后快速下降,其持续时间短暂可能是 RV 重复感染的原因之一。儿童唾液中特异性 IgA1/IgA2 比率高于成人。

3. **病理改变**　缺乏肉眼可见的肠组织损伤,镜下可见轻微的肠细胞空泡样变性、肠上皮细胞缺失和单个核细胞浸润,还可出现绒毛脱落和隐窝增生等明显病变。

【**临床表现**】

潜伏期 1~3 天。病情轻重不等,轻者可无症状,重者可重度脱水,甚至导致死亡。

常突然起病,呕吐常为首发症状,多伴有发热,多为中低热,少数婴儿体温高于 39℃,继之腹泻水样便或蛋花样便,大便无黏液和腥臭味。呕吐和发热可持续 2~3 天,腹泻每天可多达 10~20 次。

病程一般 3~8 天。若继发双糖酶尤其是乳糖酶缺乏,腹泻可持续数周。免疫缺陷者可发生慢性轮状病毒肠炎。

【**一般实验室检查**】

血常规白细胞总数和分类正常。粪常规可见大便稀水状,偶有少许白细胞。

【**病原学检查**】

1. **抗原和核酸**　常用 ELISA 法或免疫层析双抗体夹心法(胶体金法)检测粪便中轮状病毒抗原。取粪便样本提取 RNA,用聚丙烯酰胺凝胶电泳(PAGE)可区分轮状病毒组别。用斑点杂交或 RT-PCR 法可检测轮状病毒血清型。

2. **特异性抗体**　感染 5 天后可检出血清特异性 IgM 抗体;双份血清特异性 IgG 和 / 或 IgA 抗体 4 倍以上增高可用于诊断初次感染。咽部分泌物中能测得特异性 IgA。

3. **病毒颗粒**　用电镜或免疫电镜直接从粪便中观察车轮状病毒颗粒。

【**并发症**】

1. **脱水、电解质紊乱和酸中毒**　重症病例因严重呕吐和大量水样便腹泻可引起脱水、代谢性酸中毒和电解质紊乱如低血钠和低血钾等。

2. **肺炎**　少数起病即有咳嗽和高热,发生腹泻后仍发热不退,咳嗽加剧伴气促,两肺可闻及细湿啰音。胸部 X 线片呈小灶样间质性病变。

3. **心肌炎** 重症病例可并发心肌炎,表现为精神萎靡,常有心动过速或节律不齐,心电图可提示心肌损伤。

4. **惊厥** RV 是引起轻度胃肠炎伴良性惊厥(convulsions with mild gastroenteritis, CwG)最常见病因之一,可能与发热和电解质紊乱有关;有报道用 PCR 法在脑脊液中检出 RV RNA;还可能与遗传易感性有关。发作期脑电图可有异常,头颅影像学检查大多无异常。

5. **肠套叠** 极少见。可能与轮状病毒引起肠壁增厚和肠系膜淋巴结增大有关。

【**诊断与鉴别诊断**】

1. **诊断**

(1)临床诊断:婴幼儿秋冬季出现发热、呕吐及水样便腹泻等典型表现,结合粪常规检查结果即可作出临床诊断。

(2)病原学诊断:粪便轮状病毒抗原检测阳性即可早期明确诊断。

2. **鉴别诊断**

(1)其他病毒性腹泻病:包括诺如病毒、肠腺病毒和星状病毒所致腹泻,单从临床表现很难区分,主要依靠相关病毒特异性抗原检测加以鉴别。

(2)产毒性或致病性大肠埃希氏菌肠炎:多发生在夏季,虽为水样或蛋花汤样大便,但有腥臭味,大便细菌培养检出相应细菌可确诊。

(3)霍乱:在霍乱流行期间有明确的霍乱接触史;先腹泻后呕吐,腹泻剧烈,大便呈米泔样水便;大便涂片染色镜检可见革兰氏阴性弧菌,培养可检出霍乱弧菌。

(4)小肠消化吸收功能障碍性疾病:如乳糖酶缺乏症和过敏性腹泻等。发病无季节性,而与饮食密切相关,去除不耐受营养物或过敏原即可缓解病情。过敏性腹泻者常伴有皮肤湿疹和外周血嗜酸性细胞增多。

【**预防**】

疫苗接种是最主要的预防措施,WHO 推荐将轮状病毒疫苗纳入儿童扩大免疫接种计划。目前注册使用的疫苗包括单价和多价口服减毒活疫苗,具有良好保护效果和安全性。首剂接种年龄为 42~104 天,2 剂至少间隔 4 周,需在满 8 月龄前完成基础免疫程序。

1. **单价疫苗**

(1)羊源性疫苗:我国已批准使用的羊源性疫苗 LLR,血清型为 G10P[12],具有良好免疫原性。每次口服 3ml(1 支),2 月龄~3 岁儿童每年口服 1 次,3~5 岁儿童口服 1 次即可。

(2)人源性疫苗:RV1(Rotarix™)来自人源性 RV G1P[8],除 G1 型外,对 G2~G4 和 G9 血清型也有较好的保护作用,保护率为 87%,对重症腹泻的保护率达 85%~96%。分 2 剂服用,分别在 2 月龄和 4 月龄接种。

2. **多价疫苗** RV5(RotaTeq™)为五价人-牛重组轮状病毒疫苗,包含 G1P[5]、G2P[5]、G3P[5]、G4P[5]和 G6P[8],可预防 G1~G4 血清型轮状病毒胃肠炎,保护率为 74%,对重症腹泻保护率为 98%。分 3 剂口服,分别在 2 月龄、4 月龄和 6 月龄接种。

【**治疗**】

轮状病毒肠炎为自限性疾病,脱水是导致重症及死亡的主要原因,尚无抗轮状病毒药物,因此,主要治疗是纠正脱水及维持电解质和酸碱平衡及防治并发症。

1. 护理　注意消化道隔离措施,预防交叉感染;继续习惯饮食喂养,以防止病后营养不良,但应避免高脂肪和高浓度单糖食物。

2. 预防脱水　推荐在每次腹泻后补充液体,<6 月龄:50ml;6 个月~2 岁:100ml;2~10 岁:150ml;10 岁以上随意。

3. 纠正脱水和电解质酸碱平衡紊乱　按轻、中及重度脱水和电解质损失的不同程度,给予口服补液盐或静脉补液。

4. 对症治疗　高热时尽量物理降温或给予小剂量退热剂。呕吐频繁不能进食者需静脉补液和支持治疗。可给予蒙脱石制剂有保护胃肠黏膜和止泻作用。

5. 补锌　在锌缺乏地区的腹泻患儿需补锌,6 月龄以下每天补充元素锌 10mg,6 月龄以上 20mg,共 10~14 天。已证实补锌可缩短腹泻病程,促进康复。

6. 微生态制剂　给予益生菌如鼠李糖乳杆菌和布拉酵母菌等 5~7 天有助于改善腹泻病情和缩短病程。

7. 治疗并发症　根据并发症,及时给予积极有效治疗。

【预后】

本病为自限性疾病,一般预后良好。严重脱水、酸中毒和电解质紊乱者若未能及时纠正可导致死亡。

二、诺如病毒肠炎

【病原学】

诺如病毒(norovirus,NV)属杯状病毒科诺如病毒属,无包膜,基因组为单股正链 RNA,不能在细胞中培养,除能感染黑猩猩外无其他动物模型。依据病毒 RNA 聚合酶和衣壳蛋白分为 5 个基因组(GⅠ~GⅤ),仅 GⅠ、GⅡ和 GⅣ可感染人类,以 GⅠ和 GⅡ多见。可进一步分为基因型,如 GⅠ有 8 个基因型(GⅠ1~GⅠ8),GⅡ有 19 个基因型(GⅡ1~GⅡ19),GⅣ只有 1 个基因型。随着人群特异性免疫的建立,NV 可类似流感病毒发生抗原漂移,一般每隔 2~4 年有新病毒株出现,目前世界范围内致病的流行病毒株以 GⅡ4 最为常见。

NV 对热、酸和乙醚稳定,冷冻数年或 60℃ 30 分钟仍有感染性,室温环境中可存活数小时。含 10mg/L 高浓度氯离子的消毒剂需 30 分钟才可灭活之。

【流行病学】

1. 传染源　为患者、隐性感染者和病毒携带者。起病后 3 天内排毒最多,可长达 16 天,隐性感染和病毒携带者为重要传染源。

2. 传播途径　主要经粪-口传播。病毒污染水源和食物(水产品如牡蛎、三明治及生菜色拉等)常引起暴发流行,尤其多见于人群聚集场所如医院、养老院、学校和军队等。

3. 易感人群和流行特征　任何年龄均可发病。在世界范围内,NV 是急性病毒性胃肠炎暴发流行的最常见病因(90% 以上),在所有胃肠炎中近半数为 NV 所致,也是发达国家及发展中国家 5 岁以下儿童散发性胃肠炎的重要病原(约 12%)。全年都可发生流行,在温带地区以秋冬至冬春寒冷季节发病最多,但食源性污染引起的暴发流行在不同季节均可发生。

【发病机制与病理改变】

1. 发病机制　仍不明确。众多研究表明，人类血型抗原（human blood group antigens，HBGAs）是 NV 的受体，故决定了个体对病毒株的易感性。HBGAs 是低聚糖与蛋白或脂质结合的复合物，表达于红细胞及呼吸道、泌尿生殖道和消化道黏膜上皮。HBGAs 中 3 个主要血型系统 ABO、Lewis 和 Secretor 均参与病毒结合。个体的 Secretor 类型（分泌型或非分泌型）受岩藻糖转移酶 2（FUT2）基因控制，非分泌型个体能特异性抵抗 GⅠ1 和部分 GⅡ型病毒感染。腹泻患者可出现一过性刷状缘酶包括碱性磷酸酶和海藻糖酶活力降低，急性期时肠腔内液体量有不同程度增加，但空肠活检标本中环磷酸腺苷酶水平正常，未检测到肠道毒素，2 周后肠道吸收功能和刷状缘酶水平恢复正常。感染后缺乏持久的免疫力，可重复患病。

2. 病理改变　主要病变部位在空肠。肠黏膜完整，但肠黏膜上皮细胞绒毛变钝，肠壁固有层见单个核细胞及中性粒细胞浸润。电镜下见上皮细胞的微绒毛缩短，细胞间隙变宽。上述病变通常在起病 2 周后消失，但部分患者空肠病变可持续长达 6 周。

【临床表现】

潜伏期短者数小时，长者 72 小时，平均 24 小时。临床表现类似轮状病毒肠炎，但病初呕吐更为常见和严重，热程通常更长。

急性起病，以腹泻、腹痛、恶心、呕吐及发热为主要症状。呕吐数次至数十次；腹泻每天数次至 20 余次，为水样便或黄稀便；发热多为低热或中等度发热，高热较少见；还可伴食欲缺乏、头痛、寒战及乏力等全身症状。

新生儿和早产儿常无呕吐。婴幼儿常先呕吐，后腹泻，发热者较多见。

病程一般 2~7 天，平均 5 天，婴幼儿症状持续时间更长。

【一般实验室检查】

血常规白细胞总数及分类大多在正常范围。粪常规通常无红细胞和白细胞。

【病原学检查】

1. 抗原和核酸　常用放射免疫法（RIA）检测粪便中 NV 抗原。采用 RT-PCR 或斑点杂交法检测粪便中 NV RNA，宜采集起病 48 小时内粪便标本。

2. 特异性抗体　采用间接 ELISA 法检测血清特异性 IgM 抗体；双份血清（间隔 2 周）特异性 IgG 抗体滴度有 ≥ 4 倍增高亦有诊断意义。

3. 病毒颗粒　经电镜或免疫电镜可发现病毒颗粒。

【并发症】

呕吐及腹泻严重者会引起脱水、代谢性酸中毒和电解质紊乱。新生儿和早产儿可并发坏死性小肠结肠炎。

【诊断与鉴别诊断】

1. 诊断　主要依据流行季节、所在地区流行病学资料和临床表现进行诊断。粪便及血常规检查若无特殊发现，排除常见细菌、寄生虫及其他病原感染者可初步诊断。在粪便或呕吐物标本中检出诸如病毒抗原即可确诊。

2. 鉴别诊断　同轮状病毒肠炎。

【预防】

主要是加强饮食、饮水及个人卫生。目前尚无疫苗免疫措施。

【治疗】

尚无抗病毒治疗药物,以对症处理为主。主要注意预防与纠正脱水和酸中毒。WHO 推荐的口服补液盐适合于预防脱水和治疗轻度和中度脱水者。其余治疗措施同轮状病毒肠炎。

【预后】

本病通常呈自限性,预后良好。

三、腺病毒肠炎

【病原学】

肠道腺病毒(enteric adenovirus,EAdV),又称为肠型腺病毒,是指主要引起急性胃肠炎的腺病毒,主要是 40 和 41 型,归属于人腺病毒(腺病毒科哺乳动物腺病毒属)F 亚属。腺病毒为无包膜的双链 DNA 病毒。病毒衣壳由 240 个六邻体、12 个五邻体和突出在外的纤突结构组成。六邻体参与病毒颗粒的稳定和组装,五邻体具有细胞穿透功能,纤突结构含血凝素,后者可与受体结合。

腺病毒对酸稳定,56℃ 30 分钟或 75℃ 30 秒即可灭活。由于其不含脂质,故对脂溶质如胆盐的抵抗力强,并易在肠道中存活。

【流行病学】

1. **传染源**　为患者、隐性感染者和病毒携带者。患者病后粪便排毒可达 10~17 天。

2. **传播途径**　主要传播途径为粪 - 口传播和接触传播,少数经呼吸道传播。

3. **易感人群和流行特征**　多见于 3 岁以下婴幼儿(占 85%),5%~10% 的婴幼儿急性腹泻由肠道腺病毒引起。无明显季节性。大多呈散发,也可在幼托机构及儿科病房中引起暴发流行,隐性感染率较高。

【发病机制与病理改变】

腺病毒引起组织细胞损伤主要是由于病毒直接细胞毒作用、病毒诱生的细胞因子效应以及炎性细胞浸润所致。肠道腺病毒感染导致肠绒毛萎缩、隐窝细胞代偿性增生和炎症浸润。感染肠上皮细胞有核内包涵体形成,继而细胞变性坏死,引起吸收障碍和液体丢失。感染后机体产生针对腺病毒的中和抗体和非中和抗体,肠中分泌型 IgA 水平也有所增加。特异性中和抗体能预防同型病毒的再感染。

【临床表现】

潜伏期 8~10 天。临床表现类似于轮状病毒肠炎,主要是腹泻,呈水样便或稀便,量多少不一,大多有呕吐,持续 1~2 天,可有发热。少数病例有呼吸道症状。疾病呈自限性,平均病程 8~12 天。41 型腺病毒感染时腹泻时间更长。

【病原学检查】

1. **病毒抗原**　常用 ELISA 方法检测粪便中 40 型和 41 型腺病毒抗原。

2. **病毒核酸**　采用 PCR 或斑点杂交法检测粪便中 EAdV DNA,宜采集起病 24 小时内粪便标本。

【诊断】

在临床诊断急性病毒性胃肠炎的基础上,主要依赖病原学检测来明确诊断。

【治疗】

腺病毒肠炎病情不重,一般不治自愈。主要是对症治疗及必要的支持疗法。有轻～中度脱水可口服补液,重度脱水宜静脉补液。

四、星状病毒肠炎

【病原学】

人星状病毒(human astrovirus,HAstV)属于星状病毒科哺乳动物星状病毒属,为单股正链 RNA 病毒,无包膜,呈二十面体对称结构,电镜下形如星状。HAstV 有 8 个血清型,以 1 型最为常见,7 型很少发现。病毒在 pH 3~10 范围内稳定,耐受洗涤剂和脂溶剂;饮用水中的病毒于 4℃放置 45 天后感染性仅受轻微影响;60℃ 5 分钟以上可极大降低病毒感染性。

【流行病学】

1. 传染源 为患者、隐性感染者和病毒携带者。患者粪便排病毒可长达 35 天。

2. 传播途径 主要经粪-口途径传播。污染的食物和水可传播病毒。由于 HAstV 在惰性物体上可长时间存活,还可通过污染物进行传播。

3. 易感人群和流行特征 儿童、老人和免疫低下者是主要感染者。在腹泻儿童中,星状病毒检出率在住院患儿中为 2%~16%,在社区感染病例中为 5%~17%。已有学校、幼托机构及儿科病房内暴发流行的报道。温带地区多发生于冬季,与轮状病毒相似。

【发病机制与病理改变】

星状病毒感染的确切发病机制尚未明确。动物感染模型发现小肠绒毛缩短,固有层轻度炎症细胞浸润;病毒主要感染小肠上皮细胞和巨噬细胞,可导致肠双糖酶活性降低,引起渗透性腹泻,类似于轮状病毒感染。感染后对同型病毒有短期保护力。肠黏膜免疫在保护机体避免重复感染方面可能起重要作用。

【临床表现】

潜伏期为 3~4 天。感染后大多呈无症状感染,发病者以 2 岁以下儿童多见。临床表现与轮状病毒肠炎相似,但是相对较轻。主要表现为水样便腹泻、腹痛、乏力和恶心,可有低热,呕吐较少见。病程一般在 5 天以内,少数长达 1 周。

【病原学检查】

1. 病毒颗粒 患者粪便中排病毒量大,可直接电镜检测病毒颗粒。

2. 病毒分离 取粪便浸出液接种于 Caco-2 细胞系,由于病毒所致细胞病变不明显,需采用免疫电镜、免疫荧光法及酶免疫法检测来确认分离的星状病毒。

3. 病毒核酸 用 RT-PCR 法检测星状病毒核酸更为敏感,可通过扩增片段测序来确认,并可分型。

4. 特异性抗体 检测到血清特异性 IgM 抗体可协助诊断。

【诊断】

婴幼儿水样便腹泻且大便常规无明显异常者临床需考虑到星状病毒肠炎,确诊需要病原学检查证实。

【治疗】

主要采取对症和支持治疗,维持水和电解质平衡。

【预后】

病程为自限性,预后良好。

(俞 蕙)

第十八节 病毒性肝炎

病毒性肝炎是一组由肝炎病毒引起的传染病,已证实的人类肝炎病毒有5种,包括甲型肝炎病毒、乙型肝炎病毒、丙型肝炎病毒、丁型肝炎病毒和戊型肝炎病毒,分别引起甲型、乙型、丙型、丁型和戊型病毒性肝炎;有10%~20%病例有肝炎表现,但未能检出明确的病毒标记,被称为未分型病毒性肝炎。我国将病毒性肝炎列为法定乙类传染病。

一、甲型病毒性肝炎

甲型病毒性肝炎(viral hepatitis type A)简称甲肝,由甲型肝炎病毒引起,主要经消化道传播,以黄疸和肝损害为主要表现,儿童易感,发病率较高,可暴发流行,但一般为急性自限性过程,绝大多数预后良好。

【病原学】

甲型肝炎病毒(hepatitis A virus,HAV)属于小RNA病毒科嗜肝病毒属。基因组为单股正链RNA,无包膜。HAV只有1个血清型,有7个基因型(Ⅰ~Ⅶ型),其中,Ⅰ、Ⅱ和Ⅲ型又可分为2个亚型(A型和B型)。可感染人类的HAV包括Ⅰ、Ⅱ、Ⅲ和Ⅶ四种基因型。Ⅲ型在世界范围内广泛流行,我国的主要流行株为ⅠA型。HAV可在多种原代和传代细胞系中增殖,利用黑猩猩和猴类可建立HAV动物感染模型。

HAV病毒耐酸、耐碱、耐乙醚和耐热,80℃5分钟或98℃1分钟才可灭活,故常需煮沸消毒;对紫外线敏感,3~5分钟可灭活;对2%~5%甲酚皂和有机氯有抵抗作用,200ppm有机氯处理至少需要1小时以上才能杀灭;常温下可存活30天。贝壳类水产品如毛蚶和牡蛎等具有浓缩HAV的能力。

【流行病学】

1. 传染源 患者和无症状感染者是本病的传染源。患者通常在潜伏期后期至黄疸出现后1周传染性最强,起病后2周粪便中仍可排出病毒,但传染性已明显减弱。HAV感染后大多数为隐性感染,是重要的传染源。无慢性HAV携带状态。

2. 传播途径 主要经粪-口途径传播;因病毒在常温下存活时间长,故极易通过日常生活接触传播。食物、贝壳类水产品和水源的严重污染可引起暴发流行。1988年上海甲肝大流行就是生食污染毛蚶所致。生饮污染的河水或井水引起同饮者集体发病亦屡有报道。

3. 易感人群和流行特征 人群普遍易感,成人多因早年隐性感染而获得免疫力,初次接触HAV的儿童和青少年易感性强。在发达国家,成年人甲型肝炎发病率相对增高,而我国以学龄前及学龄期儿童发病率最高,青年次之,成年后甲肝病毒抗体多数已呈阳性,但在广泛接种甲肝疫苗后,我国儿童发病率已有大幅下降,患病年龄也见明显后移。患病后可获得持久免疫力。流行形式多为散发,一年四季均见发生,但以第一季度发病多见,第四季度次之。水源和食物污染可造成暴发流行或集体发病。

【发病机制与病理改变】

1. 发病机制和机体免疫反应 甲肝发病机制至今尚未充分阐明,HAV是否需在消化道上皮细胞定殖以及如何侵入肝细胞等都不十分清楚。既往认为,HAV 对肝细胞有直接杀伤作用,但 HAV 体外细胞培养并不产生细胞病变,而患者外周血 T 细胞亚群增多,肝组织内参与炎症反应的细胞有 CD4$^+$、CD8$^+$ 及 B 细胞;致敏淋巴细胞对 HAV 感染靶细胞显示细胞毒作用;外周血淋巴细胞产生并释放 γ- 干扰素,提示肝细胞损伤可能主要是免疫病理损害。

病毒诱导的抗 HAV IgM 在黄疸前期即出现,持续 3~6 个月后消失;抗 HAV IgG 在黄疸期末和恢复早期出现,持续多年或终生,具有免疫保护作用。

2. 病理改变 轻者肝细胞水肿变性,呈单个细胞或灶性坏死,常有肝细胞再生,肿胀的肝细胞间毛细胆管有淤胆。重症者早期即呈严重的弥漫性肝细胞肿胀,相互挤压呈多边形,细胞间有明显的淤胆现象,小叶结构紊乱,继之呈片状坏死,进一步发展可致网状支架塌陷,呈汇管区集中现象,肝窦淤血,有粒细胞及大量吞噬细胞浸润。

【临床表现】

潜伏期为 14~45 天,平均 30 天,临床分为急性黄疸型、急性无黄疸型、亚临床型、淤胆型和重型肝炎。年龄越小,症状相对较轻,无症状者比率更高。

1. 急性黄疸型肝炎

(1)黄疸前期:急性起病,畏寒发热,体温 38~39℃,常伴有上呼吸道感染症状,继之食欲缺乏、恶心、呕吐及全身乏力,幼年儿童多见伴有腹泻,尿色黄,本期持续 3~7 天。

(2)黄疸期:热退,上感及腹泻症状缓解,呈现皮肤和巩膜不同程度黄染,持续全身乏力和食欲缺乏,尿色进一步加深。年长儿可诉上腹不适和肝区隐痛。肝大,有叩痛和压痛。本期可持续 1~2 周。

(3)恢复期:黄疸渐退,症状逐渐消失,肝功能较快恢复到正常,而肝大回缩至正常较慢,本期持续 4~8 周。

2. 急性无黄疸型肝炎 起病较急性黄疸型肝炎徐缓,除无黄疸外,其他临床症状和体征与黄疸型相似,仅程度上较轻,多在 1~2 个月内恢复。

3. 亚临床型肝炎 临床无明显症状,多因有甲肝患者的密切接触史,经体检和肝功能检测而发现肝脏可有轻度肿大,肝功能轻度异常和血清甲肝病毒特异性 IgM 抗体阳性。本型多见于儿童病例,大多恢复顺利。

4. 淤胆型肝炎 黄疸较深,但全身症状及消化道症状较轻,多有粪便颜色变浅,可伴皮肤瘙痒,黄疸持续常超过 3 周,系肝内胆汁淤积所致。本型多见于成人,儿童少见。

5. 重型肝炎 可持续高热,极度乏力、畏食及呕吐,黄疸迅速加深,很快出现嗜睡、烦躁不安和神志恍惚,进而昏迷。可伴有肝大迅速回缩、腹胀、水肿及出血倾向。若在起病后 14 天内出现以上表现且可排除其他原因者,称为急性重型肝炎,又称暴发性肝炎(fulminant hepatitis);若在 15 天后呈现者称亚急性重型肝炎。本型病程较长,完全恢复常超过 3 个月。

【一般实验室检查】

1. 常规检查 外周血白细胞总数一般正常或减少,淋巴细胞或单核细胞比例增高。病程早期尿中尿胆原阳性,黄疸期尿胆原及尿胆红素均阳性。

2. 血生化和凝血功能 血清总胆红素(TB)和直接胆红素(DB)升高;血清丙氨酸转氨酶(ALT)和天冬氨酸转氨酶(AST)明显升高。重型患者血清 TB 常 >170μmol/L 伴肝功能严重损害,表现为 AST 升高超过 ALT 或胆酶分离、凝血酶原时间(PT)明显延长和白蛋白(ALB)降低等。淤胆型患者血清总胆汁酸(TBA)、谷氨酰转移酶(GGT)和碱性磷酸酶(ALP)明显增高,而 ALT 仅轻~中度升高。

【病原学检查】

1. **特异性抗体** 血清抗 HAV IgM 是甲型肝炎早期诊断最可靠的血清学标志,常用 ELISA 法和放射免疫法。单份血清 HAV IgG 阳性表示感染过 HAV 或甲肝疫苗接种后反应,若双份血清抗体滴度 ≥ 4 倍升高,可作为诊断依据。

2. **病毒核酸** 检测粪便中的 HAV RNA,方法有反转录-巢式聚合酶链反应法和实时定量聚合酶链反应法。

【并发症】

并发症少见。部分病例可出现皮疹及关节酸痛。更少见并发症还有血小板减少性紫癜和单纯红细胞再生障碍性贫血等。

【诊断与鉴别诊断】

1. **诊断** 依据流行病学资料(如当地甲肝流行疫情,病前有与甲肝患者接触及不洁饮食史)、临床特点(食欲缺乏、乏力、黄疸和肝大等)和实验室检查(TB、DB、ALT 和 AST 升高),应考虑为本病。若血清特异性 IgM 抗体阳性,或双份血清 HAV IgG 滴度 ≥ 4 倍升高或者疾病期粪便中检出 HAV RNA 可确诊。

2. **鉴别诊断** 在黄疸出现前或无黄疸,尤其有发热、呼吸道或消化道症状患者易误诊为上呼吸道感染、胃炎或腹泻病;发热、黄疸伴有腹痛者需与胆道蛔虫症和胆道炎症鉴别;淤胆型肝炎需与胆总管囊肿和胆石症鉴别,主要是通过动态观察病情演变,借助肝胆超声检查和依赖病原学检查予以鉴别。

【预防】

1. **隔离患者** 早期发现患者予以隔离,隔离期自发病之日起共 3 周。幼托机构或学校若发现甲型肝炎患者,还需对接触者进行医学观察,不少于 40 天。

2. **阻断传播途径** 加强卫生宣教,提高个人和集体卫生水平,养成餐前便后洗手的良好习惯;共用餐具需严格消毒,实行分食制;加强水源、饮食和粪便管理。严禁销售和进食有 HAV 污染的贝壳类水产品。

3. **被动免疫** 免疫球蛋白有一定保护作用,主要适用于接触患者的易感儿童,越早用越好,不得迟于接触后 14 天。免疫效果可维持 3 个月。剂量为 0.02ml/kg,深部肌内注射。

4. **疫苗接种** 有 2 种甲肝疫苗,接种对象为 18 月龄以上儿童。①减毒活疫苗:接种 1 次,每剂 1ml,上臂皮下注射或臀部肌内注射。抗体转阳率为 84.1%~100%,保护效应可达 5 年以上。②灭活疫苗:需接种 2 次,间隔 6 个月。≤ 16 岁每次剂量为 0.5ml,>16 岁每次 1ml,于上臂三角肌或臀部肌内注射。血清抗体阳转率为 99%~100%,有效保护期至少 20 年。

【治疗】

1. **一般治疗** 避免剧烈活动,适当休息,发热、呕吐及乏力时必须卧床。合理饮食,不能进食者给予补液。

2. **药物治疗** 尚无特效抗病毒药物。可适当选用保护肝细胞和利胆药物治疗,包括:

①复方甘草酸苷：1~2ml(2~4mg)/(kg·d)，口服或静脉滴注。②还原型谷胱甘肽：1~4 岁：0.3g/d；5~10 岁：0.6g/d；≥ 11 岁：0.9g/d，口服或静脉滴注。③维生素 C：0.5~1g/d，静脉滴注或口服。④熊去氧胆酸：10~20mg/(kg·d)，分 2~3 次口服。

3. **重型肝炎的治疗**　应住院隔离治疗，绝对卧床休息，加强护理和监护，密切观察病情，采取综合措施，阻止肝细胞坏死和促进肝细胞再生，降低血清胆红素，改善肝脏微循环，预防和治疗并发症如肝性脑病、肝肾综合征、继发感染、出血、电解质紊乱及原发性腹膜炎等，以促进肝脏功能的恢复。

(1)一般支持治疗：每天饮食中蛋白质含量应严格限制，0.5~1g/(kg·d)，昏迷者禁食蛋白质。给予足够的维生素，并予高渗葡萄糖溶液静脉滴注，酌情输注白蛋白和新鲜冷冻血浆。

(2)维持水电解质酸碱平衡：按生理需要量补液，每天 60~80ml/kg，控制在低限为佳，尤其是存在水肿、腹水和脑水肿者，以每天 40~60ml/kg 为宜。按电解质测定结果给予 1/5~1/3 张液体。记录 24 小时液体出入量，维持出入量的平衡，保持有效循环血量，以防止肾衰竭。

(3)阻止肝细胞坏死和促使肝细胞再生：促肝细胞生长素，1~4 岁：30μg/d；≥ 5 岁：60μg/d，加入 10% 葡萄糖溶液 50~100ml 内，静脉滴注，每天 1 次。

(4)防治出血：维生素 K_1 肌内注射或静脉滴注，凝血酶原复合物或新鲜血浆静脉滴注等。此外，可用西咪替丁或奥美拉唑防治胃黏膜糜烂或溃疡引起的出血；降低门静脉压力可使用生长抑素，必要时在内镜下行血管套扎或注射硬化剂等直接止血。

(5)阻断肠道产氨和减少有毒物质吸收：口服或鼻饲乳果糖等。

(6)预防和控制继发感染：有继发感染者使用抗生素，应合理、适量和足疗程，避免使用对肝脏有损害的抗生素。

(7)血浆置换术：可降低血清胆红素和改善凝血功能，早期应用效果较好，可为肝移植创造条件和赢得时间。

(8)肝移植：是治疗重型肝炎尤其是暴发性肝炎的有效措施。

【预后】

本病常自限性恢复，预后良好，病死率常 <0.1%，一般不发展为慢性。但若合并其他肝炎病毒感染时可加重病情。重型肝炎发病率虽低，但病死率很高。淤胆型肝炎黄疸期较长，但预后良好。

二、乙型病毒性肝炎

乙型病毒性肝炎（viral hepatitis type B）简称乙肝，由乙型肝炎病毒引起，主要经输血和血液制品、注射器具未严格消毒、母婴传播和生活上密切接触等途径传播。本病可发展为慢性肝炎。按人群 HBsAg 携带率为 7.18% 估算，我国约有 9 300 万 HBsAg 携带者，其中至少2 000 万 ~3 000 万人可能发生肝硬化和肝癌。

【病原学】

乙型肝炎病毒（hepatitis B virus，HBV）属于嗜肝 DNA 病毒科正嗜肝 DNA 病毒属，有包膜，基因组为不完全双链环状 DNA，其短链为正链；长链为负链，含完整基因组，包括 S、C、P 和 X 区。完整病毒颗粒称为 Dane 颗粒，其包膜有三种蛋白：①小蛋白，即表面抗原(HBsAg)，可诱导产生保护性细胞免疫和体液免疫应答；②中蛋白，包括 HBsAg 和前 S2 抗原(PreS2)；③大蛋白，含 HBsAg、PreS2 和前 S1 抗原(PreS1)。内层是病毒核心，由携带核心抗原(HBcAg)

的核衣壳和其内的 HBV DNA 与 DNA 聚合酶等构成。HBcAg 还存在于肝细胞的胞质和胞膜上，一般不游离于血液中，其抗原性强，可诱生 HBcAb 和细胞免疫反应。还有一种可溶性非结构抗原，称为 e 抗原(HBeAg)，由前 C 蛋白(Pre-C)剪切后形成，存在于肝细胞的胞质和胞膜上，并被分泌到血液中，可诱生 HBeAb。根据 HBV 全基因序列差异 ≥ 8%，将 HBV 分为 10 个基因型(A~J)，各基因型又可分为不同亚型。A 型主要见于美国和西欧；D 型见于中东、北非和南欧；E 型见于非洲；我国和其他亚洲地区主要流行的是 B 型和 C 型，偶见 A 型和 D 型。根据 HBsAg 的亚型决定簇差异，将 HBV 分为 10 个血清型，最常见 4 个血清型，为 adw、adr、ayw 和 ayr。我国汉族以 adr 占优势，少数民族以 adw 为主。由于有共同的 a 抗原表位，血清型之间存在一定交叉免疫保护。HBV 有严格的种属特异性，黑猩猩是对 HBV 最敏感的动物，且体外培养困难。

HBV 的抵抗力很强，对热、低温、干燥、紫外线和一般消毒剂均能耐受，在 -20℃很稳定，可保存 20 年；在 56℃尚可存活 6 小时。高压蒸汽灭菌法和 100℃加热 10 分钟可灭活 HBV；0.5% 过氧乙酸、5% 次氯酸钠和环氧乙烷等常用于 HBV 的消毒。

【流行病学】

1. 传染源　为急性、慢性乙肝患者和慢性 HBV 携带者，尤其 HBV 携带者是重要传染源。

2. 传播途径

(1)母婴传播：以产程中及产后传播为主，宫内感染者约占 15%。孕妇 HBsAg 高滴度、HBeAg 阳性及 HBV DNA 高载量是宫内感染的高危因素。如果出生后未给予阻断传播措施，HBsAg 阳性孕妇所生婴儿的感染率为 50%；若孕妇 HBsAg 和 HBeAg 同时阳性，其所生婴儿的感染率将高达 90% 以上。

(2)密切接触传播：病毒携带者或患者的唾液、汗液、尿液、阴道分泌物和精液等体液中均可检测到 HBV，故 HBV 感染常呈家庭集聚性，HBV 可通过密切接触、共用牙刷和餐具及剃刀等途径传播，还可通过性途径传播。

(3)血液和血液制品及医源性传播：HBV 感染者血液内病毒载量很高，极微量血液所带病毒就足以导致感染，故输血或血浆等血液制品或换血等是重要途径。如果医疗用具或器械消毒不严或未使用一次性医疗用品包括注射器和输液管等，可在牙科治疗和外科手术、内镜检查、注射和针灸、采血、血液透析和腹腔透析以及器官和骨髓移植等过程中发生传播。此外，针刺文身、静脉药瘾者和皮肤黏膜微小伤口暴露等亦可成为感染途径。

3. 易感人群　人群普遍易感，年龄分布与 HBV 传播途径及当地的流行程度有关，高峰患病年龄多为 20~40 岁的青壮年。儿童病例主要通过母婴传播获得感染，故于生后 6 个月发病率升高，4~6 岁为高峰年龄。

4. 流行特征　常呈散发，无明显季节性。我国自 1992 年将乙肝疫苗纳入计划免疫管理及 2002 年正式列入计划免疫以来，有效阻断 HBV 母婴传播，使儿童乙肝发病率显著降低。2006 年对 160 个疾病监测点随机抽样调查有如下主要流行病学变化：①人群 HBsAg 携带率明显下降：一般人群已由 1992 年的 9.75% 降至 7.18%，即由高流行区降至中流行区水平。15 岁以下儿童下降更为明显，5 岁以下已降至 0.96%，5~14 岁为 2.42%，15~19 岁为 7.21%。②15 岁以下儿童 HBcAb 阳性率明显下降，HBsAb 阳性率显著上升，如 1~4 岁组 HBsAb 阳性率由 1992 年的 15.75% 升至 72.25%；HBcAb 阳性率由 1992 年的 30.08% 降至 3.76%。

但 15 岁以上人群变化不明显。③HBV 围产期和水平传播减少：1 岁以下婴儿 HBsAg 阳性率由 1992 年的 9.02% 降至 0.69%；5 岁儿童 HBsAg 阳性率由 11.7% 降至 1.2%。④人群 HBsAg 携带率差异分布：长江以南高于长江以北，农村高于城市，南部沿海地区高于西部边疆；壮族和藏族人群高于汉族人群。2014 年，我国对 1~29 岁人群乙型肝炎血清流行病学调查显示，1~4 岁 HBsAg 检出率为 0.32%；>4~14 岁为 0.94%；>14~29 岁为 4.38%，据此推算，我国儿童 HBV 感染者约为 222 万例。

【发病机制与病理改变】

1. 发病机制和机体免疫反应　乙型肝炎的发病机制极为复杂，至今仍未充分阐明。研究发现，肝细胞表面的 HBV 受体可能是钠离子 - 牛磺胆酸共转运多肽（sodium taurocholate cotransporting polypeptide，NTCP），HBV 可借此受体直接与肝细胞膜结合而侵入肝细胞。HBV 与肝细胞受体的结合位点在 PreS1 蛋白第 21~47 位氨基酸肽段，故 PreS1 蛋白在 HBV 侵入肝细胞机制中起重要作用。HBV 对肝细胞无直接致病作用，肝细胞病变主要是 HBV 诱导的细胞免疫反应所致，包括：①迟发性超敏反应：以 $CD4^+$ 辅助性 T 细胞（Th）为效应细胞，致敏后释放淋巴因子诱导炎症反应而损伤靶细胞；②T 细胞毒反应：以 $CD8^+$ 细胞为效应细胞，即细胞毒性 T 细胞（CTL）通过释放细胞因子如穿孔素（perforin）而损伤靶细胞。首先由单核巨噬细胞摄取和处理 HBV 抗原，提呈给 Th 细胞，在单核巨噬细胞释放的 IL-1 协助下，Th 细胞活化和增殖，形成大量效应性 T 细胞，攻击受感染肝细胞，导致肝细胞变性坏死。CTL 攻击的主要靶抗原是肝细胞内的 HBcAg 和 HBeAg，还有 HBsAg（包括 PreS1 蛋白和 PreS2 蛋白）和 HBxAg。可见肝细胞免疫病理损害主要是由 T 细胞毒反应所介导。肝细胞死亡可由坏死（necrosis）和凋亡（apoptosis）所致。研究发现，HBV 可诱导肝细胞膜表达 Fas 抗原，而活化 CTL 表达 Fas 配体（FasL），两者结合介导肝细胞凋亡。HBV 感染还可使肝细胞膜特异性脂蛋白（LSP）变性，形成自身抗原，刺激 B 细胞分泌抗 LSP IgG 抗体，后者通过抗体依赖性细胞毒作用（ADCC）激活 K 细胞而杀伤肝细胞，这种自身免疫反应在乙型肝炎转为慢性肝损害中起一定作用。HBV 抗原可诱导机体产生相应抗体，其中，HBsAb 具有中和保护作用（Th 细胞依赖性）。只有当机体产生有效的 CTL 和中和性抗体，才能清除病毒；如果 HBV 抗原不被识别或机体细胞免疫应答不足，将形成持续病毒携带或慢性肝炎。围产期或幼龄期感染 HBV 易发生持续病毒携带或慢性肝炎与其对 HBV 产生免疫耐受有关。HBV 可致膜性肾小球肾炎等肝外损害，与 HBV 抗体形成的免疫复合物性损伤有关。

2. 病理改变　基本病理变化包括肝细胞水肿、变性、坏死和凋亡，炎症细胞浸润，肝细胞再生，库普弗（Kupffer）细胞增生，小胆管和纤维组织增生。

（1）急性肝炎：病变位于小叶内，见肝细胞气球样变、嗜酸性变和出现凋亡小体；肝细胞坏死呈点状或小灶性；Diss 间隙、肝窦和肝索间有炎性细胞（主要是淋巴细胞，还有单核细胞和浆细胞）浸润。可见再生的双核肝细胞和库普弗细胞。门管区炎症反应轻，肝小叶结构完好。黄疸型见肝内淤胆。淤胆型见肝细胞及毛细胆管内明显淤胆，肝细胞排列呈腺状结构，门管区小胆管明显增生。

（2）慢性肝炎：根据病变肝组织炎症坏死的分级（G1~4）和汇管区及小叶周围纤维化和肝硬化程度的分期（S1~4），可分为：①轻度慢性肝炎（G1~2，S0~2）：肝细胞变性，嗜酸性小体形成，点状及灶状坏死，汇管区轻度炎性细胞浸润、轻度碎屑样坏死，小叶结构完整；②中度慢性肝炎(G3,S1~3):汇管区及肝小叶边缘炎症明显,肝小叶边缘出现碎屑样坏死,肝小叶界板破坏 >50%,小叶内炎症严重,可见融合坏死或少数桥接坏死,纤维间隔形成,但大部分小叶结构仍保持完整;③重度慢性肝炎(G4,S1~4):汇管区炎症及纤维组织增生严重,重度碎屑样坏死,多数小叶有范围广泛的桥接坏死,小叶结构紊乱,有较多纤维间隔形成或早期肝硬化。慢性肝炎分级和分期标准见表 2-3。

表 2-3 慢性肝炎分级和分期标准

分级	炎症活动度(G)		分期	纤维化程度(S)
	汇管区及周围	小叶内		
0	无炎症	无炎症	0	无
1	汇管区炎症	变性及少数坏死灶	1	汇管区扩大,纤维化
2	轻度碎屑样坏死	变性,点状,灶状坏死,嗜酸性小体	2	汇管区周围纤维化,纤维间隔形成,小叶结构完整
3	中度碎屑样坏死	变性坏死重或见桥接坏死	3	纤维间隔形成,小叶结构紊乱,无肝硬化
4	重度碎屑样坏死	桥接坏死范围广,累及多个小叶,小叶结构消失	4	早期肝硬化或确定的肝硬化

(3)重型肝炎

1)急性重型肝炎:肝组织大块坏死,肝细胞溶解消失,仅肝小叶周边残存少量肝细胞,肝窦充血扩张,炎性细胞稀疏,残存肝细胞及小胆管内有淤胆。肝实质大块坏死灶外的肝细胞广泛肿胀呈气球样变,小叶结构紊乱。

2)亚急性重型肝炎:可见新旧不一的中等或大块坏死和桥接坏死,坏死区淋巴细胞浸润,肝小叶网状支架塌陷,有明显汇管区集中现象,小胆管大量增生,淤胆明显,肝细胞增生成团呈假小叶样结构。

3)慢性重型肝炎:在慢性肝炎或肝硬化基础上发生大块或中等块坏死,肝组织结构高度变形,炎症细胞浸润密集,淤胆明显。

4)慢加急性(亚急性)重型肝炎:在慢性肝病基础上,发生新的肝细胞坏死性病灶。

【临床表现】

潜伏期为 30~180 天,平均为 60~90 天。

1. 急性乙型肝炎 起病较隐匿,多数无发热,很少有高热。前驱期部分患者有皮疹如荨麻疹;急性期症状如同甲肝,但黄疸型较甲肝少见,儿童病例更少见黄疸。ALT 和 AST 水平的上升和恢复都较甲肝慢,病程一般 2~4 个月。

2. 慢性乙型肝炎 病程超过 6 个月以上。儿童一般症状较轻,多无黄疸,或有轻微黄疸,轻度肝大,质地多未达中等硬度,脾脏可触及,肝功能改变以 ALT 波动为特点,无肝外多脏器损害,病理上属轻度慢性炎症。倘若患者乏力、厌食、腹胀及肝区压痛症状较重,有慢性肝病面容和肝脾大,皮肤黏膜可有出血倾向、蜘蛛痣及肝掌等体征,肝功能损害明显如 ALT 持续或反复升高,血浆球蛋白升高,白蛋白和球蛋白比值降低,血清抗核抗体、抗线粒体抗体及抗平滑肌抗体阳性,则在病理上属中度或重度慢性肝炎。

3. **重型乙型肝炎**　发生率为 0.1%~0.5%。儿童以亚急性重型乙型肝炎多见,急性重型(即暴发性肝炎)较少见,慢性重型肝炎更为少见。各种类型重型肝炎的临床表现同甲肝。儿童重型肝炎病例易出现水肿、重度腹胀、腹水、出血倾向和合并溶血。肝昏迷、肝肾综合征、消化道出血和继发感染是重型肝炎导致死亡的重要原因,应注意及早预防。

4. **淤胆型乙型肝炎**　与甲型淤胆型肝炎类似,常起病于急性黄疸型乙型肝炎。

5. **肝外表现**

(1)肾脏损害:①乙型肝炎相关性肾炎:多为膜性肾小球肾炎或肾病。临床表现多样;②肾小管酸中毒:慢性乙肝出现厌食、呕吐、多饮多尿、生长障碍、代谢性酸中毒伴碱性尿等。

(2)血液系统损害:①再生障碍性贫血:各型肝炎时均可发生,治疗效果差,病死率高;②血小板减少性紫癜:对治疗反应差,常伴抗心磷脂抗体阳性;③溶血性贫血。

(3)血清病样表现:有皮疹、关节疼痛及短暂发热等。

(4)婴儿丘疹性皮炎:见于 ayw 亚型者。表现为面部和四肢有非化脓性红色丘疹。

(5)关节炎:急性乙肝易并发关节炎,儿童较成人多见。

(6)其他:过敏性紫癜和结节性多动脉炎等。

6. **病毒携带状态**　HBV 感染者从未发生过肝炎的临床症状和体征,肝功能检测在正常范围,称为 HBV 携带者。若持续超过 6 个月以上称为慢性 HBV 携带者。

【**一般实验室检查**】

1. **常规检查**　外周血象白细胞总数正常或减少,淋巴细胞增多。肝硬化和重型肝炎患者可出现血小板减少和白细胞减少。黄疸患者尿胆原和尿胆红素阳性。

2. **血生化和凝血功能**　急性乙肝患者血清 ALT 和 AST 增高,增高幅度常低于甲肝。慢性乙肝时 ALT 和 AST 持续增高或反复增高,常见 AST/ALT 比值 ≥ 1。重型肝炎者常见血清总胆红素 >170μmol/L,凝血酶原活动度(PTA)≤ 40% 和国际标准化指数(INR)≥ 2,白 / 球比例倒置和血浆白蛋白明显下降,AST/ALT 比值 ≥ 3。

【**超声学检查**】

B 型超声检查能动态观察肝脏和脾脏的大小、形态、肝内血管直径和结构改变以及门静脉内径,有助于评价肝硬化。瞬时弹性成像(transient elastography,TE)技术能较准确地识别轻度肝纤维化和进展性肝纤维化或早期肝硬化,可用于肝纤维化的诊断和分级。由于胆红素异常对 TE 诊断效能有显著影响,应在胆红素正常时检查。

【**肝组织病理检查**】

用于了解和评估肝脏炎症和纤维化程度,对慢性肝炎抗病毒药物的选择与疗效和预后判断都有很大意义,还有助于肝脏疾病的诊断与鉴别诊断。

【**病原学检查**】

1. **血清 HBV 标志物**　常用酶免疫法(EIA),定性和定量检测。①HBsAg:HBV 感染的特异性标志,阳性见于急性乙肝潜伏期和急性期、慢性 HBV 携带和慢性乙肝。②HBsAb:阳性见于曾经感染过 HBV 并已恢复以及接种乙肝疫苗后反应。③HBeAg:阳性和定量反映 HBV 复制水平及传染性强弱。④HBeAb:阳性提示现症或既往 HBV 感染,见于急性乙肝恢复期。慢性 HBV 感染者若从 HBeAg 阳性转为 HBeAb 阳性称为 eAg 血清转换,表示 HBV

无明显活动性复制,传染性减弱。⑤HBcAb:阳性提示现症或既往 HBV 感染,感染后持续存在,包括抗 HBc IgM 和抗 HBc IgG。急性肝炎和慢性肝炎急性发作时均可出现抗 HBc IgM,但急性乙肝时水平较高;抗 HBc IgG 晚于抗 HBc IgM 出现,主要见于恢复期和慢性感染。常见 HBV 标志物组合的临床意义见表 2-4。

表 2-4　HBV 血清标志及其临床意义

HBsAg	HBsAb	HBeAg	HBeAb	HBcAb	临床意义
+	−	−	−	−	急性 HBV 感染潜伏期
+	−	+	−	−	急性乙肝早期,传染性强
+	−	+	−	+	急性和慢性乙肝,病毒复制活跃,传染性强
+	−	−	−	+	急性和慢性乙肝
+	−	−	+	+	急性和慢性乙肝,传染性弱
−	−	−	−	+	既往 HBV 感染
−	−	−	+	+	急性 HBV 感染恢复期;既往 HBV 感染
−	+	−	+	+	乙肝恢复期
−	+	−	−	−	接种乙肝疫苗后反应
−	+	−	−	+	HBV 感染后临床痊愈

2. 血清 HBV DNA　是 HBV 复制和传染性标志,可用于判断抗病毒疗效。一般采用实时荧光定量 PCR 法,结果通常用拷贝 /ml 表示,国际上用 IU/ml 表示(1IU=5 拷贝)。

3. 肝组织内病毒抗原和核酸　检测阳性是诊断乙肝的直接证据。

【并发症】

1. 肝硬化　慢性乙型肝炎发生肝硬化失代偿的年发生率为 3%。

2. 肝细胞癌　HBV 慢性感染者比非感染者患肝癌的概率高 102 倍。

3. 重型肝炎并发症　①出血;②继发感染;③肝性脑病;④肝肾综合征;⑤电解质紊乱。

【诊断与鉴别诊断】

1. 诊断　乙型肝炎的诊断依据要点包括亲属尤其是母亲是否为乙肝患者和有无血液制品输注史;是否接种乙肝疫苗并产生有效保护性抗体;肝炎的临床症状和体征;血清 HBV 标志物和 HBV DNA 检测是确诊的重要依据。

(1)急性乙型肝炎:儿童病例起病隐匿且症状不典型,故确定急性乙肝诊断很困难,尚需检测抗 HBc IgM,如呈强阳性符合急性乙肝;若抗 HBc IgM 阴性,而抗 HBc IgG 强阳性,即使已知病程尚短,也高度提示慢性乙肝可能。

(2)慢性乙型肝炎:HBsAg、HBeAg 和 HBV DNA 任何一项持续存在,肝功能异常持续达 6 个月以上者。由于起病隐匿,虽然病程尚未超过 6 个月,若肝组织活检时已显示慢性化病理改变,亦同样可诊断为慢性乙肝。

(3)重型乙型肝炎:由于强烈的免疫反应和形成免疫复合物,可出现 HBsAg 检测阴性,此时,检测 HBV DNA 及抗 HBc IgM 对确诊有帮助。

2. **鉴别诊断**　儿童期引起肝损害的病因很多,除感染性疾病外,可因非感染性病因及遗传代谢性疾病所致,鉴别的关键在于检测到 HBV 存在的证据。

(1)巨细胞病毒性肝炎:是婴儿肝病中最常见的病原,可急性起病,可有黄疸、肝大、肝功能异常及病情迁延等,但重症肝大较为明显,多伴有脾大。病原学检查有助于鉴别。

(2)中毒性肝炎和肝脓肿:临床以感染中毒症状为主,如高热、毒血症或败血症样表现,外周血白细胞和中性粒细胞数及急相蛋白都明显增高。血培养可检出病原菌。超声等影像学检查有助于确诊肝脓肿。

(3)药物性肝病:多无黄疸,轻度肝大;少数淤胆型患者可有明显黄疸和肝大。有肝毒性药物使用史是本病的重要线索,停用肝毒性药物并给予护肝降酶等治疗后大多较快恢复。

(4)川崎病肝损害:可有明显黄疸、肝大、肝功能损害及胃肠道反应,有时需与急性重型乙肝的早期相鉴别。本病通常发热持续不退,伴有球结膜充血、唇潮红、手足硬性水肿和指/趾甲周膜样脱屑及颈淋巴结肿大等特征。虽然血清白蛋白可降低,但常有血小板计数增加,且血象、急相蛋白和血沉常明显增高。

(5)肝豆状核变性:肝病型可呈亚急性重型肝炎表现,黄疸日益加深,有出血倾向,甚至肝衰竭。儿科临床凡遇到严重肝病需常规检测血清铜蓝蛋白。若铜蓝蛋白明显降低(<100mg/L),24 小时尿铜升高(>100μg),或裂隙灯下观察到角膜 K-F 环,是本病的诊断依据。

(6)肝外梗阻性黄疸:儿童期常见病因为胆总管囊肿和胆总管结石,临床表现与淤胆型肝炎相似,但常伴胆囊肿大,肝功能改变较轻,超声检查可见胆囊肿大和肝内胆管扩张等。

【预防】

1. **一般预防**　应采取综合措施,改善卫生条件,建立严格的消毒隔离制度,加强血液制品筛查和医源性传播途径的管理控制。

2. **疫苗接种**　全程基础免疫需接种 3 针。足月高危新生儿(母亲 HBsAg 阳性,特别是 HBeAg 阳性)每剂 10μg 重组酵母疫苗或 20μg 仓鼠卵巢细胞 CHO 重组疫苗,其他人群推荐 10μg 酵母疫苗或 10μg CHO 疫苗,采取 0-1-6 方案(新生儿出生 24 小时内、满 1 个月和 6 个月各 1 针)。接种部位:新生儿为臀前部外侧肌,儿童和成人为上臂三角肌肌内注射。应强调于末次接种后 1~2 个月检测血清 HBsAb 水平,以确认是否免疫成功。免疫成功者若 HBsAb 水平下降或消失建议加强免疫(单剂接种即可)。

对于免疫功能低下或无应答者,应增加疫苗接种剂量和针次。对 3 针免疫程序无应答者可再接种 1 剂 60μg 或 3 剂 20μg 重组酵母疫苗,并于接种 60μg 或第 2 剂 20μg 乙肝疫苗后 1~2 个月检测血清 HBsAb,如果仍无应答,可再接种 1 剂 60μg 重组酵母疫苗。

3. **被动免疫**　足月高危新生儿于生后 12 小时内肌内注射乙肝高效免疫球蛋白(HBIG),剂量应≥ 100IU。如果孕妇 HBsAg 结果不明,有条件者最好给新生儿注射 HBIG。

4. **早产儿接种方案**　①母亲 HBsAg 阴性:出生体重≥ 2 000g 者,若生命体征稳定,即可按 0-1-6 方案接种,最好在 1~2 岁加强 1 针;若生命体征不稳定,应待稳定后再按上述方案接种。出生体重 <2 000g 者,待达 2 000g 后或在出院前接种第 1 针,1~2 个月后再重新按 0-1-6 方案接种。②母亲 HBsAg 阳性:生后无论状况如何,必须在 12 小时内肌内注射 HBIG,间隔 3~4 周后需再注射一次。若生命体征稳定,无需考虑体重,尽快接种第 1 针疫苗;否则待稳定后尽早接种第 1 针,1~2 个月后或者体重达到 2 000g 后再重新按 0-1-6 方案接种。③母亲 HBsAg 未检查:应尽快完成检测。出生体重 ≥ 2 000g 者可等待检查结果,若母亲 HBsAg 阳性,尽快注射 HBIG,最晚不超过生后 1 周;出生体重 <2 000g 者,如果至生后 12 小时还无法确定母亲 HBsAg 时,亦应注射 HBIG。后续方案同上。

5. **其他阻断母婴传播措施** 免疫耐受期妊娠者血清 HBV DNA 高载量是母婴传播的高危因素之一,新生儿标准乙肝免疫预防及母亲有效的抗病毒治疗可显著降低 HBV 母婴传播率。妊娠中后期 HBV DNA 载量 >2×10^6 IU/ml 者,在充分沟通和知情同意的基础上,可于妊娠第 24~28 周开始给予富马酸替诺福韦酯、替比夫定或拉米夫定抗病毒药物,可于产后即刻或服用 1~3 个月后停药,并加强随访和监测。产后停药者可以母乳喂养。

6. **单次急性暴露者预防方案** 单次急性暴露 HBV(如被污染针头意外刺伤),若未接种过乙肝疫苗或接种后 HBsAb 水平不详或 <10mIU/L,应立即肌内注射 HBIG 200~400IU,并同时在不同部位接种 20μg 乙肝疫苗,于其后 1 个月和 6 个月各接种 20μg 乙肝疫苗。

【治疗】

1. **一般治疗** 主要包括适当休息、合理饮食和支持疗法。

(1)休息:急性期需要卧床休息,减轻肝脏负担,有利于肝细胞修复。当黄疸消退,症状减轻后逐渐增加活动。肝功能恢复正常后还应继续休息 2~3 个月,病情稳定可回学校学习,但需随访观察 1 年。慢性肝炎活动期应适当休息,若出现黄疸应卧床休息;慢性肝炎稳定期可上学,但应避免剧烈运动和过度劳累。

(2)营养:应根据需要合理安排饮食。多吃碳水化合物和富含蛋白质(如瘦肉、鸡蛋、奶类、豆制品等)及维生素(如蔬菜和水果)的食物,适当控制脂肪摄入量。进食量要均衡,切忌过量。

(3)支持疗法:频繁恶心和呕吐者可静脉滴注葡萄糖、维生素和复合氨基酸溶液,以补充摄食不足和增加热量。有低蛋白血症者可输注人血白蛋白。

2. **急性乙肝的治疗** 大多为自限性,可根据病情酌情选用保肝利胆药物,肝功能损害明显者可选用促肝细胞生长素,详见甲型肝炎的治疗。

3. **慢性乙肝的治疗** 在护肝治疗同时可选用免疫调节药物或抗病毒药物,切忌多类药物同时应用及更换药物过度频繁。选择有治疗指征者进行规范抗病毒治疗是治疗慢性乙肝的根本措施。治疗期间应定期监测不良反应并及时处理。

(1)抗病毒药物治疗抉择:美国食品药品监督管理局已批准 5 种药物用于治疗儿童(≤ 18 岁)慢性乙肝:①普通干扰素 α(IFN-α):≥ 1 岁儿童;②拉米夫定(lamivudine,LAM):≥ 2 岁儿童;③恩替卡韦(entecavir,ETV):≥ 2 岁儿童;④富马酸替诺福韦酯(tenofovir disoproxil fumarate,TDF):≥ 2 岁且体重 ≥ 10kg 儿童;⑤阿德福韦酯(adefovir,ADV):≥ 12 岁儿童。我国已批准富马酸丙酚替诺福韦(tenofovir alafenamide fumarate,TAF)用于青少年(≥ 12 岁,且体重 ≥ 35kg);长效干扰素 α-2a(PegIFNα-2a)用于 ≥ 5 岁儿童。

慢性 HBV 感染患儿多数处于免疫耐受期,表现为 HBeAg 阳性、高 HBV DNA 水平而 ALT 正常,肝组织学正常或为轻微病变,这些患儿暂不予抗病毒治疗,但要定期监测肝功能和病毒学指标;若 ALT 升高超过 2 倍正常值上限,或组织学有炎症活动,应考虑开始抗病毒治疗,以减少日后发生肝硬化或肝细胞癌的风险。抗病毒治疗抉择见图 2-8。

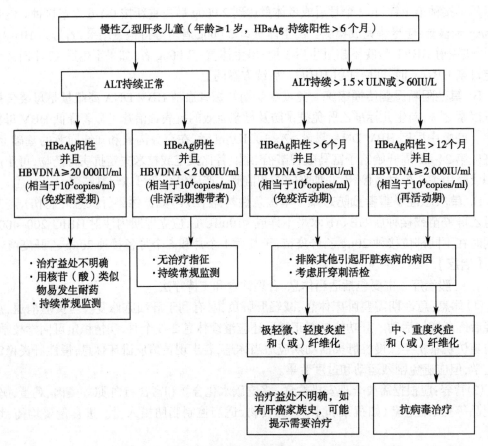

图 2-8 慢性乙型肝炎儿童抗病毒治疗选择流程

(2)常用抗病毒药物及疗法

1)干扰素 α(IFN-α):已证实 IFN-α 可抑制 HBV 复制和缓解肝病,其优点是疗程确定、疗效较持久和无耐药。治疗期间需监测不良反应并采取适当处理措施。①普通 IFN-α:儿童推荐剂量是每次 3~6MU/m² 体表面积,最大剂量为 10MU/m² 体表面积,皮下注射,每周 3 次。推荐疗程:24~48 周。治疗前 ALT 水平较高、病毒载量较低及非母婴传播感染者效佳。②长效干扰素:即聚乙二醇干扰素(PEG-IFN)。瑞典已建议用于治疗 3 岁以上儿童慢性乙肝。治疗剂量为 104µg/m² 体表面积,皮下注射,每周一次,疗程 48 周。

2)拉米夫定(LAM):每天剂量为 3mg/kg,最大量 100mg/d,1 次口服。最适疗程并不明确,一般在实现 HBeAg 血清转换后还需继续治疗至少 6 个月以上。病毒耐药率随治疗时间延长而增高。

3)恩替卡韦(ETV):每天剂量:0.015mg/(kg·d),最大量为 0.5mg/d,1 次口服。拉米夫定耐药者剂量可加倍。疗程可参照 LAM。

4)阿德福韦酯(ADV):一项多中心随机对照研究用阿德福韦治疗 173 例 2~17 岁慢性

乙肝儿童是安全有效的。每天剂量:2~7 岁 0.3mg/kg;7~12 岁 0.25mg/kg;12~17 岁 10mg/d。儿童使用 ADV 的研究不多,疗程可参照 LAM。

5)富马酸替诺福韦酯(TDF):每次 8mg/kg,最大量为 300mg(体重 ≥ 35Kg),每天 1 次口服。疗程可参照 LAM。

6)富马酸丙酚替诺福韦(TAF):25mg/d,1 次口服。疗程可参照 LAM。

4. **重型乙肝的治疗** 重型肝炎的形成是肝细胞大量坏死而陷入肝衰竭的过程,能否逆转取决于尚存活肝细胞数量,故保存相当数量存活肝细胞是提高重型肝炎存活率的关键。必须密切监护和及时综合治疗,具体措施详见本节甲型肝炎部分。血浆置换已被证明可提高急性肝衰竭患者生存率,并可改善免疫功能失调,推荐早期应用。有条件者进行肝移植,可显著降低病死率,术后需持续使用抗病毒核苷类似物治疗。

【预后】

急性乙型肝炎发展为慢性乙肝的危险性与患者感染时年龄成反比,围产期感染婴儿 90% 发生慢性感染,1~5 岁儿童感染慢性化概率降至 25%~50%,而年长儿和成人感染仅 6%~10% 发展成慢性。慢性肝炎患者易发展为肝硬化甚至肝细胞癌。重型肝炎预后差,病死率可高达 50%~80%。

三、丙型病毒性肝炎

丙型病毒性肝炎(viral hepatitis type C)简称丙肝,由丙型肝炎病毒引起,主要经输血和血液制品等肠外途径传播,起病隐匿,转为慢性概率较高,易导致肝硬化和诱生肝细胞癌。

【病原学】

丙型肝炎病毒(hepatitis C virus,HCV)为线状单股正链 RNA 病毒,属于黄病毒科丙型肝炎病毒属。有包膜。结构蛋白包括 2 种包膜蛋白(E1 和 E2)和衣壳蛋白(C 蛋白)。包膜蛋白具有高度变异性,这是引发免疫逃逸和感染慢性化的主要原因,也是疫苗研制的主要障碍。根据基因组全序列同源性差异,分为 7 个基因型(1~7 型)和至少 100 个基因亚型。欧美国家以 1 型和 2 型为主,中东地区以 4 型多见,我国主要流行 1 型、2 型、3 型和 6 型。不同基因型在传播途径、病情严重程度和对抗病毒治疗反应等方面有所不同,1 型和 4 型的耐药率高于 2 型和 3 型。HCV 体外培养困难,黑猩猩是唯一理想的模型动物。

HCV 的外界抵抗力不强,加热 100℃ 5 分钟、紫外线照射、甲醛(1:6 000)、20% 次氯酸和 2% 戊二醛等可使之灭活。血液和血液制品经 60℃ 30 小时处理可消除 HCV 的感染性。

【流行病学】

1. **传染源** 患者和慢性携带者是重要传染源,尤其是携带 HCV 的献血员或献血浆者危害最大。

2. **传播途径**

(1)输注血液或血液制品:经血传播是我国 HCV 传播的主要途径。输血后丙型肝炎的发生率为 14.1%~41.1%,其中,输入抗 HCV 阳性血的丙肝发生率为 55.6%~83.3%;输血后急性肝炎中,丙肝占 20% 左右;输血后慢性肝炎中,丙肝可达 60%~85%。

(2)医源性传播:使用非一次性注射器和针头、未经严格消毒的牙科器械、内镜及针刺等是重要传播途径。器官移植可引起 HCV 的传播,其传播率略低于输血传播。

(3)密切接触传播和性传播:HCV 的家庭聚集性感染率为 1.85%,远低于 HBV 家庭聚集性感染的危险度。但是,从丙肝患者的唾液、精液及阴道分泌物中可检出 HCV RNA,抗HCV 阳性者配偶的 HCV 感染率为 2.38%。这些发现提示存在性接触和日常生活密切接触传播。共用剃须刀、牙刷、文身和穿耳环孔等也是 HCV 潜在的经血传播方式。

(4)母婴传播:HCV 可通过母婴传播,母亲高载量病毒血症能增加 HCV 母婴传播风险,妊娠后期急性 HCV 感染可促使母婴间传播。主要发生在分娩过程中,围产期传播率为 10%左右。至于母乳喂养是否传播 HCV 尚缺乏证据。

3. **易感人群和流行特征**　人群普遍易感。高危人群为反复大量输注血液制品者、接受可疑 HCV 感染者器官的移植者、静脉药瘾者、血液透析者和 HIV 感染者。HCV 感染呈全球性分布,平均感染率为 2%~3%,即有 1.7 亿感染者,每年新发丙型肝炎病例为 3.5 万例。我国 2010~2012 年间每年发病数为 15 万 ~20 万例;一般人群抗 HCV 检出率为 3.2%;部分地区静脉药瘾者 HCV 感染率高达 61%~64%;HIV 感染者中 HCV 阳性率达 10%~26%。

【**发病机制与病理改变**】

1. **发病机制和机体免疫反应**

(1)HCV 直接损伤:目前仍有争议。支持 HCV 细胞毒作用的依据有:黄病毒家族其他成员如黄热病毒可直接损伤感染细胞;HCV 感染的组织学检查偶尔发现即将死亡的肝细胞,其周围无炎症反应;HCV 患者用干扰素治疗期间,血清 ALT 水平和肝脏炎症随 HCV RNA载量下降而下降。但也有相当多的证据提示,HCV 没有直接的细胞致病性。许多丙肝患者尽管 HCV RNA 阳性,但其血清 ALT 水平持续正常且肝脏病理改变轻微;高水平 HCV 结构蛋白表达的转基因小鼠的肝脏无细胞病变。

(2)免疫介导机制

1)体液免疫反应:HCV 感染过程中诱导针对多种病毒结构蛋白和非结构蛋白的抗体,对疾病的诊断重要价值。在疾病早期产生的抗体可协助细胞免疫反应清除病毒,但对于保护再感染和抵御 HCV 相关疾病的作用还不甚清楚。

2)细胞免疫反应:$CD4^+$ T 细胞受体识别 MHC Ⅰ类分子向肝细胞递呈 HCV 多肽,激活的 $CD4^+$ T 细胞产生 Th1 细胞因子(IFN-α、IFN-γ 及 IL-2 等),除发挥抗 HCV 作用外,还可增强 $CD8^+$ CTL 反应;此外,激活的 $CD4^+$ T 细胞还能产生 Th2 细胞因子(IL-4、IL-5、IL-6、IL-9、IL-10 及 IL-13 等)增强 B 细胞反应,产生特异性抗体。$CD8^+$ T 细胞受体识别MHC Ⅱ类分子递呈肝细胞 HCV 多肽,诱导 $CD8^+$ 细胞发挥 CTL 效应,溶解感染细胞以清除病毒。若细胞免疫反应弱,则不能清除病毒,引起肝脏慢性炎症,进而可导致肝硬化和肝细胞癌。

2. **病理改变**　与乙型肝炎相似,尚无特异性病理改变,仍是当前研究的热点之一。归纳有以下特点:汇管区有较密集淋巴细胞浸润;约 1/3 患者可见胆道损伤;肝细胞脂肪变性较乙肝多见;肝细胞坏死较轻,常见肝细胞嗜酸性变、凋亡小体和小泡状脂肪变性。

【**临床表现**】

丙型肝炎的临床表现通常较轻,常呈亚临床型。潜伏期 21~180 天,平均 50 天。输血后丙肝的潜伏期为 7~33 天,平均 19 天。

1. **急性丙型肝炎**　多数起病隐匿,常无明显症状,仅 25%~35% 患者有轻度消化道症状,伴 ALT 异常;5% 患者出现轻~中度黄疸。约有 15%~40% 为急性自限性肝炎,表现为 ALT 恢复正常、HCV RNA 消失和抗 HCV 抗体滴度较急性期下降。儿童自发性 HCV 清除率接近 50%,感染 HCV 时年龄越小,自发清除率越高,在新生儿感染后 7.3 年为 25%,10 年时为 28%,ALT 正常的新生儿更高。60%~85% 急性丙肝发展为慢性感染。单一 HCV 感染极少发生重型肝炎。

2. **慢性丙型肝炎** 在发病 6 个月后,HCV RNA 持续阳性伴 ALT 异常者,称为慢性丙型肝炎。常表现为 ALT 反复波动,部分呈持续性 ALT 轻度升高。1/3 患者 ALT 持续保持正常,但抗 HCV 和 HCV RNA 持续阳性。肝活检可见慢性肝炎,甚至肝硬化。

3. **HCV 与 HBV 同时感染** 急性 HCV 和 HBV 同时感染见于大量输血后。可加剧肝脏损害,增加发生重型肝炎和肝细胞癌的风险。HCV 复制常占优势,并干扰 HBV 复制。

4. **HCV 与 HIV 重叠感染** HIV 相关疾病进展速度加快,HCV 载量显著增高,增加肝硬化风险,也缩短发展为肝硬化的时间,并增加肝脏相关疾病的病死率。

5. **肝外表现** 包括冷球蛋白血症、肾小球肾炎和自身免疫性肝炎。

6. **病毒携带状态** 从无肝炎症状,定期随访也无肝脏大小和质地异常,ALT 无升高,肝活检基本正常或呈轻微病变。

【一般实验室检查】

主要是血生化和凝血功能检测,包括 ALT、AST、白蛋白、胆碱酯酶及凝血酶原时间等,反映肝细胞损害程度。

【肝脏病理学检查】

对慢性丙肝的诊断、疾病进展状况、预后判断及疗效评价均有重要意义。

【病原学检查】

1. **特异性抗体** 常用 EIA 和重组免疫印迹试验(RIBA)检测抗 HCV IgG,阳性说明有 HCV 感染,不能区别是现症还是既往感染,适用于高危人群筛查和 HCV 感染者的初筛。第三代 EIA 法的敏感度和特异度达 99%,在 HCV 感染后 7~8 周即可检出阳性。HCV 抗体的半衰期为 12~18 个月,抗体阳性母亲所生新生儿检出阳性难以判断是来自母亲还是已感染,需随访至 12~18 月龄时重复检查或检测 HCV RNA 帮助判断。

2. **病毒核酸** 定性和定量检测,为 HCV 感染的确诊实验。在感染后 1~3 周即可检测到血清 HCV RNA。定量检测反映病毒复制水平,是指导抗病毒治疗和评估疗效的指标。

【诊断与鉴别诊断】

1. **诊断** 有 HCV 暴露史,临床有急性肝炎的症状和体征,ALT 升高,血清抗 HCV 抗体和 HCV RNA 阳性,可作出急性丙肝诊断。若 HCV RNA 阳性持续 6 个月以上,伴有 ALT 反复波动,可诊断为慢性丙型肝炎。

2. **鉴别诊断** 见本节乙型肝炎部分。主要依靠病原学检查与其他疾病鉴别。

【预防】

目前尚无主动免疫和被动免疫措施用于预防 HCV 感染。

1. **阻断传播途径** 严格献血员筛查和加强对血液和血液制品生产单位的质量监督;严格掌握应用血液及血液制品的指征和杜绝滥用血液制品;推广使用一次性注射器及输液器

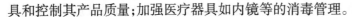

具和控制其产品质量;加强医疗器具如内镜等的消毒管理。

2. **母婴传播的预防** 推荐常规检查孕妇血清抗 HCV 抗体和 HCV RNA。对于抗 HCV 抗体及 HCV RNA 阳性孕妇,应避免羊膜腔穿刺,避免延迟破膜,尽量缩短分娩时间,保证胎盘完整性,以尽量减少新生儿暴露于母血的机会。

【治疗】

1. **一般治疗和保肝利胆治疗** 同乙型肝炎。

2. **抗病毒治疗** 儿童丙肝推荐 IFN-α 或 PEG-IFNα 联合利巴韦林(ribavirin,RBV)治疗,以 PEG-IFN-α 联合 RBV 为佳。自 2011 年以来,针对 HCV 生活周期中病毒蛋白靶向治疗的小分子化合物研发快速发展,统一命名为直接抗病毒药物(directly acting antivirals,DAAs),包括 NS3/4A 蛋白酶抑制剂、NS5A 抑制剂和 NS5B 聚合酶抑制剂等,已有多种 DAA 药物陆续在美国和欧洲等地上市,其抗病毒疗效大幅提高,对主要基因型和亚型 HCV 感染者治疗后的持续病毒学应答率都能达到 90% 以上,有望取代以干扰素为基础的治疗方案。2019 年美国 FDA 批准来迪派韦 / 索磷布韦可用于治疗 3 岁以上儿童慢性丙肝。

(1)抗病毒治疗指征:参照成人丙型肝炎防治指南,所有血清 HCV RNA 阳性患者,只要有治疗意愿,都可接受抗病毒治疗。但由于儿童病例,特别是母婴传播获得者,感染 HCV 后自发清除率较高,应随访到 18 月龄以上再考虑是否抗病毒治疗。

1)急性丙型肝炎:检测到 HCV RNA 阳性,即可开始抗病毒治疗。

2)慢性丙型肝炎:① ALT 或 AST 持续或反复升高,或肝组织学有明显炎症坏死($G \geq 2$)或中度以上纤维化($S \geq 2$)者,应积极治疗。② ALT 持续正常者应根据肝活检病理学决定是否治疗:对有明显纤维化(S2 和 S3)者,无论炎症坏死程度如何,均应抗病毒治疗;对轻微炎症坏死且无明显纤维化(S0 和 S1)者,可暂不治疗,但应每隔 3~6 个月检测肝功能。

(2)干扰素和利巴韦林联合治疗:3~17 岁儿童的治疗方案同成人,标准方案是 PFG-IFNα 联合 RBV(1~3 岁儿童采用 IFN-α 联合 RBV)。用法用量:① Peg-IFNα-2a:180μg/1.73m²,皮下注射,每周 1 次;② Peg-IFNα-2b:1.0~1.5μg/kg,皮下注射,每周 1 次;③ IFN-α:3~6MU/m² 体表面积,最大量为 10MU/m² 体表面积,皮下注射,每周 3 次或隔日一次;④ RBV:15mg/(kg·d),分次口服。根据 HCV 基因型确定疗程。1 型和 4 型联合治疗 48 周,2 型和 3 型联合用药 24 周。还应根据患者疾病严重程度、HCV 基因型、获得治疗应答的可能性与可能不良反应等进行个体化调整。治疗期间应监测血常规、肝功能、HCV RNA 水平与观察药物不良反应,进行相应处理,必要时调整药物剂量甚至停药。

(3)来迪派韦 / 索磷布韦(ledipasvir/sofosbuvir):每片含来迪派韦 90mg 和索磷布韦 400mg,用于治疗 3 岁以上儿童慢性丙型肝炎。剂量:体重 <17kg 者,每天 33.75/150mg;17~35kg 者,每天 45/200mg;>35kg 者,每天 90/400mg,1 次口服。疗程:一般为 12 周;1 型既往治疗过且伴代偿性肝硬化(Child-Pugh A)者需 24 周;失代偿性肝硬化(Child-Pugh B 和 C)和肝移植后患者需采用本药加利巴韦林联合治疗,共 12 周。

【预后】

60%~85% 的急性丙肝患者会发展为慢性感染;10%~20% 慢性丙肝发展成肝硬化。感染后 20 年,儿童和年轻女性肝硬化发生率为 2%~4%,因输血感染者肝硬化发生率为

20%~30%。HCV 感染 20 年后,慢性丙肝发生肝细胞癌的危险性增加。感染 HCV 时年龄 >40 岁、男性、酗酒及合并 HBV 和 HIV 感染可促进慢性丙肝的疾病进展。

四、丁型病毒性肝炎

丁型病毒性肝炎(viral hepatitis type D)简称丁肝,是由丁型肝炎病毒与 HBV 共同感染才引起肝细胞损害的传染病,可使 HBV 携带者致病,并易使乙型肝炎慢性化或转为重症。

【病原学】

丁型肝炎病毒(hepatitis D virus,HDV)是一种不能独立复制的缺陷病毒,其复制需要 HBV 辅佐,HBV 为其提供 HBsAg 外壳,并协助其组装、成熟、分泌和释放。病毒的外壳为 HBV 表面抗原,核心是 HDV 抗原(HDAg),内含单负链环状 RNA,长度仅约 1.7kb。HDV 只有一个血清型,有 3 种基因型。当 HBV 感染消除时,HDV 感染亦随之被清除。HDV 感染可明显抑制 HBV DNA 复制。

【流行病学】

1. 传染源 主要是重叠感染 HDV 的乙肝患者或慢性 HBV 携带者。

2. 传播途径 与 HBV 相同。输血或血液制品是 HDV 最主要的传播途径。其他包括经注射和针刺传播、密切接触和性接触传播。在 HDV 高流行区,观察到 HBsAg 阳性家庭人员中存在 HDV 感染聚集性。与 HBV 不同的是,HDV 母婴传播极为少见,仅当孕妇携带 HBV,同时感染或重叠感染 HDV 时,其婴儿感染了 HBV,才有可能感染 HDV。

3. 易感人群和流行特征 人群普遍易感,呈世界性分布,根据 HBsAg 携带者中抗 HD 阳性率分为高流行区(>30%)、中等流行区(10%~30%)和低流行区(<10%)。近 20 年来,全球感染率呈下降趋势。高流行区主要为热带和亚热带非洲以及南美国家,中等流行区在地中海盆地、中东和亚洲,低流行区在北欧、北美和澳大利亚等地。我国发病率不高,各地均有报告,以西北边疆少数民族地区略高。儿童感染率低,在儿童病毒性肝炎的构成比中低于 1%。

【发病机制与病理改变】

1. 发病机制 尚未完全阐明。HDV 可能类似 HBV 同样机制,借助外壳含 HBsAg 的 PreS1 蛋白与肝细胞受体结合而感染肝细胞。免疫病理发现,HDAg 阳性肝细胞多有不同程度病变;原位杂交显示,HDV RNA 分布于肝细胞病变较明显的区域;有人用 HDAg 重组质粒转染肝母细胞瘤 HepG 细胞株进行培养,短期内即见大量 HDAg 表达,继而被转染的细胞株发生坏死。这些研究结果表明,HDV 有很强的直接细胞毒作用。HDV 与 HBV 重叠感染时也可见到无明显肝脏病变的无症状携带者;肝脏病理显示,HDV 感染者肝组织可见汇管区炎症细胞浸润,肝实质内淋巴细胞浸润及淋巴细胞伪足伸入肝细胞现象,HDAg 可能是免疫反应攻击的靶抗原。这些又提示肝细胞病变与免疫致病机制有关。

2. 病理改变 以肝细胞嗜酸性变、凋亡小体及小泡状脂肪性变性较常见,伴有肝细胞水肿、炎症细胞浸润及汇管区炎症反应。重型肝炎时除大块肝坏死外,残留肝细胞可见小泡状脂肪变性,假胆管样肝细胞再生及汇管区炎症更为明显。

【临床表现】

HDV 感染只能见于与 HBV 同时感染或继发于 HBV 感染者。潜伏期约 4~20 周,同时感染偏长,重叠感染略短。

1. 同时感染(co-infection) 与急性乙型肝炎相似,多表现为急性黄疸型,由于 HDV 与 HBV 感染后潜伏期不同,临床过程中可先后发生间隔 2~4 周的两次 ALT 高峰。并发重型肝炎的机会比急性乙型肝炎要高。由于两种病毒互相制约,病情常自限,大多在 12 周内恢复,少数发展为慢性肝炎或 HDV 和 HBV 携带者。

2. 重叠感染(super-infection) 是在 HBV 感染基础上叠加 HDV 感染。其临床表现取决于原有 HBV 感染状态,若原为 HBV 携带者,可表现为急性丁型肝炎,病情较单纯急性乙型肝炎略重,70%~90% 发展为慢性;若原为慢性乙型肝炎,HDV 重叠感染后大多数病情加重,重者呈慢性重型肝炎,发生肝衰竭。

【病原学检查】

1. HDAg 和抗 HDV 抗体

(1)血清 HDAg:可用 EIA 和放射免疫法(RIA)检测,阳性率分别可达 87% 和 100%,适用于病程早期诊断。慢性 HDV 感染时,由于血清中有高滴度抗 HDV 抗体,HDAg 常以免疫复合物形式存在,采用上述方法不能检出 HDAg,可采用免疫印迹法检测。

(2)血清特异性抗体:可用 EIA 和 RIA 检测。血清抗 HDV IgM 可作为早期诊断方法,但不能区分急性感染与慢性感染,慢性 HDV 感染时抗 HDV IgM 也可呈阳性。血清抗 HDV IgG 在急性 HDV 感染时出现较晚,在慢性感染时多呈持续性高滴度。

(3)肝内 HDAg:取肝活检,用免疫荧光法或免疫组化法检测。阳性有确诊意义。

2. 病毒核酸 血清 HDV RNA 可采用 RT-PCR 检测,是诊断 HDV 感染的直接依据。肝组织内 HDV RNA 可采用分子杂交法检测,是 HDV 复制的直接证据。

【诊断与鉴别诊断】

1. 诊断 凡慢性 HBsAg 携带者或慢性乙肝患者突然出现急性肝炎或重型肝炎样表现或迅速向慢性重度肝炎发展,均应考虑是否有 HDV 重叠感染,应及时行病原学检查。如果血清 HDV RNA 和 / 或 HDAg 阳性,或抗 HDV IgM 和 / 或抗 HDV IgG 阳性,或肝内 HDV RNA 和 / 或 HDAg 阳性,即可作出病原诊断。根据临床特征,进行临床类型的诊断。

2. 鉴别诊断 同乙型病毒性肝炎。

【预防】

严格筛查献血员是预防输血后感染 HDV 的有效措施。目前尚无丁型肝炎疫苗。由于 HDV 是缺陷病毒,必须依赖 HBV 才能复制,预防 HBV 感染也就可免受 HDV 感染。对易感者广泛接种乙型肝炎疫苗,可达到预防 HDV 感染的目的。改进现有的乙肝基因疫苗,使之既能预防 HBV 感染,又能预防 HDV 感染,是新型疫苗的研究方向。

【治疗】

1. 急性丁型肝炎 同时感染所致急性肝炎多数为良性自限性,无需特殊治疗。

2. 慢性丁型肝炎 尚无有效治疗方法。唯一批准治疗丁型肝炎的药物是干扰素 -α,能降低血清内病毒载量,部分病例 HDV RNA 转阴,ALT 水平下降,症状改善,肝活检显示炎症和坏死改善。剂量与疗程参见乙型肝炎的治疗。

【预后】

预后与乙型病毒性肝炎相似。

五、戊型病毒性肝炎

戊型病毒性肝炎（viral hepatitis type E）简称戊肝，由戊型肝炎病毒引起，经粪-口途径传播，常可引起流行和暴发，其临床表现和流行病学特征类似于甲型病毒性肝炎。

【病原学】

戊型肝炎病毒（hepatitis E Virus，HEV）属于戊肝病毒科的戊肝病毒属，为单正链 RNA 病毒，无包膜，表面有锯齿状刻缺和突起。HEV 只有一个血清型，根据 HEV 不同分离株核苷酸序列差异，至少存在 8 个基因型（Ⅰ~Ⅷ）。我国的流行株为Ⅰ型和Ⅳ型。HEV 体外培养困难，但可感染食蟹猴、非洲绿猴、猕猴、黑猩猩和乳猪等多种动物。

HEV 在 -70~8℃ 条件下易裂解，对冻融敏感，对高盐、氯化铯和三氯甲烷等敏感；在 pH 呈碱性环境中较稳定，在镁和锰离子存在下可保存其完整性，在液氮中保存稳定。

【流行病学】

1. 传染源　患者和隐性感染者，在潜伏末期和发病初期自粪便排出病毒最多，传染性强。猪、牛及羊等啮齿动物也是 HEV 的自然宿主，成为散发性戊肝的传染源。

2. 传播途径　经粪-口途径传播，常因疫性粪便污染饮用水源和食物引起流行。多数为水型流行，水源一次性污染流行将持续数周；若水源持续性污染，流行可长达 1~2 年。

3. 易感人群　人群普遍易感，主要侵犯青壮年，儿童及老年人发病较少。儿童感染后多表现为亚临床型，而成人多为临床型。病后仅产生一定免疫力，儿童期感染者到青壮年时期还可再次感染 HEV。

4. 流行特征　戊型肝炎主要发生在亚洲和非洲等一些发展中国家，在发达国家仅有散发病例报道。1986 年 9 月~1988 年 4 月，我国新疆南部地区发生戊型肝炎流行，发病 119 280 例，死亡 707 例，是迄今为止全球最大的一次戊型肝炎流行。散发性戊肝无明显季节高峰，流行性戊肝常见于雨季或洪水后。

【发病机制与病理改变】

1. 发病机制　尚未阐明。HEV 经口感染，由消化道侵入肝脏，电镜观察不少含 HEV 颗粒的肝细胞并无变性，还发现坏死周围肝细胞内质网减少、线粒体胀裂和糖原减少，HEV 颗粒散在分布于细胞质中，淋巴细胞紧密接触这些肝细胞。单克隆抗体染色显示，坏死灶浸润的淋巴细胞多数是 CD8$^+$T 细胞，表明戊型肝炎肝细胞损伤可能由细胞免疫反应介导。

2. 病理改变　肝脏病理改变类似于甲型肝炎。①肝细胞变性：肝细胞水肿，胞质染色很浅或呈空泡状及嗜酸性变。②灶性坏死：个别或小群肝细胞坏死，在小叶内散在分布，坏死肝细胞周围有小灶性淋巴细胞和组织细胞集团。③汇管区炎症：有水肿、淋巴细胞和浆细胞浸润。只有严重病例才出现融合性坏死：成群肝细胞呈溶解性坏死，不同坏死灶相互融合，可破坏小叶结构，引起肝小叶网架塌陷和被动性间隔形成。

【临床表现】

潜伏期为 15~70 天，平均 40 天。临床表现与甲型病毒性肝炎相似，不发展成慢性。儿童感染后多表现为亚临床型。

1. 急性黄疸型肝炎　占显性感染的 86.5%。临床三期经历同甲肝，前驱期症状可持续到黄疸出现后第 4~5 天，淤胆较为常见，总病程一般为 4~6 周，部分淤胆患者的黄疸常在 2~6 个月后消退。

2. 急性无黄疸型肝炎　临床表现较黄疸型轻,部分无临床症状,即为亚临床型。

3. 重型肝炎　约占 5%。主要见于孕妇、HBsAg 携带者和老年患者。多表现为急性重型。孕妇感染 HEV 后重型肝炎发生率为 2.8%,尤其是妊娠晚期孕妇病情严重,病死率达 5%~25%。孕妇感染常发生流产和死胎。

【病原学检查】

1. 特异性抗体　常用 EIA 法。急性期血清抗 HEV IgM 呈阳性,阳性率可达 84%。单份血清抗 HEV IgG 抗体滴度 >1∶20 或双份血清抗体滴度有 ≥ 4 倍升高有诊断意义。

2. 病毒核酸　采集急性期血清、胆汁或粪便样本,用 RT-PCR 法可检测到 HEV RNA。

【诊断与鉴别诊断】

1. 诊断　根据流行病学资料、临床特征和肝功能检查可作出临床诊断,结合病原学检查才能确诊。同时需排除 HAV、HBV、HCV、HDV、HCMV 和 EBV 等感染。当有 2 种或以上病毒病原存在,则考虑为重叠或同时感染。

2. 鉴别诊断　同甲型病毒性肝炎。

【预防】

切断传播途径是主要综合预防措施。大多数戊肝流行系污染水传播,故应保障饮水安全,广泛宣传喝开水,不喝生水;大力进行卫生宣教,积极开展爱国卫生运动,改善环境卫生与个人卫生等;管理好水源、粪便、食品和患者;尤其应重视集体单位及幼托机构的预防。

HEV 重组疫苗 Ⅱ 期临床试验显示保护力为 95.5%,已进入 Ⅲ 期临床试验。

【治疗】

尚无特效抗病毒药物。各临床类型治疗原则及方法参见本节甲型肝炎部分。

【预后】

戊型肝炎为自限性疾病,一般预后较好,多于发病后 6 周内康复。但孕妇感染 HEV 病情严重,病死率较高,且易致流产和死胎。

（俞　蕙）

第十九节　单纯疱疹病毒感染

单纯疱疹病毒感染(herpes simplex virus infection)是由单纯疱疹病毒引起的常见感染性疾病。临床表现多样,可累及皮肤、黏膜、眼和中枢神经系统。新生儿和免疫缺陷者感染可引发严重全身性疾患而危及生命。单纯疱疹病毒感染后会潜伏于神经节内,机体免疫力低下时可被激活,再度引起皮肤黏膜损害。

【病原学】

单纯疱疹病毒(herpes simplex virus,HSV)有 2 个血清型——Ⅰ 型(HSV-1)和 Ⅱ 型(HSV-2),被分别正式命名为人疱疹病毒 1 型(human herpes virus 1,HHV-1)和 2 型(HHV-2),属于疱疹病毒科 α 疱疹病毒亚科单纯疱疹病毒属,病毒基因组为双链线性 DNA,外有核衣壳、被膜和包膜。包膜含有至少 11 种糖蛋白(gB、gC、gD、gE、gG、gH、gI、gJ、gK、gL 和 gM),与病毒吸附(如 gB 和 gD)、穿入(如 gH 和 gL)和刺激免疫反应(如 gB、gC 和 gD)有关。gG 为型特异性糖蛋白,以 gG1 和 gG2 来区分两种血清型,两者基因组有约 50% 同源性,能产生交叉免疫。HSV-1 主要侵犯皮肤黏膜和神经系统;HSV-2 主要侵犯生殖器。

HSV 具有潜伏 - 活化特性,主要引起溶细胞的裂解性感染(lytic infection)或称产毒性感染(productive infection),形成细胞病变和细胞融合,后者是 HSV 在细胞间扩散的有效方式;或者以非活化形式存在于神经细胞内,即为潜伏感染(latent infection)状态。

HSV 对脂溶剂(如乙醚、氯仿)、化学消毒剂(乙醇、甲醛和各种氧化剂)、热及紫外线等敏感,但耐低温。

【流行病学】

1. 传染源 人是 HSV 唯一自然宿主,病毒存在于患者病灶分泌物、唾液及粪便中,也存在于病毒携带者唾液或生殖道分泌物中,故患者和病毒携带者均为传染源。无症状唾液排毒者是 HSV-1 的主要传染源;复发性生殖道疱疹患者是 HSV-2 的最大传染源。

2. 传播途径 HSV-1 主要经密切接触或皮肤黏膜破损处直接接触感染性分泌物而传播。HSV-2 主要通过性传播和新生儿经产道感染。新生儿感染途径有三种:①宫内感染:病毒经胎盘或宫颈逆行感染,约占 5%;②产时感染:娩出时接触母亲生殖道感染性分泌物而获得 HSV-2 感染,约占 85%;③生后感染:暴露于 HSV 龈口炎及院内感染源,约占 10%。新生儿感染 HSV 的危险因素:①母亲感染类型:原发感染 > 再次感染新毒株 > 复发性感染;②母亲感染状况:孕 34 周后原发生殖道疱疹感染风险最高;③分娩方式:阴道分娩 > 剖宫产;④破膜持续时间;⑤皮肤黏膜屏障破坏;⑥ HSV 血清型:HSV-1> HSV-2。

3. 易感人群和流行特征 人群普遍易感。在发展中国家,原发感染多发生在 1~4 岁,5 岁时约半数已被感染;在发达国家,原发感染可延迟至青春期或成年。原发感染虽可产生免疫力,但不能防止潜伏病毒活化所致复发性感染。还可重复感染不同血清型或同一血清型的不同毒株。HSV 感染分布广泛,无明显季节性。HSV 是散发性病毒性脑炎最常见病原,各年龄组皆可发病,5~30 岁和 50 岁以上为两个高发年龄段。新生儿播散性感染或脑炎主要由 HSV-2 引起;新生儿期后的 HSV 脑炎几乎都由 HSV-1 所致。

【发病机制与病理改变】

1. 发病机制 初次感染即原发感染(primary infection)时,病毒通过皮肤和黏膜侵入,能否致病取决于病毒在靶细胞内增殖和播散的能力。一般先在局部增殖,靶细胞发生裂解性感染而被破坏并引起周围组织炎症反应,随后,病毒可沿所支配感觉神经轴索逆行至神经节内,潜伏于神经细胞中。HSV-1 通常潜伏于三叉神经节和颈上神经节;HSV-2 则潜伏于骶神经节。当机体受外因或内环境改变如紫外线照射、情感压力、某些发热性疾病、月经期间或服用免疫抑制剂等影响,可重新激活 HSV 增殖,病毒经神经轴索运行至神经末梢支配部位(常在原发感染灶附近),形成复发性感染(recurrent infection),也可仅排病毒而无症状。HSV 有嗜神经性,可通过三叉神经或嗅神经入脑,选择性侵入颞叶、额叶及边缘系统。原发感染或复发性感染都可引发脑炎。孕妇在妊娠头 20 周内原发感染可导致自然流产、死胎和先天畸形,特别是小头畸形和脑积水;在妊娠中晚期原发感染主要导致胎儿生长受限。

2. 机体免疫反应 在原发感染时,先有非特异性免疫反应包括多形核细胞和单核细胞移行至感染部位,释放干扰素和其他淋巴因子,激活巨噬细胞与 NK 细胞;随后启动特异性免疫反应,产生多种特异性抗体和细胞免疫应答。干扰素、NK 细胞、迟发型超敏反应和 CTL 在控制和清除病毒机制中发挥主要作用。

3. 病理改变 HSV 主要侵犯外胚层组织如皮肤、黏膜、眼和神经系统。典型病变是在皮肤形成水疱和在黏膜形成浅表溃疡。感染细胞出现气球样变,核浓缩,多核巨细胞和核内嗜酸性包涵体形成。当多数细胞受损时出现局部炎症反应包括液体渗出和炎性细胞浸润,形成小水疱,随后水疱成脓,再结痂。HSV 脑炎主要累及颞叶、额叶及边缘系统,也可波及脑膜、枕叶、下丘脑、脑桥与延髓,引起脑组织出血性坏死和 / 或自身免疫性脑损害。病变多限于单侧或双侧受累时呈不对称性。

【临床表现】

可分为原发感染和复发性感染,原发感染的潜伏期为 2~12 天,平均 6 天。

1. 疱疹性龈口炎 急性疱疹性龈口炎是 HSV-1 原发感染的最常见表现,是 6 个月 ~5 岁儿童最常见的口腔炎。常突起口痛、流涎、口臭和拒食,可有发热(可高达 40℃)和咽痛。可见唇、舌、上颚、咽部黏膜和口周疱疹或溃疡(文末彩图 2-9)。早期为 2~4mm 大小水疱,常过早破裂,后覆以黄灰色假膜,脱落后留有溃疡。常伴有齿龈红肿,可先于黏膜水疱前出现,常有颏下淋巴结肿大。自然病程 7~14 天,在溃疡愈合前疼痛消退。复发性感染时,可发生复发性口腔炎,主要表现为口腔黏膜溃疡。

2. 皮肤疱疹 常在皮肤和黏膜交界处,多见于唇缘、口角和鼻孔周围。疱疹暴发前数小时到数天先有局部灼痛或刺痛伴瘙痒,再从红色斑疹发展为成簇的小水疱、脓疱、溃疡和结痂,6~10 天内无瘢痕愈合。唇疱疹通常为单个病灶,皮肤疱疹可呈多个离散病灶。原发感染者可有发热、局部淋巴结肿大或淋巴管炎或局部神经痛等;复发性感染者常在初始感染部位或周围反复发作,通常无全身症状;在湿疹或烧伤等皮肤病基础上经皮肤感染者可出现弥漫性水疱疹,常形成溃疡,伴有持续高热等全身症状,皮疹需 2~3 周才可结痂。

3. 眼部疱疹 主要表现为急性结膜角膜炎。初有结膜充血和水肿,随后出现小滤泡,眼睑边缘和眶周皮肤可见疱疹;约 2/3 的病例累及角膜,常见浅层型角膜炎,或可发生树枝状角膜炎。原发感染者常伴发热和耳前淋巴结炎;反复发作患者还可累及视网膜或引起角膜瘢痕,甚至失明。

4. 生殖器疱疹 见于有性经历的青少年。典型表现为生殖器黏膜或角质化皮肤表面的小疱疹,破裂后形成浅层溃疡,表面有黄灰色渗出物,然后结痂。女性病灶主要分布于外生殖器、阴道和宫颈;男性病灶多见于龟头、包皮和阴茎。

5. 单纯疱疹病毒性脑炎

(1)临床分期:按疾病过程分为 3 期。

1)前驱期:可有发热、乏力、嗜睡、头痛、肌痛、呕吐、腹泻及咽痛等。可呈弛张热,体温可高达 40~41℃,退热药效果不佳,但也有不发热者。部分病例有口唇或其他部位皮肤疱疹。持续 1~ 数天,一般不超过 2 周。

2)脑功能障碍期:低热或持续高热。主要表现有:①脑症状:头痛,不同程度意识障碍(嗜睡、木僵、昏睡至昏迷);部分或全身性抽搐;多动、震颤及共济失调;肢体瘫痪或偏瘫;肌张力增高;腱反射亢进和锥体束征阳性。重症者可出现颅内高压症,甚至脑疝。②局灶性脑炎:额、颞叶和边缘系统受损时以精神症状为主,表现为局灶性抽搐、定向力障碍、健忘或记忆缺失、神志淡漠、缄默症、幻觉、偏盲及精神错乱等。③脑膜刺激征。

3)后遗症期:存活患者半数以上伴有后遗症,以癫痫、精神异常或认知功能障碍多见,极少数严重病例呈植物人状态。

(2)临床分型:按临床表现特点分为 3 型。

1) 弥漫型：以脑症状如意识障碍、惊厥、肢体瘫痪、病理征和高颅压及中度以上发热等为主要表现，部分出现去大脑皮层强直或去大脑强直状态。

2) 精神障碍型：以精神异常症状为主，可有病理征，低热或中度发热。

3) 局灶型：一般无意识障碍，以偏瘫多见，或有脑干、小脑或基底节病变的相应表现，无发热或仅有低热。

6. 新生儿感染 主要有以下3种表现类型，症状可有重叠。45%为皮肤、眼和口部感染，30%为中枢神经系统感染，25%为播散性感染。

(1) 皮肤-眼-口感染(skin-eye-mouth, SEM)：在生后7~10天内发病，约80%出现皮肤水疱样疹，偶见分娩时即有。皮疹多见于眼睛边缘或胎先露等部位，常从红色斑疹迅速发展为基部潮红的水疱，直径1~3mm，偶见大疱。眼病表现为结膜角膜炎、晚发性视网膜脉络膜炎，或伴小眼球和白内障。若未及时治疗，75%病例可发展为播散性或中枢神经系统感染。

(2) 中枢神经系统感染：通常在生后11~17天时发病。典型表现为发热、嗜睡、烦躁、脑性尖叫、昏迷、惊厥(多为局限性)及前囟隆起等，多数患儿在病程中出现皮肤病变。如未经治疗，病死率较高。

(3) 全身播散性感染：多于生后9~11天发病。临床表现类似败血症，主要有发热、肝大、黄疸、呼吸窘迫或暂停、惊厥、嗜睡、烦躁、休克及DIC等。可累及多个器官，包括中枢神经系统、肺、肝、肾、皮肤、眼和/或口。60%~70%患儿在病程中出现皮肤成簇疱疹。病情进展迅速，常因休克、肝衰竭、大出血、呼吸衰竭或中枢神经系统病变恶化而死亡。

7. 免疫抑制个体感染 通常是由于潜伏病毒再度激活而非原发感染。病情更加严重，病情进展更快。主要有2种临床类型。

(1) 局限性慢性口腔或生殖器皮肤黏膜病变：类似典型的水疱和溃疡，并进一步发展为片状坏死、疼痛性糜烂或疣样病变。

(2) 全身播散性感染：皮疹可有可无。主要是累及多个脏器如肝、肺、肾上腺及中枢神经系统。临床类似败血症样表现，发热或体温不升，常有白细胞减少和DIC，很快因多脏器功能衰竭和中枢神经系统病变恶化而病亡。

【一般实验室检查】

1. 血常规 发生较重的龈口炎和脑炎时，白细胞总数略有增高。

2. 脑脊液检查 HSV脑炎时，脑脊液外观清亮，压力升高，有核细胞数多在400×10^6/L以下，以淋巴细胞为主；脑组织出血坏死者红细胞增多，可达$(50~1\,000) \times 10^6$/L甚至更多；蛋白轻~中度增高，糖含量正常或偏低。少数早期患者脑脊液可正常。

【影像学及电生理检查】

1. 头颅CT和MRI 大多显示颞叶和额叶改变，病灶具有不对称性。新生儿HSV脑炎表现为弥漫性脑损伤，但在疾病早期可正常。

2. 脑电图 大多显示颞叶尖波或棘波信号和慢波活动，或者弥漫性异常。

【病原学检查】

1. 组织病理 取病灶底部刮取物或皮肤和肝组织等活检标本涂片染色，镜检可见多核巨细胞和核内嗜酸性包涵体。该方法可确定疱疹类疾病，但不能与水痘-带状疱疹病毒(VZV)感染相鉴别。

2. 病毒分离 疾病初期取水疱液或刮片拭子，或取皮肤、肝及脑活检标本分离病毒，出现典型细胞病变和特征性核内包涵体为阳性。水疱液病毒分离阳性率较溃疡处高;原发感染阳性率高于复发患者;脑炎患者从脑组织中分离病毒高于脑脊液。1/3 新生儿病例脑脊液可分离到病毒,但较大年龄病例几乎分离不到。

3. 抗原和核酸 用 ELISA 双抗体夹心法可直接检测组织或分泌物或脑脊液中细胞内 HSV 抗原。用 PCR 法检测溃疡性病损、血液和脑脊液中 HSV DNA,具有高敏感性和特异性,可进行 HSV 亚型鉴定。但新生儿脑脊液 HSV DNA 阴性不能排除中枢神经系统感染。

4. 特异性抗体 可用 ELISA 法分别检测 HSV-1 和 HSV-2 特异性 IgG 和 IgM。急性期血清特异性 IgM 阳性和双份血清特异性 IgG 抗体效价增高 4 倍以上提示近期感染。但血清抗体阳性不一定表明有脑内感染。脑脊液中特异性 IgM 阳性有诊断意义;若血清与脑脊液特异性 IgG 滴度或 OD 值之比 ≤ 20 有参考价值。

【诊断与鉴别诊断】

1. 诊断 根据典型皮肤和黏膜病损的特征等,较易建立临床诊断。但对于无皮肤疱疹的脑炎和其他脏器损害者,诊断比较困难。主要依赖病原学检查来确定诊断。具备以下任何两点,诊断即可成立:①临床表现符合;②特异性 IgM 抗体阳性或双份血清特异性 IgG ≥ 4 倍增高;③分离到病毒;④刮取物、脑脊液或活检组织中有特征性细胞和病理改变,或检出病毒抗原或基因。

2. 鉴别诊断

(1)皮肤疱疹:继发感染时应与脓疱病鉴别。当肢体皮肤疱疹引起局部淋巴结肿大,并在中间正常皮肤有散在疱疹,还伴神经痛时,应与带状疱疹等鉴别。

(2)疱疹性口腔炎:HSV 感染早期可有扁桃体受累,伴明显分泌物,需与急性化脓性扁桃体炎(咽拭子培养出化脓菌;血象和炎症指标增高;抗生素治疗有效)鉴别。还应与疱疹性咽峡炎(疱疹以咽峡或软腭为主,不累及唇部及口周;无齿龈红肿)、Vincent 咽峡炎(咽拭子分离出厌氧梭形杆菌及螺旋体)、非特异性溃疡性口腔炎(单个或多发,有剧烈刺痛,无齿龈红肿)及渗出性多形性红斑(有其他腔口周围如眼周和肛周及皮肤病变,常呈大疱疹和伴有多种类型皮疹;血象和炎症指标明显增高)相鉴别。

(3)生殖器疱疹:应与外阴生殖器其他水疱溃疡性疾病鉴别:①梅毒:早期梅毒的溃疡为单发的无痛性溃疡,溃疡面较清洁,4~6 周可自愈;②软性下疳:是由杜克雷嗜血杆菌引起的生殖器部位疼痛剧烈而质地柔软的化脓性溃疡,局部红肿热痛,伴有引流淋巴结肿大;③淋巴肉芽肿:由沙眼衣原体引起,主要表现为腹股沟淋巴结肿大和多中心化脓,愈后留下瘢痕;④腹股沟淋巴结炎和肉芽肿:是由肉芽肿荚膜杆菌引起的性传播疾病,常累及生殖器、肛周和腹股沟,主要表现为慢性进行性的无痛性溃疡性肉芽肿,触之易出血,组织学找到杜凡诺小体或培养到肉芽肿荚膜杆菌可鉴别;⑤生殖器带状疱疹:由水痘带状疱疹病毒引起,一般是偏侧分布且具有带状排列的丘疱疹。

(4)单纯疱疹病毒性脑炎:应与其他病毒性脑炎、脑梗死、脑肿瘤、结核性脑膜炎或中毒性脑病等相鉴别,脑脊液常规和病原学检测以及头部影像学检查等有助于鉴别。

(5)新生儿全身播散性感染:应与新生儿败血症相鉴别。两者临床上可有相似表现,例如出现黄疸、肝脾大、出血倾向、休克、中毒性肠麻痹及呼吸窘迫或暂停等。在病程中出现皮肤成簇疱疹是全身播散性 HSV 感染的特征,病原学检查包括血及尿等细菌培养和 HSV 抗原及 DNA 检测等有助于鉴别。

【预防】

1. **控制传播** 托幼机构出现HSV感染患儿后,应隔离治疗。患生殖器疱疹的孕妇提倡剖宫产分娩,以减少新生儿产时感染的危险;娩出后应立即用0.1%碘苷滴眼部,并与患病母亲隔离,直至其痊愈。有HSV感染史患者在接受器官移植术后应立即使用抗病毒药物。对疱疹频繁复发患者,应去除或避免诱发因素,还应预防性服用抗病毒药。

2. **保护易感人群** 尚无可应用的HSV疫苗。静脉用免疫球蛋白无预防作用。对于抗体阳性的免疫抑制儿童,预防性使用阿昔洛韦(静脉序贯口服)或伐替洛韦可预防复发性感染。

【治疗】

1. **一般治疗** 注意保持局部清洁和干燥,防止继发感染。皮损局部可用2%~3%过氧化氢溶液洗净,或用1:5 000高锰酸钾溶液浸泡,待干后涂搽炉甘石洗剂或含氧化锌洗剂。口腔病损则用氯己定溶液漱口或生理盐水清洗。眼部以生理盐水清洗其分泌物。

2. **脑炎的治疗**

(1)预防和治疗脑水肿:首选20%甘露醇;严重者可加用呋塞米;心功能不良者可采取甘露醇和利尿剂交替使用。必要时,可在使用抗病毒药物的基础上加用地塞米松。

(2)降温:以物理降温为主,必要时加药物降温,使体温尽量保持在38℃以下。

(3)控制惊厥:可使用苯巴比妥、地西泮和水合氯醛等药物。

3. **抗病毒治疗**

(1)阿昔洛韦(acyclovir,ACV):首选,口服或静脉滴注。早期应用可明显降低HSV脑炎及新生儿感染病死率,可缩短病程。肾功能不良者需酌情延长用药间隔时间。

1)疱疹性龈口炎:口服。用量为每次15mg/kg,5次/d,连用7天,最大剂量1g/d,于发病72小时内使用,可减轻病情及缩短病程。

2)复发性口腔炎及唇疱疹:口服。成人治疗量:每次200~400mg,5次/d,连用7天;预防复发:每次400mg,2次/d。

3)生殖器疱疹:口服。①初次感染:青少年同成人,每次400mg,3次/d,连用10天;低龄儿童用量为每次10~20mg/kg,4次/d,最大剂量不超过成人。②复发性感染:每次400mg,3次/d,连用5天;或每次800mg,2次/d,连用5天;或每次800mg,3次/d,连用2天。

4)中枢神经系统感染:静脉滴注。3个月~12岁用量为每次10~15mg/kg,12岁以上用量为每次10mg/kg,每8小时一次,连用14~21天或更久。

5)新生儿感染:美国儿科感染性疾病委员会推荐大剂量静脉滴注,每次20mg/kg,每8小时一次。若有禁忌证,可换用更昔洛韦或膦甲酸钠。疗程:HSV脑炎和播散性感染为21天;SEM为14天。在急性期后序贯口服预防复发,可降低SEM患儿神经系统后遗症风险。

6)免疫抑制个体感染:静脉滴注。用量为每次5~10mg/kg或250mg/m^2,每8小时一次,直至感染控制。

(2)伐昔洛韦(valacyclovir,VACV):口服,在体内转变为ACV,可用于治疗12岁以上复发性唇疱疹及青少年生殖器疱疹。美国FDA推荐:①复发性唇疱疹:2g/次,2次/d,只用1天。②生殖器疱疹:1g/次,2次/d,连用10天。③复发性生殖器疱疹:500mg/次,2次/d,连用3天。

(3)泛昔洛韦(famciclovir):口服制剂。可用于治疗青少年生殖器疱疹:250mg/次,3次/d,连用10天。对于复发性生殖器疱疹:250mg/次,2次/d,连用5天。

(4)单磷酸阿糖腺苷:10mg/(kg·d),分2~3次肌内注射或静脉滴注,连用10天。

（5）膦甲酸钠（phosphonoformic acid，PFA）：用于免疫抑制患者 ACV 耐药的 HSV 感染。静脉滴注。推荐剂量：每次 40mg/kg，每 8 或 12 小时一次，连用 2~3 周或直至治愈。

（6）局部抗病毒治疗：主要用于治疗皮肤疱疹及眼部疱疹。

1）阿昔洛韦：0.1% 眼药液滴眼治疗疱疹性角膜结膜炎，每 2~3 小时一次；3% 乳膏或凝胶涂搽皮肤黏膜疱疹处，每 3~4 小时一次。5% 油膏涂搽生殖器病损处，每 3 小时一次。

2）更昔洛韦：0.15% 眼用凝胶治疗疱疹性结膜角膜炎，4 次 /d，疗程不超过 3 周。

3）膦甲酸钠：3% 霜剂涂抹皮肤黏膜疱疹处，3 次 /d，连用 4 天。

4）碘苷：疱疹性角膜炎时用 0.1% 眼药液，每 2 小时一次，或 0.5% 眼膏，5 次 /d，疗程不超过 2~3 周。碘苷能延缓角膜上皮创伤的愈合，在眼外科手术创伤愈合期间忌用。

5）三氟胸腺嘧啶核苷：0.1% 眼药液滴眼治疗疱疹性角膜结膜炎，每 2 小时一次，连用 3~4 天。本药对耐阿昔洛韦和阿糖腺苷的 HSV 感染亦有效。

【预后】

本病的预后与机体免疫功能、原发或复发性感染类型、病变部位和范围等多种因素有关。局部疱疹有自限性，预后良好。新生儿及免疫抑制者病情重，可播散累及大脑和其他重要脏器，病死率高达 10%~20%，幸存者常留有不同程度的神经系统或其他器官后遗症。

（赵东赤）

第二十节　水痘和带状疱疹

水痘和带状疱疹是由同一种病毒即水痘带状疱疹病毒引起的两种疾病。水痘（varicella，chickenpox）是初次感染所致的急性高传染性出疹性疾病，其临床特点为皮肤和黏膜相继出现和同时存在丘疹、水疱疹及结痂等各类皮疹，多见于儿童。带状疱疹（herpes zoster）是复发性感染引起，以群集小水疱沿神经走向单侧分布，伴明显神经痛为特征，多见于成人。

【病原学】

水痘 - 带状疱疹病毒（varicella-zoster virus，VZV）被正式命名为人疱疹病毒 3 型（human herpes virus 3，HHV-3），属于疱疹病毒科 α 疱疹病毒亚科水痘病毒属，是嗜神经及皮肤的疱疹病毒，人类是其唯一自然宿主。基因组为线性双链 DNA。包膜有至少 10 种糖蛋白：gE、gB、gH、gI、gC、gL、gD、gK、gM 和 gN。前三者诱生中和抗体。gH-gL 复合物介导细胞融合。仅有一个血清型，但与 HSV 抗原有部分交叉反应。VZV 具有潜伏 - 活化特性，原发感染之后，病毒潜伏在脊髓背神经节或三叉神经节内，重新激活后可引起复发性感染。

【流行病学】

1. 传染源　为水痘和带状疱疹患者，以前者为主。水痘从出疹前 48 小时至疱疹结痂为止均有很强的传染性。带状疱疹的疱疹液有传染性。

2. 传播途径　主要通过飞沫经呼吸道传播，也可经接触疱疹液而感染。母亲孕期头 20 周内患水痘或带状疱疹都可将病毒经胎盘传染胎儿，前者引发胎儿感染的风险更高，可导致先天性水痘综合征；母亲产前 5 天到产后 48 小时期间患水痘可致新生儿围产期感染。

3. 易感人群和流行特征　人群普遍易感，水痘多见于儿童，以 2~6 岁为患病高峰。易感者密切接触后 95% 以上发病。带状疱疹在 10 岁以下儿童中很少见。有水痘病史者发生带状疱疹的概率为 10%~20%,发病率随年龄增大而呈显著上升,大多数带状疱疹发生在 50 岁以上或免疫低下人群。我国大多数育龄妇女在儿童期感染过 VZV,故孕妇水痘发病率低,先天性水痘很少见。水痘四季都可发病,以冬春季最多。带状疱疹无明显季节性。

【发病机制与病理改变】

1. **发病机制**　VZV 自鼻咽部黏膜侵入人体,在局部淋巴结内繁殖后侵入血液,感染后 5 天出现第一次病毒血症。病毒到达肝、脾和其他脏器内增殖后再次入血(第二次病毒血症),此时病毒侵入主要靶器官皮肤(感染后平均 14 天),亦可侵犯其他脏器如肺和神经系统,免疫抑制或缺陷者更易出现器官受损,提示病毒直接细胞毒作用可能是主要致病机制,还有免疫性损伤机制参与。皮疹分批出现与间歇性病毒血症一致。皮疹出现 1~4 天后,产生特异性细胞免疫和抗体,病毒血症消失,症状随之缓解。VZV 感染后可长期潜伏于脊髓神经后根神经节或三叉神经节的神经元内,当机体抵抗力低下时可被激活,再次复制并沿神经纤维迁移至皮肤,引起受累神经和皮肤的炎症。

2. **机体免疫反应**　抗 VZV IgM 在水痘出疹期产生,持续约 2 个月;抗 VZV IgG 在水痘病后 4~8 周达高峰,持续约 6 个月后逐渐下降并长期维持。细胞免疫在抗病毒机制中起主要作用,包括特异性细胞毒性 T 细胞、NK 细胞和抗体依赖性细胞毒作用。

3. **病理改变**　多核巨细胞和核内包涵体形成是特征性病理表现。早期皮损处毛细血管内皮肿胀,血管充血;随后棘细胞层上皮气球样变,细胞溶解,细胞间水肿,与角质层分离形成水疱疹,当多形核细胞侵入时疱液由清亮转为云雾状,然后疱疹液被吸收,形成结痂。有时水疱疹破裂,留下浅表溃疡,很快愈合。肺部受累常见间质性肺炎改变伴结节性实变性出血。水痘脑炎主要为白质区血管周围脱髓鞘病变。带状疱疹时受累神经有出血、水肿和淋巴细胞浸润或坏死。

【临床表现】

原发感染潜伏期为 10~23 天,平均 14 天。

1. **典型水痘**

(1)前驱期:婴幼儿多无此期。年长儿可有低热、头痛、不适和厌食等,持续约 1~2 天。

(2)出疹期:皮疹初期见于发际处,继而成批出现于躯干、头面部和四肢,呈向心性分布,还可波及口腔、鼻、眼和生殖道黏膜处。初呈小红色斑疹或斑丘疹,6~8 小时内变成水疱疹,绕以红晕,24~48 小时内疱液转为云雾状,然后干燥结痂(文末彩图 2-10),皮疹伴有瘙痒,各期皮疹同时存在是水痘的特征性表现。出疹期最初 2~4 天内,还可有发热(多在 39℃以下)和全身浅表淋巴结肿大。病情差异较大,病程长短不一。痂皮脱落后可有色素沉着,可持续数周,但一般不留瘢痕。

2. **重症水痘**　主要发生于免疫缺陷儿童,特别是在潜伏期接受化疗和淋巴细胞绝对计数 <0.5×10^9/L 者。表现为进行性弥漫性水疱疹,伴持续发热;皮疹呈离心性分布,为有脐状凹陷的大疱型或出血性疱疹(文末彩图 2-11);新发皮疹常持续 2 周或更久;常并发水痘肺炎和血小板减少而致出血,严重出血或并发弥散性血管内凝血时危及生命。

3. **先天性水痘综合征**　孕妇妊娠 20 周内患水痘,0.4%~2% 胎儿发生 VZV 胚胎病,统称先天性水痘综合征(congenital varicella syndrome)。最突出特征是锯齿状皮肤瘢痕(cicatrix);其他包括肢体发育不良(一个或多个肢体短小或畸形)、眼部异常(脉络膜视网膜炎、小眼畸形、视神经萎缩及白内障等)、中枢神经系统损害(大脑皮质萎缩等)和低出生体重等。

4. **新生儿水痘** 若孕妇在分娩前5天至分娩后2天内患水痘常引起新生儿严重水痘，多于生后5~10天（可早至出生后2天）发生严重的弥漫性或出血性水痘，常伴发热并累及肺和肝脏，病死率高达30%。若孕妇患水痘至分娩的间期＞5天，新生儿可从母体获得较充足的特异性抗体得以减轻感染，多于生后4天内发病，病情常不严重，少见死亡。易感孕妇所生新生儿出生后也可通过水平传播感染VZV而发病，可并发肺炎、肝炎或脑炎，患病时年龄越大，其并发症发生率越低。

5. **带状疱疹** 儿童带状疱疹常见于HIV感染和免疫抑制者与婴儿期患水痘或其母亲妊娠期患过水痘的儿童。皮疹有单侧性和按神经节段分布的特点，一般发生于1~2个相邻皮区，通常累及躯干或脑神经皮区，皮疹呈集簇性，皮疹群之间皮肤正常，整个病变呈带状分布倾向，一般不越过躯体中线。罕见数个皮区不对称受累或身体两侧均出疹。皮疹最初为红斑或斑丘疹，常于12~24小时内出现成簇的小水疱，疱液清，内含高浓度病毒；2~4天后水疱融合；第3天水疱可变混浊，经过7~12天干涸结痂。局部伴有灼痒和刺痛或闷痛；局部淋巴结常有肿大和触痛。眼部带状疱疹可累及角膜；脑神经受累时伴有较剧烈头痛；累及面神经和听神经时出现面瘫与耳鸣及耳聋。病程一般为2~3周。偶见慢性经过，持续数月，可反复出现小水疱。

【一般实验室检查】

1. **血常规** 病初3天内外周血白细胞减少，随后淋巴细胞增多。

2. **肝功能** 约75%的患者肝酶轻度增高。

3. **脑脊液检查** 中枢神经系统感染者脑脊液蛋白轻度增加，糖水平一般正常。

【影像学检查】

水痘肺炎的典型影像学改变是肺门周围散在结节状或粟粒状影。

【病原学检查】

1. **病毒分离** 将出疹3~4天内的疱疹液或破溃疱疹拭子接种细胞，7~14天可出现典型细胞病变，若结合免疫荧光检测，检测时间可缩短至48~72小时。

2. **抗原和核酸** 采用直接免疫荧光法可在15~20分钟检出疱疹液或皮损标本中VZV抗原；用PCR法可在数小时内检出样本中病毒基因，较病毒分离更加敏感而快速。

3. **特异性抗体** 用ELISA法检测血清特异性IgM抗体阳性或双份血清特异性IgG抗体阳转或滴度≥4倍增高提示近期感染。脑脊液或胎血特异性IgM抗体阳性有助于诊断VZV脑炎和先天性水痘。带状疱疹的特异性IgM抗体水平低，持续时间短，但采用放射免疫法（RIA）检出率可达70%。

【并发症】

1. **皮肤细菌感染** 病原以A群链球菌和金黄色葡萄球菌多见，发生率为5%。可发生脓疱疮、蜂窝织炎、淋巴结炎和皮下脓肿。

2. **神经系统并发症** 水痘脑炎多发生于出疹后第2~6天，也可于出疹前或病愈后发生。临床表现与一般病毒性脑炎相似。发生严重出血性脑炎时，病死率较高。带状疱疹患者偶有运动或脑神经瘫痪、小脑共济失调、横贯性脊髓炎和周围神经炎。带状疱疹后神经痛在带状疱疹结痂后可持续存在，少数长达1年或更久，儿童较为少见。

3. **肺炎** 多见于免疫缺陷儿童和新生儿。常于出疹后1~6天发生，表现为发热、咳嗽、呼吸困难、发绀、咯血、胸痛和肺部啰音。高危患儿若并发肺炎，则病死率明显增加。

4. 其他并发症　轻度水痘肝炎较为常见。血小板减少发生率为1%~2%,常为轻度。其他并发症包括肾病综合征、溶血尿毒综合征、关节炎、心肌炎、胰腺炎、睾丸炎和角膜炎等,但较罕见。

【诊断与鉴别诊断】

1. 诊断　典型水痘根据水痘接触史和典型皮疹特征,可作出临床诊断。先天性水痘和新生儿水痘可根据母亲妊娠期水痘病史和病原学检查协助诊断。带状疱疹可根据皮损单侧分布,病变呈带状分布不越过躯体中线,常累及躯干或脑神经皮区等特征作出临床诊断,非典型病例的确诊须借助于病原学检查。

2. 鉴别诊断

(1)全身性单纯疱疹病毒感染:主要依靠病原学诊断方法予以鉴别。

(2)丘疹性荨麻疹:为坚实的红色丘疹,大小形状不一,伴有明显痒感。

(3)脓疱病:皮疹为化脓性疱疹,疱液革兰氏染色可检出阳性球菌或可培养出细菌,抗生素治疗有效。

(4)手足口病:由肠道病毒引起。春夏季多见,常见于5岁以下,口腔内可有溃疡,皮疹为更小的丘疱疹,多见于四肢远端、口腔及臀等部位,且不结痂。病程短,1周左右痊愈。

【预防】

1. 一般预防　水痘患者应在家中隔离,直至皮疹全部干燥结痂。易感儿童在接触患者后需医学观察21天。带状疱疹患者无需隔离。易感的免疫抑制儿童和孕妇应避免接触水痘和带状疱疹患者,甚至水痘减毒活疫苗接种者。

2. 疫苗接种　水痘减毒活疫苗(VZV Oka株)可用于预防,能防止发生严重水痘,包括单价疫苗和VZV-麻疹-腮腺炎-风疹联合疫苗,推荐于1岁~15个月和4~6岁年龄段接种2次。5%的健康儿童接种后可发生轻症皮疹。免疫抑制者应避免接种水痘疫苗。在接种疫苗前5周内或接种后3周内输血浆或免疫球蛋白可降低疫苗效力。接种疫苗后6周内应避免使用水杨酸类药物以避免诱发Reye综合征。

3. 被动免疫　VZV免疫球蛋白(varicella zoster immune globulin,VZIG)可用于高危易感人群(无水痘病史的免疫抑制者和生前5天至生后2天内母亲患水痘的新生儿)的暴露后预防,应尽早应用。目前美国FDA将使用限期延长至暴露后10天内。保护期为3周,若3周后再次暴露,应再追加一剂。新生儿剂量为125U,其他年龄者每10kg剂量为125U(最大剂量625U),肌内注射。高危新生儿给予被动免疫后,约有半数仍会发病,但病情通常较轻。VZIG无治疗VZV感染和预防带状疱疹的作用。

4. 药物预防　免疫正常儿童在潜伏期口服阿昔洛韦(1/2治疗量,分4次口服,连用5天),可预防水痘发生。

【治疗】

1. 一般治疗　皮疹瘙痒时可局部应用鱼炉洗剂或口服抗组胺药。剪短指甲避免搔破皮疹而继发细菌感染。发热时给予退热剂,避免使用水杨酸类药如阿司匹林。针对并发症进行相应的对症治疗。

2. 抗病毒治疗　可缩短水痘和带状疱疹的病程。

(1)水痘的治疗:首选阿昔洛韦。

1)阿昔洛韦(ACV):在发病72小时内开始治疗可缩短传染期和神经痛。①口服:适用

于 >1 岁无并发症的水痘患者。剂量为每次 20mg/kg(最大剂量 800mg),4 次 /d,连用 5 天。起病 24 小时内用药疗效最佳。②静脉用药:重症水痘、围产期感染和有并发症的新生儿水痘以及免疫抑制者水痘均需静脉用药。每次剂量为 10mg/kg 或 500mg/m²(最大剂量),每 8 小时给药一次,静脉滴注(不少于 1 小时),肾功能不良者应减至 1/3~1/2 量。疗程 7~10 天,或直至连续 48 小时未见新出皮疹为止。③局部用药:可涂擦 ACV 软膏或凝胶。

2)伐昔洛韦(VACV):在出疹后 24 小时内开始用药效佳。美国 FDA 推荐 2 岁以上儿童用法:每次 20mg/kg,3 次 /d,最大量为 3g/d,连用 5 天。

3)膦甲酸钠(PFA):仅适用于 ACV 耐药的 VZV 感染者,推荐剂量为每次 40mg/kg,每 8 小时一次,静脉滴注(不小于 1 小时),连用 3 周。其主要副作用为肾毒性。

(2)带状疱疹的治疗:最好在出疹 48 小时内尽早用药。

1)ACV:成人每次 800mg,儿童每次 20mg/kg(最大量 800mg),5 次 /d,连用 5 天。对于有播散性疾病高风险的免疫抑制患者,应静脉用 ACV,每次 10mg/kg 或 500mg/m²,每 8 小时一次;ACV 耐药者可选用 PFA。

2)VACV:美国 FDA 推荐,成人每次 1 000mg,3 次 /d,连用 7 天。

3)泛昔洛韦:成人每次 500mg,3 次 /d,连用 7 天。

3. 其他治疗 带状疱疹后神经痛管理较复杂,常需强效镇痛药如非甾体抗炎药或阿片类药物。成人常用普巴瑞林,因在儿童的安全性和疗效研究还不充分,故不推荐使用。

【预后】

本病为良性自限性疾病,预后一般良好,痂脱落后大都无瘢痕。新生儿及免疫缺陷者常可发展为重症或并发脑炎等严重并发症,甚至可导致死亡。

(赵东赤)

第二十一节 EB 病毒性疾病

原发性 EB 病毒感染(primary Epstein-Barr virus infection)多发生于儿童时期,临床经过多样,常表现为隐性感染和轻微上呼吸道炎症,遇有发热、咽扁桃体炎和淋巴结肿大三联症、血中淋巴细胞增多并出现异型淋巴细胞时,称为传染性单核细胞增多症(infectious mononucleosis,IM),简称传单。绝大多数病例恢复良好,但免疫缺陷者常病情严重并可有严重并发病而预后不良,极少数病例发生慢性活动性 EB 病毒感染。研究发现,EB 病毒与 Burkitt 淋巴瘤、鼻咽癌和多克隆 B 细胞淋巴瘤相关,还与某些风湿病如干燥综合征等有关。

【病原学】

EB 病毒(Epstein-Barr virus,EBV)被正式命名为人疱疹病毒 4 型(human herpes virus 4,HHV-4),属于疱疹病毒科 γ 疱疹病毒亚科淋巴隐病毒属,外有包膜,内有核衣壳,基因组为线状双股 DNA。EBV 具有使感染淋巴细胞无限增殖的能力和潜伏 - 活化特性。EBV 主要有两种细胞感染类型:①产毒性感染:依赖病毒 DNA 聚合酶复制,表达上百种抗原包括 EB 核抗原(EB nuclear antigen,EBNA)、膜抗原(membrane antigen,MA)、早期抗原(early antigen,EA)、病毒衣壳抗原(viral capsid antigen,VCA)及淋巴细胞检测膜抗原(lymphocyte detected membrane anfigen,LYDMA)等,感染细胞最终裂解并释放子代病毒。②持续性感染(persistent infection)或潜伏感染:线状 DNA 在细胞内形成游离环化小体,在细胞 S 期利用细胞 DNA 聚合酶进行复制,可表达 6 种核蛋白(EBNA1、2、3A、3B、3C 和 LP)、3 种膜蛋白(LMP1、2A 和 2B)和 2 种小 RNA 产物(EBER1 和 EBER2),有 4 型表达产物组合形式(EBNA1 是唯一存在于 4 种组合中的抗原);或者以整合到细胞基因组的形式存在。在某些因素刺激下,潜伏感染可转变为产毒性感染。病毒在外界环境中生存力弱,体外仅能感染人类和部分灵长类成熟 B 淋巴细胞,增殖缓慢。

【流行病学】

1. **传染源**　原发感染者为传染源,常持续或间歇从唾液中排病毒数月之久。

2. **传播途径**　接触含病毒唾液是其主要传播方式,偶经输血传播。尚无性传播和母婴传播的流行病学证据。

3. **易感人群和流行特征**　人群普遍易感,但不同地区原发感染的年龄有很大差异,发达地区多见于青少年;发展中国家则多见于幼儿期。EBV 感染呈全球性分布,成人抗 VCA IgG 阳性率为 90%~95%,我国儿童 10 岁该抗体阳性率已达 90% 以上。

【发病机制与病理改变】

1. **发病机制**　EBV 从口咽部侵入,先在唾液腺导管、颊黏膜和咽部上皮细胞内复制,然后感染黏膜下具有 CD21 受体(或称 CR2)的成熟 B 淋巴细胞,其他存在 CD21 受体的细胞如某些 T 细胞也可被病毒侵袭。感染淋巴细胞进入血液循环,至骨髓和各淋巴器官内增殖,其中约有 10% 的感染淋巴细胞发生转化,成为无限增殖的淋巴母细胞。EBV 可长期潜伏在 B 细胞或鼻咽部上皮细胞内,或呈持续低水平复制状态。在慢性 EBV 感染患者,感染细胞通常仅表达持续性感染的 11 种病毒产物,但可诱导 T 细胞、NK 细胞或 B 细胞发生克隆性增生,引起淋巴细胞增殖性疾病。

2. **机体免疫反应**　病毒刺激机体产生 IgA、IgM(抗 VCA IgM 在感染早期出现,持续 2~3 个月)和 IgG(抗 VCA IgG 出现较早,抗 NA IgG 在恢复晚期出现,两者持续终生;抗 EA IgG 在急性晚期出现,水平上升缓慢,常于感染后 6~12 个月消失)。EBV 可致多克隆 B 细胞(包括未感染 B 细胞)活化,产生自身抗体如嗜异性抗体、类风湿因子和一些抗细胞骨架成分抗体。自身抗体是导致血液系统异常变化的因素之一。机体主要通过多种细胞免疫机制来抑制感染淋巴细胞的增殖,包括:①非 B 淋巴细胞,主要是 NK 细胞和 CTL 诱导感染 B 细胞无限增殖能力的退化;② Ts 细胞抑制 B 细胞生长和 EBV 诱导的免疫球蛋白合成;③干扰素抑制 EBV 诱导的细胞增殖和免疫球蛋白合成。

3. **病理改变**　淋巴结滤泡增多增大,生发中心增大,其核心见母细胞、组织细胞和淋巴细胞。脾脏 2~3 倍增大,充血伴局灶性出血,脾包膜和小梁水肿、增厚伴淋巴样细胞浸润。肝细胞轻微肿胀和空泡形成,门脉区淋巴细胞和单核细胞浸润。神经系统病变包括神经元变性,血管周围出血和星状细胞增生,大脑皮层、基底节、小脑或脊髓等处小单核细胞浸润。

【临床表现】

潜伏期一般为 30~50 天,在年幼儿童可较短。

1. **不典型感染**　多见于年幼儿童。临床表现常较轻微,如上呼吸道感染,扁桃体炎,持续发热伴或不伴淋巴结肿大。

2. **急性传染性单核细胞增多症**　为原发性 EBV 感染的典型表现。常先有 2~5 天轻症前驱表现:常见头痛、不适、乏力及畏食等,可有发热,然后出现下列典型征象,若无并发症,病程一般为 2~4 周,偶可延至数月。

(1)发热 - 咽扁桃体炎 - 淋巴结肿大三联症:绝大多数都有发热,体温在 38~40.5℃,一般持续 1~2 周,个别长达 4~5 周。约 80% 有咽扁桃体炎,约半数患者有白色膜状渗出,约 5% 伴有链球菌感染。90% 以上病例起病不久全身浅表淋巴结迅速肿大,以颈部最为明显。纵隔淋巴结肿可致咳嗽和气促;肠系膜淋巴结肿可致腹痛。肿大淋巴结消退需时数周;少数可持续数月,甚至数年。

(2)脾大:50%~70% 病例(4 岁以下多见)在病后 3 周内发生脾大,质柔软,故检查脾脏时不宜重按。

(3)肝大及肝功能异常:40% 以上有暂时性肝酶增高;30%~60% 有肝大(4 岁以下多见);2%~15% 有黄疸。肝功能在 2 周 ~2 个月内可完全恢复,一般不引起慢性肝病。少数患儿发生重症肝炎样表现。

(4)其他表现:眼睑水肿;年幼儿和青少年可有皮疹。

3. 免疫缺陷儿童感染 包括遗传性免疫缺陷和获得性免疫缺陷者。常发生暴发性单核细胞增多症,常因急性出血、脑膜脑炎、继发感染和肝衰竭而危及生命,或继发低或无免疫球蛋白血症、恶性多克隆源性淋巴瘤、再生障碍性贫血、噬血细胞综合征及慢性淋巴细胞性间质性肺炎等。

4. 慢性活动性EBV感染(chronic active Epstein-Barr virus infection,CAEBV) 多见于幼儿期发病者,主要表现为持续性或反复发热,伴有淋巴结肿大和肝脾大,常有肝功能异常、贫血、血小板减少或全血减少、黄疸、皮疹和蚊虫叮咬过敏及视网膜炎等;若抗 VCA IgG、抗 EA IgG 异常增高或抗 VCA IgA 和抗 EA IgA 阳性,或病变组织包括外周血单个核细胞(PBMC)内 EBV DNA 载量高于 $10^{2.5}$ 拷贝 /μg DNA,或病变组织 EBER 阳性即可诊断。病情常反复发作,根据临床征象和 EBV 载量分为活动性疾病和非活动性疾病状态。大多预后不良,常死于疾病活动期的严重脏器功能损伤,继发感染,并发 EBV 相关性噬血细胞综合征、间质性肺炎及神经系统并发症或恶性肿瘤等。

【血常规检查】

在起病后 1~4 周内出现典型血象改变,淋巴细胞增多 ≥ 5×10^9/L 或 ≥ 50% 和 / 或异型淋巴细胞增多 ≥ 10% 或绝对计数 >1×10^9/L,后者极具诊断意义。白细胞计数一般为$(10~20) \times 10^9$/L。

【病原学检查】

1. 特异性抗体谱 各种血清 EBV 特异性抗体的临床意义详见表 2-5。

表 2-5 EBV 血清特异性抗体及其临床意义

抗 VCA IgM*	抗 VCA IgG	抗 EA IgG	抗 NA IgG	临床意义
+	-/+(低亲和力)	–	–	原发感染早期 / 急性期
+/-	+	+	–	原发感染急性晚期
弱 +/-	+(低 - 中亲和力)	+	+	原发感染恢复晚期
–	+(高亲和力)	–	+	既往感染
–	+++	++	+	慢性活动性感染

注:*<4 岁患者该抗体水平低,消失快(通常在病后 3~4 周内消失)

2. **病毒标志物** 用核酸杂交和 PCR 法检测唾液或口咽洗液脱落上皮、PBMC、血浆或血清和病变组织中 EBV DNA 是最特异的方法,还可用免疫标记法检测样本中病毒抗原,或用原位杂交法检测病变组织中 EBER。

3. **病毒分离** 利用 EBV 感染使培养 B 细胞(人脐血或外周淋巴细胞)无限增殖的特性进行病毒分离鉴定,需耗时 6~8 周。

【并发症】

1. **神经系统并发症** 可发生脑炎、脑膜炎、吉兰 - 巴雷综合征及横贯性脊髓炎等。大多可恢复,但为本病死亡的首要原因。

2. **血液系统并发症** 可发生自身免疫性溶血,轻度血小板减少和自限性粒细胞减少也较常见。免疫缺陷病和 CAEBV 活动期常并发噬血细胞综合征,而免疫正常个体极少发生。

3. **脾破裂** 罕见,但后果严重。多发生于病程第 2~3 周。

4. **心脏并发症** 不常见,可见心电图异常、心肌炎和心包炎。

5. **其他并发症** 包括间质性肺炎、眼部异常(视神经炎及视网膜炎等)、肾脏病变(肾炎、肾病综合征及溶血尿毒综合征)、腮腺炎、中耳炎及睾丸炎等。

【诊断与鉴别诊断】

1. **诊断** 遇有发热、咽峡炎、淋巴结肿大和肝脾大时应考虑本病,若出现典型血象改变可作出临床诊断,病原学检查可帮助确定诊断。

2. **鉴别诊断** 在下列情况下,应与其他疾病鉴别。

(1)链球菌性扁桃体炎:本病半数以上病例扁桃体有白色膜状分泌物,易被误诊为化脓性扁桃体炎(约 5% 病例确可伴有链球菌感染)。此时,应关注其他体征和血象改变以资鉴别;若按链球菌咽峡炎治疗 48 小时后发热等症状仍无缓解,应考虑本病。

(2)单核细胞增多症样综合征(mononucleosis-like syndrome):又称类传单。人巨细胞病毒(HCMV)、HHV-6、弓形虫、腺病毒、风疹病毒及甲型和乙型肝炎病毒等也可引起类似传单的临床表现,但这些病原所致异型淋巴细胞增多不如 EBV 明显。风疹时咽峡炎不明显,病程较短,少见淋巴结肿大和脾大;腺病毒感染时咳嗽等上呼吸道症状突出,淋巴结肿大少见;肝炎病毒感染时肝功能异常更为严重,且无咽峡炎;HCMV 感染时淋巴结肿大和咽峡炎少见等特点有助鉴别。病原学检查是确定病原的重要手段。

(3)早期出现严重并发症,特别是发生在典型传单表现出现之前,易因突出的器官或系统损害而误诊为其他疾病。此时,应注意动态观测血象变化、监测 EBV 特异性抗体谱,必要时检测外周血淋巴细胞或组织中病毒基因帮助诊断。

(4)继发其他疾病如川崎病、噬血细胞综合征及类风湿关节炎等已有临床报道,这些疾病可在本病急性阶段发生,更多见于慢性活动性 EB 病毒感染患者。此时需综合分析病情演变特点,寻找病原学证据显得尤其重要,必要时可考虑相应诊断性治疗。

【预防】

传单患者恢复期仍可存在病毒血症,故在发病 6 个月后才能献血。已有 2 种 EBV 疫苗用于志愿者:表达 EBV gp350 的重组痘病毒疫苗和提纯病毒 gp350 蛋白加佐剂的亚单位疫苗,有望开发用于预防高危人群如原发性免疫缺陷病、艾滋病和移植受者的 EBV 感染。

【治疗】

1. **支持对症治疗** 急性期需卧床休息,给予对症治疗如退热、镇痛、护肝等。症状严重者,或因扁桃体肿大明显或气管旁淋巴结肿致喘鸣或有血液或神经系统并发症时可慎用短期常规剂量糖皮质激素(首选地塞米松)。根据咽拭子培养或抗原检测证实继发链球菌感染时需加用敏感抗生素。脾大者恢复期应避免剧烈身体活动或运动,以防脾破裂;脾破裂时应紧急外科处理或非手术治疗。因深部呼吸道炎症导致完全呼吸道梗阻时宜行气管插管。

2. 抗病毒治疗 目前尚缺乏对 EBV 感染有明显疗效的抗病毒药物。更昔洛韦体外有抑制 EBV 效应,临床急性期应用可缩短热程和减轻严重的扁桃体肿胀,但尚缺乏适宜的临床研究评估。可按抗 HCMV 诱导治疗方案给药,待体温正常或扁桃体肿胀明显减轻即可停药,无需维持治疗。

3. 慢性活动性 EBV 感染的治疗 目前认为,造血干细胞移植是 CAEBV 的治愈性手段。在造血干细胞移植前,如果处于疾病活动状态需应用联合化疗方案来控制病情。如果化疗期间疾病持续处于活动状态,应尽快接受造血干细胞移植。若患者表现为 EBV 相关性噬血细胞综合征,可按噬血细胞综合征的化疗方案进行治疗。

国外推荐三步法治疗策略

(1) 第一步是抑制活化的免疫细胞:泼尼松龙(prednisolone),$1\sim2mg/(kg\cdot d)$;VP-16 $150mg/(m^2\cdot w)$;环孢素(cyclosporin)$3mg/(kg\cdot d)$。共 $4\sim8$ 周。

(2) 第二步为清除感染的 T 细胞和 NK 细胞:可选用下列联合化疗方案:①改良 CHOP 方案:环磷酰胺 $750mg/m^2$,第 1 天;吡柔比星 $25mg/m^2$,第 1 天和第 2 天;长春新碱 $2mg/m^2$,第 1 天;泼尼松龙 $50mg/m^2$,第 $1\sim5$ 天。②Capizzi 方案:阿糖胞苷 $3g/m^2$,每 12 小时一次,共 4 次;L- 天冬酰胺酶 $10\ 000U/m^2$,在阿糖胞苷输注 4 小时后静脉输注一次;泼尼松龙 $30mg/m^2$,第 1 天和第 2 天。③高剂量阿糖胞苷方案:阿糖胞苷 $1.5g/m^2$,每 12 小时一次,共 12 次;泼尼松龙 $30mg/m^2$,第 $1\sim6$ 天。④ VPL 方案:VP-16 $150mg/m^2$,第 1 天;泼尼松龙 $30mg/m^2$,第 $1\sim7$ 天;L- 天冬酰胺酶 $6\ 000U/m^2$,第 $1\sim7$ 天。如果外周血 EBV 载量未降低达 10 倍以上,需重复原方案化疗或采用新的化疗方案。

(3) 第三步是造血干细胞移植,以重建造血功能。

【预后】

绝大多数急性 EBV 相关性传单病情都能恢复,预后良好。病情严重或有并发症者经过积极治疗最终亦能恢复。但免疫缺陷患者发生致死性单核细胞增多症的病死率高达 60%。慢性 EBV 感染患者常常病情严重,反复发作,预后不良。

(方 峰)

第二十二节 巨细胞病毒性疾病

巨细胞病毒性疾病(diseases caused by human cytomegalovirus infection)由人巨细胞病毒感染所致,其原发感染多发生于儿童时期。绝大多数原发感染者无症状或呈亚临床型,围产期感染易致间质性肺炎,婴幼儿期感染常累及肝脏,年长儿感染可致类传单,而先天感染和免疫抑制个体感染可引起多种严重疾病或全身播散性感染而危及生命。先天感染者可因不可逆性神经性损伤而发生后遗症。

【病原学】

人巨细胞病毒（human cytomegalovirus，HCMV）被正式命名为人疱疹病毒 5 型（human herpes virus 5，HHV-5），属于疱疹病毒科 β 疱疹病毒亚科巨细胞病毒属。HCMV 是最大的疱疹病毒，基因组为线状双链 DNA，暂定为一个血清型。病毒抗原种类多，主要包括即刻早期抗原（IEA）、早期抗原（EA）和晚期抗原（LA，病毒结构蛋白）。HCMV 具有严格种属特异性，因而无法建立 HCMV 的动物模型，通常利用人成纤维细胞分离病毒，增殖缓慢。与其他疱疹病毒一样，亦具有潜伏 - 活化特性。初次感染外源性 HCMV 称为原发感染；在免疫功能低下时内源性潜伏病毒活化（reactivation）或再次感染外源性病毒（reinfection）则统称为再发感染（recurrent infection）。

HCMV 易被脂溶剂、低 pH（<5）、热（37℃ 1 小时或 56℃ 30 分钟）、紫外线照射（5 分钟）灭活。病毒在尿中较稳定，置 4℃ 可保存 10 天，在 −20℃ 反比 4℃ 灭活更快，−70℃ 可保存数月，−190℃ 可长期保存。

【流行病学】

1. **传染源** 感染者是唯一传染源，HCMV 存在于鼻咽分泌物、尿、宫颈及阴道分泌物、乳汁、精液、眼泪和血中。原发感染者可持续排病毒数年；再发感染者可间歇排病毒。

2. **传播途径** 主要有两种：①母婴传播：先天感染（经胎盘传播）和围产期感染（产时或母乳）；②水平传播：主要通过密切接触和医源性传播如输注带病毒血液制品和移植带病毒器官或骨髓。因幼儿期排病毒者较多，故易发生托幼机构内传播。

3. **易感人群和流行特征** 人群普遍易感。在发达国家内，社会经济水准较高人群 HCMV 抗体阳性率为 40%~60%，社会经济水准较低人群则达 80% 以上。在发展中国家，80% 在 3 岁以前感染，成人感染率近 100%。我国一般人群 HCMV 抗体阳性率为 86%~96%，孕妇为 95% 左右，婴儿至周岁时已达 80% 左右。

【发病机制与病理改变】

1. **HCMV 的细胞和组织嗜性** 上皮细胞、内皮细胞和成纤维细胞是主要靶细胞；外周血细胞是易感细胞；实质性细胞如脑和视网膜神经细胞、胃肠道平滑肌细胞和肝细胞亦可被感染。HCMV 组织嗜性与宿主年龄和免疫状况有关。在胎儿和新生儿期，神经细胞、唾液腺和肾上皮细胞最为敏感，单核巨噬细胞系统也常受累。在年长儿和成人，免疫正常时病毒多局限于唾液腺和肾脏，显性原发感染者易累及淋巴细胞；免疫抑制个体肺部最常被侵及，并易发生播散性感染。

2. **HCMV 的细胞感染类型** HCMV 可经血流至各个器官，白细胞是其转输载体。HCMV 主要有三种细胞感染类型（可相互转化）：①产毒性感染：临床上也称活动性感染。病毒在感染细胞内复制，形成包涵体，引起细胞病变，最终溶解并释放子代病毒。②潜伏感染：病毒不复制，不形成包涵体，不能分离到病毒和检出病毒复制标志物（病毒抗原和基因转录产物），但可检出病毒 DNA。③细胞转化（cell transformation）：病毒基因整合至细胞基因组内，可表达病毒抗原，宿主细胞因病毒基因整合可发生转化和增生。

3. **机体免疫反应** 特异性细胞免疫（主要是 CTL）在限制病毒播散和防止潜伏病毒活化机制中起关键作用。已证实，HCMV 感染可抑制宿主细胞免疫功能，这与感染者持续排病毒、病毒扩散和易继发其他感染等机制有关。特异性体液免疫在抗 HCMV 机制中不起主要保护作用，如高滴度中和抗体存在时仍可有病毒血症、排病毒或发生疾病，但可减轻感染程度。抗 HCMV IgM 通常在原发感染后 4~16 周呈阳性,再发感染时可呈低水平,免疫抑制患者通常呈高水平,持续时间亦长;抗 HCMV IgG 随后出现,将持续存在,其亲和力初期很低,原发感染后 4~5 个月亲和力达到峰值。

4. **HCMV 的致病性** HCMV 是弱致病因子,对免疫正常的健康个体并不具有明显毒力,绝大多数表现为无症状或亚临床型感染。但 HCMV 具有多种逃逸免疫攻击和免疫监视的途径,使其得以在体内长期存在,故有 HCMV 复制并不总是代表有疾病过程,当机体有免疫抑制时才易引起 HCMV 相关性疾病。

5. **病理改变** 其特征是病变细胞明显增大,胞核增大常偏于一端,可有核内或胞质内包涵体。核内包涵体与核膜间有一亮圈,使细胞呈“猫头鹰眼”样改变。病变细胞附近常有浆细胞和淋巴细胞等浸润。

【临床表现】

1. **婴儿期感染**

(1)先天感染:生后 2~3 周内证实有 HCMV 感染即可诊断。10%~15% 有临床症状。

1) 典型病例:为 5%~10%,常有多系统器官受损,旧称巨细胞包涵体病(cytomegalic inclusion disease,CID),临床上以黄疸(直接胆红素升高为主)和肝脾大最常见。可有血小板减少所致瘀斑、小头畸形、脑室扩大伴周边钙化、视网膜脉络膜炎、感音神经性耳聋和神经肌肉功能障碍如肌张力低下和瘫痪;外周血异型淋巴细胞增多,脑脊液蛋白增高和血清肝酶增高,Coombs 阴性的溶血性贫血;可见腹股沟疝、腭裂、胆道闭锁、多囊肾和心血管畸形等。

2) 非典型病例:约占 5%,可有上述 1 种或多种组合表现,单独存在小头畸形、肝脾大、血小板减少或感音神经性耳聋相对常见。

非神经性损害多可恢复,但神经性损害常不可逆,可有智力障碍、感音神经性耳聋(症状性感染者发生率高达 25%~50%,无症状感染者为 10%~15%,可呈晚发性或进行性加重)、神经缺陷和眼部异常等后遗症。部分可出现语言发育障碍和学习困难。

(2)围产期及生后感染:出生 3 周后至 12 周内开始排病毒者为围产期感染。出生 12 周后开始排病毒者为生后感染。常见疾病如下

1)HCMV 肝炎:多为无黄疸型,少数为黄疸型。有轻~中度肝大,常伴脾大,黄疸型常有不同程度淤胆,血清肝酶轻~中度升高。部分婴儿呈亚临床型,无临床症状,但有肝病体征和/或肝功能异常。

2)HCMV 肺炎:多见于围产期感染者,故多于 3~6 个月年龄段起病。多无发热或低热,可有咳嗽、气促及肋间凹陷,偶闻肺部啰音。影像学检查多为弥漫性肺间质病变,可有支气管周围浸润伴肺气肿和结节性浸润。部分患儿同时伴肝损害。

3)输血后综合征:多见于新生儿期多次输注血液制品的早产儿和病理足月儿。临床表现多样,可有发热、黄疸、肝脾大、溶血性贫血、血小板减少、淋巴细胞和异型淋巴细胞增多。常见皮肤灰白色休克样表现。亦可有肺炎征象,甚至呼吸衰竭。

围产期感染的早产儿和高危足月儿,特别是生后 2 个月内开始排病毒的早产儿发生后遗症的危险性增加。生后感染者不发生后遗症。

2. **免疫正常儿童感染** 症状性原发感染在 4 岁以下可致支气管炎或肺炎;在 7 岁以下可表现为无黄疸型肝炎;在青少年则与成人相似,表现为类传单:有不规则发热、不适及肌痛等,全身淋巴结肿大较少见,渗出性咽扁桃体炎极少,多在病程后期(发热 1~2 周后)出现典

型血象改变,即白细胞总数达 $(10\sim20)\times10^9/L$,淋巴细胞 >50%,异型淋巴细胞 >5%;90% 以上血清肝酶轻度增高,持续 4~6 周或更久,仅约 25% 有肝脾大,黄疸极少见。

3. 免疫抑制儿童感染 无论是原发感染,还是再发感染,都易发生 HCMV 相关性疾病。最常表现为单核细胞增多症样综合征,但异型淋巴细胞少见,部分因免疫抑制治疗有白细胞减少伴贫血和血小板减少。其次为肺炎,在骨髓移植者最为多见和严重。HCMV 肝炎在肝移植受者常与急性排斥反应同时存在,以持续发热、肝酶升高、高胆红素血症和肝衰竭为特征。肾移植者可发生免疫复合物性肾小球肾炎。胃肠道疾病常见于艾滋病及骨髓、肾和肝移植者,病变常累及整个胃肠道,内镜可见溃疡,严重时见出血性和弥散性糜烂。还可发生脑膜脑炎、脊髓炎、周围神经病和多发性神经根炎等神经系统疾病。

【病原学检查】

1. 病毒分离 是最可靠和特异性最强的方法。采用小瓶培养技术(shell vial assay)可缩短病毒检出时间至 24~32 小时。常采用尿样本,也可取其他体液和组织样本。

2. 病毒标志物 在组织或细胞标本中可检测病毒标志物如包涵体、病毒抗原、病毒颗粒和病毒基因(DNA 或 mRNA),前 3 项任一项阳性或检出 HCMV mRNA 均提示活动性感染。PCR 定性检测病毒 DNA 无法区分活动性感染和潜伏感染。定量 PCR 法检测 DNA 载量与活动性感染呈正相关,高载量或动态监测见到载量明显升高提示活动性感染可能。血清或血浆 HCMV DNA 阳性是活动性感染的证据;全血或单个核细胞阳性不能排除潜伏感染,高载量支持活动性感染。在新生儿期检出病毒 DNA 是原发感染的证据。

3. 特异性抗体

(1)原发感染证据:①观察到抗 HCMV IgG 抗体阳转;②抗 HCMV IgM 阳性而抗 HCMV IgG 阴性或低亲和力 IgG 阳性。新生儿期抗 HCMV IgM 阳性提示原发感染。6 个月内婴儿需考虑胎传 IgG 抗体;严重免疫缺陷者或幼婴可出现特异性 IgM 抗体假阴性。

(2)近期活动性感染证据:①急性期和恢复期双份血清抗 HCMV IgG 滴度 ≥ 4 倍增高;②抗 HCMV IgM 和 IgG 阳性。

(3)潜伏感染或非活动性感染证据:高亲和力抗 HCMV IgG 阳性,而抗 HCMV IgM 阴性。

【诊断与鉴别诊断】

1. 诊断 病理性或生理性免疫抑制者(新生儿和幼婴)出现 HCMV 疾病相关表现时,应积极寻找实验室证据,高度警惕本病;但当病情不能完全用 HCMV 疾病解释时,还应注意寻找基础疾病或其他伴随疾病。因围产期和输血途径感染者最早可在出生 3 周时被检出 HCMV 病毒学证据,故在出生 3 周后的病毒学检测不再能区分先天感染与围产期或输血后感染,诊断先天感染只能根据临床特征予以推测或回顾性检测出生时足底血样本中 HCMV DNA 加以确认。

(1)临床诊断:具备活动性感染的病毒学证据,临床上又具有 HCMV 疾病相关表现,并排除现症疾病的其他常见病因后可作出临床诊断。

(2)确定诊断:从活检病变组织或特殊体液如脑脊液内分离到 HCMV 病毒或检出病毒复制标志物(病毒抗原和基因转录产物)是 HCMV 疾病的确诊证据。

2. 鉴别诊断 HCMV 疾病的临床表现常较难与其他病原感染相区别,故病原学检查是鉴别诊断的唯一可靠依据。由于 HCMV 致病力弱,免疫正常时无论原发感染或再发感染,绝大多数无症状,故在免疫正常个体应先排除其他病因,谨慎诊断 HCMV 性疾病。在 CID

时,应与其他宫内感染如先天性风疹、弓形虫、梅毒螺旋体及单纯疱疹病毒感染等相鉴别。HCMV 引起类传单时应与其他病原,特别是 EBV 相关性传单相鉴别。输血后综合征患者应排除 HBV 和 HCV 等输血后感染。

【预防】

1. 一般预防　避免暴露是最主要的预防方法。标准手部卫生处理是预防的主要措施。使用 HCMV 抗体阴性血液制品或洗涤红细胞(去除白细胞组分)可减少输血后感染。

2. 阻断母婴传播　①易感孕妇应避免接触已知排病毒者的分泌物;注意手部卫生。②带病毒母乳处理:已感染 HCMV 婴儿可继续母乳喂养,无需处理;早产和低出生体重儿需处理带病毒母乳。置 −15℃以下冻存至少 24 小时后室温下融解可明显降低病毒滴度,再加短时巴斯德灭菌法(62~72℃,5 秒钟)可消除病毒感染性。

3. 药物预防　主要用于骨髓和器官移植患者。①伐昔洛韦(VACV):已在多个国家获准使用。主要用于移植后预防。口服剂量:肾功能正常时,2g,每天 4 次;肾功能不良(尤其肾移植后)者剂量酌减,1.5g,每天 1~4 次。一般需用 90~180 天,总剂量不超过 2 000g。②更昔洛韦(ganciclovir,GCV):同治疗剂量诱导治疗 7~14 天后维持治疗至术后 100~120 天。③缬更昔洛韦(valganciclovir,VGCV):2009 年美国 FDA 批准用于 4 月龄 ~16 岁心脏或肾移植儿童的预防。儿童剂量(mg)=7× 体表面积(BSA)× 肌酐清除率(CrCl),或者 15~20mg/kg,单剂不超过 900mg;每天 1 次,术后 10 天内开始口服直至移植后 100 天。④乐特莫韦(letermovir):2017 年 11 月美国 FDA 批准用于成人 HCMV 抗体阳性的异体造血干细胞移植受者的预防,于移植当晚(不迟于移植后 28 天)开始给药,口服或静脉用药,持续约 100 天。

4. 疫苗预防　减毒活疫苗的疫苗病毒潜伏和潜在致癌性问题尚未解决。亚单位疫苗如 gB、gH 和 pp65 亚单位疫苗正在研究之中。

【治疗】

1. 抗病毒治疗　对免疫抑制者是有益的;而免疫正常个体的无症状感染或轻症疾病无需抗病毒治疗。主要应用指征:①符合临床诊断或确定诊断的标准并有较严重或易致残的 HCMV 疾病包括间质性肺炎、黄疸型或淤胆型肝炎、脑炎和视网膜脉络膜炎(可累及黄斑而致盲),尤其是免疫抑制者如艾滋病患者;②有中枢神经系统损伤(包括感音神经性耳聋)的先天感染者,早期应用可防止听力和中枢神经损伤的恶化。

(1)更昔洛韦(GCV):治疗方案参照国外儿科经验。诱导治疗:5mg/kg,静脉滴注(>1 小时),每 12 小时一次,共 2~3 周;维持治疗:5mg/kg,每天 1 次,连续 5~7 天,总疗程约 3~4 周。若诱导期疾病缓解或病毒血症 / 尿症清除可提前进入维持治疗;若诱导治疗 3 周无效,应考虑原发或继发耐药或现症疾病为其他病因所致;若维持期疾病进展,可考虑再次诱导治疗;若免疫抑制因素未能消除则应延长维持疗程,采用:①5mg/kg,每天 1 次;或②6mg/kg,每天 1 次,每周 5 天;或③序贯口服 GCV 30mg/kg,每 8 小时一次,或 VGCV(剂量同预防量),以避免病情复发。GCV 主要有骨髓抑制和肝肾毒性。用药期间应监测血常规和肝肾功能,若肝功能明显恶化、血小板和粒细胞下降≤ $25×10^9/L$ 和 $0.5×10^9/L$ 或至用药前水平的 50% 以下应停药。粒细胞减少严重者可给予粒细胞集落刺激因子,若需再次治疗,仍可使用原剂量或减量,或联合应用集落刺激因子以减轻骨髓毒性。有肾损害者应减量。

(2)缬更昔洛韦(VGCV):2001 年美国 FDA 批准治疗 18 岁以上 AIDS 患者的 HCMV 视网膜炎。成人口服 VGCV 900mg 相当于静脉 GCV 5mg/kg。成人方案:诱导治疗 900mg,每天 2 次,持续 21 天;维持治疗 900mg,每天 1 次,肾功能不全者剂量酌减。先天感染新生儿的 II 期临床研究显示,口服单剂 16mg/kg 与静脉用 6mg/kg GCV 等效。国外推荐,中~重度症状性先天感染(有多种显性表现包括血小板减少性瘀斑、胎儿生长受限、肝脾大和肝炎,或有中枢神经系统受累如小头畸形和相关影像学异常包括脑室扩大和脑内或脑室周边钙化等、脑脊液异常、视网膜脉络膜炎、感音神经性耳聋或脑脊液 HCMV DNA 阳性)患儿可在生后 1 个月内开始口服 VGCV,每次 16mg/kg,每天 2 次,疗程以改善听力和发育为目标,不超过 6 个月。主要副作用有胃肠反应、骨髓抑制、眩晕、头痛及失眠等。

(3)膦甲酸钠(PFA):一般作为替代用药。国外介绍儿童参照成人方案:诱导治疗:60mg/kg,每 8 小时一次(静滴 >1 小时),连用 2~3 周;免疫抑制者需维持治疗:90~120mg/kg,每天 1 次(静脉滴注 >2h)。维持期间若有疾病进展,则再次诱导或与 GCV 联用。主要有肾毒性,患者耐受性不如 GCV。

2. 对症治疗 对 HCMV 相关疾病予以相应处理,如肝炎时降酶、退黄及护肝治疗;肺炎有呼吸困难时给予氧疗等;注意防治继发感染和二重感染。

【预后】

严重先天感染的病死率可达 30%,主要死因为肝衰竭、DIC 和继发严重感染,幸存者可有耳聋、神经系统和眼部异常等后遗症。早产儿特别是极低出生体重儿发生输血后综合征的病死率可达 20% 以上。免疫抑制患者往往疾病严重或迁延,可增加其病死率或移植器官排斥率,其肺炎病死率高达 40%。严重间质性肺炎若未能及时诊断和抗病毒治疗可因继发细菌或真菌感染导致病情恶化或肺功能衰竭或多脏器功能损伤,幸存者可继发肺纤维化。轻症 HCMV 肝炎可自行恢复。

(方 峰)

第二十三节 幼 儿 急 疹

幼儿急疹(exanthem subitum)又称婴儿玫瑰疹(roseola infantum),是常见于婴幼儿的急性出疹性传染病。临床特征为高热 3~4 天,热退出疹。

【病原学】

2012 年已正式将人类疱疹病毒 6 型(human herpesvirus 6,HHV-6)分为 HHV-6A 和 HHV-6B 两种病毒,原发性感染 HHV-6B 是引起幼儿急疹的主要病因(既往多以 HHV-6 进行研究),HHV7 型(HHV-7)原发感染亦可引起本病。HHV-6 和 HHV-7 属于疱疹病毒科 β 疱疹病毒亚科玫瑰疹病毒属。基因组均为线状双链 DNA,与 HCMV 有较高同源性。HHV-6 与 HCMV 之间存在抗原交叉反应。

【流行病学】

1. 传染源和传播途径 大多数成人从唾液中排出 HHV-6 和 HHV-7,作为主要传染源经唾液将病毒传给易感儿童。HHV-6 可经胎盘传给胎儿,但罕见先天性感染。尚无先天性 HHV-7 感染的报道。母乳亦不是传播 HHV-6 的重要途径。

2. 易感人群和流行特征 95% 以上幼儿急疹发生于 3 岁以内,6~18 月龄为发病高峰年龄段,3 月龄前和 4 岁后少见,偶见于年长儿和新生儿。全年均可发生,春季和秋季高发,大多为散在发病。

【发病机制和病理改变】

1. 发病机制　主要靶细胞是 CD4$^+$T 细胞。CD4、CD46 和 CD134 分别是 HHV-7、HHV-6A 和 HHV-6B 的受体,因此,HHV-6 还能感染 CD8$^+$T 细胞、单核巨噬细胞、骨髓造血细胞、NK 细胞、δγT 细胞、神经胶质细胞、上皮和内皮细胞等。病毒经口鼻黏膜和眼结膜侵入,局部增殖后入血,感染外周血单个核细胞,使感染细胞病变和溶解,还能改变受染细胞表面与 T 细胞信号传递相关蛋白表达并影响其细胞因子表达,进而影响免疫功能,并形成高水平病毒血症,临床出现高热,其间可侵入神经系统,引起惊厥或脑炎。当病毒血症消退时发生皮疹。HHV-6 病毒可能潜伏在 T 淋巴细胞内,亦可整合入宿主染色体中,潜伏病毒在一定条件下可被激活增殖,通常不引发显性疾病,整合病毒片段可经生殖细胞垂直传播。

2. 机体免疫反应　HHV-6 特异性 IgM 抗体在病后第 5~7 天出现,2 个月内消失;特异性 IgG 出现稍晚,但长期存在。HHV-6A 和 HHV-6B 间有交叉免疫反应,但 HHV-6 与 HHV-7 的特异性免疫无交叉保护作用,有报道经历 HHV-6 相关幼儿急疹者又发生 HHV-7 相关性幼儿急疹。

3. 病理改变　皮疹处可见充血和渗出性改变。

【临床表现】

HHV-6 相关性幼儿急疹潜伏期一般为 5~15 天,平均 10 天。临床经过如下

1. 前驱期　通常无症状。也可有少量流涕、轻微咽部和眼结膜充血。体检可能会发现颈部淋巴结轻度肿大和轻度眼睑水肿。

2. 发热期　常突起高热,体温可达 40℃(平均 39℃),持续 3~5 天。伴随症状(食欲减退、轻咳、不安或激惹)和体征(咽部、扁桃体轻度充血和头颈部浅表淋巴结轻度肿大)轻微,与高热不相称。高热初期可伴惊厥,发生率为 5%~10%。

3. 出疹期　典型病例在发热第 3~5 天体温骤退,少数在 24~36 小时内缓退,在热退同时或稍后出现皮疹,为玫瑰色斑疹或斑丘疹(直径 2~5mm),压之褪色,很少融合(文末彩图 2-12),先见于躯干,迅速波及颈面部和近端肢体。皮疹持续 1~2 天内很快消退,无色素沉着和脱屑。

部分原发性 HHV-6 感染患儿(约占 1/3)无典型皮疹发生,仅表现为非特异性发热性疾病;少数婴儿仅有皮疹,而无发热。

HHV-7 相关性幼儿急疹与 HHV-6 感染相比稍有差别,发病年龄要大一些,平均热度稍低,热程稍短,也可发生热性惊厥,有并发偏瘫的报道。

【一般实验室检查】

1. 常规检查　常见血白细胞总数和中性粒细胞数减少,伴淋巴细胞相对增多(70%~90%),偶见血小板计数轻度减少。上述改变通常在病后不久恢复正常。C 反应蛋白正常。

2. 脑脊液检查　伴热性惊厥患儿脑脊液检查正常。并发脑膜脑炎和脑炎时,脑脊液细胞数和蛋白轻度增加。

【病原学检查】

1. 病毒分离　在发热期内取患者外周血单个核细胞或唾液,接种于新鲜人脐血单个核细胞,观察细胞病变。

2. 抗原和核酸 采用免疫酶法检测患者外周血单个核细胞、唾液或病变组织中病毒早期抗原；或用 PCR 技术检测血浆中病毒基因。

3. 特异性抗体 取双份血清（间隔 2~3 周）检测特异性 IgG 抗体，若发现其阳转是原发感染的可靠指标；若抗体滴度 ≥ 4 倍增高提示活动性感染（包括原发感染和再发感染）。由于约 5% 成人抗 HHV-6 IgM 持续阳性，一般不单靠该抗体诊断原发性 HHV-6 感染。

【并发症】

本病临床经过良好，偶见下列并发症

1. 神经系统并发症 HHV-6 具有嗜神经性，2 岁以内的热性惊厥中，约 1/3 与其原发感染有关。其中，70%~80% 的患儿并不发生皮疹。此外，偶见并发脑炎或脑膜脑炎。

2. 血小板减少性紫癜 少数幼儿急疹并发血小板减少性紫癜，其预后良好。

【诊断与鉴别诊断】

1. 诊断 临床上，本病在发热期诊断比较困难，一旦高热骤退同时出疹，就很容易建立诊断。但是，发热期一般状况良好，缺如阳性体征，外周血白细胞总数和中性粒细胞数减少，又是好发年龄段等特点有助于临床拟诊。非典型病例可借助病原学检查。

2. 鉴别诊断 最常需要鉴别的疾病是风疹，其次为麻疹。风疹常有前驱症状、低热同时出疹并常见耳后淋巴结肿大；麻疹除有明显前驱期症状外，麻疹黏膜斑、热高疹出、明显卡他症状和结膜炎等特点有助于鉴别，见表 2-1。

【预防和治疗】

尚无特异性预防措施。由于本病临床经过和预后大多良好，一般无需抗病毒治疗，主要是对症处理，尤其对有高热惊厥史者应及时予以退热镇静剂；注意加强水分和营养供给；并发脑炎或脑膜脑炎时，应给予相应降低颅内压和止惊等对症处理，病情严重者，可考虑抗病毒治疗。更昔洛韦和膦甲酸钠对 HHV-6 感染有一定疗效；更有限的资料显示，膦甲酸钠可抑制 HHV-7 病毒，可考虑选用。

【预后】

本病几乎都能自愈，预后良好。

（舒赛男）

第二十四节 细小病毒 B19 感染

儿童细小病毒 B19 感染（human parvovirus B19 infection）多数呈自限性，也可引起严重多脏器损害或呈慢性持续性感染，与难治性自身免疫性疾病如急性再生障碍性贫血、肝炎、心肌炎、传染性红斑、关节炎和紫癜等疾病相关。儿童感染率和发病率较高，也是 B19 感染的主要传播者。妊娠期感染可通过胎盘传播病毒，引起流产、胎儿贫血、水肿和死胎等。

【病原学】

人细小病毒 B19（human parvovirus B19，HPV B19，简称 B19）是已知最小的 DNA 病毒，属细小病毒科红病毒属。无包膜，基因组为约 5.5kb 的线性单链 DNA，可编码 5 种蛋白，包括衣壳蛋白 VP1 和 VP2、非结构蛋白 NS1 及 2 种分子量分别为 7.5kDa 和 11kDa 小蛋白。VP1 和 VP2 可诱生中和抗体；非结构蛋白 NS1 与 B19 的毒力有关。有 3 种基因型（1 型、2 型和 3 型），3 型又分为 3a 型和 3b 型。B19 病毒不能在常规细胞系中生长，但可在来源于人类骨髓、脐带和外周血的红细胞生成细胞或原代胚肝细胞中复制。

该病毒对热稳定，60℃可存活 12 小时，对甲醛敏感。

【流行病学】

1. 传染源 为患者和病毒携带者。70% 的患者为 5~15 岁年龄段，是 B19 的主要传染源。

2. 传播途径 主要通过呼吸道飞沫传播，也可通过血液途径和胎盘传播。母婴垂直传播率约为 10%~35%。

3. 易感人群和流行特征 人群普遍易感。血清抗体阳性率在 1~5 岁儿童为 2%~10%，20 岁以上成人为 30%~40%，而老年人达 85% 以上。免疫缺陷者和孕妇为 B19 感染高危人群，尤其是在妊娠早期和中期感染对胎儿发育影响最大，孕 20 周之前感染可致 5%~10% 胎儿流产。全年均可发病，以冬春季多见。传染性红斑流行有周期性，3~4 年为一个流行周期，5~10 年可有一次较大规模流行；有家庭集聚现象；5~15 岁为高发年龄。

【发病机制与病理改变】

1. 发病机制 红细胞膜上的糖苷脂 P 抗原是 B19 的受体，P 抗原还广泛存在于其他组织细胞如巨核细胞、内皮细胞及胎儿心肌细胞等。B19，经呼吸道侵入后在 $\alpha_5\beta_1$ 整联蛋白和 Ku80 的协同作用下与靶细胞 P 抗原结合而进入靶细胞，在细胞核内复制，形成核内包涵体，通过直接细胞毒作用和介导免疫性损伤而破坏靶细胞。病毒非结构蛋白参与诱导靶细胞凋亡，从而影响红细胞生成并缩短红细胞寿命，造成急性溶血。胎儿感染后红细胞破坏增多，导致流产、死胎、水肿、贫血及胎儿肝炎综合征等。胎盘炎症和关节病变与免疫复合物沉积有关。B19 还可诱生自身抗体，与某些自身免疫性疾病相关。免疫抑制患者感染后可引起严重感染或慢性持续性感染。B19 感染后出现一过性高载量病毒血症，持续时间一般不超过一周，在病毒血症期间出现网织红细胞明显减少，持续 7~10 天。随着特异性 IgM 出现，病毒血症快速消除。

2. 机体免疫反应 B19 主要激活体液免疫反应，感染后 10~12 天出现特异性 IgM，3 周后开始下降，可持续 2~3 个月或更久。特异性 IgG 抗体通常在感染后 2 周左右出现，长期存在，具有一定免疫保护作用。

3. 病理改变 ①红系祖细胞等靶细胞的胞核内有包涵体形成。②胎儿水肿：是胎儿 B19 感染的典型特征，表现为胎儿水肿、腹水、心包积液或脑积水及心肌肥大。多种组织中可检测到病毒 DNA。③胎盘炎症。④心肌炎：心脏肥大。心肌内膜下纤维弹性组织增生、炎症细胞浸润、局部缺血和脉管炎征象。⑤肝脏损伤。⑥皮肤损害：表皮水肿，浅表血管内皮肿胀和血管周围淋巴细胞浸润。

【临床表现】

潜伏期为 4~28 天。

1. 传染性红斑 是儿童最常见的临床类型，呈自限性。前驱表现有中低度发热，全身不适和轻微上呼吸道症状。2~3 周后出现面颊部密集皮疹，然后迅速蔓延至躯干、臀部和四肢，多见于四肢伸侧面。先是对称的斑丘疹，后中央部分褪色，形成网状或花边样，伴有瘙痒和烧灼感。持续 1 周左右消退，留有色素沉着，不伴脱屑。但是在阳光、沐浴、运动和紧张等刺激下,皮疹可重新出现。部分患儿无发热和皮疹。

2. **关节病** 成人和青少年多见,女性发病高于男性。表现为发热、全身不适、突发四肢关节对称性疼痛伴关节囊肿胀和活动受限,常累及手、腕、踝和膝关节。关节疼痛通常于2~4周后可自行缓解,女性患者可表现为持续性和周期性关节疼痛,持续数月。

3. **肝炎综合征** 表现为肝功能异常,可有黄疸,伴有发热、皮疹和全身不适等。新生儿感染可有不同程度肝损害,或伴胆汁瘀积。

4. **急性心肌炎和心肌心包炎** B19感染与胎儿、新生儿和婴幼儿心脏病变密切相关。常引起心包炎或心肌心包炎。临床有流感样症状、多关节疼痛、胸痛和心律不齐等。病变呈自限性经过,可在数周内缓解。

5. **先天性感染** 胎儿感染的主要表现为胎儿贫血、非免疫性胎儿水肿、腹水、胸腔积液、肥厚型心肌病和脑室扩大。在孕9~20周内,约10%的流产与B19感染有关;若母亲特异性IgM抗体持续存在,其胎儿病死率可达17.2%。此外,胎儿畸形发生率高于一般人群,包括眼部发育异常和唇腭裂等。胎儿感染多呈自限性经过,采用超声动态监测显示胎儿水肿可完全消失,多数分娩时新生儿外观及内脏器官正常。少数宫内感染生后呈慢性持续性感染,与先天性再生障碍性贫血相关。

6. **免疫抑制个体感染** 免疫缺陷如艾滋病、先天免疫缺陷及接受化疗或器官移植患者易发生慢性持续性感染,主要表现为慢性再生障碍性贫血;某些特发性纯红细胞再生障碍可能与B19持续感染有关。慢性溶血性疾病患者感染B19后常突发暂时性再生障碍危象,出现乏力、嗜睡、苍白及严重贫血,皮疹及关节病少见。再障危象呈自限性过程,常在1周内血红蛋白恢复到基础水平,7~10天网织红细胞重现,2~3周内骨髓象完全恢复。

【一般实验室检查】

1. **血常规** 新生儿和再障危象患者可见红细胞计数和血红蛋白含量下降,血红蛋白可降至40g/L以下,网织红细胞计数减少,而白细胞和血小板计数正常或暂时性减少。

2. **骨髓检查** 急性期骨髓红系增生受抑制,中、晚幼红细胞比例下降。涂片出现特征性的巨原红细胞,即"灯笼样巨原红细胞",为诊断B19感染的依据。粒系和巨核细胞正常。

【超声检查】

孕期超声检测可发现胎儿水肿和浆膜腔积液;多普勒超声每周监测大脑中动脉收缩峰值可作为胎儿贫血的早期征兆。

【病原学检查】

1. **特异性抗体** 采用放射免疫、免疫荧光、酶联免疫及免疫印迹法检测血清B19抗体。抗B19 IgM阳性表明近期感染或急性感染,传染性红斑出疹时和再障危象发病期IgM阳性率可达90%。抗B19 IgG由阴性转阳或双份血清抗体滴度≥4倍增高提示近期感染。

2. **病毒核酸** 尤其适用于血清学阴性的免疫缺陷患者。

(1)核酸杂交:采用斑点杂交、原位杂交及微孔杂交法,是诊断B19感染的敏感和特异的方法。可检测血细胞、呼吸道分泌物和尿液内脱落细胞、骨髓和组织标本中B19 DNA。

(2)PCR:可用于检测低水平病毒血症和血液筛查,定量PCR可用来确定病毒载量、监测B19清除率和评价免疫球蛋白的治疗效果。

3. **病毒颗粒和抗原** 可用电镜检测急性期血清或组织中拷贝数达$10^6/ml$以上的B19颗

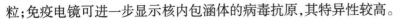

粒;免疫电镜可进一步显示核内包涵体的病毒抗原,其特异性较高。

【诊断与鉴别诊断】

1. 诊断 可根据感染时年龄、临床表现结合病原学检测作出诊断。对于先天性感染的诊断,首先需获得孕妇的 B19 感染证据,其次是胎儿水肿和再生障碍性贫血高度提示宫内感染,最终依赖羊水、胎血和其他组织标本(如胎盘和羊膜)的病原学检查阳性结果确定诊断。对于新生儿期 B19 感染,主要根据围产期病史、临床特点及病原学检查来诊断。婴幼儿及儿童的诊断主要根据典型临床表现如特征性传染性红斑以及病原学检查。

2. 鉴别诊断

(1)传染性红斑主要应与麻疹、风疹、肠道病毒感染及药物疹等出疹性疾病相鉴别。麻疹通常在发热 3~4 天后出疹,出疹期为发热高峰期。风疹主要表现为发热 1~2 天后出疹伴耳后和枕后淋巴结肿大。肠道病毒感染时前驱期短,可在发热时或热退后出疹。药物疹通常有相关药物使用史,皮疹形态多样,一般不伴发热。

(2)年龄较大儿童若出现皮疹和关节炎,应与幼年类风湿关节炎、系统性红斑狼疮及其他结缔组织病相鉴别。幼年类风湿关节炎多见于 5~15 岁儿童及青少年,常累及膝、踝、肘及腕等大关节,伴有血象和炎症指标增高和血沉增快。儿童系统性红斑狼疮多见于学龄期儿童,常累及大关节及多脏器功能,Hep-2ANA 和 ds-DNA 阳性有助于诊断。

【预防】

1. 控制传染源 儿童传染性红斑出现症状时不具传染性,无需隔离。B19 相关纯红细胞再障和再障危象患儿具有较强传染性,需要至少隔离一周,或至临床症状完全消失。

2. 阻断传播途径 主要措施包括:经常用肥皂洗手;注意饮食卫生,实行分餐制;在疾病流行期间,孕妇和儿童避免到公共场所活动;孕妇及其他高危人群应避免接触感染者;加强血液制品的筛选和管理;防止医院内感染。

3. 疫苗研究 重组病毒疫苗研制已初露端倪。尚无疫苗应用于临床。

【治疗】

目前尚无有效抗病毒治疗药物,主要是对症处理和支持治疗。

1. 对症与支持治疗 免疫正常患者多在短期内自行恢复,无需特殊治疗,仅贫血严重患者需输血治疗。关节痛和水肿患者需要休息和限制活动。关节痛和指/趾麻木刺痛者可服用布洛芬和末梢神经营养药物。

2. 宫内输血 主要用于严重胎儿水肿。经脐带动脉穿刺进行宫内输血,当胎儿血红蛋白低于 100g/L 即可输血,间隔 10~12 天第 2 次输血,以后每 3~4 周输血一次,直至胎龄达 33 周以上。宫内输血有一定并发症,对其安全性和价值还缺乏深入研究,不宜作为常规治疗方法。

3. 静脉用免疫球蛋白(IVIG) 可用于孕妇及胎儿感染的治疗。孕妇应用 IVIG 可通过胎盘传输给胎儿达到治疗及预防的作用。对于免疫缺陷合并 B19 慢性感染者,IVIG 能控制感染,剂量为 400mg/(kg·d),连用 5~10 天,或 1g/(kg·d),连用 3 天。若为慢性感染者,可每隔 15 天或 1 个月重复治疗。接受 HAART 治疗的 AIDS 患儿不使用 IVIG 也可达到治愈 B19 感染的目的。

4. 动态监测和期待疗法 对确诊为近期 B19 感染或急性感染的孕妇,需对胎儿进行动态超声检查。若胎儿有水肿现象则进行胎血检测,贫血者需采取宫内输血;若胎儿无水肿现象,则应每周超声检测持续 6~8 周。宫内感染所致胎儿水肿有一定自限性,部分病例未经治疗水肿可自然消退并正常娩出,无后遗症。

【预后】

免疫正常个体大多于短期内自行恢复,常无后遗症。免疫缺陷者和原有慢性溶血性贫血患者可发生暂时性再生障碍危象的严重表现。宫内感染可导致胎儿流产、水肿和死胎。

(赵东赤)

第二十五节　儿童艾滋病

艾滋病是由人类免疫缺陷病毒感染引起的严重传染病,临床表现以细胞免疫功能缺陷、机会性感染和易发生恶性肿瘤为主要特征,也称获得性免疫缺陷综合征(acquired immunodeficiency syndrome,AIDS),病死率高,严重威胁人类健康和社会稳定。我国将艾滋病纳入法定乙类传染病管理,并免费提供抗病毒药物治疗。

【病原学】

人类免疫缺陷病毒(human immunodeficiency virus,HIV)属于反转录病毒科正反转录病毒亚科慢病毒属,为 RNA 包膜病毒。其核心部分包括两条相同的单股正链 RNA、核壳(NC,p7)和病毒复制所需酶包括反转录酶(RT,p51/p66)、整合酶(IN,p32)及蛋白酶(PR,p10)等;核心外为衣壳(CA,p24);最外层为包膜,嵌有外膜糖蛋白 gp120 和跨膜糖蛋白 gp41;衣壳与包膜之间为基质蛋白(MA,p17)。HIV-1 基因组全长约 9.2kb,含有 3 个结构基因(*gag*、*pol* 和 *env*)、2 个调节基因(*tat* 和 *rev*)和 4 个辅助基因(*nef*、*vpr*、*vpu* 和 *vif*)。HIV 的反转录酶无校正功能,故有高度变异性,以 *env* 基因变异率最高,gp120 变异有利于病毒逃避免疫清除。不规范抗病毒治疗可诱生耐药毒株。

HIV 可分为两型:HIV-1 和 HIV-2,氨基酸序列同源性为 40%~60%。HIV-1 是引起 AIDS 的主要病原,根据 *env* 基因序列将 HIV-1 分为 M(main)、O(outlier)和 N(new)3 个组,再进一步可分为 13 个亚型,包括 A、B(欧美 B)、B′(泰国 B)、C、D、E、F 和 G 等,还有不同的流行重组亚型,目前流行的 HIV-1 主要亚型是 AE 重组型。HIV-2 共有 7 个亚型(A~G),其生物学特性与 HIV-1 相似,但传染性较低,临床进展较慢,症状较轻。我国主要流行株为 HIV-1,部分地区发现少数 HIV-2 感染者。

HIV 在自然环境中的生存力较弱,对物理和化学因素的抵抗力较低。常用消毒剂如 0.5% 过氧乙酸、0.5% 次氯酸钠、2% 戊二醛、5% 甲醛、碘酊和 70% 乙醇等都能灭活 HIV,但紫外线或 γ 射线不能灭活 HIV。56℃ 30 分钟可使 HIV 失去感染性,但不能完全灭活,高压灭菌或 100℃ 20 分钟可完全灭活。

【流行病学】

1. **传染源**　为 HIV 感染者和艾滋病患者。病毒存在于其各种体液中,血液、精液和脑脊液内病毒含量大;阴道分泌物、羊水、泪、唾液及乳汁内病毒含量低。

2. **传播途径**　儿童 HIV 感染 90% 以上经母婴传播获得,宫内和产时感染是最常见传播方式,摄入带病毒母乳或输入 HIV 污染血液制品也可获得感染。成人主要经血液途径(静脉毒品注射和输注血液制品)与性途径传播。日常生活接触和昆虫叮咬不传播。

3. **易感人群** 人群普遍易感。若是 HIV-1 辅助受体——细胞趋化因子 *CCR5* 基因缺陷者对 HIV-1 感染有极强的抵抗力。

4. **流行特征** 我国于 1985 年报告首例 HIV 感染者,近年来疫情以 30% 的速度增长。截至 2018 年,我国累计报告 HIV 感染者和艾滋病患者约 85 万例,母婴传播率已降至 4.9%,主要有四大流行特点:①疫情上升幅度趋缓,综合防治效果显现;②性传播成为主要传播途径,同性传播上升速度明显;③艾滋病疫情总体呈低流行态势,部分地区的疫情严重;④受艾滋病影响的人群增多,流行模式呈现多样化。

【**发病机制和病理改变**】

1. **发病机制** HIV 借助第一受体 CD4 和辅助受体 CCR5 和 CXCR4 等进入易感细胞,形成产毒性感染,导致靶细胞溶解,主要靶细胞包括 $CD4^+$ T 淋巴细胞、巨噬细胞和树突状细胞等。HIV 初次感染后 24~48 小时内到达局部淋巴结,5 天左右在外周血中可检测到病毒成分;形成病毒血症,导致急性感染,以 $CD4^+$ T 淋巴细胞数量短期内一过性迅速减少为特点。随着 $CD4^+$ T 细胞急剧减少和特异性免疫反应建立,病毒载量在数周内降至谷底,然后逐渐回升,达到相对稳定水平,进入临床潜伏期。大多数感染者未经特殊治疗,$CD4^+$ T 淋巴细胞数可自行恢复或接近正常水平。由于机体免疫系统不能完全清除病毒,形成慢性感染,包括无症状感染期和有艾滋病期。无症状感染期持续时间变化较大,数月至十多年不等,平均约 8 年。当 HIV 再次大量复制导致淋巴细胞功能下降和数量耗竭,细胞免疫发生严重缺陷,患者最终死于严重机会感染或恶性肿瘤。HIV 除引起靶细胞溶解坏死外,可通过 gp120 结合封闭 Th 细胞 CD4 受体,影响其免疫调控功能;诱导抗 CD4 受体的自身抗体而阻断 Th 功能;触发抗体依赖性细胞介导细胞毒(ADCC)作用使 $CD4^+$ T 淋巴细胞受到免疫攻击,单核巨噬细胞的抗原递呈能力下降,B 细胞多克隆活化与功能异常和 NK 细胞功能异常;诱导 T 细胞和 B 细胞凋亡和细胞因子表达异常等。临床可表现为典型进展、快速进展和长期不进展三种转归,主要与病毒、宿主免疫和遗传背景等因素有关。

2. **机体免疫反应** HIV 感染后 2~12 周,机体即产生针对 HIV 蛋白的各种抗体,仅中和性抗体具有抗病毒作用;特异性抗病毒免疫应答主要有特异性 $CD4^+$ T 淋巴细胞和 CTL 免疫反应以及 ADCC 和 NK 细胞作用。

3. **病理改变** 主要细胞免疫病理变化为 $CD4^+$ T 淋巴细胞数量减少和抗原提呈功能障碍。

【**临床表现**】

母婴传播获得者常在 2~3 岁时发病,输血途径感染者潜伏期为 9 个月 ~5 年。临床历经急性期、无症状期和艾滋病期,儿童病例通常只有无症状 HIV 感染和 AIDS 两个阶段。

1. **急性期** 通常发生在初次感染 HIV 后 2~4 周。部分感染者出现病毒血症和免疫系统急性损伤。大多数患者临床症状轻微,以发热最为常见,可伴有咽痛、盗汗、恶心、呕吐、腹泻、皮疹、关节痛、淋巴结肿大及神经系统症状。此期血液中可检出 HIV RNA 和 p24 抗原,而 HIV 抗体则在感染后数周才出现。$CD4^+$ T 淋巴细胞计数一过性减少,CD4/CD8 比值亦可倒置。持续 1~3 周后病情缓解。

2. **无症状期** 可从急性期进入或直接进入本期。持续时间一般为 6~8 年。其时间长短与感染病毒数量、基因型、感染途径、机体免疫状况、营养条件及生活习惯等因素有关。在无症状期,由于 HIV 在感染者体内不断复制,感染者免疫系统受损,$CD4^+$ T 淋巴细胞计数逐渐下降,具有传染性。

3. **艾滋病期** 为 HIV 感染的最终阶段。以 $CD4^+$ T 淋巴细胞计数明显下降(多 < 200 个 /mm^3)和血浆 HIV 病毒载量明显升高为特征。主要临床表现为 HIV 相关症状、各种机会性感染及肿瘤。

(1)非特异性表现:包括轻度生长发育迟缓、肝脾大、获得性小头畸形、腮腺炎、全身淋巴结肿大、非特异性间歇性腹泻、间歇发热和慢性皮肤病等。

(2)主要临床征象

1)机会感染:常为胞内病原体感染,包括病毒如 HCMV 和 HSV;寄生虫如弓形虫;细菌如结核分枝杆菌、非结核分枝杆菌及沙门氏菌;真菌如耶氏肺孢子菌、组织胞浆菌、球孢子菌及隐球菌的慢性或弥漫性感染。

2)淋巴增生性间质性肺炎(LIP):围产期感染者发生率为 17%。病因不明,但发现组织内存在 EBV 和 HIV 基因及特异性 HIV IgG 和 IgA 产生增多。临床上表现为干咳和渐进性缺氧发作。可见杵状指 / 趾、全身淋巴结肿大、慢性腮腺炎或生长发育迟缓。

3)AIDS 脑病:围产期感染者发生率为 23%。其发作常伴免疫缺陷恶化。有精神和神经症状,以痴呆为突出表现,常于症状出现数周至数月死亡。

4)消化道表现:常见消耗综合征。机会感染所致慢性腹泻、肠炎和结肠炎,常伴肠吸收不良和小肠穿孔。

5)恶性肿瘤:儿童较成人少见,包括非霍奇金淋巴瘤、卡波西肉瘤、肝母细胞瘤、B 淋巴细胞性白血病和胃肠平滑肌肉瘤等。

6)其他表现:①心脏并发症:充血性心衰、心脏压塞、非细菌性血栓性心内膜炎、心肌病及心律失常等;②肾脏损害:肾炎(局灶性肾小球硬化和肾小球膜性增生)和肾病。

4. **HIV 感染临床分期** 见表 2-6。

表 2-6　儿童 HIV 感染临床表现与分期(WHO)

临床 I 期:无症状期

1. 无症状期
2. 持续全身浅表淋巴结肿大综合征

临床 II 期:轻度疾病期

1. 不明原因的持续性肝脾大
2. 结节性丘疹
3. 指 / 趾甲真菌感染
4. 口角炎、唇炎
5. 线形齿龈感染
6. 广泛的疣病毒感染
7. 广泛的传染性软疣
8. 复发性口腔溃疡
9. 不明原因持续腮腺肿大
10. 带状疱疹
11. 反复或持续上呼吸道感染(中耳炎、鼻窦炎及扁桃体炎等)

续表

临床Ⅲ期:中度疾病期

1. 原因不明的中度营养不良或消瘦
2. 原因不明的持续性腹泻(14 天或以上)
3. 原因不明的持续发热(>37.5℃,间歇或持续超过 1 个月)
4. 口咽部假丝酵母菌感染(出生 6 周后)
5. 口腔黏膜毛状白斑
6. 急性坏死性溃疡性牙龈炎 / 牙周炎或口腔炎
7. 淋巴结结核
8. 肺结核
9. 严重的复发性细菌性肺炎
10. 有症状的淋巴细胞间质性肺炎(LIP)
11. 慢性 HIV 相关性肺病,包括支气管扩张
12. 原因不明的贫血(Hb<80g/L)、中性粒细胞减少(<0.5×10^9/L)或慢性血小板减少(<50×10^9/L)

临床Ⅳ期:严重疾病期(艾滋病)

1. 原因不明的严重消瘦、发育迟缓或营养不良
2. 肺孢子菌肺炎
3. 复发性严重的细菌性感染,如深部脓肿、化脓性肌炎,骨或者关节感染,脑膜炎(肺炎除外)
4. 慢性单纯疱疹病毒感染(口唇或皮肤),持续时间超过 1 个月或任何内脏器官感染
5. 食管、气管、支气管或肺假丝酵母菌感染
6. 播散性非结核分枝杆菌感染
7. 肺外结核病
8. 卡波西肉瘤
9. 中枢神经系统弓形虫病(新生儿除外)
10. 巨细胞病毒性疾病,包括视网膜炎或其他脏器感染(新生儿除外)
11. 慢性隐孢子虫病(伴腹泻)
12. 有症状的 HIV 相关性心肌病或肾病
13. 脑或 B 细胞非霍奇金淋巴瘤
14. 弓形虫脑病(新生儿除外)
15. 肺外隐球菌感染(包括脑膜炎)
16. HIV 脑病
17. 进行性多灶性白质脑病
18. 慢性等孢子球虫病
19. 播散性地方性真菌病(肺外组织胞浆菌病、球孢子菌病及青霉病)

【一般实验室检查】

急性期外周血白细胞计数下降,以淋巴细胞减少为主;部分患者可有轻度血小板减少或肝功能异常。艾滋病期外周血淋巴细胞绝对值显著降低,也可见血红蛋白和血小板减少。淋巴细胞绝对数减少是诊断儿童 HIV 感染的重要临床线索。常有多克隆化的高免疫球蛋白血症,血清 IgG、IgM 和 IgA 值均增高。

【影像学检查】

机会性感染患者胸部影像学常见间质性肺炎和囊肿样改变;头颅 CT 和 MRI 可发现脑

弓形虫感染形成囊肿;淋巴增生性间质性肺炎时肺部表现为特征性间质性小结节浸润。

【病原学检查】

特异性抗体检测用于 HIV 感染的筛查,病毒抗原 p24 检测用于辅助诊断,而病毒核酸检测(HIV RNA 和 HIV DNA)用于临床确诊。

1. **病毒分离** 取外周血单个核细胞、骨髓细胞及脑脊液等样本分离病毒。一般用于实验研究,不作为临床诊断指标。

2. **特异性抗体** 包括筛查试验和确证试验。筛查试验方法包括 ELISA、化学发光或免疫荧光试验、快速试验(斑点 ELISA 和斑点免疫胶体金或胶体硒及免疫层析等)以及简单试验(明胶颗粒凝集试验)等。抗体确证试验又称抗体补充试验,包括免疫印迹法(WB)与条带/线性免疫试验和快速试验。

HIV 感染母亲所生新生儿,经胎盘获得母亲的 HIV IgG 抗体通常至 9~12 个月(甚至18 个月)才消失,而其感染 HIV 后自身产生的 HIV 抗体多在 1 岁时出现,故对于 18 个月以内婴儿,仅有 HIV 抗体阳性不能诊断为 HIV 感染,需进行病毒核酸检查来确诊。母乳喂养婴儿需在完全停止母乳喂养后 6 周和 3 个月时重新检测 HIV 抗体,并对 HIV 抗体阳性和不足 18 月龄儿童进行病毒核酸检查。

3. **病毒抗原** 可检测血清和脑脊液中游离的和免疫复合物中的 p24 抗原。HIV 感染后,p24 在血中最早出现,然后是 HIV 抗体;随着 HIV 抗体滴度升高,p24 含量逐渐下降直至检测不出;到艾滋病期,病毒大量复制,p24 在血中又可被测出,故 p24 抗原检测主要用于 HIV 抗体不确定或者窗口期的辅助诊断。

4. **病毒核酸** 用 PCR 技术定性或定量检测 HIV DNA 或 HIV RNA 统称为病毒核酸检测(nucleic acid testing,NAT),属于确证试验或称为补充试验。用于婴儿 HIV 感染的早期诊断、其他病例的确定诊断、监测疾病进展和评价抗病毒疗效。40% 的 HIV 感染新生儿在出生后 2 天内就可检出阳性,90% 在出生后 2 周内可检出阳性。

WHO 建议,高危婴儿在出生后 4~6 周采集第一份血标本行 NAT 检测。若呈阳性,应立即开始抗病毒治疗,并采集第二份血标本进行 NAT 检测,若第二份血标本呈阴性,待满3 个月时再次采集血标本进行检测,若第三份血标本呈阴性,报告"婴儿 HIV 感染早期诊断检测结果阴性",按照未感染儿童处理并继续随访;若第三份血标本检测呈阳性,则报告"婴儿 HIV 感染早期诊断检测结果阳性",应继续抗病毒治疗。若第一份血标本呈阴性,满 3 个月时采集第二份血标本进行 NAT,若第二份血标本呈阴性,报告"婴儿 HIV 感染早期诊断检测结果阴性",按照未感染儿童处理并继续随访;若第二份血标本呈阳性,则尽快采集第三份血标本再次 NAT 检测,若第三份血标本呈阳性,则报告"婴儿 HIV 感染早期诊断检测结果阳性",应给予抗病毒治疗。

【诊断与鉴别诊断】

《中国艾滋病诊疗指南(2018 版)》制定儿童 HIV 感染诊断原则和标准如下

1. **诊断原则** HIV/AIDS 的诊断原则是以实验室检测为依据,结合临床表现和流行病学资料,如输入未经抗 HIV 检测的血液或血液制品和母亲有 HIV 感染或有输血液制品史。母亲 HIV 阳性或 HIV 感染状况未知婴儿需在出生后 4~6 周内进行 NAT 检测以早期诊断。

2. **诊断标准**

(1)HIV 感染的诊断:符合下列一项即可诊断。

1) <18 月龄：①为 HIV 感染母亲所生和 HIV 分离试验阳性；②为 HIV 感染母亲所生和不同时间的 2 次 NAT 检测均为阳性(第二次检测须在出生 6 周以后进行)；③有医源性暴露史，HIV 分离试验阳性或 2 次 NAT 检测均为阳性。

2) ≥ 18 月龄：① HIV 抗体筛查试验阳性和 HIV 确证试验阳性(HIV 抗体确证试验阳性或核酸定性检测阳性或核酸定量 >5 000 拷贝 /ml)；② HIV 分离试验阳性。

(2)艾滋病的诊断：符合下列一项即可诊断

1) 符合 HIV 感染诊断和 CD4$^+$T 细胞数明显减少(<12 月龄：<25%；12~36 月龄：<20%；37~60 月龄：<15%；5~14 岁：<200 个 /mm^3)。

2) 符合 HIV 感染诊断和至少有一种临床Ⅳ期的疾病。

3. 鉴别诊断　主要与原发性免疫缺陷病和其他获得性免疫缺陷病鉴别。如先天性联合重症免疫缺陷(SCID)，Di-George 综合征以及各种理化因素所致的继发性免疫功能低下等。原发性免疫缺陷病除可见 CD4$^+$T 下降和反复严重感染外，常伴有丙种球蛋白下降和胸腺或心脏发育异常。HIV 病原学检测可帮助鉴别。

【预防】

1. 普及艾滋病知识与减少育龄期女性感染　有 HIV 感染和 AIDS 的育龄期女性应避免妊娠；HIV 感染和 AIDS 孕妇应规劝其终止妊娠。

2. 阻断母婴传播　对于 HIV 感染孕妇，无论其临床分期或 CD4$^+$T 淋巴细胞计数如何，应尽早开始三联抗反转录病毒治疗。推荐 TDF+3TC(或 FTC)+EFV 为一线治疗方案，并在分娩后及哺乳期继续治疗。其子女需接受抗反转录病毒药物预防，应根据母亲是否接受治疗、是否母乳喂养等具体情况选择不同预防方案。

(1)新生儿预防方案

1) 母亲怀孕期间或在分娩时或产后诊断为 HIV 感染，或在分娩前不足 4 周才启动抗病毒治疗，或在分娩前 4 周内病毒载量 >1 000 拷贝 /ml 时，新生儿每天一次 NVP 和每天 2 次 AZT 预防用药 6 周。若为母乳喂养，可考虑延长至 12 周。

2) 母亲正在接受抗病毒治疗且达到病毒抑制疗效并采用人工喂养时，每天一次 NVP 或每天 2 次 AZT 预防用药 4~6 周；若为母乳喂养，且明确母亲在分娩前 4 周内才开始抗病毒治疗，每天一次 NVP 预防用药 6 周。

3) 母亲接受抗病毒治疗但因各种原因在哺乳期间中断治疗者，用 NVP 至母亲再次开始抗病毒治疗 6 周后或结束母乳喂养 1 周后。

(2)预防性用药剂量：2013 年 WHO 推荐：① NVP：新生儿出生体重 <2 000g 者，每次 2mg/kg；2 000~2 499g 者，10mg/ 次；≥ 2 500g 者，15mg/ 次，1 次 /d，用至满 4~6 周龄。6 周龄~6 月龄者，20mg/ 次；6~9 月龄者，30mg/ 次；9 月龄 ~ 断奶时，40mg/ 次，1 次 /d。② AZT：新生儿出生体重 <2 000g 者，每次 2mg/kg；2 000~2 499g 者，10mg/ 次；≥ 2 500g 者，15mg/ 次，2 次 /d，用至满 4~6 周龄。

(3)婴儿喂养：建议终止母乳喂养，提供人工喂养咨询服务。

1) 对不愿意接受人工喂养的母亲和家庭且母亲接受抗病毒治疗的婴儿，生后头 6 个月应完全母乳喂养，随后逐渐增加辅食过渡，母乳喂养可持续到 1 周岁。

2) 避免混合喂养，因为混合喂养导致从母乳中获取的抗病毒药物减少，HIV 感染的危险高于母乳喂养和人工喂养婴儿。

【治疗】

1. 抗反转录病毒药物

(1)核苷类反转录酶抑制剂(NRTI):①阿巴卡韦(abacavir,ABC):新生儿/婴幼儿不建议用本药。儿童每次 8mg/kg,青少年同成人量 300mg/次,2 次/d。②恩曲他滨(emtricitabine,FTC):青少年同成人量 0.2g/次,1 次/d,可与食物同服。③拉米夫定(lamivudine,3TC):新生儿每次 2mg/kg,儿童每次 4mg/kg,2 次/d;青少年同成人量 150mg/次,2 次/d,或 300mg/次,1 次/d。④司他夫定(stavudine,D4T):儿童每次 1mg/kg,2 次/d(体重 >30kg 者按 30kg 计算)。青少年同成人量 30mg/次,2 次/d。⑤齐多夫定(zidovudine,ZDV 或 AZT):新生儿/婴幼儿每次 2mg/kg,4 次/d。儿童每次 160mg/m²,3 次/d。青少年同成人量 300mg/次,2 次/d。⑥去羟肌苷(dideoxyinosine,ddI):青少年同成人量,体重 ≥ 60kg,200mg/次,2 次/d;体重 <60kg,125mg/次,2 次/d。⑦替诺福韦(tenofovir,TDF):青少年同成人量,300mg/次,1 次/d,与食物同服。

(2)非核苷类反转录酶抑制剂(NNRTI):①奈韦拉平(nevirapine,NVP):新生儿/婴幼儿每次 5mg/kg;儿童 <8 岁,每次 4mg/kg;>8 岁每次 7mg/kg,2 次/d(治疗最初 14 天,1 次/d,无严重不良反应后改为 2 次/d)。青少年同成人量 200mg/次,2 次/d。②依非韦伦(efavirenz,EFV):儿童 15~25kg 者,200~300mg/次;25~40kg 者,300~400mg/次;>40kg 者,600mg/次,1 次/d。睡前服用。

(3)蛋白酶抑制剂(PI):①洛匹那韦/利托那韦(lopinavir/ritonavir,LPV/r)复合制剂:片剂每片含洛匹那韦 200mg,利托那韦 50mg;口服液每 1ml 含洛匹那韦 80mg,利托那韦 20mg。儿童 7~15kg:每次 LPV 12mg/kg 和 RTV 3mg/kg;15~40kg:每次 LPV 10mg/kg 和 RTV 2.5mg/kg,2 次/d。青少年同成人量每次 LPV 400mg 和 RTV 100mg,2 次/d。②茚地那韦(indinavir,IDV):儿童每次 500mg/m²(最大量 800mg),3 次/d,空腹服用。③利托那韦(ritonavir,RTV):青少年同成人量,在服药初至少用 2 周时间将用量逐渐增至 600mg/次,2 次/d。④阿扎那韦(atazanavir,ATV):400mg/次,1 次/d,与食物同服。⑤达芦那韦(darunavir,DRV):青少年同成人量,600mg/次,1 次/d,同时服用利托那韦 100mg,2 次/d,与食物同服。

(4)整合酶抑制剂(INSTI):①雷特格韦(raltegravir,RAL):儿童 >25kg 者同成人量,400mg/次,2 次/d。空腹或与食物同服。②埃替格韦(elvitegravir,EVG):青少年同成人量,150mg/次,1 次/d。③多替拉韦(dolutegravir,DTG):儿童 >6 岁且体重 >15kg 者,50mg/次,1 次/d;在三线治疗方案中,DTG 剂量需调整为 50mg/次,2 次/d。

2. 抗病毒治疗指征 对于确定诊断为 HIV 感染的儿童,无论其 WHO 临床分期及 CD4 细胞计数如何,都应当启动高效抗反转录病毒治疗(highly active antiretroviral therapy,HAART)。以下情况应优先启动 HAART

(1)≤ 2 岁的所有 HIV 感染儿童。

(2)不满 5 岁的所有 HIV 感染儿童,且患有重症或晚期有症状疾病(WHO 临床 3 期或 4 期),或 CD4$^+$T 淋巴细胞计数 ≤ 750/mm³,或 CD4$^+$T 淋巴细胞比率 <25%。

(3)5 岁及以上且患有重症或晚期有症状疾病(WHO 临床 3 期或 4 期),或 CD4$^+$T 淋巴细胞计数 ≤ 350/mm³。

3. 抗病毒治疗方案 常采用高效联合抗病毒治疗,俗称"鸡尾酒疗法"。

(1)一线抗反转录病毒治疗方案

1)<3 岁儿童:首选方案:ABC(或 AZT)+3TC+LPV/r。替代方案:ABC(或 AZT)+3TC+NVP。

特殊情况（因显著药物毒性、药物互相作用或药物提供障碍致首选或替代方案不能施行）：ABC（或 AZT）+3TC+RAL。HIV 和 TB 联合感染者若一线方案中使用过 NVP 或 LPV/r，需更换方案为 ABC+3TC+AZT，待抗结核治疗完成后需重新启用原一线方案。

2）3~10 岁儿童：首选方案：ABC+3TC+EFV。替代方案：ABC+3TC+NVP；AZT+3TC+EFV；AZT+3TC+NVP；TDF+3TC（或 FTC）+EFV；TDF+3TC（或 FTC）+NVP。

3）10~19 岁青少年：首选方案：TDF+3TC（或 FTC）+EFV。替代方案：AZT+3TC+EFV；AZT+3TC+NVP；TDF（或 ABC）+3TC（或 FTC）+DTG；TDF（或 ABC）+3TC（或 FTC）+EFV；TDF（或 ABC）+3TC（或 FTC）+NVP。

4）≥ 6 岁且体重≥ 15kg 的儿童或青少年：首选方案为 NRTIs + DTG。

注意事项：LPV/r 口服液应避免用于早产儿直至其预产期后 14 天，或避免用于 <14 日龄的足月儿。EFV 不用于 3 岁以下儿童。治疗中应常规进行病毒载量监测，若病毒载量高于 1 000 拷贝 /ml，应在 3~6 个月后复查；若低于 1 000 拷贝 /ml，继续维持一线方案；若仍高于 1 000 拷贝 /ml，则改用二线方案。

（2）二线抗反转录病毒治疗方案

1）曾使用过以 NNRTI 为基础治疗方案者：首选方案：2NRTIs +LPV/r（或 ATV/r）；替代方案：2NRTIs +RAL（或 ATV/r 或 DRV/r）。所有年龄段儿童首选 AZT+3TC+ATV/r（或 LPV/r）；ABC（或 TDF）+3TC（或 FTC）+ ATV/r（或 LPV/r）。

2）曾使用 PI 为基础治疗方案者：首选方案：2NRTIs + RAL（或 EFV）。替代方案：2NRTIs + RAL。<3 岁者首选 AZT（或 ABC）+3TC+RAL，替代方案中不更换一线治疗方案，满 3 岁后更换为 NRTIs + EFV3~10 岁者首选方案为 AZT+3TC+EFV（或 RAL）；ABC（或 TDF）+3TC+EFV（或 RAL）替代方案：2NRTIs +ATV/r。≥ 6 岁者，若一线方案中使用过 DTG，则二线方案为 2NRTIs + LPV/r（或 ATV/r）。

3）≥ 10 岁者，若一线方案中使用过 d4T 或 AZT，则二线方案为 TDF+3TC（或 FTC）+ ATV/r（或 LPV/r）。若一线方案中使用过 TDF，则二线方案为 AZT+3TC+ATV/r（或 LPV/r）。

4）≥ 10 岁的 HIV 和 TB 联合感染者：LPV/r。

5）≥ 10 岁的 HIV 和 HBV 联合感染者：AZT+TDF+3TC（或 FTC）+ATV/r（或 LPV/r）。

（3）三线抗反转录病毒治疗方案：DRV/r + DTG + NRTIs。曾使用过以 PI 为基础治疗方案者：DRV/r 的推荐剂量为达芦那韦 600mg 和利托那韦 100mg，2 次 /d。曾使用过整合酶抑制剂为基础治疗方案者：DTG 的推荐剂量为每天 2 次。不满 3 岁儿童不推荐使用 DRV/r 治疗。

4. 疗效评价

（1）病毒学评价：治疗第 30 天，病毒载量下降至 500~1 000 拷贝 /ml 提示病毒被抑制；4 个月（16 周）病毒载量应低于检测下限（400 拷贝 /ml）。若治疗 6 个月病毒载量仍高于下限，应分析药物和依从性原因；若间隔 3 个月连续 2 次病毒载量检测均高于 1 000 拷贝 /ml，为治疗失败，需更换二线治疗方案。

（2）免疫和临床评价：抗病毒治疗后每 1~3 个月检测 $CD4^+T$ 和 $CD8^+T$ 淋巴细胞数，治疗 1 年后 $CD4^+T$ 淋巴细胞计数平均增加 150 个 /mm^3，同时机会性感染减少，儿童生长发育指标得到改善。若再次出现机会性感染或持续性低 $CD4^+T$ 细胞计数，应结合病毒载量检测评估是否治疗失败。

（3）治疗失败：包括以下 3 种状况：①临床失败：指进行 6 个月有效治疗后，出现新发或复发处于 WHO 临床 3 期或 4 期的临床事件(10 岁以上新发或复发处于 WHO 临床 4 期的临床事件)。②免疫学失败:5 岁以下 CD4$^+$T 淋巴细胞持续低于 200 个 /mm^3 或 <10%;5 岁以上 CD4$^+$T 淋巴细胞持续低于 100 个 /mm^3。③病毒学失败:指开始治疗后每隔 3 个月连续 2 次的病毒载量均高于 1 000 拷贝 /ml。因此,在抗病毒药物治疗 6 个月后才能决定该方案是否病毒学失败。

【预后】

未接受抗病毒治疗者常在数年内死于继发性感染或恶性肿瘤。经 HAART 治疗的儿童,机会感染减少,生长发育恢复正常,生存率和生活质量均得到明显改善,但需终生服药。

（赵东赤）

第三章　细菌性疾病

03章 数字内容

 学习目标

1. **掌握**　猩红热、流行性脑脊髓膜炎、百日咳、破伤风、伤寒及细菌性痢疾的临床表现、病原学检查、诊断及鉴别诊断和治疗原则；细菌性血流感染的定义、主要临床表现、诊断标准及预防措施。
2. **熟悉**　淋球菌病、非伤寒沙门氏菌感染及其他细菌性肠炎的临床表现、病原学检查、诊断与鉴别诊断以及治疗与预防；猩红热、流行性脑脊髓膜炎、百日咳、破伤风、霍乱、伤寒、细菌性痢疾的预防和治疗方法。
3. **了解**　白喉、鼠疫、炭疽、兔热病、猫抓病、布鲁菌病、副伤寒、细菌性食物中毒及放线菌病；其他疾病的病原学、流行病学、发病机制及病理改变。

第一节　猩　红　热

猩红热（scarlet fever）是由化脓性链球菌感染所致。临床上具有发热、咽峡炎、全身弥漫性猩红色细小丘疹及疹退后明显脱皮等特征，少数患者病愈后可发生风湿热和急性肾小球肾炎等后发病。我国将本病纳入乙类法定传染病管理。

【病原学】

化脓性链球菌（*streptococcus pyogenes*）是链球菌属中 A 群链球菌（group A streptococcus）的主要成员，革兰氏染色阳性，无芽孢和鞭毛，具有 β 溶血特性，多数菌株兼性厌氧。其主要抗原有 3 种：①多糖抗原（C 抗原）：为群特异性抗原；②表面抗原（蛋白质抗原）：含 M 蛋白，具有型特异性，有近 150 种血清型；③核蛋白抗原（P 抗原）。其主要致病物质包括胞壁成分（黏附素：F 蛋白和脂磷壁酸）、M 蛋白（抗吞噬和抵抗胞内杀菌作用）、肽聚糖（致热、溶解血小板和增加血管通透性等）以及产生多种外毒素和胞外酶：①致热外毒素（pyrogenic exotoxin）：即红疹毒素或猩红热毒素，有 A、B 及 C 三种血清型，是猩红热的主要毒性物质；②链球菌溶素（streptolysin，SL）：包括链球菌溶素 O（SLO）和链球菌溶素 S（SLS），可溶解红细胞，损伤白细胞、血小板及心肌等组织细胞；③透明质酸酶（hyaluronidase）：可溶解细胞间透明质酸；④链激酶（streptokinase，SK）：可使血中纤维蛋白酶原变为纤维蛋白酶，溶解血块或阻止血浆凝固;⑤链道酶(streptodornase,SD):能降解 DNA,使脓液稀薄而促进病菌扩散。

化脓性链球菌在环境中生存力较强,可寄居在人体口咽部,在干燥尘埃中存活数月,在痰液及脓液中可存活数周,但对热和干燥的抵抗力较弱,加热 56℃ 30 分钟及一般化学消毒剂均可将其杀灭。

【流行病学】

1. **传染源**　急性期患者及带菌者是主要传染源。自发病前 24 小时到疾病高峰期传染性最强,患者口咽部、鼻腔和唾液中含有大量细菌,至恢复期 1~3 周内仍有传染性。

2. **传播途径**　主要经鼻咽分泌物和飞沫传播或直接密切接触传播,集体机构及家庭是本病传播的重要场所。病菌也可通过污染玩具、生活用品和食物等经口传播,或通过皮肤创伤或产道入侵,后者称为“外科型”或“产科型”猩红热。

3. **易感人群和流行特征**　人群普遍易感,感染后机体可获得较持久的型特异性抗菌免疫及抗毒素免疫,但不同型别的链球菌和致热外毒素间无交叉免疫,故可重复患病。猩红热全年均可发病,以温带地区和冬春季节多见。多见于学龄前及学龄儿童,3 岁以下婴幼儿少见。近数十年来,猩红热流行日趋缓和,病情渐趋轻症化。但是,自 2008 年以来,中国香港、韩国和英国相继出现猩红热;我国从 2011 年以来,猩红热发病率也有大幅增加趋势。

【发病机制与病理改变】

1. **发病机制和病理改变**　化脓性链球菌侵入人体后,可引起以下三种类型的病变:

(1)炎症性病变:化脓性链球菌的侵袭力较强,由呼吸道侵入后借助 F 蛋白(为纤维粘连蛋白的受体)和脂磷壁酸黏附于黏膜上皮细胞表面,有利于细菌定植和繁殖,进一步侵入组织引起炎症;细菌 M 蛋白保护其不被吞噬并抵抗吞噬细胞内的杀菌作用;在透明质酸酶、链激酶及链球菌溶素等胞外酶作用下,促使病菌通过淋巴管或组织间隙蔓延扩散,并导致组织坏死,引起扁桃体周围脓肿、中耳炎、淋巴结炎及蜂窝织炎等;在少数患者,细菌可侵入血流引起血行感染。

(2)中毒性病变:致热外毒素由局部吸收进入血液循环,引起发热等全身中毒症状;同时引起皮肤黏膜血管弥漫性充血、水肿、炎性细胞浸润及上皮细胞增生等,形成点状充血性皮疹,严重者可呈出血性皮疹;还能抑制吞噬系统和 T 淋巴细胞功能,触发内毒素出血性坏死(Schwartzman)反应。受毒素影响,肝、脾和淋巴结均可见不同程度的充血和脂肪变性;心肌细胞浊肿、变性或坏死;肾脏发生间质性炎症改变。

(3)变态反应性病变:感染后 2~4 周,个别患儿可出现心、肾或滑膜组织等的非化脓性病变。其机制为 A 群链球菌的 M 蛋白与心肌和肾小球基底膜有共同抗原,所诱生的特异性抗体可引起上述组织的免疫性损伤,或形成抗原 - 抗体复合物沉积致病。细菌肽聚糖可诱发实验性关节炎,亦可能参与变态反应机制。

2. **机体免疫反应**　机体可针对细菌抗原产生多种型特异性抗体,形成特异性抗菌和抗毒素免疫力。化脓性链球菌的 M 蛋白可诱生干扰素 -γ,能增强吞噬功能。85%~90% 的患者可针对 SLO 产生抗体,即抗链球菌溶素 O(ASO),在感染后 2~3 周到病愈后数月至 1 年内都可检出。

【临床表现】

1. 普通型 潜伏期 1~7 天,通常为 2~4 天。

(1)前驱期:起病多急骤。①全身症状:有畏寒和发热,轻者 38~39℃之间,重者高达 39~40℃以上。同时伴有头痛、全身不适、恶心、呕吐及食欲缺乏等中毒症状。②咽峡炎:表现为咽痛,吞咽时加剧;咽部明显充血水肿,扁桃体充血肿胀,腺窝内可有点状或片状脓性渗出物,易拭去,软腭可见点状出血性黏膜疹。可有下颌下及颈部淋巴结肿大伴触痛。

(2)出疹期:常于发热后第 2 天出疹。皮疹最早见于颈部、上胸部及腹股沟,1 天内迅速蔓延至全身。

1)典型皮疹:为在全身皮肤弥漫性充血发红基础上广泛均匀密集分布的细小猩红色丘疹,呈鸡皮样,抚摸有细沙样感觉,可融合成片,伴有痒感(文末彩图 3-1)。用手按压皮肤时,红色可暂时消退数秒钟,出现苍白的手印,称为"贫血性皮肤划痕(anemia skin scratches)",为猩红热的特征之一。皮疹多在 48 小时达高峰。

2)其他特征:①"环口苍白圈"(circumoral pallor):面部充血、潮红,无皮疹,而口唇周围苍白。②"帕氏线"(pastia line):在颈部、腋窝、肘窝及腹股沟等皮肤皱褶处,皮疹密集,色深红,间或有出血点,呈横线状。③舌部表现:病初舌部有白苔样覆盖物,舌乳头红肿,称为"草莓舌"(strawberry tongue);2~3 天后白苔消退,舌面光滑呈绛红色,舌乳头凸起,称为"杨梅舌"(raspberry tongue)。④粟粒汗疹(miliary sudamina):为带黄白色脓点样且不易破溃的皮疹,在皮疹旺盛期于腹部和手足处可见。

(3)恢复期:皮疹于 3~5 天后颜色转暗,按出疹顺序消退,全身症状及咽部炎症缓解。皮疹多在 1 周内消退,不久后开始脱皮。皮疹愈多愈密者,脱皮愈为明显。轻症呈糠屑状或片状脱皮(文末彩图 3-2),重者手掌和足底处可呈手足指/趾的套状脱皮。脱皮期一般为 1~2 周,重者可更长。

2. 其他临床类型

(1)轻型:短暂发热或无热;咽峡炎较轻微;皮疹稀疏而色淡,且消退较快;无脱皮或仅有脱屑,病程可短至 2~3 天,为近年多见的类型。仍有可能发生变态反应性后发病。

(2)中毒型:全身中毒症状明显,常有 40℃以上高热,伴有意识障碍,甚至惊厥及昏迷;皮疹可为出血性,持续较久,但咽峡炎常不明显。可出现中毒性心肌炎、中毒性肝炎及休克等。本型近年来少见。

(3)脓毒型:咽部严重化脓性炎症、坏死及溃疡,常可波及邻近组织形成化脓性中耳炎、鼻窦炎、颈淋巴结炎及颈部蜂窝织炎等,亦可侵入血液循环引起败血症及迁徙性化脓性病灶。目前已很少见。

(4)外科型或产科型:病菌自皮肤创伤处或产道侵入而致病,可有局部化脓性病变。皮疹先从近创口处出现且明显,由此再波及全身,症状轻微,常无咽峡炎。

【一般实验室检查】

1. 血常规 白细胞总数在 $(10~20)×10^9/L$ 或更高,中性粒细胞比例多在 80% 以上,严重者可出现核左移及中毒颗粒。

2. C 反应蛋白 常有增高,严重者增高明显。

【病原学检查】

1. 细菌培养 应在使用抗菌药物之前取咽扁桃体或伤口等处分泌物或渗出物培养,可分离到化脓性链球菌。

2. 特异性抗原 采用 L- 吡咯酮 β 萘胺反应试验(PYR)检测 A 群链球菌的氨基肽酶,观察产物显色或呈现荧光而快速诊断,其他溶血性链球菌为阴性。可检测咽拭子、尿液、脑脊液和伤口分泌物等样本。

3. 特异性抗体 可检测血清中多种抗体,包括抗 SLO(ASO)、抗 SD、抗透明质酸酶或抗链激酶等抗体,可提示近期链球菌感染。临床最常检测 ASO。

【并发症】

1. 化脓性并发症 多见于年幼体弱儿。为感染直接侵袭邻近组织或蔓延至管腔所致,如中耳炎、乳突炎、淋巴结炎、扁桃体周围脓肿、咽后壁脓肿及蜂窝织炎等,严重者发生血行播散引起败血症及迁徙性病灶,如脑膜炎、心包炎及骨髓炎等,病情进展迅速可引起中毒性休克综合征(TSS),病死率可达 20%~30%。

2. 非化脓性并发症 少数年长儿在感染后 3 周左右出现风湿热,包括风湿性心肌炎、心内膜炎、心包炎及关节炎。由于化脓性链球菌感染时多能获得早期足疗程有效抗菌药物治疗,风湿热发病已明显减少。感染后 2~3 周还可患急性链球菌相关性肾小球肾炎。

【诊断与鉴别诊断】

1. 诊断 根据当地本病流行资料和与患者密切接触史,临床具有发热、咽峡炎、"草莓舌"、典型皮疹、外周血白细胞及中性粒细胞计数增高等,可作出临床诊断。咽拭子或脓性分泌物中培养出化脓性链球菌即可确诊。

2. 鉴别诊断

(1)麻疹:病初有明显卡他症状及口腔麻疹黏膜斑,起病后 3~5 天出疹,为斑丘疹,疹间皮肤正常,无杨梅舌,疹退后留有色素沉着。

(2)风疹:浅红色斑丘疹,常有耳后和枕后淋巴结肿大,咽部症状轻,皮疹消退后可有细小脱屑。

(3)金黄色葡萄球菌感染:也可发生猩红热样皮疹和杨梅舌等,但皮疹持续时间短暂,疹退后全身中毒症状不减轻,病情进展快,预后差。鉴别需根据细菌学检查。

(4)药物疹:皮疹可呈多样化,感染中毒症状轻,无咽峡炎表现,有相关药物使用史,停药后症状减轻。

(5)川崎病:多形性皮疹,可呈弥漫性红斑或麻疹样皮疹,躯干部多见,伴球结膜充血、口唇充血皲裂、手足硬性水肿及颈淋巴结肿大,抗生素治疗无效。

【预防】

1. 控制传播 患者应隔离至有效抗生素治疗至少 24 小时。儿童机构内流行时,对急性咽峡炎或扁桃体炎患者亦应按猩红热隔离治疗。密切接触患者的易感儿童需医学观察 7 天。带菌者应予青霉素治疗直至培养转阴。儿童在流行期间应避免到人群密集的公共场所活动。经常开窗通风。改善环境卫生和注意个人卫生,避免皮肤软组织感染。

2. 药物预防

(1)预防猩红热:有明确接触史者一般无需药物预防,但若为体弱儿童可酌情采用药物预防。可服用青霉素 V 钾片,每次 250mg,每天 2~3 次;或阿莫西林 50mg/(kg·d),分 1~2 次口服。共 7~10 天。

(2)预防并发症:早期足疗程治疗化脓性链球菌感染可有效预防风湿热及急性肾小球肾炎的发生。

【治疗】

1. 一般治疗 休息,咽痛明显者予以流质或半流质饮食。保持口腔清洁,可用温盐水漱口。高热不退者应积极物理降温或用退热药物。

2. 病原治疗 化脓性链球菌对青霉素类仍高度敏感,早期治疗可迅速消灭病原菌,缩短病程,预防和治疗并发症,尤其对预防风湿热和急性肾小球肾炎的发生有重要意义。

(1)青霉素 G:首选。10 万 ~20 万 U/(kg·d),静脉点滴,每 4~6 小时 1 次,疗程 10~14 天;轻症可口服阿莫西林 50mg/(kg·d),最大量 1g,分 2 次,疗程 10~14 天。

(2)头孢菌素:对青霉素过敏者可选用。①头孢曲松,50~75mg/(kg·d),1 次/d,静脉滴注,疗程 10 天。②头孢氨苄:40mg/(kg·d),或头孢羟氨苄:30mg/(kg·d),最大量 1g,分 2 次口服;或头孢呋辛:20mg/(kg·d),最大量 0.5g,分 2 次口服,疗程 10 天。

由于 A 群链球菌对大环内酯类和克林霉素的耐药性明显增加,不宜选用。

3. 对症治疗 中毒型及脓毒型患者,除应用大剂量青霉素外,可给予糖皮质激素。重症需密切监护,维持水、电解质平衡,必要时可予静脉用免疫球蛋白。发生休克者给予抗休克治疗。

4. 并发症治疗 有组织坏死及脓肿形成者需行外科切除或引流。对于风湿性心脏病或风湿热患者,尚应给予抗菌药物的长时间持续性预防性治疗,防止再次感染而导致风湿热复发,疗程至少 5 年以上,直至病情稳定为止。

【预后】

普通型、轻型和外科型患者预后良好。多数化脓性并发症也可治愈和预防。若治疗及时合理,可减少风湿热的发生率。个别重症病例可致死亡,目前已很少见。

(刘志峰)

第二节 流行性脑脊髓膜炎

流行性脑脊髓膜炎(epidemic cerebrospinal meningitis)简称流脑,是由脑膜炎奈瑟菌引起的急性化脓性脑膜炎。主要表现为突发高热、头痛、呕吐、皮肤黏膜瘀点瘀斑、脑膜刺激征和脑脊液化脓性改变,严重者可出现感染性休克及脑实质损害。我国将该病纳入乙类法定传染病管理,自 1985 年普遍接种 A 群疫苗之后,发病率已持续下降。

【病原学】

脑膜炎奈瑟菌(*Neisseria meningitidis*),俗称脑膜炎球菌(meningococcus),属于奈瑟菌属,为革兰氏阴性双球菌,外观呈肾形,多成对或四联排列;有荚膜和菌毛;不活动;专性需氧。根据荚膜多糖群特异性抗原,可分为 A、B、C、D、H、I、K、L、X、Y、Z、29E 及 W135 等 13 个血清群,对人类致病的菌株 90% 以上为 A、B 及 C 群,以 C 群致病性最强。根据外膜蛋白型特异性抗原又可将各血清群分为若干血清型,但 A 群的外膜抗原相同。主要致病物质是内毒素(脂寡糖)、荚膜、菌毛和 IgA1 蛋白酶等。

该菌能产生自溶酶,培养物超过 48 小时常死亡;对外界抵抗力弱,不耐热,56℃以上或在干燥环境中极易死亡,对寒冷及一般消毒剂敏感。

【流行病学】

1. 传染源 为患者和带菌者。流行期间,人群鼻咽部带菌率可高达 20%~70%,成为重要传染源。

2. 传播途径 主要经呼吸道飞沫传播。居住拥挤,通风不良时容易传染。1~2 岁婴幼儿还可通过密切接触如接吻、同睡和喂奶等方式被传染。

3. 易感人群 人群普遍易感,成人有较强免疫力,感染后仅 1%~2% 发生脑膜炎,故人群隐性感染率高。新生儿自母体获得保护性抗体而很少发病,在 6 个月 ~2 岁时抗体降到最低水平,故发病率以 5 岁以下儿童,尤其是 6 个月 ~2 岁婴幼儿最高。感染后对本菌群产生持久免疫力。

4. 流行特征 流行有明显季节性,冬春季多发,2~4 月为高峰。目前,全球流脑处于低流行态势,报告发病率降至历史最低水平,但局部暴发时有发生。我国在 1938~1977 年间共发生过 5 次流脑疫情,以 1967 年发病率最高,为 403/10 万,病死率为 5.5%。在疫苗接种之前,我国 95% 以上流脑为 A 群,自 1985 年实施普种 A 群疫苗后,流脑发病率逐年下降,2009 年报告流脑发病率已稳步下降至 <0.52/10 万;但近 20 年来,我国有 B、C、Y 和 W 135 群流脑散发病例报告或 C 群小流行,且呈增加趋势,并成为带菌者的主要菌群,而人群相应抗体水平低,尤其是 Y 和 W 135 群免疫水平极低。

【发病机制与病理改变】

1. 发病机制 感染后是否发病及病情轻重,取决于细菌数量、毒力及机体免疫力。若机体有一定免疫力,细菌仅在鼻咽部繁殖而成为带菌者;少数情况下,细菌可从鼻咽部侵入血液循环,形成短暂菌血症;在部分患者,病菌进一步突破血脑屏障,发展为化脓性脑脊髓膜炎。细菌自溶和释放出大量脂寡糖(LOS)是暴发型流脑的主要致病机制。LOS 与脂多糖(LPS)作用相似,作用于小血管和毛细血管,刺激内皮细胞和炎性细胞释放细胞因子(TNF-α、IL-1 和 PAF 等)、前列腺素 E_2 和氧自由基,引起急性微循环障碍;同时激活凝血系统,在休克早期便发生 DIC 及继发性纤溶亢进,进一步加重微循环障碍、出血和休克,最终造成多器官功能衰竭。此外,脑膜炎球菌的 IgA1 蛋白酶能裂解 IgA1,并帮助细菌黏附于细胞膜。

2. 机体免疫反应 机体抗脑膜炎球菌免疫是以体液免疫为主,在感染和疫苗接种后 2 周即出现血清群特异性 IgG、IgM 和 IgA 增高。群特异性抗体和型特异性外膜蛋白抗体在补体存在下杀伤脑膜炎球菌。易感者还可经鼻咽部正常定植的其他不致病脑膜炎球菌的交叉抗原而获得一定免疫力。

3. 病理改变 败血症期主要病理改变为血管损伤,表现为血管壁炎症、坏死和血栓形成,血管周围出血导致皮肤黏膜瘀点和瘀斑。脑膜炎期病理改变主要在大脑半球表面和颅底的软脑膜,早期为充血、水肿和局灶性出血,后期有大量纤维蛋白渗出和中性粒细胞浸润。颅底炎性病变可导致相应脑神经病变,严重者可累及脑实质(充血、出血、水肿及坏死)。暴发型流脑的休克型患者可发生皮肤和内脏血管广泛凝血和血栓形成,以肾上腺出血坏死最为严重;混合型兼有肾上腺与脑膜和脑实质病变。

【临床表现】

潜伏期为 1~10 天,一般为 2~3 天。按临床表现不同分为以下四型。

1. **普通型**　最常见,占全部病例的 90% 以上。

(1)前驱期(上呼吸道感染期):主要表现为低热、咽痛、咳嗽及鼻塞等上呼吸道感染症状,持续 1~2 天。

(2)败血症期:突发高热(40℃左右)、寒战、头痛及精神萎靡等毒血症表现,幼儿常有烦躁不安、哭闹、拒食及惊厥等。此期重要体征是皮肤黏膜瘀点和瘀斑,1~2mm 至 1~2cm 不等,初为鲜红色,后呈紫红色,迅速增多并融合,中央呈紫黑色坏死或大疱。少数患者有脾大。持续 1~2 天后进入脑膜炎期。

(3)脑膜炎期:毒血症状及皮肤瘀点瘀斑持续存在;中枢神经系统表现突出,烦躁不安,频繁喷射状呕吐,剧烈头痛,出现颈强直、克氏征及布氏征阳性等脑膜刺激征,重者有谵妄、昏迷及抽搐。婴幼儿由于颅缝及囟门未闭,临床表现不典型,可有咳嗽、拒食、呕吐、腹泻、烦躁、尖叫、惊厥及囟门隆起等,而脑膜刺激征不明显。通常在 2~5 天后进入恢复期。

(4)恢复期:经治疗后,体温逐渐恢复至正常,皮肤瘀点和瘀斑逐渐消失,大瘀斑中央坏死处形成溃疡,以后结痂愈合。其他症状逐渐好转,神经系统检查恢复正常。一般在 1~3 周内痊愈。

2. **暴发型**　多见于儿童。起病急,进展快,病势凶险,病死率高,如不及时抢救,24 小时内危及生命。临床上分为以下三型。

(1)休克型:以感染性休克和广泛皮肤黏膜出血为突出表现。起病急骤,数小时后即出现血压下降,精神萎靡,意识障碍,甚至抽搐。全身皮肤黏膜广泛瘀点和瘀斑并迅速融合,面色苍白,四肢厥冷,皮肤花斑,脉搏细速或触不到,血压下降甚至测不出,脑膜刺激征大多缺如。亦有休克严重但瘀点和瘀斑不多者。

(2)脑膜脑炎型:主要表现为脑膜及脑实质损害,常于 1~2 天内出现严重中枢神经系统症状。突出表现为意识障碍迅速加深、颅压增高及脑疝征象。可迅速出现昏迷,反复惊厥和锥体束征阳性,严重者出现瞳孔改变、呼吸异常等脑疝征象。

(3)混合型:为本病最严重类型,以上两型同时或先后出现,病死率极高。

3. **轻型**　多见于流行后期,症状轻微,仅有低热、轻微头痛及咽痛等上呼吸道感染症状,皮肤黏膜可有散在细小瘀点,无瘀斑,脑膜刺激征阴性,脑脊液多无明显变化。

4. **慢性败血症型**　极少见,多为成人,病程迁延,持续数周至数月,表现为间歇性发热、皮肤瘀点或皮疹及关节痛,但一般状态良好,少数患者可有脾大。

【一般实验室检查】

1. **血常规**　白细胞总数明显增高,多在 $20 \times 10^9/L$ 以上,中性粒细胞明显增高。并发 DIC 者血小板进行性减少。

2. **脑脊液检查**　典型表现为压力升高,外观混浊,白细胞数多在 $1\,000 \times 10^6/L$ 以上,以中性粒细胞增高为主,蛋白明显增高,糖明显减低。休克期脑脊液细胞数正常或仅见轻度增加。

3. **凝血功能**　休克期可有 DIC 证据,包括凝血酶原时间延长、纤维蛋白原降低和 FDP 增高等。

【病原学检查】

1. **涂片镜检**　取皮肤瘀点刺出液或脑脊液沉淀涂片,革兰氏染色后镜检,细菌阳性率可达 50% 以上。

2. **细菌培养**　前驱期咽拭子培养可发现脑膜炎球菌;休克期血培养多为阳性;脑膜炎期脑脊液可检出细菌。可进一步做药敏实验。应在抗菌药物使用前收集标本,标本要保温并及时送检。

3. **免疫学检查**　采用乳胶凝集试验检测 CSF 或血清或尿液中脑膜炎球菌特异性抗原。用 ELISA 法检测急性期和恢复期双份血清中特异性 IgG,当恢复期抗体滴度有 4 倍或 4 倍以上升高时有助于诊断。

4. **核酸检查**　采用 PCR 法检测血清或脑脊液中脑膜炎球菌特异性 DNA 片段。

【并发症和后遗症】

并发症包括硬膜下积液、脑积水、脑神经损害引起的动眼神经麻痹、耳聋及失明等,还可出现肢体瘫痪、癫痫和精神障碍等后遗症。因缺血坏死可引起皮肤和肢体的永久性损伤。

【诊断与鉴别诊断】

1. **诊断**　根据在冬春季和流行地区发病,突发高热、头痛、呕吐、皮肤黏膜瘀点瘀斑及脑膜刺激征等主要临床特征,以及血象和脑脊液的典型变化,可作出临床诊断。有脑膜炎球菌感染的证据即可确诊。

2. **鉴别诊断**

(1)其他化脓性脑膜炎:非流行性,大多无瘀点和瘀斑,极少并发 DIC。确切鉴别有赖于脑脊液或血液的病原学检查。

(2)结核性脑膜炎:起病缓慢,常有低热、盗汗及消瘦等结核中毒症状。脑脊液呈毛玻璃状,放置后可形成薄膜。细胞数多在 $(0.05\sim0.5)\times10^9/L$,以淋巴细胞为主,蛋白显著增高,糖和氯化物显著降低,脑脊液沉淀及薄膜涂片抗酸染色可检出抗酸杆菌。

(3)病毒性脑炎:全身毒血症状常不明显,无皮肤瘀点和瘀斑。脑脊液外观清亮,细胞数大多 $<0.5\times10^9/L$,蛋白可轻度增加,糖和氯化物基本正常,培养无细菌生长。

(4)中毒型细菌性痢疾:起病急骤,可有高热、惊厥、昏迷、休克或呼吸衰竭,但脑脊液正常。粪常规可见大量脓细胞和红细胞,培养可检出志贺氏菌。

(5)其他:还需注意与其他病原菌引起的败血症、血小板减少性紫癜和过敏性紫癜相鉴别。

【预防】

1. **控制传播**　及早发现患者,就地呼吸道隔离治疗至症状消失后 3 天,一般不少于病后 7 天。密切接触者应医学观察 7 天。做好环境卫生,保持室内通风。儿童应尽量避免到人多拥挤的公共场所,流行季节外出应戴口罩。

2. **疫苗接种**　我国儿童疫苗接种方案 2019A 版推荐,基础免疫为 3 剂流脑 AC 结合疫苗,分别于 3~5 月龄接种,间隔 1 个月;于 3 周岁和 6 周岁分别加强接种 1 剂流脑 4 价多糖疫苗。也可继续使用 2016 年疫苗接种方案:基础免疫为 2 剂 A 群流脑疫苗,于 6~18 月龄接种 2 剂,间隔不少于 3 个月;于 3 周岁和 6 周岁分别加强接种流脑 AC 结合疫苗。第 3 剂与第 2 剂间隔不少于 1 年;第 4 剂与第 3 剂间隔不少于 3 年。

3. 药物预防 密切接触者给予药物预防:①复方磺胺甲噁唑:每天 50~100mg/kg;②利福平:10mg/(kg·d)连用 3 天。

【治疗】

1. 普通型流脑的治疗

(1)一般治疗:①强调早期诊断,就地住院隔离治疗;②保证足够液体量及电解质;③保持皮肤清洁,防止瘀斑破溃感染;④保持呼吸道通畅,预防并发症。

(2)病原治疗:原则是尽早、足量应用敏感并能透过血脑屏障的抗菌药物。目前,脑膜炎球菌对磺胺类耐药较严重,对青霉素最低抑菌浓度有所升高,对氯霉素尚无耐药报道。

1)青霉素 G:大剂量可在脑脊液中达到有效治疗浓度,儿童剂量为 20 万~40 万 U/(kg·d),分 4 次静脉滴注,疗程 5~7 天。

2)头孢菌素:第三代头孢菌素抗菌活性强,易透过血脑屏障。头孢噻肟 200mg/(kg·d),或者头孢曲松钠 100mg/(kg·d),静脉滴注。疗程 5~7 天。

3)氯霉素(chloromycetin):较易透过血脑屏障,对脑膜炎球菌有较好抗菌活性。30~50mg/(kg·d),分 3~4 次,静脉滴注。疗程不超过 7 天。治疗中需密切观察血象,注意其骨髓抑制不良反应。

2. 暴发型流脑的治疗

(1)休克型

1)尽早应用有效抗菌药物:宜选择第三代头孢菌素,用法同前。

2)迅速纠正休克:①扩充血容量及纠正酸中毒:最初 1 小时内常用生理盐水,10~20ml/kg,10~20 分钟快速静脉推注。若循环无明显改善,可重复 1~2 次,总量最多达 40~60ml/kg。在最初复苏的 6 小时内,应稳定血流动力学,改善组织灌注,重建氧平衡,血糖应控制在正常范围。②血管活性药物:在扩充血容量和纠正酸中毒基础上使用。常用山莨菪碱,每次 0.5~1mg/kg,间隔 10~15 分钟静脉注射 1 次,至四肢温暖和血压上升后,减少剂量及延长间隔时间而逐渐停用。无效者可选用多巴胺或间羟胺等。

3)糖皮质激素:有助于纠正感染性休克,减轻毒血症和降低颅内压。多选用地塞米松,0.6mg/(kg·d),分 2 次用,一般不超过 3 天。

4)DIC 的治疗:当患者皮肤瘀点瘀斑不断增加,迅速融合成片,并有血小板明显减少时,应及早应用肝素,每次 0.5~1mg/kg,加入 10% 葡萄糖 100ml 内静脉滴注,间隔 4~6 小时可重复 1 次,多数患者应用 1~2 次即可见效停用。高凝状态纠正后,应输入新鲜血液、血浆、纤维蛋白原或凝血酶原复合物,以补充被消耗的凝血因子。

5)保护重要脏器:发生呼吸衰竭时需辅助呼吸;合并难治性心功能衰竭者可予体外膜肺氧合器(ECMO)支持;还可采用血液灌流术清除毒素,或联合血液透析术处理肾衰竭。

(2)脑膜脑炎型

1)尽早使用有效抗菌药物:用法同休克型。

2)减轻脑水肿及预防脑疝:治疗关键是及早发现脑水肿,积极脱水治疗,预防脑疝发生。主要给予 20% 甘露醇,每次 1g/kg(严重高颅压者可间隔 30 分钟后重复给药 1 次),快速静脉滴注,根据病情,每间隔 4~6 小时一次。

3)糖皮质激素:用法同休克型。

4)呼吸衰竭的治疗:在积极治疗脑水肿的同时,保持呼吸道通畅,尽早给予氧疗。必要时气管插管,使用呼吸机治疗。

5)高热及惊厥的处理:及时采用物理及药物降温,并及早应用镇静剂,必要时行亚冬眠疗法。

(3)混合型:此型病情复杂严重,应在积极抗感染治疗的同时,既积极治疗休克,又要顾及脑水肿的处理,针对具体病情,有所侧重,两者兼顾。

【预后】

普通型若能及时诊断和合理治疗,恢复较快,预后良好,并发症和后遗症极少见。婴儿及老年人预后差,暴发型病死率较高,混合型预后更差,易有并发症和后遗症。

(陈英虎)

第三节　淋球菌病

淋球菌病(gonorrhea)是由淋病奈瑟菌感染引起的性传播疾病,俗称淋病,主要表现为泌尿生殖系统的化脓性感染,也可导致咽、眼及直肠感染和播散性淋球菌感染。我国将本病纳入乙类法定传染病管理。

【病原学】

淋病奈瑟菌(*Neisseria gonorrhoeae*)属于奈瑟菌属,俗称淋球菌(gonococcus),为革兰氏阴性双球菌,常存在于中性粒细胞内,成对排列,卵圆形或肾形,有荚膜和菌毛,专性需氧。淋球菌的致病物质包括菌毛、外膜蛋白(PⅠ、PⅡ和PⅢ)、内毒素(脂寡糖)和IgA1蛋白酶。主要依据外膜抗原分型,至少有18个血清型。

对外界抵抗力弱,对热、冷、干燥和一般消毒剂都极度敏感。在完全干燥环境中1~2小时即死亡。

【流行病学】

1. 传染源　患者及带菌者为传染源,后者更为重要。

2. 传播途径　主要通过性接触传播;也可通过接触含淋球菌的分泌物或被污染的用具如衣裤、被褥、毛巾、浴盆及坐便器等所传染。妊娠期淋球菌感染可累及羊膜腔而导致胎儿感染,患淋病的产妇可经产道感染新生儿。

3. 易感人群和流行特征　人群普遍易感。因病后免疫力不持久,再感染和慢性感染者较普遍存在。性活跃的中青年发病较多,多性伴侣、娼妓或嫖娼者发病率高。青春前期儿童的生殖器、肛门或咽部淋球菌感染或定植通常与性虐待有关。近年来,淋病发病率居我国性传播疾病的首位。

【发病机制与病理改变】

1. 发病机制　淋球菌主要侵犯单层柱状上皮和移行上皮形成的黏膜。侵入生殖道后,通过菌毛、外膜蛋白PⅡ和IgA1蛋白酶介导黏附在柱状上皮细胞表面繁殖,并沿生殖道上行,在局部形成小菌落后再侵入细胞内大量繁殖,导致感染细胞溶解;细菌穿过黏膜细胞间隙,引起黏膜下感染。其菌毛有明显抗吞噬作用,被吞噬后仍可在吞噬细胞内寄生;外膜蛋白PⅢ可阻抑杀菌抗体的活性,PⅠ可直接插入中性粒细胞膜上,破坏膜结构完整性导致膜损伤;脂寡糖与补体和抗体等共同作用,诱导中性粒细胞聚集和吞噬,引起局部炎症反应。淋球菌胞壁脂多糖与细胞表面糖脂分子结构相似,可逃避机体免疫识别。如不及时治疗,淋球菌可扩散进入尿道腺体和周围隐窝,成为慢性病灶。

2. 机体免疫反应 机体可产生特异性 IgM、IgG 和 IgA。抗淋球菌免疫主要依赖特异性 IgM 和 IgG,sIgA 在黏膜局部起作用,一般炎症不会扩散到全身,但特异性免疫不持久。

3. 病理改变 主要病理改变为急性卡他性化脓性炎症。尿道炎性瘢痕可导致尿道狭窄,排尿困难;炎性病变扩展至盆腔则引起盆腔器官粘连;这些被感染器官炎症消退后,结缔组织纤维化可引起输精管及输卵管狭窄和梗阻,继发宫外孕和男性不育。

【临床表现】

潜伏期为 2~10 天,平均 3~5 天,潜伏期患者具有传染性。

1. 围产期感染

(1)眼部感染:宫颈感染母亲所生婴儿的眼部感染发生率约为 30%。表现为淋球菌性结膜炎,可见双眼睑结膜充血、水肿及脓性分泌物增多;结膜乳头粗糙不平,呈绒毛状,脓液外溢;眼部检查可见角膜呈云雾状;严重时可致角膜溃疡、穿孔、全眼球炎和失明。

(2)黏膜感染:可表现为尿道炎、鼻炎、肛门直肠感染和脐带炎。

(3)播散性感染:少见。最常表现为化脓性关节炎,于生后 1~4 周发生,累及多个关节,特征性表现为假瘫。脑膜炎和心内膜炎极为少见。

2. 儿童感染 多见于幼女。主要表现为外阴阴道炎,有会阴部、阴道口和尿道口红肿及多量稠厚脓性分泌物,严重者发生糜烂和溃疡;尿道感染时有尿频、尿急、尿痛及排尿困难;有时可累及肛周和直肠。

3. 青春期感染

(1)女性感染:①宫颈炎:最常见,有外阴刺痒及烧灼感,排尿困难,阴道有脓性分泌物,下腹痛及腰痛。检查时见宫颈炎性改变,可有黄色脓性分泌物流出。②尿道炎:大多同时伴有,表现为尿频、尿急及尿痛;尿道口红肿,溢脓或按压尿道有脓性分泌物。③前庭大腺炎:多为单侧。腺管开口处红肿伴有剧痛,腺管闭塞可致脓肿。

(2)男性感染:最主要表现为急性尿道炎,早期有排尿困难、尿频、尿急、尿痛及尿道口红肿,感染后 2~5 天尿道有黏液脓性分泌物。

(3)其他部位淋病:①直肠炎:见于男性同性恋者和女性阴道感染蔓延所致。主要表现为脓血便、里急后重和疼痛;直肠镜检可见肛管和直肠黏膜充血、水肿和脓性分泌物。②皮炎:为尿道炎或阴道炎分泌物污染皮肤所致。男性常为包皮龟头炎,可见局部红肿和大量脓液。其他部位皮损初为红斑,后发展为水疱、脓疱或糜烂。③咽炎:约 80% 无明显症状,或有轻微咽痛和咽干,咽部充血,很少有渗出性炎。

【一般实验室检查】

1. 血常规 白细胞增高,一般为(10~20)× 10^9/L,以中性粒细胞增高为主。

2. 尿常规 白细胞增多;有时可见淋丝,为尿道脓性分泌物在尿中悬浮,呈 2~10mm 长弯曲的灰白色丝状物。

【病原学检查】

1. **涂片检查**　取眼部、泌尿生殖道或宫颈和皮损分泌物及关节液涂片染色,光镜下可发现典型的细胞内革兰氏阴性双球菌。

2. **细菌培养**　取上述标本可培养出典型的氧化酶阳性菌落,取菌落涂片镜检见革兰氏阴性双球菌,或进一步做确证试验(糖发酵试验、免疫学试验、酶底物试验或 DNA 探针检测)。标本应保暖保湿,采集后立即送检接种。

3. **核酸检测**　应用 PCR 或核酸杂交法检测淋球菌特异性核酸片段。但 PCR 法易有假阳性,已被定量 PCR(FQ-PCR)及连接酶链反应(LCR)方法所取代。

4. **抗原检测**　采用酶免疫法(EIA)测定淋球菌外膜蛋白;或用协同凝集试验检测淋球菌抗原;还可用直接荧光抗体法(DFA)检测淋球菌外膜蛋白 P I 等。具有高度敏感性和特异性。

【并发症】

1. **女性淋病并发症**　主要是盆腔炎,包括子宫内膜炎、输卵管炎、继发性输卵管卵巢脓肿及其破溃所致盆腔脓肿和腹膜炎等,可突发高热、寒战、头痛、恶心呕吐和下腹痛。若淋球菌从盆腔播散到上腹部,可引起肝周围炎,表现为突发性右上腹痛伴有发热、恶心呕吐和右上腹明显压痛。

2. **男性淋病并发症**　可发生附睾炎、前列腺炎、精囊炎及引流淋巴管炎和淋巴结炎。

3. **慢性尿道炎**　尿道有瘙痒和灼热感,晨起时尿道口有分泌物或黏着现象。尿液轻度混浊或较清亮尿液中可见淋丝。伴尿痛、会阴灼热感及精神不振等。症状时轻时重,可持续较长时间。

4. **播散性感染**　发生率约为 1%~3%,淋球菌通过血管或淋巴管波及全身,可发生菌血症、败血症或脓毒败血症,若不及时治疗可危及生命。临床表现有发热、寒战及全身不适,可有淋球菌性关节炎和心内膜炎等多器官损害。

【诊断与鉴别诊断】

1. **诊断**　根据病史(有不安全性接触或性侵史或新生儿母亲有淋病史)、典型临床表现及尿液检查发现脓尿和淋丝等可提示诊断(suggestive diagnosis)。分泌物等涂片发现典型细胞内革兰氏阴性双球菌或检出淋球菌抗原或核酸时可作出疑似诊断(presumptive diagnosis)。临床标本培养出淋球菌并采用生化、酶学或血清学或核酸试验确证其为淋球菌时,方能确诊。

2. **鉴别诊断**　主要应与非淋球菌性尿道炎进行鉴别,后者病因主要为沙眼衣原体,还有其他原因所致尿道炎、附睾炎、直肠炎、阴道炎及子宫颈炎等疾患亦应与本病鉴别。鉴别诊断取决于病原学检查结果。

【预防】

1. **家庭成员有淋球菌病的儿童**　注意与患者的衣物和浴具等隔离。女童保持外阴清洁,可用 1∶5 000 高锰酸钾溶液或 0.1% 苯扎溴铵清洗,可预防性服用阿奇霉素或多西环素等。积极彻底治疗家庭成员的淋球菌病。

2. **淋球菌病母亲所生新生儿**　可用头孢曲松 25~50mg/kg,单次静脉滴注;生后即用 1% 红霉素或四环素眼膏,或 1% 硝酸银溶液滴眼预防淋球菌性结膜炎。

【治疗】

1. 治疗原则　①早期诊断和早期治疗；②及时、足量和规则用药；③针对不同病情采用不同治疗方案；④对性伙伴同时治疗；⑤治疗后随访复查；⑥注意同时有无其他性传播疾病；⑦注意耐药菌（如产青霉素酶淋球菌和染色体介导的 β 内酰胺酶阴性耐药淋球菌）流行，选择敏感药物。

2. 治疗方案

（1）无并发症的淋球菌病：如外阴阴道炎、尿道炎、宫颈炎、直肠炎和咽炎等：①首选头孢曲松或大观霉素：体重 <45kg 者：头孢曲松 125mg，或大观霉素 40mg/kg，单次肌内注射；体重 ≥ 45kg 者：头孢曲松 250mg，或大观霉素 2g（宫颈炎 4g），单次肌内注射。②备选头孢噻肟（成人 1g，单次肌内注射）或其他第三代头孢菌素类。

（2）有合并症的淋球菌病：药物及剂量同前，需连续用药 10 天。

（3）播散性淋病：①新生儿：头孢曲松 25~50mg/kg，或头孢噻肟 25mg/kg，1 次 /d，静脉滴注或肌内注射。②体重 <45kg 者：头孢曲松 50mg/kg，1 次 /d，静脉滴注或肌内注射；或大观霉素 40mg/kg，2 次 /d，肌内注射。③体重 ≥ 45kg 者：头孢曲松 1g，1 次 /d，静脉滴注或肌内注射；或大观霉素 2g，2 次 /d，肌内注射。疗程为 10 天以上，有脑膜炎者至少 14 天，有心内膜炎者至少 28 天。

（4）新生儿淋球菌性结膜炎：选用头孢曲松或头孢噻肟，用法同播散性淋病。同时应用生理盐水冲洗眼部，每小时 1 次。

（5）局部治疗：①幼女淋球菌性外阴阴道炎：口服己烯雌酚 0.1mg，每晚 1 次，共 2 周。1 : 5 000 高锰酸钾坐浴或外用 1% 红霉素软膏，2 次 /d。②淋球菌性咽炎：局部用复方硼砂溶液、0.1% 雷佛奴尔溶液或 1 : 5 000 呋喃西林溶液漱口。

（6）合并衣原体或支原体感染：在全身抗淋球菌治疗同时，还应使用阿奇霉素 10mg/kg，1 次口服，连用 3 天后停药 4 天，连用 2 个疗程；或红霉素 50mg/(kg·d)，分 4 次口服，连用 14 天。8 岁以上儿童可选用多西环素：200mg/d，分 2 次口服，连用 14 天。

（7）耐药淋球菌感染：按药敏结果选用抗菌药物，或联合用药：头孢曲松 + 阿奇霉素，或头孢曲松 + 多西环素，或头孢曲松 + 大观霉素。

3. 治愈标准　治疗结束后第 4 天和第 8 天复查，无再感染并符合以下条件：①临床症状全部消失；②分泌物涂片或培养检查淋球菌连续 2 次阴性；③尿液清亮，无淋丝。

【预后】

抗菌药物对淋球菌病虽有很好的疗效，但若治疗不及时，可转为慢性或播散性感染，可致不孕或不育。淋球菌性结膜炎可引起角膜溃疡或穿孔，甚至致盲。

（陈英虎）

第四节　百 日 咳

百日咳（pertussis，whooping cough）是由百日咳鲍特菌引起的急性呼吸道传染病。临床以阵发性痉挛性咳嗽和咳嗽终末伴有深长的"鸡鸣"样吸气回声为特征，病程常迁延 2~3 个月。本病传染性强，多发生于儿童。婴儿及重症患者可并发肺炎或百日咳脑病。由于百日咳疫苗的广泛接种,我国百日咳流行已明显减少,发病率和病死率显著降低。我国将本病纳入乙类法定传染病管理。

【病原学】

百日咳鲍特菌(*bordetella pertussis*),俗称百日咳杆菌,属于鲍特菌属,为革兰氏阴性杆菌,专性需氧,有毒菌株有荚膜和菌毛。初次分离需用特殊培养基(Regan-Lowe 碳培养基),常发生菌落变异而被分为四相:Ⅰ相菌落为新分离菌株,有荚膜,毒力强;人工培养后形成Ⅳ相菌落,无荚膜,毒力消失;Ⅱ相和Ⅲ相为过渡相。该菌具有 O 抗原和位于表面的 K 抗原,后者又称凝集原,包括凝集因子 1~6,形成不同组合的血清型,凝集因子 1 具有种特异性,是Ⅰ相菌的共同抗原。WHO 推荐在菌苗中应含有凝集因子 1~3 血清型菌株。主要致病物质包括荚膜、菌毛和产生多种毒素:①百日咳毒素(PT):主要毒力因子,能使淋巴细胞增多并产生组胺致敏因子(HSF)和胰岛素样蛋白(IAP)等参与致病;②凝集原(AGGs):有黏附作用;③丝状血凝素(FHA):有黏附和增强 PT 活性作用;④百日咳黏着素(PRN):在黏附过程中发挥作用;⑤其他毒素:包括腺苷酸环化酶毒素(ACT)和气管细胞毒素(TCT)等。

百日咳鲍特菌对外界抵抗力弱,室温下只能生存 2 小时,不耐干燥,56℃ 30 分钟或日光照射 1 小时即死亡,对紫外线及常用消毒剂都敏感。

【流行病学】

1. **传染源** 患者是唯一传染源,从潜伏期末 1~2 天至发病后 6 周内都有传染性,以病初 1~3 周最强。非典型病例及轻症患者是重要传染源。

2. **传播途径** 主要通过飞沫经呼吸道途径传播,以家庭内传播较多见。易感者与患者同居一室的感染率高达 80%~90%,接触后的感染率约为 50%。

3. **易感人群和流行特征** 人群普遍易感,2 岁以下易感性最强,6 个月以下未完成全程基础免疫接种的婴儿发病率高,新生儿也可发病。严重病例多见于 1 岁以内。本病呈全球性分布,多见于温带和寒带,冬春季节高发,多为散发,可在儿童集体机构中流行。百日咳疫苗接种或自然感染后都不能获得持久免疫,故可再次感染。由于成人和青少年经疫苗接种获得抗体的水平随年龄增长而逐渐下降,故其感染率呈增高趋势,使得百日咳流行模式已由婴幼儿之间传播模式转变为成人和青少年之间与成人和青少年向婴幼儿传播的模式。由于诊断手段的限制,我国百日咳发病率有可能被低估,应引起足够重视。

【发病机制与病理改变】

1. **发病机制** 细菌侵入呼吸道后,通过其毒力因子 FHA、PRN 和 AGGs 黏附在呼吸道纤毛上皮细胞上繁殖,产生和释放 PT、TCT 和 ACT 等毒素,导致支气管黏膜广泛炎症、黏液分泌增多、上皮细胞变性坏死、纤毛运动麻痹及全身反应。纤毛麻痹导致黏稠分泌物排出障碍,滞留的分泌物不断刺激呼吸道末梢神经和咳嗽中枢,引起痉挛性咳嗽,直至分泌物排出为止。长期咳嗽刺激可使咳嗽中枢形成持久兴奋灶,其他刺激如冷空气等都可反射性引起痉挛性咳嗽发作且可持续至恢复期后。当气道内分泌物排出不畅,可导致不同程度呼吸道阻塞,引起肺不张、肺气肿、支气管扩张及感染;长期剧烈咳嗽可致肺泡破裂形成纵隔气肿和皮下气肿;痉咳不止可使脑部缺氧,并发百日咳脑病,还可引起面部水肿和眼结膜及颅内出血。

2. **机体免疫反应** 百日咳鲍特菌感染后,诱导机体产生多种特异性抗体,如针对 PT 和

FHA 的 IgM、IgG 和 IgA 抗体,有一定保护作用,局部 sIgA 具有抑制病菌黏附气管上皮细胞的作用。在感染早期,特异性细胞免疫应答被抑制,主要是固有免疫细胞产生和分泌 IFN-γ、IL-2 和 IL-12 等细胞因子发挥抗感染作用并诱导 Th1 型细胞免疫反应;随着感染进程,Th1 型细胞免疫应答开始发挥作用,并最终清除细菌。患者获得病后免疫力,但不完全,也不持久。

3. **病理改变** 主要病理改变为气管和支气管黏膜上皮细胞坏死和脱落,基底层中性粒细胞及单核细胞浸润,间质性炎症明显。黏液团可导致小气道完全或不完全阻塞,可见局部肺不张或肺气肿。并发脑病时,脑组织充血水肿,神经细胞变性,并有弥散性出血点。

【临床表现】

潜伏期 5~21 天,一般为 7~14 天。

1. **卡他期** 从发病至出现痉挛性咳嗽,一般为 7~10 天。主要表现为上呼吸道感染征象,如低热、喷嚏、流涕、眼结膜充血和轻微咳嗽。一周左右其他症状逐渐缓解,但咳嗽逐渐加重,常呈日轻夜重。

2. **痉咳期** 阵发性痉挛性咳嗽为其特征性表现,一般持续 2~6 周或更长时间。

(1)痉咳发作:常先有焦虑或恐惧感,发作时为连续不断的十余声至数十声短促咳嗽,继而深长吸气,使较大量空气急速通过痉挛的声门而发出特殊的高调鸡鸣样回声,类似的痉咳连续反复多次,直至咳出大量黏稠痰液或连同胃内容物一起吐出后才停止。发作时常伴面红唇绀、张口伸舌、颈静脉显露、双手握拳曲肘和身体前倾。体温一般正常,肺部无明显异常体征。在痉咳间歇期,患儿活动如常。轻微刺激如进食或哭闹等可再次诱发。痉咳次数随病情进展而增多。

(2)伴发表现:咳嗽剧烈时可有大小便失禁。频繁痉咳者可因胸腔压力增高,头颈静脉回流受阻而导致颜面水肿、眼结膜充血水肿、鼻出血及面部针尖样大出血点,严重者有颅内出血。痉咳舌外伸时,舌系带与下门齿摩擦可导致溃疡。

(3)不典型表现:①新生儿和小婴儿:常无典型痉咳,多表现为数声咳嗽后屏气发作或呼吸暂停,伴有面色发绀,易致窒息和惊厥,若抢救不及时,可因窒息或心脏停搏而猝死;②儿童或青少年:症状一般较轻,仅有持续干咳,但常迁延,易致慢性咳嗽。

3. **恢复期** 痉咳嗽发作次数逐渐减少,程度减轻,鸡鸣样吸气回声消失。遇烟尘和蒸汽等刺激或呼吸道感染时仍可诱发咳嗽,但程度较轻。此期一般持续 2~3 周,有肺部并发症者病程可迁延持续更久。

【一般实验室检查】

在卡他期末至痉咳早期可见典型血象改变,即白细胞总数明显增高,可达 $(20\sim50)\times10^9/L$ 或以上,以淋巴细胞显著增高为主,通常为 60%~90%。若继发感染,可见中性粒细胞比例增高,可伴 C 反应蛋白增高。

【病原学检查】

1. **细菌培养** 用咽拭子(藻酸钙拭子、尼龙或涤龙拭子)自咽后壁取分泌物或取鼻咽抽吸物直接接种于特殊培养基培养,或用咳碟法将含羊血培养皿置于患儿口部 5~10cm 处咳嗽取样。卡他期初的培养阳性率可达 90%,至痉咳期则降至 50% 以下。

2. **免疫学检查**

(1)特异性抗体:常用 ELISA 法。急性期和恢复期双份血清 PT-IgG 抗体滴度 >2~4 倍升高,或者疫苗接种已超过 1 年者单次 PT-IgG 滴度明显升高(>80~100IU/ml)均提示近期感染。由于特异性 IgM 检测不可靠,且 12 岁以下儿童 IgA 反应较差,故两者诊断价值有限。

(2)特异抗原:采用酶联斑点蛋白印迹法或直接荧光抗体法测定鼻咽分泌物中百日咳鲍特菌抗原如 PT,敏感性低且特异性差,现已很少应用于临床。

3. 核酸检查　最好在病后 3 周内取鼻咽拭子(尼龙、涤龙或棉纤维拭子)或鼻咽抽吸物,用 PCR 法检测特异性病菌 DNA 片段,快速、敏感且特异,国内已有商品化 PCR 试剂或实验室自建 PCR 系统用于临床诊断。

【并发症】

1. 支气管肺炎　多见于婴幼儿,常因合并或继发其他病毒或细菌感染所致。除发热外,有呼吸浅快、呼吸困难或发绀,肺部多有喘鸣或细湿啰音,外周血中性粒细胞比例可升高。并发支气管肺炎是导致婴幼儿病情加重和迁延的主要原因。

2. 百日咳脑病　为较严重的并发症。主要是由于剧烈咳嗽引起脑部缺氧、水肿及出血,反复惊厥发作加重脑组织损伤以及百日咳毒素作用所致。百日咳脑病多发生于痉咳期,出现脑实质损害和颅高压表现,脑脊液多无明显变化。

3. 肺动脉高压　较为少见,一旦发生,易致死亡;其机制并不清楚,多认为与以显著淋巴细胞增高为主的白细胞增多症有密切关系。

4. 结核病恶化　百日咳可使潜伏结核感染发展为活动性结核病;或者原有结核病恶化,甚至引起血行播散,导致结核性脑膜炎或粟粒性结核病。

5. 其他并发症　由于痉咳时腹腔压力增高,可致脐疝、腹股沟疝嵌顿及直肠脱垂等。

【诊断与鉴别诊断】

1. 诊断

(1)普通型百日咳:根据百日咳接触史及预防接种史(判断是否易感),临床有阵发性痉挛性咳嗽伴鸡鸣样吸气回声或 <3 个月婴儿表现为阵发性呼吸暂停伴发绀或抽搐且肺部无阳性体征,结合外周血淋巴细胞显著增高特征,可作出临床诊断。病原学检查符合下列条件之一者可确诊:①培养出百日咳鲍特菌;②双份血清 PT-IgG 滴度 >2~4 倍升高;③疫苗接种已超过 1 年者单次 PT-IgG 滴度明显升高(>80~100IU/ml);④PCR 检测百日咳鲍特菌核酸阳性。

(2)重症百日咳:出现百日咳脑病、白细胞显著增高(白细胞 >30×10^9/L)、反复呼吸暂停和/或心率减慢、呼吸衰竭、心血管功能障碍(肺动脉高压和心源性休克)者。多见于 3 个月以下小婴儿。

2. 鉴别诊断

(1)百日咳样综合征:由其他病原如副百日咳鲍特菌、腺病毒、呼吸道合胞病毒、沙眼衣原体或肺炎支原体引起的下呼吸道感染,部分患者临床表现与百日咳相似,但症状较轻,主要依靠病原学检查进行鉴别。

(2)支气管淋巴结结核:胸腔内肿大的淋巴结压迫气管和支气管可引起痉挛性咳嗽,但无鸡鸣样吸气回声及日轻夜重的特点,可根据结核病接触史、结核中毒症状、胸部影像学检查及相关病原学检查加以鉴别。

(3)气管或支气管异物:起病突然,有异物吸入史,阵发性咳嗽可随体位改变而发生,肺部有局限性哮鸣音或呼吸音减低,外周血白细胞及淋巴细胞计数常无明显增高,胸部影像学检查可见节段性肺不张,支气管镜检查有助鉴别。

(4)其他:年长儿持续咳嗽不愈,需注意与其他原因所致慢性咳嗽相鉴别;新生儿及小婴儿以惊厥或反复抽搐为主要表现者,需与中枢神经系统感染和其他原因所致颅内出血等疾病相鉴别。

【预防】

1. **控制传播** 发现患者及时治疗和呼吸道隔离,应隔离至有效抗生素治疗后 5 天或起病后 21 天。密切接触的易感儿童需医学观察 21 天。

2. **疫苗接种** 常用疫苗为白喉类毒素、百日咳菌苗和破伤风类毒素(DPT)三联制剂,目前无细胞百日咳疫苗已取代全细胞百日咳菌苗。出生后 3 个月开始基础免疫,每月 1 剂,共 3 剂。在 18~24 月龄时加强免疫 1 剂。

3. **被动免疫** 未接受过疫苗接种的体弱婴儿在接触百日咳患者后,可肌内注射含有高效价抗毒素的百日咳免疫球蛋白(P-IVIG)预防,1.25ml/ 次,隔日 1 次,连用 3~5 次,可减少发病和减轻症状。

4. **药物预防** 对无免疫力但有百日咳接触史的婴幼儿可行药物预防,口服红霉素25~50mg/(kg·d),一般连用 5~10 天。

【治疗】

1. **一般治疗** ①保持室内安静和空气新鲜,适当温度和湿度;②饮食需营养丰富,易于消化和富含维生素;③小婴儿应专人护理,避免诱发痉咳的刺激因素,并观察病情,防止窒息和惊厥;④及时吸痰清理鼻咽部和气道分泌物。

2. **病原治疗** 首选大环内酯类抗菌药物。

(1)阿奇霉素:<6 个月(新生儿优先推荐):10mg/(kg·d),1 次口服,用 5 天停 2 天为 1 疗程;≥ 6 个月:第 1 天 10mg/(kg·d),最大剂量 500mg,第 2~5 天 5mg/(kg·d),最大剂量 250mg,1次口服,用 5 天停 2 天为 1 疗程。

(2)红霉素:40~50mg/(kg·d),最大剂量 2g/d,分 3 次静脉滴注或口服,疗程 7~14 天。有报道新生儿使用红霉素可引起肥厚性幽门狭窄,不推荐首选。

(3)罗红霉素 5~10mg/(kg·d),分 2 次口服,疗程 7~14 天。

(4)克拉霉素:15mg/(kg·d),最大剂量 1g/d,分 2 次口服,疗程 7 天。新生儿不推荐使用。

(5)复方磺胺甲噁唑:50mg/(kg·d),分 2 次口服,疗程 14 天。2 个月以下禁用。

3. **对症治疗** ①痰液黏稠者可用蒸汽吸入或用 0.9% 氯化钠溶液超声雾化吸入以湿化气道,可口服祛痰药如盐酸氨溴索或 N- 乙酰半胱氨酸稀释痰液。②痉咳剧烈时可用镇咳药,合并喘息时可用支气管扩张剂(雾化吸入或口服)。③因烦躁诱发痉咳或影响睡眠者可使用镇静剂如口服异丙嗪或苯巴比妥,或水合氯醛灌肠等。④小婴儿屏气发作时应及时人工呼吸、给氧和吸痰处理,保持呼吸道通畅。⑤惊厥时可给予地西泮等处理;频繁抽搐者应予吸氧及脱水治疗。

4. **糖皮质激素与高效免疫球蛋白治疗** 糖皮质激素可减轻痉咳症状,但可能增加呼吸道分泌物,应严格掌握使用指征,对于病情严重的体弱婴儿或百日咳脑病患者可短期使用一般剂量,如口服泼尼松 1~2mg/(kg·d),疗程 3~5 天。百日咳免疫球蛋白(P-IVIG)可缓解痉咳和缩短痉咳期,用量为 15ml/kg,静脉滴注;或可使用静脉用免疫球蛋白(IVIG),每次400~500mg/kg,共 1~2 次。

5. 并发症的治疗

(1)肺实变和 / 或肺不张:可行支气管镜检查及支气管肺泡灌洗。

(2)肺动脉高压:可采用一氧化氮和西地那非等舒张肺血管治疗。

(3)换血疗法:合并显著白细胞增高伴肺动脉高压等重症百日咳可采用换血疗法移除循环中白细胞,具体操作同新生儿换血疗法。

【预后】

本病预后与患儿发病年龄、免疫状况及有无并发症有关。能够得到早期诊断和治疗者预后良好。但婴儿,尤其是 <3 月龄婴儿和新生儿常病情较重,易并发肺炎和脑病或显著白细胞增高,甚至肺动脉高压,可危及生命。

(刘志峰)

第五节 白　　喉

白喉(diphtheria)是由白喉棒状杆菌引起的急性呼吸道传染病。其临床特征为咽、喉及鼻等处假膜形成,并引起全身中毒症状,严重者可并发心肌炎和周围神经麻痹。我国将本病纳入乙类法定传染病管理。在普种疫苗后,人群发病率和病死率已显著下降。

【病原学】

白喉棒状杆菌(*Corynebacterium diphtheriae*),俗称白喉杆菌,属于棒状杆菌属,为革兰氏阳性杆菌,需氧或兼性厌氧。有 3 种不同特征菌落,即重型、轻型和中间型。三型的产毒株与疾病轻重无明显对应关系,我国以轻型产毒株多见。白喉杆菌可发生变异,当无毒菌株携带 β- 棒状杆菌噬菌体(含 *tox* 基因编码白喉毒素)成为溶原性细菌时就变成为产毒菌株。白喉杆菌的侵袭力较弱,侵入机体后仅在鼻腔和咽喉局部繁殖,但能产生白喉毒素而致病。白喉毒素是主要致病因子,含有 A 和 B 肽链,毒力和抗原性强。其他致病物质还有索状因子(细菌表面的毒性糖脂,能破坏线粒体)和 K 抗原(细胞壁外的糖蛋白,有助于细菌定植和抗吞噬作用)。

白喉杆菌对日光、寒冷和干燥有较强抵抗力,在污染的物品、食品及玩具上可生存数天至数周;在干燥的假膜中可生存 3 个月。但对湿热耐受力差,煮沸 1 分钟或 58℃ 10 分钟可被灭活,对一般化学消毒剂都敏感。

【流行病学】

1. 传染源　人类是白喉杆菌的唯一宿主,患者及带菌者是传染源。患者在潜伏期末即开始排菌,传染期一般为 1~2 周。典型白喉患者排菌量大,鼻白喉排菌期长。轻症和不典型患者及带菌者均为本病的重要传染源。

2. 传播途径　主要通过呼吸道飞沫传播,亦可通过污染的物品、玩具及手等间接接触传播,或通过污染的食物和牛奶引起暴发流行。偶可经破损的皮肤和黏膜传染。

3. 易感人群和流行特征　人群普遍易感。6 个月以下婴儿有来自母体的免疫力,极少患病;2~5 岁为发病高峰年龄。在普遍接种白喉类毒素疫苗后,好发年龄已向大年龄组推移。患病后可获持久免疫力。可用锡克(Schick)试验(皮内注射少量白喉毒素试验)来判定人体白喉免疫力,阴性者有免疫力,阳性者易感。本病在全球各地均有发生,全年散发,以秋冬季

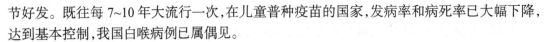

节好发。既往每 7~10 年大流行一次,在儿童普种疫苗的国家,发病率和病死率已大幅下降,达到基本控制,我国白喉病例已属偶见。

【发病机制与病理改变】

1. **发病机制** 白喉杆菌从上呼吸道黏膜或皮肤侵入,在局部上皮细胞内繁殖,引起局部和周围组织炎症反应,并产生白喉毒素(diphtherotoxin),后者借助 B 链与黏膜上皮细胞、心肌细胞和神经细胞等表面受体结合,协助其 A 链进入易感细胞;A 链可使细胞内蛋白合成所需的延伸因子 2(EF2)失活而阻遏蛋白合成,导致细胞功能障碍,并造成上皮细胞坏死、组织充血、水肿和炎性细胞浸润,伴有纤维性渗出。大量易凝固的纤维蛋白渗出将炎症细胞、红细胞、坏死黏膜组织和白喉杆菌凝固成灰白色假膜,多见于扁桃体、咽、喉及鼻腔,可下延至气管和支气管,引起不同程度的呼吸道阻塞。假膜脱落可引起呼吸道梗阻乃至窒息。白喉毒素在局部病灶产生,由黏膜组织吸收,经淋巴及血液向全身扩散,导致全身毒血症。假膜范围越广泛,白喉毒素吸收越多,临床病情越重;毒素与心肌、肾脏、肾上腺皮质、肝细胞和神经细胞亲和力最强,结合时间越长越牢固,且不易为抗毒素所中和,故其损害也更大。

2. **机体免疫反应** 机体主要依赖白喉抗毒素发挥抗感染作用。抗毒素可阻止白喉毒素 B 链与易感细胞结合,使其 A 链不能进入易感细胞内发挥毒性作用。

3. **病理改变** 感染部位形成灰白色假膜,有混合感染时呈黄色,伴出血时为黑色,质地坚韧,与黏膜下组织粘连紧密,强行剥离可致出血,并在该处形成新的假膜,直至病变恢复才脱落。心肌常有脂肪变性、玻璃样及颗粒样变性、心肌纤维断裂并可累及传导系统,间质有淋巴细胞和单核细胞浸润。周围神经损伤表现为髓鞘变性和神经轴索肿胀及轴突断裂,少有坏死。肾间质细胞浊肿,肾小管上皮细胞脱落。肾上腺可见退行性变和出血。

【临床表现】

潜伏期 1~7 天,多为 2~4 天。根据感染部位、患者免疫状况以及毒素产量和是否入血,临床有下列不同类型。

1. **咽白喉** 病灶局限于扁桃体及咽部周围组织,为临床最常见类型。

(1)普通型:起病慢,常有发热、咽痛、乏力、食欲缺乏和呕吐等;婴幼儿可有烦躁、哭闹及流涎。咽部充血,扁桃体明显肿大,有点片状灰白色假膜形成,边界清楚,不易剥脱,强行剥离易出血。下颌下及颈部淋巴结肿大伴触痛。若早期治疗,假膜在 3~5 天脱落,一般无并发症。

(2)轻型:发热及全身症状轻微,局部仅有轻度咽痛,扁桃体稍红肿,假膜呈点状或小片状,有时仅有少许白色渗出而无假膜形成。流行期间此型多见,易漏诊或误诊。

(3)重型:全身中毒症状严重,常有高热、极度乏力、面色苍白、恶心、呕吐及畏食等。咽部疼痛,吞咽时加重。局部假膜迅速扩大,由扁桃体延及悬雍垂、咽后壁、鼻咽部及喉部,甚至口腔黏膜。假膜厚,呈灰白、黄色或黑色,伴口臭。颈部淋巴结肿大,压痛明显,其周围软组织水肿。大多伴有中毒性心肌炎和外周神经麻痹。

(4)危重型:迅速出现毒血症状且不断加重。假膜范围广泛,多呈黑色。扁桃体和咽部高度肿胀,有时阻塞咽部引起吞咽及呼吸困难。病灶面可形成污秽带腐臭的溃疡。颈部淋巴结肿大伴压痛,周围软组织肿胀明显,形成"公牛颈"。全身中毒症状极为严重,高热或体温不升,呼吸急促,烦躁不安,面色苍白或发绀,血压下降或休克。病程中可出现心脏扩大、心律失常及心力衰竭,亦可有出血和血小板降低等危重表现,预后凶险。

2. **喉白喉** 多为咽白喉向下蔓延所致。多见于 1~3 岁婴幼儿。全身中毒症状不重,而以喉部症状及喉梗阻为主要表现。初为发热和干咳,继而出现犬吠样咳嗽,声音嘶哑,甚至失声;呼吸急促,吸气性呼吸困难进行性加重,患儿烦躁不安,鼻翼扇动,头向后仰,面色苍白或发绀。如不及时解除梗阻,则很快窒息,甚至昏迷和惊厥。如假膜向下延伸至气管和支气管,则呼吸困难更为严重,常因窒息缺氧而死亡。

3. **鼻白喉** 多见于婴幼儿,为咽白喉扩展而来。因毒素吸收少而全身症状轻微,可有张口呼吸和喂养困难等。局部表现为顽固性鼻塞,浆液性或血性流涕,鼻孔外周皮肤及上唇糜烂和溃疡,鼻前庭及中隔黏膜可见灰白色假膜。

4. **其他部位白喉** 可发生于眼结膜、外耳道、女婴外阴部、婴儿脐部、皮肤创伤及手术伤口等部位,为原发感染或继发于咽白喉。其特征为患处顽固的假膜性损害,经长期治疗无效,发现病因后,采用白喉抗毒素治疗很快痊愈。

【一般实验室检查】

外周血白细胞总数多在 $(10\sim20)\times10^9/L$,中性粒细胞比率在 80% 以上。

【病原学检查】

1. **涂片镜检** 于假膜边缘擦拭取材或取鼻咽拭子,涂片染色后镜检,根据白喉棒状杆菌的典型形态、排列和异染颗粒等进行鉴定,结合临床特征可作初步快速诊断。

2. **培养和毒力试验** 将上述标本接种培养,6~12 小时后取培养物涂片镜检,有助于快速诊断;延长培养 18 小时后取菌落需进一步做毒力试验鉴定:①体内法:通过豚鼠体内中和试验测定毒力;②体外法:常采用琼脂 Elek 平板毒力试验。毒力试验阳性者为产毒菌株。

3. **免疫学检查** 用免疫荧光法检查分泌物中的白喉杆菌抗原,在荧光显微镜下观察进行判断,特异性及阳性率高,可用于早期诊断。用间接血凝法和 ELISA 法可检测血清中白喉类毒素抗体,可协助临床诊断。

4. **核酸检查** 取鼻咽拭子、假膜碎片及活检组织标本,可用实时定量 PCR 法或普通 PCR 法检测白喉毒素基因(*tox*)片段。前者灵敏度更高,可检出微量产毒白喉杆菌。

【并发症】

1. **中毒性心肌炎** 为本病最常见的并发症,轻症和重症患者均可发生,多见于原发病变范围广泛或抗毒素治疗延迟者。表现为面色苍白、心率过速或过缓伴心音低钝、心脏扩大、心律失常、肝大及下肢水肿;心电图异常及心肌酶谱升高。重者发生心力衰竭或周围循环衰竭,是白喉的主要死因。

2. **周围神经麻痹** 为重症白喉的常见并发症。以软腭麻痹多见,表现为说话含糊不清,饮水时呛咳,悬雍垂反射消失;其次可有眼肌和面肌麻痹;膈肌和肋间肌麻痹时可发生呼吸困难;四肢肌肉麻痹时出现弛缓性瘫痪。麻痹可于数周或数月内完全恢复。

3. **其他并发症** 可继发细菌感染引起肺炎、败血症及中耳炎等。此外,还可发生中毒性肾病及中毒性脑病。

【诊断与鉴别诊断】

1. **诊断** 根据当地有白喉流行或 1 周内曾去过流行区、有接触史及预防接种史等流行病学资料,结合临床表现及细菌涂片镜检等可作出临床初步诊断。如有典型假膜及全身中毒症状,即可按白喉及早治疗。最后确诊以细菌培养及毒力试验阳性为金标准,或者 PCR

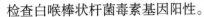

检查白喉棒状杆菌毒素基因阳性。

2. 鉴别诊断

(1)咽白喉:需与下列疾病鉴别:①急性化脓性扁桃体炎:体温高,咽痛明显,扁桃体可见黄白色脓性分泌物,易擦去,不出血;②鹅口疮:体温不高,口腔黏膜上有白色片状物附着,可蔓延至咽部,白膜疏松易剥离,涂片可见白假丝酵母菌;③传染性单核细胞增多症:白色膜状物局限于扁桃体表面,外周血淋巴细胞和异型淋巴细胞数明显增多,血 EBV DNA 及抗 VCA-IgM 阳性。

(2)喉白喉:需与下列疾病鉴别:①急性喉炎:起病急,突发呼吸困难伴声嘶和犬吠样咳嗽,局部无假膜形成;②气管内异物:有异物吸入史,阵发性剧烈呛咳,局部无假膜,有局限性哮鸣音或胸部影像学可见肺气肿和肺不张。

(3)鼻白喉:需与鼻炎鉴别,主要依据鼻镜检查不见假膜。还应与鼻腔异物鉴别,异物常限于一侧,鼻镜检查可直接发现异物。

【预防】

1. 控制传播　早期发现患者并及早隔离治疗至症状消失和细菌培养连续 2 次阴性为止,解除隔离不宜早于治疗后 7 天。带菌者应隔离和抗菌治疗 7 天,直至连续细菌培养 3 次阴性为止。密切接触者需检疫 7 天。居室应常通风换气、湿式扫除和紫外线消毒。患者的呼吸道分泌物、排泄物及常用物品均应消毒。

2. 保护易感人群

(1)疫苗接种:易感者普遍接种白喉类毒素是控制白喉的根本措施。按我国现有免疫程序,3~5 月龄婴儿开始接种百日咳、白喉、破伤风(DPT)联合疫苗,每月 1 剂,连续 3 次,以建立基础免疫;在 18~24 月龄时加强 DPT 三联疫苗 1 剂;至 6 岁时,加强接种白喉、破伤风联合疫苗 1 剂。若为 6 岁以上儿童首次接种或是流行期易感人群的预防,可接种白喉、破伤风联合疫苗,每 4~8 周 1 次,共 2 剂;间隔 6~8 个月后接种第 3 剂。

(2)药物预防:密切接触的易感者可应用抗菌药物预防性治疗 1 周,药物和剂量同治疗;若细菌培养阴性和锡克试验阳性,应全程接种疫苗。

(3)被动免疫:密切接触的易感者还可接受白喉抗毒素预防,儿童剂量为 1 000IU(先皮试),肌内注射,保护期为 2~3 周,1 个月后再接受全程疫苗接种。

【治疗】

1. 一般治疗　应卧床休息至少 2 周以上,并发心肌炎者应绝对卧床休息,过早活动极易引起猝死。给予足够热量,维持水和电解质平衡。保持室内空气新鲜和湿润。做好口腔护理,防止继发感染。

2. 抗毒素治疗　特异性抗毒素只能中和血中游离毒素,对已与细胞结合的毒素无效,故在临床诊断后应立即使用。抗毒素剂量为 1 万 ~10 万 IU,主要根据病变部位、范围大小、中毒轻重及病程长短而异,如咽白喉普通型 2 万 ~4 万 IU,轻型 1 万 ~3 万 IU,重型 4 万 ~6 万 IU,危重型 6 万 ~10 万 IU;单纯喉白喉 2 万 ~4 万 IU;鼻白喉 1 万 ~2 万 IU,治疗晚于第 3 天者需加倍剂量。全量一次给予,可肌内注射或 20 倍稀释后缓慢静脉滴注(每分钟 <1ml)。治疗后 12~24 小时可见假膜从病灶边缘开始自行剥脱,需警惕剥落假膜阻塞气管引起窒息。若 24 小时后病变继续扩大可重复一次。抗毒素为马血清制剂,用前必须先做皮试(1∶100 稀释皮内注射),阳性者按脱敏法肌内注射,不可静脉用药。

3. **抗菌治疗**　抗菌药物不能取代抗毒素,两者尽可能在病程 3 天内联用。首选红霉素,每次 20~25mg/kg,静脉滴注,每 12 小时 1 次,疗程 7~14 天;也可用青霉素 160 万 ~240 万 U,静脉滴注,每 4~6 小时 1 次,共 7~10 天。

4. **喉白喉治疗**　着重于保持呼吸道畅通,必要时通过气管镜吸取脱下的假膜,以防止堵塞气道。发生喉梗阻时,应及早进行气管插管或气管切开。短期大剂量激素疗法对早期喉梗阻有缓解作用。

5. **并发症治疗**　①心肌炎:应用 ATP、辅酶 A 及高渗葡萄糖静脉滴注,严重者可予激素治疗,慎用洋地黄。②神经麻痹:若发生咽肌麻痹和吞咽困难时,应鼻饲,防止吸入性肺炎;呼吸肌麻痹时,应用呼吸机辅助治疗。

6. **带菌者的处理**　采用红霉素或青霉素治疗 7 天,剂量同上。对于顽固性带菌者,可考虑摘除扁桃体。对于白喉恢复期带菌者,如果需要扁桃体摘除,必须在病愈后 3 个月,确认心脏完全正常后才能施行。

【预后】

本病预后取决于细菌毒力、患儿年龄和免疫状况、病变部位以及抗毒素治疗的早晚。咽白喉危重型和喉白喉所致气道梗阻及合并中毒性心肌炎者预后不良,病死率高。近 50 年来,本病的病死率约为 10%。

(刘志峰)

第六节　破　伤　风

破伤风(tetanus)是由破伤风梭菌感染人体创口后引起的急性严重传染性疾病,以牙关紧闭、局部或全身骨骼肌强直及阵发性痉挛为主要临床特征,新生儿破伤风病死率较高。我国将本病纳入乙类法定传染病管理。

【病原学】

破伤风梭菌(*Clostridium tetani*)属于梭菌属,为革兰氏阳性大杆菌,能形成芽孢,使菌体膨大呈梭形,严格厌氧。其芽孢可通过人体伤口或脐带残端感染,在适宜条件下,芽孢发芽形成繁殖体,后者无荚膜,有鞭毛,主要产生 3 种外毒素而致病:①破伤风痉挛毒素:为神经毒素,毒力仅次于肉毒毒素,其轻链为毒性部分,具有锌内肽酶活性;重链具有结合神经细胞、转运毒素和介导轻链进入细胞质等作用。②破伤风溶血毒素:其功能和抗原性与链球菌溶素 O 类似。③破伤风溶纤维素。后两者与局部组织坏死有关。

破伤风梭菌的芽孢抵抗力强,耐热、耐干燥、耐氧和一般消毒剂,在干燥的土壤和尘埃中可生存数年,但煮沸 1 小时或高压蒸汽(120℃)10 分钟可被完全破坏;5% 苯酚 10~15 小时和 2% 过氧化氢 24 小时以及含碘消毒剂亦可杀死。

【流行病学】

1. **传染源**　破伤风梭菌存在于家畜等动物和某些人群的肠道中,并随粪便排出,污染土壤,以芽孢的形式广泛分布于土壤表层、污泥及尘埃中。

2. **传播途径**　破伤风梭菌的芽孢主要经各种创伤如深刺伤、裂伤、挤压伤、开放性骨折、挫伤及动物咬伤等而侵入人体;也可发生于使用污染的缝合材料或肌内注射后;新生儿可因脐带残端伤口感染;产妇可因不当的人工流产和分娩手术后的伤口感染。

3. **易感人群和流行特征** 本病在全球分布,散在发病,疾病流行多发生于发展中国家。各年龄组均可发病。儿童、青少年及男性因发生外伤机会较多而易感。部分人群因未免疫接种而易感。母亲未接种疫苗易导致新生儿病例发生,且新生儿破伤风病死率高,但在普遍接种破伤风疫苗和推广无菌接生法后,我国新生儿破伤风发病率已经大幅下降。患病后无持久免疫力,可再次感染。

【发病机制与病理改变】

1. **发病机制** 破伤风梭菌从创口侵入后,只能在厌氧条件下在局部繁殖并产生外毒素,伤口血供不良、组织坏死及伴发需氧菌感染等都有利于破伤风梭菌生长,产生大量外毒素被吸收入血,破伤风痉挛毒素借助其重链与神经肌肉接点处运动神经元细胞膜受体结合,内化进入胞质形成含毒素的突触小泡,沿神经轴突逆行而上,转运毒素至脊髓前角运动神经元中,然后,经未知机制汇集于抑制性神经元胞质的内体中,毒素的重链介导其轻链进入胞质内,后者具有锌内肽酶活性,可裂解突触小泡上负责释放抑制性神经介质的膜蛋白,从而阻止抑制性神经递质的释放,导致脊髓神经元广泛脱抑制,所支配的屈肌和伸肌同时持续收缩,临床上出现强直性痉挛。同时,破伤风痉挛毒素还可兴奋交感神经,导致心动过速、血压升高及多汗等。

2. **机体免疫反应** 机体抗破伤风梭菌免疫主要依赖特异性体液免疫,主要是抗毒素发挥中和毒素的作用。但是,破伤风梭菌痉挛毒素的毒性很强,少量即可致病,而少量毒素又不足以诱导机体产生足够的抗毒素。

3. **病理改变** 破伤风的病理变化较少,且缺乏特异性,脑及脊髓有不同程度的充血及出血,重者有脑水肿。大脑半球可见广泛散在性血管周围髓鞘脱失和神经胶质细胞增多,运动神经细胞有水肿、核肿大和染色质溶解。其他脏器如心、肝、肾和胃肠道等有不同程度的充血和出血。

【临床表现】

潜伏期为3~14天,可短至1~2天或长达数月。潜伏期短者病情严重。接受过抗毒素预防者潜伏期较长。

1. **痉挛期** 起病大多较缓,多在48小时内出现典型症状。早期全身不适,哭闹及烦躁不安;年长儿可诉头痛、肢体疼痛及咀嚼不便等,继而肌张力逐渐增强,吸吮困难或咀嚼和吞咽困难,随后出现张口困难和牙关紧闭,身体其他部位可同时发生强直性痉挛:①面肌痉挛:口角缩向外上方,上唇紧贴牙齿,呈"苦笑面容"。②颈背肌痉挛:头后仰,背后弯,呈角弓反张。③腹肌痉挛:呈板样强直,双手握拳,下肢伸直。④咽肌及膈肌痉挛:可导致饮水呛咳、呼吸困难、发绀甚至窒息。⑤肛门及膀胱括约肌痉挛:可导致尿潴留及便秘,痉挛后松弛则出现大小便失禁。肌痉挛呈阵发性发作,在痉挛间歇期肌强直仍持续存在。随病情进展,发作次数从每天几次小发作至频繁发作,持续时间延长,间歇期缩短。任何微小刺激如光线、声音或触摸等均可导致痉挛再次突然强烈发作。

除重型病例外,通常意识清醒,体温正常或仅有低热;随着全身肌肉反复强直痉挛可致体温升高明显。发热亦可因肺部继发感染所致。自主神经受累时可有心动过速、心律失常、高血压、多汗和皮肤血管收缩等。

2. **恢复期** 多数患者经过1~4周的积极治疗后逐渐好转,痉挛发作逐渐减少和减轻至消失,牙关紧闭一般最后消失。

3. 新生儿破伤风　多在出生后 4~7 天发病,俗称"七日风"。初为进行性喂养困难和哭闹不安;逐渐出现张口困难、牙关紧闭、"苦笑面容"、阵发性全身肌肉强直性痉挛、角弓反张、呼吸困难、窒息乃至呼吸停止。病程中常并发肺炎和败血症,预后凶险,病死率较高。

【一般实验室检查】

1. 血常规　白细胞总数及中性粒细胞比例正常,或可因伤口继发感染或持续痉挛引起应激反应而增高。

2. 脑脊液检查　外观清,可因肌肉强烈收缩导致颅内压增高,细胞数一般在正常范围,蛋白含量稍增高。

【病原学检查】

1. 涂片镜检　取伤口处或脐部分泌物直接涂片后染色镜检,可见革兰氏染色阳性的破伤风梭菌。

2. 细菌培养　部分患者脐部或伤口处分泌物培养可分离出破伤风梭菌。

【并发症】

破伤风的严重和持续强直性痉挛易产生多种并发症。①气道分泌物吸入或阻塞可引起吸入性肺炎和肺不张。②气管插管或机械通气时,易造成气胸或纵隔气肿。③频繁抽搐可致舌咬伤、口腔撕裂、肌肉血肿及椎体骨折。④毒素损害脑组织可引起循环衰竭、血压不稳、高热及脑神经麻痹等。⑤严重患者可出现肺栓塞、肠胃扩张及麻痹性肠梗阻等。⑥继发感染:多见于新生儿。常见伤口和肺部继发感染,甚至发生败血症。

【诊断与鉴别诊断】

1. 诊断　破伤风是最具特征性临床表现的疾病之一,临床诊断多不困难。详细询问病史极为重要,如新生儿接生方法,近期有创伤特别是深刺伤及伤口处理方式等,对诊断均有重要参考价值。当已出现牙关紧闭,刺激后肌肉强直性痉挛发作,"苦笑面容",角弓反张及吞咽困难等典型临床表现即可明确诊断。细菌培养阳性率不高,且非临床诊断所必需。

2. 鉴别诊断

(1)下颌及咽喉部感染:可出现局部肌肉强直,张口和吞咽困难,但有高热及局部感染征象,必要时可作下颌部影像学检查。

(2)中枢神经系统感染:可有高热、惊厥及意识障碍;头痛、呕吐和前囟饱满等高颅压表现;脑脊液细胞数及蛋白增加可助鉴别。

(3)狂犬病:有被狂犬或猫咬伤史,有恐水症状,无牙关紧闭及全身肌肉痉挛现象。

(4)手足搐搦症:可有典型的手足强直性痉挛,偶有喉痉挛,常伴有佝偻病其他体征及低钙血症。

(5)士的宁中毒:无牙关紧闭,痉挛发作间歇期肌肉完全松弛。有服药史及胃内容物的成分分析有助于鉴别。

【预防】

破伤风是可预防性感染性疾病,推广无菌接生法可有效预防新生儿破伤风,还可采取以下措施预防:

1. **正确处理伤口**　受伤后应立即清水冲洗伤口，创伤较深或污染较重时，应及时清创和扩创，清除坏死组织和异物，并用 3% 过氧化氢清洗，然后涂以含碘消毒剂如聚维酮碘。

2. **疫苗接种**　按照我国现有免疫计划，3~5 月龄婴儿开始接种含破伤风类毒素的百白破（DPT）联合疫苗，每月 1 剂，连续 3 次，以建立基础免疫。在 18~24 月龄时加强 DPT 三联疫苗 1 剂；至 6 岁时，加强接种白喉、破伤风联合疫苗 1 剂。接受全程基础免疫或加强免疫者在末次接种后 1.5 年内受伤时无需接种破伤风类毒素；若超过 1.5 年受伤时可再加强破伤风类毒素 1 剂，血清中抗毒素效价可在 3~7 天内快速增高。

3. **被动免疫**　适用于未接种破伤风类毒素疫苗者，若伤口较深或污染较重，应在受伤后 24 小时内注射马血清破伤风抗毒素（TAT）或人破伤风免疫球蛋白（TIG）作为被动免疫预防。TAT 需先做皮试，阴性者一次肌内注射 1 500~3 000U；TIG 无需作皮试，预防量为 250IU/ 次，创面污染严重者可加倍，肌内注射。超过 24 小时至伤后 2 周内应用被动免疫仍有预防作用。

【治疗】

1. **一般治疗**　保持室内安静，避免各种刺激及不必要的检查；及时清除痰液，防止分泌物及胃内容物反流误吸导致窒息；有缺氧和发绀时应予吸氧；对重症患儿，应心电和呼吸监护，静脉补充水、电解质及所需营养。

2. **伤口处理**　凡有伤口都应清创，必要时需扩创，伤口不宜包扎或缝合。①清创：应在肌内注射抗毒素 1 小时后进行，用氧化消毒剂清洗创面和局部湿敷。②扩创：先在伤口周围浸润注射抗毒素 TAT（1 万 ~2 万 U）或者 TIG（3 000IU），然后再扩创处理。③脐部处理：对新生儿破伤风，应视脐带处理情况给予严格消毒、湿敷或切除脐带残端重新结扎；并脐周浸润注射 3 000U 的 TAT。

3. **控制痉挛**　镇静和控制痉挛发作是破伤风治疗的关键。常用药物有地西泮（每次 0.1~0.3mg/kg，肌内注射或静脉注射）、复方氯丙嗪（每次氯丙嗪、异丙嗪各 1mg/kg，缓慢静脉注射）、苯巴比妥钠（每次 8~10mg/kg，肌内注射）、水合氯醛等（每次 50mg/kg，口服或灌肠）。必要时可加用肌肉松弛剂，但需特别注意剂量酌减，以避免呼吸受抑制。一旦出现呼吸抑制应采用辅助机械通气。

4. **抗毒素治疗**　应尽早使用，以中和尚未与神经组织结合的游离毒素。① TAT：使用前需做过敏试验，必要时行脱敏治疗，1 万 ~3 万 U，一次肌内注射；② TIG：以一次足量给药为佳，一般剂量为 3 000~6 000IU，肌内注射。

5. **抗菌治疗**　能有效杀灭破伤风梭菌繁殖体，以减少毒素产生。首选青霉素，每次 5 万 ~10 万 U/kg，静脉滴注，每 4~6 小时一次；或甲硝唑，每次 15mg/kg，静脉滴注，每 12 小时一次。疗程 7~10 天。

【预后】

病死率高达 10%~30%，与患儿年龄、潜伏期及病程成反比；与起病缓急和病情轻重成正比。频繁痉挛引起窒息、全身衰竭或继发感染是主要死因。严重持续痉挛可使小婴儿遗留缺氧性脑损伤包括脑瘫、智力低下和行为障碍。及时正确地抢救治疗和全面细致的护理是改善预后的最重要因素。

（刘志峰）

第七节　霍　乱

霍乱(cholera)是由霍乱弧菌引起的急性肠道传染病,典型临床表现为剧烈腹泻米泔样水便、呕吐以及由此引起的脱水、电解质紊乱、酸碱失衡与低血容量性休克。夏秋季易发,一般以轻症多见,但传播迅速,重症及典型患者病死率极高。我国将本病列为甲类法定传染病,进行强制性管理。

【病原学】

霍乱弧菌(*Vibrio cholerae*)属于弧菌属,为革兰氏阴性菌,兼性厌氧,菌体短小,弧形或逗点状,有菌毛,有些菌株(O139群)有荚膜,一端有单鞭毛,运动活泼,涂片时呈鱼群状排列。霍乱弧菌有耐热的O抗原和不耐热的H抗原,O抗原有群或型特异性,已发现超过200个血清群。其中,只有O1群和O139群能产生霍乱毒素。产毒素的霍乱弧菌基因组含有前噬菌体CTXφ基因组,携带10个基因(*rstR*、*rstA*、*rstB*、*psh*、*cep*、*orfU*、*ace*、*zot*、*ctxA*和*ctxB*),所编码蛋白CtxA和CtxB为霍乱毒素,是主要致病物质。O1群根据表型和遗传差异分为古典生物型和埃尔托生物型;再根据O抗原的三种抗原因子A、B、C的组合可分为:AC即稻叶型(Inaba)、AB即小川型(Ogawa)和ABC即彦岛型(Hikojima)。O139群与O1群无交叉抗原,其基因组缺失O1群的O抗原基因,但有1个新基因,可编码与O1群不同的脂多糖和荚膜多糖抗原。遗传学追踪发现O139群起源于埃尔托生物型。

霍乱弧菌对干燥、热、直射日光和一般消毒剂都敏感,煮沸1~2分钟可杀死。耐碱,不耐酸,在正常胃酸中仅存活4分钟,在未经处理的粪便中存活数天,在江、河或湖海中能生存1~3周。

【流行病学】

1. 传染源　患者、隐性感染者和带菌者为传染源。轻型和隐性感染者及带菌者因症状轻或无症状,是更为重要的传染源。

2. 传播途径　主要经污染的水和食物、日常生活接触及苍蝇媒介等途径传播。其中,经水传播是最主要途径,常呈暴发流行。

3. 易感人群　人群普遍易感。在高流行地区,5岁以下儿童发病率最高,在人群免疫力更低地区发生大流行时,儿童与成人发病率相近。由于胃酸具有很强的杀灭霍乱弧菌作用,因而隐性感染多见,显性感染较少。

4. 流行特征　夏秋季为流行季节,一般集中于7~10月份,雨季前后为高峰,沿海地区发病较多,流行形式为暴发型与慢性迁延散发型两种并存。自1817年以来,共发生8次世界性霍乱大流行,头6次均为O1群古典生物型霍乱;第7次由O1群埃尔托生物型引发;第8次由O139群引起。近几年来,非洲国家如也门和赞比亚仍有大流行暴发。我国目前处于低流行水平,以埃尔托生物型和O139群为流行菌株,前者又以小川型占绝对优势。O139群霍乱具有疫情来势猛、传播快、病例散发及无家庭聚集现象等特征。

【发病机制与病理改变】

1. 发病机制　霍乱弧菌侵入后发病与否取决于胃液酸度、食入霍乱弧菌数量和致病力,当食入菌量超过10^8~10^9时即可发病。霍乱弧菌进入小肠后,借助鞭毛运动和HapA蛋白(可溶性的血凝素/蛋白酶)作用穿过肠黏膜表面黏液层;通过毒素共调节菌毛 A(toxin coregulated pilus A,TcpA)和黏附因子等介导黏附于小肠黏膜上皮细胞表面;霍乱弧菌在小肠碱性环境中大量繁殖,并产生最强致泻毒素即霍乱毒素 CtxA 和 CtxB,两者不耐热,由 1 个 A 亚单位和 5 个 B 亚单位组成。B 亚单位可与小肠上皮细胞膜受体神经节苷脂(GM1)结合,介导 A 亚单位进入细胞。A 亚单位先经蛋白酶裂解为 2 条多肽,A1 为其活性部分,具有腺苷二磷酸核糖基转移酶活性并促进细胞内前列腺素合成和释放增多,导致腺苷酸环化酶持续活化,使细胞内 cAMP 浓度持续升高,并刺激隐窝细胞主动分泌氯和碳酸氢根离子;同时抑制肠绒毛细胞吸收钠离子,使水随离子大量丢失,在肠腔内积聚,引起严重水样腹泻和呕吐。由于失水使胆汁分泌减少,因而水便可呈"米泔水"样。霍乱弧菌可在肠黏膜表面聚集而形成生物膜,在定植致病和传播中发挥重要作用。霍乱弧菌还能产生 Ace 蛋白,有肠毒素活性可增加小肠分泌;产生 Zot 蛋白为紧密连接毒素,能松解小肠黏膜细胞的紧密连接而增加黏膜渗透性;产生溶血毒素和空泡毒素发挥细胞毒作用。

2. 机体免疫反应 在起病数天后,O1 群感染患者血液和肠腔中出现保护性抗菌抗体(针对 O 抗原)和抗毒素抗体(主要针对霍乱毒素 B 亚单位),包括血清中特异性 IgM 和 IgG 以及肠黏膜表面的 sIgA。局部免疫在霍乱免疫保护中起主要作用。O139 群的保护性免疫以针对脂多糖和荚膜多糖的抗菌免疫为主。O1 群和 O139 群之间无交叉免疫。特异性群免疫力可维持 3 年以上。抗凝集素抗体一般在发病第 5 天出现,病程 8~21 天达高峰。

3. 病理改变 主要是严重脱水引起的一系列改变。皮肤及皮下组织极度皱缩;内脏浆膜层干燥无光泽;心、肝及脾等脏器体积缩小;肾小球和肾间质毛细血管扩张,肾小管变性和坏死;小肠苍白和水肿,黏膜面粗糙、肿胀和充血。

【临床表现】

潜伏期最短 3 小时,最长 1 周,大多为 1~3 天。

1. 病程分期

(1)吐泻期:主要表现为无痛性剧烈腹泻,不伴里急后重,大便初为黄色稀水便,而后转为"米泔样"水便或"洗肉水样"血便,无粪质,便次逐增,每天数次至十余次;随后出现连续性喷射状呕吐,吐出物初为胃内容物,继之为米泔水样,最严重时每小时失水量可高达 1L。本期持续约数小时至 1~2 天。

(2)脱水期:轻度脱水时皮肤干燥和眼窝稍陷;中度脱水时尿量明显减少;重度脱水时有烦躁不安和表情淡漠、眼窝凹陷及两颊深凹,或神志不清和血压下降,甚至低容量性休克。因大量电解质丢失可出现低钾性肌张力减低、肠鸣音消失、心动过速或心律不齐及心电图 Q-T 延长和 U 波;低钙血症可诱发腹肌痉挛(绞肠痧)和腓肠肌痉挛(吊脚痧)以及代谢性酸中毒。部分患者因毒素吸收或继发感染而发热。本期持续约数小时或长达 2~3 天。

(3)恢复期:上述症状逐渐减轻和恢复,少数患者出现反应性发热,持续 1~3 天后消退。

2. 临床类型 根据病情严重程度,可分为轻、中、重及中毒型四型。

(1)轻型:仅有腹泻,大便少于 10 次/d;常无发热;皮肤弹性正常,脉搏、血压及尿量均正常。

(2)中型:腹泻次数 10~20 次/d,精神萎靡或烦躁,皮肤弹性差,眼窝凹陷,脉搏细速,收缩压 <70mmHg,每天尿量 <400ml。

(3)重型:腹泻次数 20 次/d 以上,精神极度萎靡或昏迷,皮肤弹性消失,眼窝深凹,脉搏微弱,收缩压 <50mmHg 或测不出,每天尿量 <50ml 或无尿。

(4)中毒型(干性霍乱):为罕见类型,无泻吐或轻度泻吐,无脱水或轻度脱水,起病后迅速进入休克状态,有严重中毒性循环衰竭。

【一般实验室检查】

1. **血常规** 脱水导致血液浓缩,血红蛋白及红细胞和白细胞计数均升高。

2. **粪常规** 部分患者可见黏液,镜检见少数红细胞或白细胞。

3. **尿常规** 可有少量蛋白,镜检有少许红细胞、白细胞和管型。

4. **生化检查** 血尿素氮和肌酐升高,碳酸氢根离子下降。治疗前由于细胞内钾离子外移,血清钾浓度可在正常范围,当酸中毒纠正后,钾离子迅速移入细胞内而出现低钾血症。

【病原学检查】

1. **涂片镜检和制动试验** 取粪便涂片,染色后镜检见革兰氏阴性弧菌,呈鱼群状排列;或将新鲜水样便滴在玻片上,在暗视野下镜检见到细菌呈穿梭样运动,在加入 1 滴群特异性抗体或免疫血清后运动即停止,凝集成块。可用于快速诊断。

2. **培养与鉴定** 所有怀疑霍乱患者均应在使用抗菌药物前留取粪便、呕吐物或肛拭子标本,尽快送实验室接种培养。挑取可疑菌落做生化反应和用群特异性抗体或免疫血清做玻片凝集试验来进行鉴定。

3. **毒素基因** 常用 PCR 法检查样本中霍乱毒素基因 *ctxA* 与 O1 和 O139 群特异性 *rfb* 基因。

4. **免疫学检查** 使用较多的是霍乱弧菌胶体金快速检测法,用于检测 O1 和 O139 群特异性抗原。取急性期和恢复期双份血清抗凝集素抗体滴度有 4 倍以上升高有诊断意义。

【并发症】

1. **急性肾衰竭** 严重失水导致休克和肾缺血缺氧,出现少尿甚至无尿,血尿素氮和肌酐不断上升,如不及时纠正休克,可发生急性肾衰竭。

2. **低钾血症和酸中毒** 频繁呕吐与腹泻常引起低钾血症和代谢性酸中毒。

3. **急性肺水肿和心力衰竭** 由于代谢性酸中毒或大量输注不含碱性液的盐水,且输注速度过快,可诱发急性肺水肿及心力衰竭。

【诊断与鉴别诊断】

1. 诊断标准

(1)确定诊断:符合以下 3 项之一者即可确诊为霍乱:①有腹泻症状,粪便、呕吐物或肛拭子培养检出 O1 群或 O139 群霍乱弧菌;②流行区人群有典型症状,虽粪便培养无霍乱弧菌生长,但双份血清抗体效价呈 4 倍以上增高者可确诊;③在疫源检查中,在首次粪便培养检出 O1 群或 O139 群霍乱弧菌前后各 5 天内有腹泻症状者可诊断为轻型霍乱。

(2)疑似诊断:符合以下 2 项之一者为疑似霍乱:①临床有典型症状的首发病例,在未获得病原证实之前为疑似病例;②霍乱流行期间的疫区内,凡有霍乱典型症状而无其他原因者。

对于疑似病例,应先按疑似霍乱进行疫情处理,同时每天送粪便培养 1 次,连续 3 次阴性,且血清抗体检测 2 次阴性者才可否定诊断,并更正疫情报告。

2. 鉴别诊断

(1)病毒性肠炎:以婴幼儿轮状病毒肠炎多见,好发于秋冬季,腹泻水样便或蛋花样便,不呈米泔水样。粪便病原学检查可鉴别之。

(2)鼠伤寒沙门氏菌性肠炎:婴幼儿多见,有发热和腹泻,大便时呈水样便,但时有脓血便或黏液便,伴有腥臭味。脓血黏液便送检可见白细胞和红细胞增多,培养可检出病原菌。

(3)大肠埃希氏菌性肠炎:由产毒素性大肠埃希氏菌(ETEC)或致病性大肠埃希氏菌(EPEC)引起的肠炎临床表现与霍乱相似,水样便为主,但无米泔水样便,病程短,传染性小,粪便培养可检出相应大肠埃希氏菌。

【预防】

1. 控制传染源 切实执行甲类传染病的管理规定,做到早发现、早诊断、早隔离及早治疗患者,并及时处理疫源地。患者应隔离至症状消失后6天,并隔日粪培养连续3次阴性。严格消毒患者的排泄物。对接触者应严密检疫5天。

2. 切断传播途径 加强水源和食品管理及粪便处理;保持良好个人卫生习惯,不喝生水,不吃变质食品,不生食贝类海产品;改善社区卫生,积极杀蛆灭蝇,查清可能被污染的场所和物品,做好随时的终末消毒。

3. 疫苗接种 目前使用的口服霍乱疫苗主要有两种:①rBS/WC疫苗:由纯化的重组霍乱类毒素B亚单位和灭活O1群霍乱全菌体组成;②CVD103-HgR减毒活疫苗:是利用基因工程技术使霍乱弧菌缺失主要毒力基因,保留有效抗原基因构建而成。主要用于保护地方性流行区的高危人群。

【治疗】

1. 纠正水电解质紊乱及酸碱失衡 补充液体和电解质是治疗霍乱的关键环节。原则为早期、快速及足量,先盐后糖,先快后慢,适时补碱,及时补钾。

(1)口服补液:适应于轻型和中型病例以及经静脉补液纠正休克而情况改善的重症患者。口服经典配方口服补液盐(ORS)溶液,最初4小时内用量(ml)=75ml×体重(kg),其后口服补液总量为腹泻量的1.5倍。

(2)静脉补液:适用于中度和重度脱水及剧烈呕吐患儿。

1)轻度脱水:24小时补液总量为100~150ml/(kg·d),采用2/3张液体。速度为每分钟1~2ml,呕吐停止后改为口服补液。

2)中度及重度脱水:24小时补液总量:中度脱水为150~200ml/(kg·d);重度脱水200~250ml/(kg·d)。头6~7小时内需补液100ml/kg。若有休克,需分2个阶段补液:①快速扩容:采用2:1等张含钠液20ml/kg,于1小时内滴入。②快速补液:选用2/3张或1/2张液体;80ml/kg;1岁以内婴儿在6小时内滴入,1岁以上儿童在5小时内滴入。上述两个阶段输液完成后,需重新评估累积丢失量,若补足,则继续静脉补充余量。

3)纠正酸中毒:可根据临床症状结合血气检测结果计算补充碱性液体量,所需5%碳酸氢钠量(ml)=(−BE)×0.5×体重(kg),一般稀释成1.4%溶液,先给1/2量,复查血气后调整用量。重度酸中毒可直接用1.4%碳酸氢钠扩容。

4)纠正低钾:6小时内有尿者应及时补钾,浓度不应超过0.3%。一般静脉补钾4~6天,能口服时可改为口服补充。

5)纠正低钙和低镁:可用10%葡萄糖酸钙,每次1~2ml/kg,最大量≤10ml,稀释后静脉注射;低镁者用25%硫酸镁,每次0.1mg/kg,深部肌内注射,每6小时1次,每天3~4次,症状缓解后停用。

2. **抗菌治疗** 抗霍乱弧菌药物治疗可缩短病程和减少排菌。①首选诺氟沙星或环丙沙星:10~15mg/(kg·d),分 2 次口服或静脉滴注,疗程 3 天,儿童病例应在权衡利弊和知情同意后谨慎选用。②阿奇霉素:10mg/kg,一次口服,连用 3 天,或者 20mg/kg,单剂口服。③多西环素:8 岁以上儿童可选用,首剂 4mg/kg,以后每次 2mg/kg,每 12 小时一次,口服,疗程 3 天。④复方磺胺甲噁唑:可用于敏感人群,每次 20mg/kg,每天 2 次,疗程 3 天。

【预后】

本病的预后与所感染霍乱弧菌的类型、病情轻重、治疗是否及时和正确有关。婴幼儿或有并发症者预后差。死亡原因主要是循环衰竭和急性肾衰竭。

(陈英虎)

第八节 伤寒和副伤寒

一、伤寒

伤寒(typhoid fever)是由伤寒沙门氏菌引起的急性消化道传染病,临床特征为持续高热、肝脾大、相对缓脉、皮肤玫瑰疹及白细胞减少,严重者可出现肠出血和肠穿孔等并发症。儿童伤寒较成人为轻,临床表现不典型,易致误诊。我国将本病纳入乙类法定传染病管理。

【病原学】

伤寒沙门氏菌(*salmonella typhi*)属于肠杆菌科的沙门氏菌属中肠道沙门氏菌肠道亚种的 D 组,为革兰氏阴性杆菌,有菌毛和周身鞭毛。具有菌体(O)抗原和鞭毛(H)抗原,新分离细菌含有菌体表面(Vi)抗原(有微荚膜功能,抗吞噬和抵抗吞噬细胞杀伤),三种抗原均有免疫原性。其致病力除具有侵袭力之外,主要是毒力很强的内毒素;细菌编码的 SPI-Ⅰ 和 SPI-Ⅱ 与Ⅲ型分泌系统有关。

伤寒沙门氏菌在自然界中抵抗力较强,耐低温,在水中可存活 2~3 周,在粪便中可生存 1~2 个月,在冰中存活更久,在牛奶、肉类及蛋类中可存活数月,故可引起水源性及食物源性暴发流行。但对阳光、热、干燥及一般消毒剂均敏感,65℃ 15~30 分钟即被杀灭。

【流行病学】

1. **传染源** 为患者和带菌者。患者自潜伏期末即可从粪便中排菌,以病程第 2~4 周内传染性最强,2%~5% 的患者可持续排菌 3 个月以上,称为慢性带菌者。少数可在胆囊带菌数年,甚至终生。

2. **传播途径** 消化道传播是最常见传播途径,水源污染可引起暴发流行;也可因密切接触或通过苍蝇等媒介而传播。孕妇菌血症期可经胎盘或在产时传播细菌给其孩子。

3. **易感人群和流行特征** 人群普遍易感,以儿童及青壮年为多。病后可获得持久免疫力,再次患病者少见。世界各地均有发病,以温带及热带地区多见。全年散发,流行多在夏秋季。发展中国家发病率与当地饮水及卫生水平有关,发达国家病例多为国际旅行感染所致。我国发病年龄一般以青壮年为多,其次为学龄及学龄前儿童。6 个月以内婴儿发病率低,新生儿罕见。

【发病机制与病理改变】

1. 发病机制 病菌进入消化道,侵入小肠黏膜,先借助菌毛黏附和侵入派尔集合淋巴结的 M 细胞并在其吞噬小泡内生长繁殖,M 细胞输送细菌性抗原至巨噬细胞;细菌的 2 个 Ⅲ型分泌系统介导细菌侵入肠黏膜细胞(SPI-Ⅰ)和随后的肠外病变(SPI-Ⅱ)。M 细胞内细菌致细胞死亡而扩散至邻近淋巴细胞,部分经淋巴管进入集合淋巴结、孤立淋巴滤泡及肠系膜淋巴结中繁殖,经门静脉或胸导管入血,形成第一次菌血症;当免疫功能低下时,细菌随血流进入肝、脾、骨髓及胆囊等脏器及淋巴组织内大量增殖,并再次入血,引起第二次菌血症。病菌释放内毒素,通过激活补体替代途径产生 C3a 和 C5a 以及诱导免疫细胞分泌 TNF-α、IL-1 和 IFN-γ 等引起发热,甚至毒血症和休克。伤寒沙门氏菌在胆囊内繁殖旺盛,大量病菌随胆汁入肠,使原已致敏的淋巴组织发生强烈的迟发型变态反应,使淋巴结增生和坏死。此外,病菌也可在其他组织如肺部和骨髓等处引起化脓性炎症。骨髓内炎症细胞浸润或内毒素作用可抑制骨髓增殖功能,引起白细胞减少。随着机体特异性免疫力增强,细菌从血液及脏器中逐渐被清除。少数患者因免疫力不足,病灶中细菌未被完全消灭,可再次繁殖并侵入血流引起复发。

2. 机体免疫反应 沙门氏菌主要在细胞内生长繁殖,机体的特异性细胞免疫是杀灭胞内菌的主要抗菌机制;而特异性抗体主要针对血流中和细胞外病菌发挥抗菌作用;肠道局部的 sIgA 在肠道内起作用,与肠道病变的恢复有关。

3. 病理改变 主要病理特征为单核巨噬细胞系统的增生性反应,尤以回肠末段的集合淋巴结和孤立淋巴结最为显著。病程中,肠道病变可分为 4 期:①髓样肿胀期:淋巴组织增生肿胀,镜下可见其内有大量巨噬细胞增生;②坏死期:增生的淋巴组织致局部营养障碍而发生肠黏膜及黏膜下坏死;③溃疡形成期:坏死组织脱落形成溃疡,病变累及血管引起肠出血,如深入肌层及浆膜层可导致肠穿孔;④溃疡愈合期:病灶愈合不留瘢痕与狭窄。每期病变约持续 1 周。儿童因淋巴组织发育尚不完善,病理改变较成人轻微,可表现为淋巴结中度肿胀而无溃疡形成,或溃疡表浅,肠道并发症较少见。其他组织如肠系膜淋巴结、肝、脾及骨髓等也可见巨噬细胞增生和灶状坏死;肾脏及心肌细胞变性等。

【临床表现】

1. 典型伤寒 潜伏期一般为 7~14 天,也可短至 3 天,长达 30 天。

(1)初期:相当于病程第 1 周。起病大多缓慢,多先有发热,体温呈阶梯形上升,3~7 天内可达 39~40℃。常伴头痛、畏寒、乏力、全身不适、食欲缺乏以及咽痛和咳嗽等,还可见腹痛和腹泻等。

(2)极期:为病程第 2~3 周。出现伤寒特征性表现:①持续高热:多为稽留热型,少数为弛张热或不规则发热,热程 10~14 天。②相对缓脉:年长儿可有相对缓脉,并发中毒性心肌炎时则不明显,部分可见重脉及血压偏低。③神经系统症状:多见表情淡漠和反应迟钝(伤寒面容),严重者出现谵妄、意识模糊及昏迷等中毒性脑病表现。④肝脾大:是伤寒的重要体征之一。60%~80% 有肝脾轻度增大,可伴轻度压痛。⑤玫瑰疹(typhoid roseola):于病后第 5~12 天,部分患者分批出现约 2~4mm 大小淡红色斑丘疹,压之褪色,以胸腹部及腰背部多见,2~3 天即消退。⑥消化道表现:常见腹胀和便秘等,可有右下腹压痛。

(3)缓解期:于病程第 3~4 周,体温呈弛张热型逐渐下降,症状逐渐减轻,腹胀缓解,肝脾开始回缩。但本期内小肠仍处于溃疡期病变,有并发肠出血和肠穿孔风险。

(4)恢复期:为病程第 5 周。体温恢复正常,症状消失,食欲好转。一般在一个月完全恢复。

2. **婴幼儿伤寒** 年龄越小,越不典型。一般起病较急,热型呈弛张热或不规则发热,可有高热和惊厥。与年长儿不同的是,中毒症状多数较轻;相对缓脉不明显;玫瑰疹少见;但呕吐、腹泻及腹胀等消化道症状明显,且腹泻不易控制,部分患儿可致脱水和酸中毒;肝大明显而常见;约半数患儿有呼吸道症状,常见支气管炎及肺炎;而肠道并发症少见。

3. **伤寒再燃与复发**

(1)伤寒再燃(recrudescence of typhoid fever):多见于病程第 2~3 周后,体温逐渐下降而未恢复正常时,又重新升高,同时全身症状加重,持续 5~7 天后热退。可能与菌血症尚未完全控制有关。

(2)伤寒复发(relapse of typhoid fever):有些患者在热退后 1~3 周,临床症状再次重现,血培养再度阳性,称为伤寒复发。多与抗菌药物疗程不足、治疗不彻底及免疫功能降低有关,致使病菌再度繁殖并侵入血流。一般症状较轻,病程较短,并发症较少。

【一般实验室检查】

典型血象改变为白细胞总数降低,一般在 $(3\sim5)\times10^9/L$,中性粒细胞减少,嗜酸性粒细胞减少或消失。

【病原学检查】

1. **细菌培养** 血培养在病程第 1 周内阳性率最高;粪便培养在病程第 2~4 周阳性率高;骨髓培养在病程第 1~3 周可获得较高阳性率,且很少受抗菌药物影响,对高度疑似患者且血培养阴性者,可行骨髓培养。

2. **血清学检查**

(1)肥达反应:检测血清中伤寒沙门氏菌 O 抗原和 H 抗原的相应抗体,若 O 抗体效价 ≥ 1∶80 和 H 抗体 ≥ 1∶160 有诊断意义。若能每周复查,观察到效价逐次递增或恢复期效价比初次效价 ≥ 4 倍即有诊断价值。少数患者上述抗体效价始终不能达到诊断标准,可能与其早期使用抗菌治疗或免疫抑制等因素有关。

(2)特异性抗原或抗体:用对流免疫电泳(CIE)、ELISA 和被动血凝试验(PHA)等检测血清中特异性抗原或抗体,可用于临床辅助诊断。

3. **核酸检查** 采用 PCR 法扩增血液中病菌的特异基因片段,具有快速、特异和敏感的优点,适用于低水平菌血症者。

【并发症】

1. **肠出血** 出血前常有腹泻,轻者出现粪便隐血阳性,重者排黑便或血便,可伴面色苍白、烦躁、脉搏增快和血压下降等休克表现。

2. **肠穿孔** 常先有呕吐、腹泻及明显腹胀等前驱症状。穿孔时突然腹痛剧烈,伴面色苍白、烦躁、脉速及体温下降。体检有腹膜刺激征,肝浊音界消失。X 线检查可见膈下游离气体。

3. **中毒性心肌炎** 儿童多见,表现为脉搏增快、期前收缩、心律失常及血压下降,心电图显示 P-R 间期延长、T 波改变或 S-T 段偏移等。

4. **中毒性肝炎** 约半数以上患儿有肝大伴触痛和转氨酶轻度增高等,部分病例可出现黄疸。

5. **其他并发症** 并发气管炎或肺炎,多为继发感染所致。尚可并发溶血尿毒综合征、骨髓炎、胆囊炎及关节炎等。

【诊断与鉴别诊断】

1. **诊断** 根据流行季节和当地伤寒疫情以及与伤寒患者密切接触史,临床上持续发热1周以上,并伴有表情淡漠、相对缓脉、皮肤玫瑰疹、肝脾大及白细胞减少等表现,即可临床诊断。血清学检查可协助诊断,细菌培养阳性可确诊。

2. **鉴别诊断**

(1)病毒感染:呼吸道病毒或肠道病毒感染常起病较急,因发热和白细胞减少,易与伤寒初期相混淆。但多伴有呼吸道症状,无玫瑰疹及肝脾大,病程一般在1周内。

(2)败血症:起病急,持续高热或弛张热常伴寒战;可有皮肤黏膜出血性皮疹;白细胞和中性粒细胞以及C反应蛋白常明显增高;有原发感染灶可循;血培养可找到致病菌。

(3)粟粒性肺结核:呈弛张热型,呼吸急促和缺氧发绀等呼吸道症状明显;有结核病接触史;肺部影像学可见粟粒状影;结核菌素试验阳性。

(4)朗格汉斯细胞组织细胞增生症:不规则发热伴有进行性贫血、皮疹、淋巴结肿大及肝脾大等;血常规见全血细胞降低;骨髓检查可见朗格汉斯细胞;皮疹和淋巴结活检有助确诊。

(5)其他:还应与非伤寒沙门氏菌感染、疟疾、无黄疸型肝炎及传染性单核细胞增多症等感染性疾病鉴别,主要依赖病原学检查予以鉴别。与风湿热和白血病等非感染性疾病的鉴别则需借助临床特征、心脏或关节影像学及骨髓穿刺等检查加以区分。

【预防】

1. **控制传播** 患者需消化道隔离至体温正常后15天或每隔5天重复粪便培养,连续2次培养阴性。密切接触者需医学观察3周。慢性带菌者应调离儿童机构及饮食服务业工作,并接受彻底治疗。做好饮食卫生、水源及粪便管理和灭蝇工作;注意个人卫生,不吃生冷不洁饮食,养成饭前便后洗手等卫生习惯。

2. **保护易感人群** 在流行地区,易感人群可接种伤寒Vi荚膜多糖疫苗,适用于2岁以上儿童,1剂即可,有效保护期至少3年。有持续暴露危象者可每3年加强1次。

【治疗】

1. **一般治疗** 发热期间需卧床休息。急性期应予流质或无渣半流质饮食为主,注意补充营养及维生素,避免诱发肠出血或肠穿孔。注意观察生命体征、腹部及粪便情况,预防肺部感染。必要时,补充水和电解质。

2. **对症治疗** ①高热时可积极物理降温,不宜使用大剂量退热药;②腹胀时给予肛管排气;③腹泻时除少糖低脂肪饮食,不宜使用止泻药;④烦躁不安时可予地西泮或水合氯醛等镇静剂。

3. **病原治疗**

(1)敏感菌:①阿莫西林:200~400mg/(kg·d),分4次口服或静脉滴注,疗程14天。②复方磺胺甲噁唑:50mg/(kg·d),分2次口服,疗程14天。③第三代头孢菌素:口服头孢克肟20~30mg/(kg·d),一次或分2次;或静脉用头孢曲松和头孢噻肟(沙门氏菌感染一线药物),头孢曲松75~100mg/kg,一次或分2次静脉滴注;头孢噻肟100~300mg/(kg·d),分3~4次静脉滴注,疗程7~10天,病情严重者需10~14天。④氟喹诺酮类:为沙门氏菌感染一线药物,但儿童需在权衡利弊和知情同意后谨慎选用。环丙沙星 20~30mg/（kg·d）或左氧氟沙星 10~15mg/（kg·d），分 2 次口服或静脉滴注,疗程 7~10 天,病情严重者需 10~14 天。

(2)多重耐药菌:①阿奇霉素:10mg/kg,一次口服,疗程 5~7 天,或 20mg/kg,最大量 1g/d,疗程 5 天;②第三代头孢菌素:药物和剂量及疗程同敏感菌;③氟喹诺酮类:药物和剂量及疗程同敏感菌。

(3)喹诺酮类耐药菌:可选用阿奇霉素或静脉用第三代头孢菌素如头孢曲松和头孢噻肟,剂量和疗程同上。

(4)带菌者:口服阿莫西林,每次 10~15mg/kg,每 6 小时一次;或氨苄西林每次 5~20mg/kg,每 6~8 小时一次,疗程为 6 周。若治疗无效并伴有胆石症和胆囊炎者应考虑胆囊切除术,且术前 7~10 天至术后 30 天静脉用阿莫西林。

4. 并发症治疗

(1)肠出血:绝对卧床休息,严密观察血压、脉搏、意识及便血量。给予禁食,适当补充液体和维持电解质平衡。烦躁时可适当应用镇静剂。出血量较多时应予输血,加用止血药。大量出血经积极治疗无效者,可选择手术治疗。

(2)肠穿孔:需给予禁食,胃肠减压,静脉补液,足量使用抗菌药物控制腹膜炎发生,及早进行手术治疗。

(3)中毒性心肌炎:严格卧床休息,给予心肌营养药物,必要时加用糖皮质激素。如出现心力衰竭,应予呋塞米及小剂量洋地黄维持至症状消失。

5. 糖皮质激素 一般不用。有中毒性脑病或休克的重症患者或有重度并发症如心肌炎或肠出血和肠穿孔早期,可在有效抗菌治疗基础上谨慎使用小剂量地塞米松或氢化可的松,疗程 3~5 天。

【预后】

患儿预后取决于治疗是否及时、年龄、患病前的健康状况及营养状况、致病菌血清型及是否出现并发症等多种因素。在发达国家,适当抗菌治疗后,病死率低于 1%;在发展中国家,病死率高于 10%;有慢性基础疾病、体质较弱婴幼儿及有并发症者病死率较高;2%~4% 患儿治疗中可出现复发;不到 2% 患儿感染后排菌 ≥ 3 个月,成为慢性带菌者。

二、副伤寒

副伤寒(paratyphoid fever)包括副伤寒甲、乙和丙三种,分别由甲型副伤寒沙门氏菌、肖氏沙门氏菌和希氏沙门氏菌感染引起。副伤寒的病理改变、临床疾病过程及诊断和治疗与伤寒基本类同,部分患者还可引起急性胃肠炎和脓毒败血症等。我国将本病纳入乙类法定传染病管理。

【病原学】

甲型副伤寒沙门氏菌、肖氏沙门氏菌和希氏沙门氏菌同属于沙门氏菌属中肠道沙门氏菌肠道亚种,分别属于 A 组、B 组和 C 组。致病力比伤寒沙门氏菌弱,均具有 O 抗原(甲型副伤寒沙门氏菌和肖氏沙门氏菌与伤寒沙门氏菌有部分共同抗原)和各自的 H 抗原;新分离的希氏沙门氏菌具有 Vi 抗原,可破坏补体及抵抗吞噬细胞功能,致病力较强。

细菌在自然环境中有较强生存力,耐寒,在水、土壤及粪便中能存活数周至数月,在低温环境中可存活数月。但对热和干燥抵抗力弱,易被一般消毒剂杀灭。

【流行病学】

1. **传染源**　患者和带菌者为本病传染源。

2. **传播途径**　病菌主要是通过污染的手、食物和苍蝇媒介传播。由于引起副伤寒的沙门氏菌可在食物中长时间存活,故经食物传播多见。

3. **易感人群和流行特征**　病例多呈散发,成人以副伤寒甲较多见,儿童以副伤寒乙和丙常见。副伤寒丙有时可引起地区小流行。近几年来,甲型副伤寒沙门氏菌感染率在国内逐渐上升,在某些地区成为优势菌型。

【发病机制与病理改变】

副伤寒的发病机制与伤寒相似,主要是菌血症和全身单核巨噬细胞系统增生。副伤寒甲、乙的肠道病理改变较伤寒轻,溃疡少而表浅,很少并发肠出血和肠穿孔,但肠道炎症病变广泛而明显。副伤寒丙较多侵犯肠外组织及器官,主要表现为败血症及化脓性迁徙性病灶。

【临床表现】

潜伏期 2~15 天,一般为 5~10 天,以副伤寒丙为最短。

1. **副伤寒甲和副伤寒乙**　临床表现与伤寒相似但较轻。起病较急,先有呕吐、腹痛及腹泻等急性胃肠炎表现,尤以副伤寒乙明显,小婴儿可伴脱水和酸中毒。2~3 天后出现发热,多为弛张热,热程约 2~3 周。全身中毒症状轻。皮疹出现较早,呈丘疹状,数量多,可遍布于全身。肠道并发症少见。

2. **副伤寒丙**

(1)伤寒型:起病急,中毒症状明显,有寒战,体温迅速上升,为弛张热或不规则热,持续 1~3 周。多有皮疹、黄疸及肝脾大。

(2)急性胃肠炎型:以发热、呕吐、腹痛及腹泻等胃肠炎表现为主,病程较短,2~5 天内病情缓解。

(3)败血症型:多见于体弱或有慢性疾病患者。起病急,不规则高热或弛张热伴寒战,热程 1~2 周或更长,多伴有皮疹、肝脾大和黄疸,全身化脓性迁徙性病灶为其突出特征,包括骨髓炎、关节炎、肺炎和胸膜炎、心包炎、肝脓肿及脑膜炎等。

【一般实验室检查】

1. **血常规**　白细胞偏低或正常,粒细胞减少,嗜酸性粒细胞减少或消失对诊断及观察病情都有价值。血小板也可减少。

2. **粪常规**　在肠出血时有血便或隐血试验阳性。病变侵及结肠时可有黏液便,甚至脓血便。

【病原学检查】

1. **细菌培养**　病程第 1 周血培养阳性率最高(可达 80%),以后逐渐下降,在病程任何阶段都可获得阳性结果;骨髓培养阳性率更高;化脓性病灶中抽取脓液亦可检出病原菌。

2. **血清学检查**

(1)肥达反应:血清中伤寒沙门氏菌 O 抗原的抗体效价 ≥1∶160 及甲型副伤寒和肖氏沙门氏菌 H 抗原相应抗体效价 ≥1∶80 有诊断意义,希氏沙门氏菌 H 抗原相应抗体效价 ≥1∶80 有辅助诊断意义。若能每周复查,观察到效价逐次递增或恢复期效价比初次效价 ≥4 倍即有诊断价值。

(2)特异性抗原或抗体:检测血清或尿中副伤寒抗原或血清中特异性 IgM 抗体,对副伤寒的早期诊断有意义。

3. 核酸检查　用 PCR 法检查血液中副伤寒相应致病菌特异性基因片段,阳性结果有诊断价值。

【诊断与鉴别诊断】

1. 诊断　临床有发热伴腹痛及腹泻或有化脓性迁徙病灶者,结合发病年龄、接触史及可疑不洁饮食史应考虑本病。若肥达反应有 O 抗体升高和甲型副伤寒沙门氏菌或肖氏沙门氏菌或希氏沙门氏菌 H 抗体升高,单份血清抗体效价应 ≥ 1:160 或双份血清抗体效价 4 倍以上升高可作出临床诊断。确诊主要依靠血、粪便及局部脓液中分离培养出病原菌。

2. 鉴别诊断　本病应与伤寒、细菌性痢疾、其他细菌或病毒性急性胃肠炎、其他病原引起的脓毒败血症或败血症相鉴别。

(1)伤寒:副伤寒与伤寒临床表现类似,但伤寒多为稽留热,中毒症状重,易出现中毒性心肌炎及肠出血和肠穿孔等并发症。血清学检查及细菌培养可鉴别。

(2)细菌性痢疾:副伤寒急性胃肠炎型需与细菌性痢疾相鉴别。细菌性痢疾多见于夏秋季。多伴有阵发性痉挛性腹痛和里急后重,排脓血便,白细胞增高,粪便可培养出志贺氏菌。

(3)病毒性胃肠炎:最常见水样便腹泻,很少含有血和黏液,易发生不同程度脱水,粪便中可检出轮状病毒或诺如病毒或肠腺病毒抗原或核酸。

(4)败血症:革兰氏阴性杆菌败血症可表现为高热、肝脾大及白细胞升高不明显或减少,需与副伤寒鉴别,可依据患者有胆道、泌尿道或呼吸道等原发感染灶存在,血培养检出相应致病菌而确诊。

【预防】

参见本节伤寒的预防。密切接触者需医学观察 15 天。

【治疗】

本病治疗与伤寒相同。对有明显呕吐和腹泻者应及时补充液体,维持水、电解质及酸碱平衡。对有迁徙性化脓性病灶患者应加强抗感染治疗,必要时应进行手术切开引流排脓。

【预后】

副伤寒患者大多预后良好,病死率低于伤寒。恢复后慢性带菌者少见。但伴有化脓性迁徙性病灶的脓毒败血症患儿则预后严重,可致死亡。

(刘志峰)

第九节　非伤寒沙门氏菌感染

非伤寒沙门氏菌感染(nontyphoidal salmonellosis)是指除伤寒和副伤寒以外的其他沙门氏菌感染所引起的急性传染病,简称沙门氏菌感染(salmonellosis),以鼠伤寒沙门氏菌感染最为常见。

一、鼠伤寒沙门氏菌感染

鼠伤寒沙门氏菌感染(Salmonella typhimurium infection)简称鼠伤寒,是人兽共患疾病,多侵犯 2 岁以内体弱多病的婴幼儿,尤其是新生儿。该病临床表现复杂,并发症多,病死率高,可在产科婴儿室及儿科病房引起暴发流行,是医院感染的主要疾病之一。

【病原学】

鼠伤寒沙门氏菌(*Salmonella typhimurium*)属沙门氏菌属中肠道沙门氏菌肠道亚种的B组,无荚膜,有鞭毛和菌毛,致病力强,除具侵袭力和内毒素外,还可产生与肠产毒素性大肠埃希氏菌(ETEC)类似的肠毒素。本菌在自然界中分布广泛,可寄生于家禽、家畜及野生动物体内;生存能力强,可在粪便中存活4个月,在土壤中存活1年;耐寒不耐热,对常用化学消毒剂敏感。

【流行病学】

1. 传染源　患者和带菌者及感染的动物是主要传染源,患病后带菌时间可长达数周,个别长达数月甚至1年,可造成持续传播。受染的家禽、家畜、飞鸟及鼠类等通过粪便排菌。

2. 传播途径　细菌可通过多种途径传播。①消化道传播:是主要途径,由传染源的排泄物污染食物或饮水所致;②接触传播:生活中密切接触可导致婴幼儿感染;③院内感染:与医护人员的手、医用设备、诊疗过程或药品配制被污染等相关;④呼吸道传播:病原体污染空气后可引起传播,多发生在新生儿病房、儿科及产科病房,呈局限性流行或暴发。

3. 易感人群和流行特征　人群普遍易感。婴幼儿为主要患病人群,尤以2岁以内为高发年龄,年龄越小,易感性越强。本病在全球广泛分布,以温带和热带地区为主,卫生条件差的地区发病率高,人畜间交叉感染易造成广泛传播。全年均可发病,夏秋季节多见。医院感染所致局部流行已较常见,其危害在于:一旦流行不易立即扑灭;多侵犯年幼体弱儿,病情重,病死率高;多为耐药菌感染,治疗困难,故需引起足够重视并加强防范。

【发病机制与病理改变】

1. 发病机制　病菌侵入肠黏膜上皮细胞内大量繁殖,进一步侵入固有层,引起肠黏膜炎症、溃疡及坏死而产生黏液脓血便。细菌产生的肠毒素和内毒素为主要致病因子,可直接激活肠黏膜上皮细胞膜上的腺苷环化酶,引起肠分泌增多,水和电解质丢失,形成水样便腹泻。病菌还可通过肠黏膜及淋巴屏障侵入血液并播散,引起发热等感染中毒症状及微循环障碍,导致败血症、内脏损伤及迁徙性化脓病灶形成。

2. 病理改变　主要病变为肠黏膜充血、水肿、出血和坏死以及肠系膜淋巴结肿大。重症患者可有心、脑、肝、肾、脑垂体、肾上腺及胆囊等处发生灶性融合性坏死病变。

【临床表现】

潜伏期长短不一,多为1~3天。

1. 胃肠炎型　起病较急,以发热、呕吐、腹痛及腹泻为主要症状。每天腹泻3~5次至数十次不等,粪便性状多变为其特点,早期多为稀水样或黄绿色黏液便,继而脓血便或血水样便,有腥臭味。呕吐和腹泻严重者可迅速出现脱水、电解质紊乱和酸中毒以及全身衰竭。

2. 败血症型　起病急骤,高热,呈弛张热型;全身中毒症状重,有精神萎靡、嗜睡、惊厥或昏迷;常有肝脾大;可见充血或出血性皮疹;易并发脑膜炎、肺炎及脓胸等。本型可单独发生,也可由胃肠炎型进展而来,多见于新生儿。

3. 肺炎型　以肺部感染为首发和突出表现。发热伴有咳嗽和少痰,肺部可闻及干湿性啰音,胸部影像学检查有点片状阴影。3~10天后可出现腹泻。

【一般实验室检查】

1. 血常规　白细胞总数增高达$(10~20)×10^9$/L,甚至更高;部分可见中毒颗粒。

2. 粪常规 粪便外观可见黏液和血,镜下可见白细胞和红细胞增多。

【病原学检查】

1. 细菌培养 取 5~10ml 血标本直接接种于葡萄糖肉汤或葡萄糖肉汤加胆盐培养基培养;其他标本应孵箱增菌 18 小时后接种于 SS 培养基。

2. 特异性抗体 双份血清特异性抗体滴度 ≥ 4 倍增高或单份血清抗体 ≥ 1:80 有诊断意义。

【并发症】

严重者可并发脱水和代谢性酸中毒、营养不良、坏死性肠炎或肠穿孔以及肠源性肢端皮炎等。全身多系统多脏器均可受累,可并发疾病如脑膜炎和心肌炎等。院内感染者常腹泻迁延而顽固。

【诊断与鉴别诊断】

1. 诊断 主要根据有患者接触史,临床上有发热和腹泻,粪便性状呈多样性且有特殊腥臭味,腹泻持续时间长且抗生素疗效不佳等,应考虑本病。粪便、血液或骨髓等培养阳性可确诊。

2. 鉴别诊断 需与其他细菌、病毒及寄生虫引起的感染性腹泻相鉴别,在病原学检查未明确的情况下,可参考流行病学资料。如果患儿腹痛及腹部触痛明显,还应与阑尾炎、肠穿孔和溃疡性结肠炎相鉴别。

(1)其他细菌性腹泻:临床上可表现为水样便及黏液脓血便,可伴呕吐,需与鼠伤寒沙门氏菌感染胃肠炎型鉴别。临床上主要根据不同细菌感染的特点进行初步鉴别,确诊需要依赖粪便细菌培养。

(2)病毒性胃肠炎:病毒性胃肠炎多表现为水样便腹泻,可有不同程度脱水,粪便细菌培养阴性及轮状病毒或诺如病毒抗原阳性可鉴别。

(3)阿米巴痢疾:多流行于热带和亚热带地区,常见果酱样脓血便,有腥臭味;结肠镜检查可见典型"烧瓶样"溃疡;粪便检查可发现阿米巴滋养体。

【预防】

1. 控制传染源 医护人员应保持高度警惕性,严防鼠伤寒沙门氏菌传入或污染病区。发现患者及疑似病例应立即采取隔离措施。

2. 阻断传播 居室环境及所用物品应应用 2‰ 过氧乙酸液喷雾或浸泡彻底消毒,特别要加强婴儿室及儿科病房的消毒隔离;医护人员应严格执行消毒隔离制度,注意手卫生,做好医疗用具和设备的消毒以及病区内环境卫生,以防止院内感染。

3. 个人防护 注意饮食和饮水卫生;婴儿提倡母乳喂养,以增强婴儿肠道免疫力。目前尚无预防本病的疫苗。

【治疗】

1. 一般治疗 予以易消化、富营养的流质或半流质饮食及多种维生素,病情迁延者可予静脉营养。

2. 病原治疗 轻型胃肠炎型患者不建议常规使用抗菌治疗,可试用肠道微生态制剂以调节肠道菌群;但对高风险婴儿和新生儿及免疫抑制者、病情危重或迁延不愈、败血症型及肠道外感染者,应给予抗菌治疗。培养阳性者可根据药敏试验选择药物;经验性治疗可选择下列药物。疗程:胃肠炎型为 3~5 天;肠外感染者一般为 10~14 天,脑膜炎或骨髓炎者至少需 4~6 周或更久。

(1) 第三代头孢菌素：头孢噻肟 50~100mg/（kg·d），静脉滴注，每 8~12 小时一次；或头孢曲松 50~75mg/（kg·d），一次静脉滴注。

(2) 阿奇霉素：10mg/（kg·d），一次口服。

(3) 亚胺培南：30~60mg/（kg·d），重症可增至 100mg/（kg·d），最大量 2g/d，每 6~8 小时一次。每次静脉滴注时间应大于 1 小时。

3. 对症支持疗法　①积极补液，纠正脱水、电解质紊乱及代谢性酸中毒；②重病者可酌情给予输注浓缩红细胞或血浆等；③对高热、惊厥及昏迷者给予相应积极处理；④合并休克和 DIC 者及时应用 654-2 改善微循环，低分子右旋糖酐减少血液黏滞度及肝素治疗等；⑤对化脓病灶如脓胸，除抗菌治疗外，可行外科引流。

【预后】

预后取决于临床类型、细菌耐药与否及患者免疫状况。胃肠炎型大多预后良好，极少数迁延不愈或慢性排菌。院内感染或有并发症的婴幼儿预后不良，尤以合并脑膜炎者病死率高，新生儿病死率可达 20%~30% 以上。

二、其他沙门氏菌感染

除鼠伤寒沙门氏菌以外，还有多种非伤寒沙门氏菌属亦可致人类疾病，其临床表现复杂，可分为胃肠炎型、类伤寒型、败血症型及局部化脓感染型，亦可表现为无症状感染。近十余年来，其他沙门氏菌感染率明显增加，多见于婴幼儿。

【病原学】

感染人类的沙门氏菌属多属于肠道沙门氏菌肠道亚种，除引起伤寒和副伤寒的沙门氏菌以及鼠伤寒沙门氏菌外，还有猪霍乱沙门氏菌（S.cholerasuis）、肠炎沙门氏菌（S.enteritidis）、鸭沙门氏菌（S.anatis）以及都柏林沙门氏菌（S.dublin）等可引起人类疾病。除了不具备 Vi 抗原和不能产生肠毒素外，其细菌结构和致病物质以及抵抗力与其他沙门氏菌属相似。在猪、牛、羊、犬、鸡、鸭和鼠类的消化道、内脏和肌肉中可检出沙门氏菌。

【流行病学】

1. 传染源　家禽、家畜及鼠类是主要传染源；患者及带菌者也有传染性。

2. 传播途径　污染食物和感染动物接触是人类感染沙门氏菌的主要途径。沙门氏菌可在食物（如肉类、奶类和蛋类及其制品）内大量繁殖，但可不引起其性状改变，食用未煮透的食品或被污染的熟食可引起感染，是常见传播方式。儿童还可通过接触活家禽和爬行动物及其粪便而感染。医源性感染也并不少见。

3. 易感人群和流行特征　人群普遍易感，以 2 岁以内儿童发病率最高，尤其多见于体弱和免疫抑制患者。本病呈全球性全布，全年均可发病，每年 7~11 月多为发病高峰，感染的菌种与该地区动物间携带菌种相一致。病后免疫力弱，可再次感染。

【发病机制与病理改变】

各型沙门氏菌侵入机体后发病与否取决于细菌型别、数量和毒力以及机体免疫状态。在婴幼儿、体弱及慢性疾病患者，少量沙门氏菌即可致病。胃酸减少、胃排空增快、肠蠕动变慢及肠道菌群失调等可增加沙门氏菌感染机会。非伤寒沙门氏菌感染的发病机制与病理改变鼠伤寒沙门氏菌相似。

【临床表现】

1. **胃肠炎型**　最常见。主要表现为腹泻,大便常呈水样,伴有少量黏液,偶有脓血便,量多粪质少,每天数次至数十次不等。轻者仅有腹泻,每天数次,常呈自限性,病程多为 3~5 天,偶达 1~2 周。重者伴有发热、寒战、肌肉酸痛和头痛,腹泻严重,可引起脱水和电解质紊乱,甚至循环衰竭。

2. **类伤寒型**　临床表现似轻型伤寒。热型可为弛张热或稽留热,腹泻多见,可有相对缓脉,少有皮疹,肠出血及肠穿孔少见。自然病程 1~3 周。

3. **败血症型**　多见于免疫抑制者及小婴儿。表现为急骤起病,有畏寒及发热,热型不规则,胃肠道症状常不明显。热程 1~3 周,若有局部脓肿形成,发热可迁延数月。

4. **局部化脓感染型**　患者多无胃肠道症状。在发热阶段或退热后出现一处或几处局部化脓性病灶。儿童肠道外感染多见为脑膜炎、骨髓炎、化脓性关节炎、深部软组织感染及肺炎。脑膜炎多见于 <3 个月婴儿;在免疫抑制儿童及镰状细胞贫血儿童多有报道沙门氏菌骨髓炎。

【一般实验室检查】

1. **血常规**　白细胞总数增高,为 $(10~20) \times 10^9/L$,部分可见中毒颗粒。

2. **粪常规**　脓细胞少见,偶可见红细胞。

【病原学检查】

呕吐物、血、骨髓、粪、尿及脓液细菌培养阳性者可确诊。培养物尽可能在应用抗菌药物之前或病程早期送检,可提高阳性率。

【并发症】

儿童肠道外局灶性感染包括脑膜炎、骨髓炎、败血症性关节炎、深部软组织感染和肺炎。年龄 <6 个月婴儿患脑膜炎风险增加。骨髓炎在健康儿童中很少见,但与血红蛋白病,特别是镰状细胞病有关,其并发血管阻塞性危象易导致骨髓感染,免疫抑制儿童也可发生。

【诊断与鉴别诊断】

1. **诊断**　进食可疑食物后出现胃肠炎症状、类似伤寒表现、败血症或局部化脓性感染征象,并具有下列情况之一者,应高度怀疑本病:①新生儿及 <3 个月婴儿;②免疫抑制患者,如 HIV 感染和器官移植或应用皮质类固醇治疗者;③吞噬细胞功能异常者;④胃酸度减低如胃酸缺乏或接受抗酸治疗者;⑤肠道菌群失调如接受抗菌疗法和肠道手术患者;⑥黏膜完整性破坏如炎症性肠病和胃肠恶性肿瘤患者。

2. **鉴别诊断**　局部化脓感染型应与其他化脓菌感染鉴别;胃肠炎型应与细菌性痢疾、急性出血坏死性小肠炎及细菌性食物中毒相鉴别;类伤寒型和败血症型应与其他细菌性败血症鉴别。

(1)细菌性痢疾:排脓血便,常伴阵发性痉挛性腹痛和里急后重,外周血白细胞和 CRP 增高,粪便可培养出志贺氏菌。

(2)急性出血性坏死性小肠炎:起病急骤,多伴腹胀和呕吐,中毒症状重,排暗红色或鲜红色血便,伴恶臭,腹部平片可显示肠麻痹或轻~中度肠扩张,还可见肠壁囊样积气。

(3)细菌性食物中毒:患者有进食变质食物或未煮熟的肉蛋等病史,共餐者短期集体发病有重要参考价值。临床表现为恶心、呕吐、腹痛和腹泻,一般病程短,大多很快恢复。

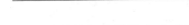
（4）其他细菌性败血症或脓肿：一般临床上很难区分，主要通过病灶脓液培养或血培养找到相应致病菌来鉴别。

【预防】

1. 控制传播　主要是加强食品卫生管理和注意饮食卫生，不吃病或死畜禽的肉类及内脏，不喝生水；动物性食物如肉类及其制品应煮熟煮透方可食用；应注意对屠宰场、肉类运输及食品厂等部门的卫生检疫及饮水消毒管理；做好食堂卫生，健全和执行饮食卫生管理制度；消灭老鼠；恢复期带菌者或慢性带菌者不能从事饮食行业工作。

2. 预防院内感染　医院特别是产房和儿科病房要做好院内感染的防控工作；一旦发现患者，要及时隔离和积极治疗；并要做好病房和病区的彻底消毒，以最大限度地防止院内传播。

【治疗】

1. 一般治疗　给予易消化、富营养的流质或半流质饮食。

2. 对症治疗　伴有高热和惊厥的患者给予相应处理。有脱水时，应及时补液和纠正电解质紊乱。

3. 病原治疗　轻型胃肠炎型一般不需要抗菌治疗。对<3个月婴儿或免疫缺陷者或重症病例，应给予抗菌药物。在未获得细菌药物敏感试验结果前，首选第三代头孢菌素，药物和疗法见鼠伤寒沙门氏菌感染。在获得细菌药物敏感试验结果后，应根据药敏选药。对局部脓肿形成者应及时切开引流，同时加强抗菌治疗。

【预后】

胃肠炎型很少死亡，但败血症型病死率较高，年龄小者预后差。

（刘志峰）

第十节　细菌性痢疾

细菌性痢疾（bacillary dysentery）简称菌痢，是由志贺氏菌属感染引起的急性肠道传染病。临床上以发热、腹痛、腹泻、里急后重及黏液脓血便为主要表现。其中，中毒型菌痢的病情凶险，可出现惊厥或休克，并迅速发生呼吸或循环衰竭而死亡，必须积极抢救。我国将本病纳入乙类法定传染病管理。

【病原学】

志贺氏菌属（*Shigella*）属于肠杆菌科，为革兰氏阴性短小杆菌，无荚膜和鞭毛，有菌毛。根据菌体O抗原结构不同，分为痢疾志贺氏菌（*S.dysenteriae*，A群）、福氏志贺氏菌（*S.flexneri*，B群）、鲍氏志贺氏菌（*S.boydii*，C群）和宋内志贺氏菌（*S.sonnii*，D群）4个血清群，各有15、13、18及1个血清型（包括变型和亚型）。志贺氏菌属的主要致病物质包括侵袭力（黏附和侵入细胞内及细胞间传播）和强烈的内毒素，A群志贺氏菌还能产生志贺毒素（shiga toxin，Stx）。各群志贺氏菌都能引起普通型菌痢和中毒型菌痢。

志贺氏菌属对外界抵抗力较强，耐寒和耐潮湿，在污染物品、瓜果和蔬菜上能生存10~20天，在粪便中可存活11天，在适宜温度下可在水及食品中繁殖，但阳光照射30分钟、加热60℃10分钟或100℃即刻被杀死，对酸及一般化学消毒剂都敏感。

【流行病学】

1. **传染源** 患者和带菌者为传染源。急性菌痢患者排菌量大,传染性强;不典型患者、慢性患者及带菌者因症状轻或无症状,在疾病传播上有重要意义。

2. **传播途径** 主要经粪-口途径传播。病原菌污染食物、水及生活用品或经手和生活接触及苍蝇等媒介传播致病。生活接触是散发病例最常见传播形式,食源性传播常引起局部流行,水源传播可致大规模暴发流行。

3. **易感人群和流行特征** 学龄前儿童及青壮年为发病高峰年龄。感染后免疫力短暂而不稳定,且不同菌群或血清型之间多无交叉免疫力,故可重复感染。中毒型菌痢主要发生在2~7岁儿童。本病呈全球性分布,以温带及亚热带地区较多,全年均可发病,夏秋季为高峰季节。志贺氏菌属的菌群较多,流行类型随地域差异及时间的推移有较大变化。在发达国家,以宋内志贺氏菌流行为主,福氏志贺氏菌位居第二;而在发展中国家,福氏志贺氏菌感染最常见,宋内志贺氏菌次之。志贺氏菌属多在亚非地区有地方性流行。目前,我国多数地区仍以福氏志贺氏菌感染占据首位,其中,以2a型为优势流行菌株。

【发病机制和病理改变】

1. **发病机制** 志贺氏菌属进入结肠后,借助菌毛先黏附于位于派尔集合淋巴结(Peyer's patch)的M细胞,通过Ⅲ型分泌系统向肠黏膜上皮细胞和巨噬细胞分泌4种蛋白(IpaA~D),诱导这些细胞内吞而进入胞质内繁殖,通过细胞内肌动蛋白的重排,推动细菌进入邻近细胞而实现细胞间传播,细菌如此得以逃避免疫清除,并通过诱导细胞凋亡从吞噬中得以存活,同时引起IL-1β释放,吸引中性粒细胞聚集,导致肠壁完整性破坏,加速细菌播散并引起肠黏膜炎症和坏死,同时释放内毒素进一步促进局部黏膜炎症、坏死、溃疡及出血;志贺氏菌内毒素还可增加肠黏膜通透性而促进内毒素吸收入血,引起发热及全身毒血症,并可直接作用于肾上腺髓质,刺激交感神经和单核巨噬细胞系统释放各种血管活性物质,引起急性微循环障碍,导致休克、DIC以及重要脏器功能损伤,即中毒型菌痢。某些儿童具有特异性体质,对细菌内毒素呈强烈反应可能是中毒型菌痢更为重要的机制。志贺氏菌感染几乎只局限于肠道,一般不入血。

2. **机体免疫反应** 机体抗菌免疫主要依赖肠道黏膜表面的分泌型IgA,大多数感染者血液中都可出现循环抗体,但无免疫保护作用。病后免疫短暂。

3. **病理改变** 肠道病变位于回肠末端和结肠,以直肠和乙状结肠病变最为显著。急性期肠黏膜弥漫性充血、水肿、纤维蛋白渗出及炎性细胞浸润;肠黏膜表面可见大量黏液和渗出物以及坏死肠黏膜细胞、脓细胞、纤维蛋白和血液等形成的假膜,脱落后形成浅表糜烂或溃疡。病变很少深入肌层,极少穿孔,黏膜溃疡可完全愈合。慢性期因反复炎症和溃疡致肠壁增厚、息肉状增生和局部瘢痕组织形成,引起肠黏膜萎缩或肠腔狭窄。中毒型菌痢的显著病变为全身多脏器微血管痉挛及通透性增加、组织水肿和点状出血,微血管内可见微血栓形成,尤以脑、心、肺、肾及肾上腺病变明显,而肠道病变轻微。

【临床表现】

潜伏期为数小时至7天,大多为1~2天。

1. 急性细菌性痢疾

(1)普通型(典型):起病急,先有畏寒和发热,体温可达39℃,伴乏力、全身不适、食欲缺乏及恶心呕吐;继而有腹痛和腹泻。大便初为稀便,以后转为黏液脓血便,每天10~20次或更多,每次量少,有时大便为纯脓血或黏液状,里急后重明显。腹痛呈阵发性,以左下腹明显,有压痛,肠鸣音亢进。婴幼儿可出现高热惊厥、呕吐次数较多及排便前后哭闹不安。自然病程为 1~2 周,大多数经治疗可痊愈,部分转为慢性菌痢。

(2)轻型:多见于婴幼儿。全身中毒症状轻,低热或无明显发热;大便每天数次比普通型少,为稀便或黏液便,无典型黏胨或脓血便;轻微腹痛及左下腹压痛;里急后重不明显,类似一般肠炎而易被忽略。短期可治愈。

(3)中毒型:起病急骤,高热或超高热,精神萎靡,迅速出现反复惊厥、昏迷及呼吸和循环衰竭。消化道症状早期常不明显,甚至无腹痛和腹泻,需用直肠拭子或生理盐水灌肠采集大便后才能发现大量脓细胞及红细胞。

1)脑型(呼吸衰竭型):以脑循环障碍为主,引起脑组织缺血、缺氧及脑水肿,甚至脑疝。患者反复惊厥、谵妄、嗜睡继而昏迷,血压偏高,四肢肌张力增高。严重者可出现呼吸节律不齐、深浅不均、瞳孔大小不等及对光反射迟钝或消失。若抢救不及时,患者可因脑疝及中枢性呼吸衰竭而死亡。

2)休克型(周围循环衰竭型):以感染性休克为主要表现。早期为精神萎靡、面色苍白、脉搏细速、呼吸增快、血压正常或偏低及脉压小等微循环障碍表现。随病情进展,可有神志不清、面色青灰、口唇及甲床发绀、肢端湿冷、皮肤花纹状、血压下降或测不出、心音低钝及少尿或无尿,可伴多脏器功能障碍。

3)混合型:上述两型同时存在或先后出现。病情更为凶险,病死率极高。

2. **慢性细菌性痢疾**　症状反复发作或迁延不愈,病程达 2 个月以上称为慢性菌痢。表现为腹泻迁延,为黏胨软便或成形便带黏胨和/或少量脓血,时有腹痛和腹胀等。部分慢性患者时有急性发作,但全身中毒症状不明显。

【一般实验室检查】

1. **血常规**　白细胞总数 $(10\sim20)\times10^9/L$,以中性粒细胞为主,重症患者可有核左移。慢性患者可有红细胞计数减少。发生 DIC 时,血小板减少明显。

2. **粪常规**　外观为黏液脓血便或黏胨便,粪质少,镜检可见大量白细胞和红细胞,发现吞噬细胞有助于诊断。

【病原学检查】

1. **细菌培养**　在使用抗生素前留取新鲜脓血便标本立即送检。及早和多次送检有助于提高细菌培养阳性率。

2. **特异抗原**　采用免疫染色法(与志贺氏菌抗血清混匀后观察凝集现象)、协同凝集试验(志贺氏菌 IgG 抗体和 Cowan Ⅰ 葡萄球菌结合作为试剂检测志贺氏菌可溶性抗原)或乳胶凝集试验(用志贺氏菌血清致敏乳胶来检测志贺氏菌抗原)检测粪便样本中的志贺氏菌抗原,有助于快速诊断。

3. **核酸检查**　采用 PCR 法检测标本中志贺氏菌大质粒核酸,具有早期和快速的优点,适用于抗生素治疗后患者的标本检测。

【并发症】

1. **水和电解质紊乱**　呕吐和腹泻严重者可出现脱水和代谢性酸中毒,部分患儿伴有抗利尿激素不适当分泌而导致低钠、低钾和低钙等电解质紊乱。

2. **营养不良**　慢性菌痢患儿因长期腹泻可合并营养不良、多种维生素及微量元素缺乏、贫血及佝偻病等。

3. 败血症 发病率为 0.4%~7.5%,可见于患有营养不良的婴幼儿及免疫抑制者。近年来,在 HIV 感染人群中发病率有所增加。患者症状重,具有菌痢和败血症的双重表现,病死率高,血培养志贺氏菌属阳性可确诊。

【诊断与鉴别诊断】

1. 诊断 有不洁饮食史或菌痢患者接触史,结合急性发热伴腹痛、腹泻脓血便及里急后重等症状以及粪常规发现大量白细胞和红细胞及有吞噬细胞可作出临床诊断。粪便培养检出志贺氏菌可确诊。在菌痢流行或发病高峰季节,突起高热伴惊厥、意识改变及循环和呼吸障碍而胃肠道症状轻微者,应考虑到中毒型菌痢,需尽早盐水灌肠或直肠拭子行粪便检查和培养。

2. 鉴别诊断

(1)急性细菌性痢疾

1)其他细菌性肠炎:肠致病性大肠埃希氏菌、空肠弯曲菌、沙门氏菌、小肠结肠炎耶尔森菌小肠结肠炎亚种等病原引起的肠道感染,临床表现及粪常规检查常难以鉴别,需粪便培养并鉴定所感染的致病菌来区别。

2)急性阿米巴痢疾:起病缓慢,全身毒血症较轻,粪便多为果酱色黏液血便,血多而脓少伴有腥臭。新鲜粪便涂片找到阿米巴滋养体或包囊可确诊。

3)细菌性食物中毒:潜伏期短,呕吐和腹痛明显,腹泻多为黄色水样便。多人同时发病,可疑食物、呕吐物及粪便中检出同一细菌或毒素有助于确诊。

4)急性肠套叠:多见于婴儿。以阵发性哭闹为突出,发病数小时后可排出果酱样血便,镜检以红细胞为主,腹部可扪及包块,超声检查有助于诊断。

5)急性出血性坏死性小肠炎:有发热、呕吐、腹痛、腹泻及血便,但伴有全腹压痛及严重腹胀,短期内出现休克;粪常规以红细胞为主,培养无菌;腹部影像学检查有助于诊断。

(2)中毒型细菌性痢疾

1)高热惊厥:婴幼儿多见。既往有高热惊厥史;抽搐发生在体温上升时,持续时间短;止惊后一般情况好,无感染中毒症状。

2)流行性乙型脑炎:发病季节和高热伴惊厥表现与中毒性菌痢相似。但起病及病情进展略缓,数天后出现昏迷或呼吸衰竭,休克少见。脑脊液检查有阳性发现。粪便镜检正常。

【预防】

1. 控制传播 急性患者应尽早消化道隔离和及时治疗,粪便培养连续 2 次阴性方可解除隔离,对其生活用具及排泄物应消毒处理。还要重视不典型患者、慢性患者及带菌者的治疗与管理,应重点监测从事饮食业、保育及水厂等工作人员,发现感染者应立即隔离并彻底治疗。注意饮食卫生,养成良好卫生习惯,饭前便后洗手。做好环境卫生和灭蝇灭蛆工作。

2. 保护易感者 提倡母乳喂养以降低小婴儿感染风险。口服链霉素依赖株(Sd)活疫苗可刺激肠道产生分泌型 IgA 而获得免疫保护。

【治疗】

1. 急性菌痢的治疗

(1)一般治疗:按肠道传染病隔离。应卧床休息,给予流质或半流质饮食。轻度脱水可予口服补盐液(ORS)。呕吐和腹泻频繁者,给予静脉输液,维持水、电解质及酸碱平衡。高热者可用物理降温和退热药物处理。

（2）病原治疗：由耐药质粒介导的多重耐药志贺氏菌株日益增多，应注意根据当地流行菌株药敏试验或患者的药敏结果选择敏感药物；宜选择易被肠道吸收的口服药，病情严重或不能口服时采用静脉用药。

1）第三代头孢菌素：头孢曲松 50mg/kg，静脉滴注，1 次 /d；或头孢噻肟 50mg/kg，静脉滴注，每 8 小时 1 次，疗程 5~7 天。

2）阿奇霉素：10mg/（kg·d），口服，1 次 /d，疗程 5 天。

3）复方磺胺甲噁唑：25~50mg/（kg·d），分 2 次口服，疗程 7 天。磺胺过敏、有肾脏病变及白细胞减少者忌用。<2 个月婴儿禁用。

4）小檗碱：可减少肠道分泌，轻症可选用。10~20mg/（kg·d），分 3 次口服，疗程 7 天。

5）氟喹诺酮类：应在严格掌握适应证，权衡利弊和知情同意情况下谨慎选用，如左氧氟沙星 10~15mg/（kg·d），疗程 5~7 天。

2. 中毒型菌痢的治疗

（1）病原治疗：为迅速控制感染，应选用 1~2 种有效抗菌药物静脉用药，待病情改善后改为口服抗菌药物，疗程 7~10 天。

（2）对症治疗：高热伴烦躁和惊厥者，可予氯丙嗪和异丙嗪每次各 0.5~1mg/kg，肌内注射，必要时静脉滴注，间隔 2~4 小时一次，维持 12~24 小时。反复惊厥者，可交替使用地西泮（每次 0.3mg/kg，最大剂量 ≤ 10mg，静脉注射）、水合氯醛（每次 40~60mg/kg，保留灌肠）和苯巴比妥钠（每次 5~10mg/kg，肌内注射）。

（3）抗休克治疗

1）扩充血容量：充分液体复苏是降低病死率的关键环节。需迅速建立 2 条静脉或骨髓输液通道。条件允许时应放置中心静脉导管。

2）第 1 小时快速输液：常用 0.9% 氯化钠溶液，首剂 20ml/kg，10~20 分钟内静脉推注。重新评估循环与组织灌注状况。若无明显改善，可再予 1~2 剂，每次 10~20ml/kg。总量最多 40~60ml/kg。快速输液中要注意心肺功能的维护。

3）继续和维持输液：感染性休克的液体丢失和持续低血容量可持续数天，故需继续输液和维持输液。继续输液 6~8 小时，可用 1/2~2/3 张液体，输液速度为 5~10ml/（kg·h）。维持输液用 1/3 张液体，头 24 小时输液速度为 2~4ml/（kg·h）。24 小时后根据情况进行调整。

4）改善微循环：在扩容基础上应用强心药和血管活性药，以维持灌注压，至面色红润、循环呼吸好转、四肢转温和血压回升为止。①多巴胺：每分钟 5~10μg/kg，静脉持续泵注，观察血压调整剂量。②肾上腺素：每分钟 0.05~2μg/kg，静脉持续泵注，可逆转多巴胺难以纠正的休克。③去甲肾上腺素：每分钟 0.05~0.3μg/kg，静脉持续泵注，暖休克或多巴胺抵抗时首选。④莨菪碱类药物：如山莨菪碱（654-2）、东莨菪碱和阿托品。⑤正性肌力药：常用多巴酚丁胺每分钟 5~10μg/kg（最大量不超过 20μg/kg），静脉持续泵注，观察血压调整剂量，用于伴有心功能障碍和休克纠正欠佳时。多巴酚丁胺抵抗时，可选用肾上腺素。若儿茶酚胺不敏感时，可选用磷酸二酯酶抑制剂氨力农和米力农。

5）糖皮质激素：对液体复苏无效、儿茶酚胺不敏感休克以及疑有或已知有肾上腺皮质功能不全者，应给予静脉注射氢化可的松 5mg/（kg·d）。主张激素小剂量和中疗程模式。

(4)呼吸衰竭治疗

1)防治脑水肿:在积极改善脑微循环基础上给予 20% 甘露醇,每次 1g/kg,静脉注射,重复使用或与利尿剂交替使用,以预防脑疝发生。

2)维持正常呼吸:吸入氧气,保持呼吸道通畅。若出现呼吸衰竭者予以机械通气治疗。

(5)抗凝治疗:各型重症者应监测 DIC 相关指标,一旦诊断 DIC,在改善微循环基础上,采用肝素治疗。

3. 慢性菌痢的治疗

(1)一般治疗:适当休息,饮食应富于营养而易消化吸收,补充各种维生素及微量元素。有营养不良和佝偻病者应加强支持疗法及相应处理。

(2)病原治疗:需反复多次送检粪便培养,根据阳性菌株药敏试验,联合应用 2 种抗菌药物或交叉用药,连续治疗 2 个疗程。对反复或持久不愈者,可采用局部保留灌肠给药。

(3)微生态疗法:微生态制剂治疗可帮助恢复肠道内菌群平衡,以促进疾病恢复。

(4)对症治疗:病程迁延且并发营养不良患儿常有低钠、低钾血症及低渗性脱水,补液时需准确而慎重,避免不良反应。肠功能紊乱者可酌情使用镇静和解痉药物。

(5)中医治疗:按中医辨证,慢性菌痢属脾胃虚寒泻或脾虚泻,治疗以温中健脾、固涩止泻或健脾益气和固涩止泻为主,加用有抗菌作用的中草药。

【预后】

预后与发病年龄、志贺氏菌群、临床类型、营养状况、病原菌耐药与否和治疗及时正确与否等因素有关。急性病例大多数在发病 1 周症状缓解,2 周可愈。急性菌痢恢复期带菌率较高,及时合理治疗可减少带菌者。婴儿伴营养不良者常腹泻较重。2~7 岁小儿易患中毒性菌痢,病死率在 1% 左右。治疗不及时或不彻底或耐药菌株感染易致慢性菌痢,复发率高。

(刘志峰)

第十一节　其他细菌性肠炎

除细菌性痢疾和伤寒等沙门氏菌感染外,其他肠杆菌如各种致泻性大肠埃希氏菌亦常引起肠道感染,因其菌株致病机制不同而具备各自临床特点。空肠弯曲菌和小肠结肠炎耶尔森菌亚种所致腹泻均为人兽共患疾病,带菌动物为主要传染源,分别以腹泻血便和小肠结肠炎为主要特征。产毒素的艰难梭菌被公认为是医源性腹泻包括抗生素相关性腹泻的重要病原,可引起假膜性肠炎。

一、大肠埃希氏菌肠炎

至少有 5 种致病型大肠埃希氏菌株感染能引起肠炎,是一种以腹泻为主要表现,可伴呕吐、发热及腹痛等症状的常见肠道传染病,好发于夏秋季,儿童易感,绝大多数预后良好。

【病原学】

大肠埃希氏菌(*Escherichia coli*)属于肠杆菌科埃希菌属,为革兰氏阴性杆菌,大多有鞭毛,有菌毛,兼性厌氧。能引起腹泻的大肠埃希氏菌主要包括肠致病性大肠埃希氏菌(enteropathogenic *E coli*,EPEC)、肠产毒素性大肠埃希氏菌(enterotoxigenic *E coli*,ETEC)、肠侵袭性大肠埃希氏菌(enteroinvasive *E coli*,EIEC)、肠出血性大肠埃希氏菌(enterohemorrhagic *E coli*,EHEC)及肠聚集性大肠埃希氏菌(enteroaggregative *E coli*,EAEC),具有 3 种抗原:①O 抗原:为菌体抗原,超过 170 种,与其他属细菌可有交叉。②H 抗原:为鞭毛抗原,超过 50 种,与其他肠道细菌基本无交叉反应。③K 抗原:为表面抗原,超过 100 种。大肠埃希氏菌还能产生大肠毒素(colicin),可用于分型。大肠埃希氏菌是人和动物肠道中的正常菌群,出生后数小时肠道内即有该菌存在,并终生携带。正常人肠道内大肠埃希氏菌的毒力因子常较临床分离菌株少。

适宜生长的温度为 37℃,在水中可存活数月,在冰箱中可长期生存;对高温和化学消毒剂敏感,75℃以上 1 分钟即可杀灭。

【流行病学】

1. 传染源　患者和带菌者为传染源。一些动物可为储存宿主,在传播疾病中有重要意义,例如牛是产志贺毒素大肠埃希氏菌的储存宿主。

2. 传播途径　主要是粪 - 口途径;也可通过食用污染的食品和水而传播;与储存病菌动物密切接触也可传播。通过医务人员的手或污染公共物品可造成医院内感染。

3. 易感人群和流行特征　人群普遍易感,儿童为高危人群,易发生严重并发症。患病后可获得一定免疫力,但持续时间较短。全年均可发病,好发于夏秋季,一般为散发,也可暴发流行。近年来在美国和日本等许多国家暴发流行的出血性结肠炎主要为 EHEC O157:H7 所致。

【发病机制与病理改变】

1. 发病机制　大肠埃希氏菌的主要致病物质和致病机制如下(表 3-1)。

(1)黏附素:包括定植因子抗原Ⅰ、Ⅱ和Ⅲ(CFA/Ⅰ、CFA/Ⅱ和 CFA/Ⅲ);集聚黏附菌毛Ⅰ和Ⅲ(AAF/Ⅰ和 AAF/Ⅲ);束形成菌毛(Bfp);紧密黏附素(intimin);P 菌毛;Dr 菌毛;Ⅰ型菌毛及侵袭质粒抗原(Ipa)蛋白等。黏附素可使大肠埃希氏菌紧密黏附于肠道或泌尿道上皮细胞,在局部大量繁殖并引起细胞黏附及擦拭性损伤(A/E 损伤)。

(2)外毒素:大肠埃希氏菌可产生多种外毒素,包括志贺毒素Ⅰ和Ⅱ(Stx-1 和 Stx-2);耐热肠毒素 a 和 b(STa 和 STb);不耐热肠毒素Ⅰ和Ⅱ(LT-Ⅰ和 LT-Ⅱ)及溶血素 A(HlyA)。STb 和 LT-Ⅱ与人类疾病无关。LT-Ⅰ由 1 个 A 亚单位和 5 个 B 亚单位组成,B 亚单位与肠上皮细胞表面 GM1 神经节苷脂结合后,可使 A 亚单位穿过细胞膜,作用于腺苷环化酶,使细胞内 ATP 转化为 cAMP,产生等渗性分泌亢进和钠离子再吸收减少;LT-Ⅰ还可刺激前列腺素释放和炎症因子产生参与腹泻机制。STa 能激活肠上皮细胞上的鸟苷环化酶,使细胞内 cGMP 水平增高,活化胞质内蛋白激酶,引起氯离子分泌亢进而致腹泻。

(3)其他致病物质:包括内毒素、转铁蛋白和Ⅲ型分泌系统等。内毒素即外膜组分脂多糖(LPS),其毒性和生物活性主要与脂质 A 有关,可引起发热、休克、DIC 及白细胞减少。转铁蛋白可通过获取铁离子而致机体损伤。细菌在接触宿主细胞后,Ⅲ型分泌系统能输送毒性基因编码的细菌效应蛋白到宿主细胞内,从而破坏宿主细胞。

表 3-1 大肠埃希氏菌肠炎的分类与疾病特点

菌株	疾病特点	常见 O 血清型	主要致病机制
ETEC	婴幼儿腹泻，水样便	78、115、148、153、159、167	小肠黏附，LT-Ⅰ 和 STa 毒素，大量分泌液体和电解质
EPEC	婴儿急慢性腹泻，水样便	26、55、86、111、114、125~128、142	小肠黏附，A/E 损伤，Ⅲ型分泌系统机制，绒毛结构破坏
EAEC	婴儿急慢性腹泻，水样便，偶有血便	超过 50 个 O 血清型	小肠聚集性黏附，绒毛变短，单核细胞浸润和出血，促黏液分泌
EIEC	腹泻，血便或非血性脓便	78、115、148、153、159、167	大肠黏附，质粒介导侵袭和破坏黏膜上皮细胞和引发炎症
EHEC	出血性结肠炎，血便或非血性便；溶血尿毒综合征	157、26、28ac、111、112ac、124、136、143、144、152、164	大肠黏附，志贺毒素，中断蛋白合成，A/E 损伤，凝血障碍等

2. **病理改变** 分泌性腹泻时，主要病变部位在空肠和十二指肠，肠黏膜水肿，毛细血管充血，上皮细胞出现线粒体肿胀、高尔基复合体囊泡增加及内质网扩张等。侵袭性腹泻时，主要病变在小肠末端和结肠，肠上皮细胞肿胀、线粒体消失及核固缩；侵入肠黏膜固有层，可有大量多形核白细胞趋化反应和炎性病变，导致肠黏膜溃疡，引起肠壁血管梗死和出血。

【临床表现】

潜伏期 10 小时~6 天，EHEC O157:H7 肠炎的潜伏期为 3~4 天。

1. **ETEC 肠炎** 多见于 5 岁以下儿童。主要表现为分泌性水样便腹泻，可伴有恶心、呕吐、腹痛及发热，病情可从轻微腹泻至严重的霍乱样腹泻伴脱水和酸中毒。病程一般 4~7天，为自限性疾病。

2. **EPEC 肠炎** 多见于 2 岁以下婴儿，但母乳喂养者少见。为水样便或黏液便腹泻，大便量多，多无发热，腹痛及全身中毒症状亦不明显，但可引起脱水和酸中毒。病程可迁延，慢性 EPEC 肠炎可致消瘦或生长迟缓。

3. **EIEC 肠炎** 多见于较大儿童。与细菌性痢疾表现类似，常为痢疾样脓血便，伴发热、腹痛和里急后重等。

4. **EHEC 肠炎** 可呈食源性暴发，血清型主要为 EHEC O157:H7。多见于 5 岁以下儿童。症状轻重不等，从轻度水泻至腹泻血便。通常突然发生剧烈腹痛和水样便腹泻，2~3天后出现血便，部分患者有低热。约 10% 的 10 岁以下患者可并发溶血尿毒综合征(hemolytic uremic syndrome, HUS)。

5. **EAEC 肠炎** 多见于婴儿。为水样便腹泻；病程可迁延，伴有脱水，偶有血便。EAEC 在原因不明腹泻患者中检出率高。

【一般实验室检查】

1. **血常规** 白细胞总数可减少、正常或增高，中性粒细胞增多或呈核左移。

2. **粪常规** 外观粪便呈稀糊状，带有黏液或脓血，镜检有较多脓细胞和红细胞；也可为稀水样，镜检无或少许白细胞。

【病原学检查】

1. 细菌培养　取粪便样本接种于鉴别培养基,鉴定为大肠埃希氏菌后,再分别用 ELISA 和 PCR 等方法检测不同类型大肠埃希氏菌的肠毒素、毒力因子和血清型等特征。肠外感染时取血和其他体液或脓液进行培养和鉴定及计数菌落数。

2. 大肠埃希氏菌 O157:H7 检测　在病初 6 天内收集血便样本培养,检出率可达 90% 以上,其后降至 33%。还可采用快速筛选 O157 菌株试纸法,检测样本中菌株抗原;或用 PCR 技术检测大肠埃希氏菌 O157:H7 的特异基因片段。

【并发症】

1. 脱水和酸中毒及电解质紊乱　严重腹泻时大量水和电角质丢失可引起脱水、电解质紊乱及代谢性酸中毒。

2. 败血症　起病多急骤,高热伴全身毒血症状,重症可出现休克;可继发迁徙性脓肿或脑膜炎。

3. 溶血尿毒综合征　可由多种病原引起,尤以 O157:H7 血清型多见。常发生于腹泻开始后 1~2 周,主要有发热、血小板减少、微血管病性溶血性贫血及急性肾衰竭,还可有头痛、烦躁、嗜睡或昏睡及痉挛等表现。

【诊断与鉴别诊断】

1. 诊断　根据流行病学资料包括发病季节和地区、年龄、有无不洁饮食史、集体发病史、动物接触史及疫水接触史,结合腹泻次数和大便性状以及病程等特点,考虑可能的病原菌感染。病原确诊有赖于粪便细菌培养及鉴定和特异性检查。

2. 鉴别诊断　应与其他感染性腹泻如其他细菌、病毒、真菌及寄生虫所致腹泻和非感染性腹泻包括过敏性和功能性腹泻鉴别,主要依赖粪便性状、粪便常规和病原检查进行鉴别。还需与下列疾病鉴别:

(1)坏死性肠炎:也有发热、腹痛及腹泻,全身中毒症状重,但以腹胀、肠鸣音减弱及血便为突出特点,常伴休克;腹部立位片见肠间隙增宽、肠壁僵硬和积气等可助鉴别。该病是病理诊断,系多种病因共同作用所致。

(2)炎症性肠病:可有发热、血便、腹痛及里急后重等,常伴有贫血和营养不良等全身症状,且病情反复和迁延,可有关节和皮肤等肠外表现。肠镜检查和活检是主要诊断依据。

【预防】

1. 控制传播　早期发现患者予以肠道隔离和治疗。加强患者排泄物处理,以防污染环境。加强卫生宣教;搞好环境卫生、给水卫生和饮食卫生;做好医学防护。

2. 保护易感人群　加强体育锻炼,注意饮食、饮水卫生和个人卫生。清洁饮用水和食品经煮熟后食用是关键。

【治疗】

1. 补液疗法　纠正失水、电解质紊乱与酸中毒是治疗关键。一般口服补液盐可预防脱水和电解质紊乱;若因呕吐等原因不能口服补液者应静脉补液。

2. 病原治疗　轻者可不用抗菌药物治疗。ETEC、EPEC 和 EIEC 所致肠炎表现为黏液脓便时,应使用抗菌药物,首选三代头孢霉素,如口服头孢克肟,5~10mg/(kg·d),分 2 次;或静脉用药:①头孢噻肟:50~100mg/(kg·d),分 2~4 次;②头孢他啶:30~100mg/(kg·d),分 2~3 次;③头孢哌酮:50~150mg/(kg·d),分 2~3 次;④头孢曲松:20~100mg/(kg·d),单次或分 2 次。

对产超广谱 β 内酰胺酶（ESBLs）的菌株，应选用三代头孢霉素与 β 内酰胺酶抑制剂的复合制剂；重症或伴感染性休克时选用亚胺培南，30~60mg/(kg·d)，重症可增至 100mg/(kg·d)，不超过 2g/d，分 3~4 次，每次滴注时间应超过 1 小时。EHEC 肠炎为自限性疾病，使用抗生素不能缩短病程，反而可致病菌溶解释放大量志贺毒素而诱发 HUS，轻症病例不建议使用抗菌药物，但对于高热和中毒症状严重者，则可应用。一般疗程 5~7 天，重症或伴感染性休克者，可延长到 7~14 天。

【预后】

及早治疗且无并发症者预后良好。若并发严重脱水、酸中毒和电解质紊乱，未能及时治疗，可致死亡。溶血尿毒综合征的病死率为 3%~5%。

二、空肠弯曲菌肠炎

空肠弯曲菌肠炎是由空肠弯曲菌引起的肠道传染病，是人兽共患病。临床以腹泻血便、腹痛、乏力和发热为主要表现，新生儿或小婴儿可能仅有血便。好发于夏秋季，儿童易感。

【病原学】

空肠弯曲菌（Campylobacter jejuni）属于弯曲菌属，为革兰氏阴性微需氧杆菌，逗点状，有鞭毛，能运动。在含 5%O_2、10%CO_2 和 85%N_2 的环境中生长最好，最适生长温度为 42℃，在大气或无氧环境中均不能生长。抵抗力不强，易被干燥、日晒、56℃ 5 分钟及一般消毒剂所杀灭，但耐酸碱，能在胆汁中繁殖，易在胃肠道中生存。

【流行病学】

1. 传染源　主要为动物，以家禽和野禽及家畜带菌量最多。人感染后短暂带菌，一般不超过 5 周，但有传染性。

2. 传播途径　主要经粪 - 口传播，经食用未经加工或加工不当的易被污染的肉、蛋及奶类食物或是饮用被污染生水而感染；还可通过直接接触（人 - 畜或人 - 人）途径传播。

3. 易感人群和流行特征　人群普遍易感，以 5 岁以下儿童发病率最高。本病呈全球性分布，发病有上升趋势，如北美、欧洲和澳大利亚的发病率急剧增长，在非洲、亚洲和中东部分地区更为严重。我国在广东、广西、贵州及北京等（省、市、自治区）均有报道。该病全年散发，以夏秋季高发。

【发病机制与病理改变】

1. 发病机制　鞭毛不仅是菌体运动的器官，更是主要的毒力因子，鞭毛运动促进细菌趋化、定植和侵入肠道，在毒力蛋白质分泌外输过程中也起重要作用。空肠弯曲菌能产生细胞致死性膨胀毒素（cytolethal distending toxin，CDT），CDT 能引起细胞膨胀、延伸、溶胀，最终死亡，还能诱导产生 IL-8，而 IL-8 又能诱导树突状细胞、巨噬细胞和中性粒细胞向感染部位趋化，引起肠道炎症反应。某些血清型（常见 Penner O:19）是吉兰 - 巴雷综合征常见的前驱感染病原体，其致病与该菌 LPS/LOS 分子的多糖结构特点密切相关。

2. 机体免疫反应　特异性抗体在病后数天出现，血清 IgA 和 sIgA 在 1 周内产生，第 2 周达高峰，1 个月左右消失；IgM 和 IgG 在病后 2~3 周达高峰，3 个月后降至低水平。病后免疫力不能阻止再感染，但可保护其不发病。母乳中特异性 sIgA 对婴儿有保护作用。

3. 病理改变　主要表现为急性溃疡性结肠炎。肠黏膜弥漫性充血、水肿和渗出，可见隐窝炎或隐窝脓肿，黏膜固有层有中性粒细胞、单核细胞和嗜酸性粒细胞浸润，肠上皮细胞变性和萎缩等。

【临床表现】

潜伏期 1~11 天,平均 3~5 天。大约 25% 患者无症状。

1. 发热 典型病例常先有发热,多为低或中度热,少数高热,可伴有寒战、全身不适及头痛等,可发生热性惊厥。发热持续 1~3 天,甚至 1 周以上。

2. 腹痛和腹泻 常有脐周及右下腹痛,便后缓解,婴幼儿表现为排便前哭闹,腹部可有压痛,严重腹痛酷似急性阑尾炎等急腹症。腹泻初为水样便,1~2 天后呈黏液或脓血便,每天 4~5 次,可达 20 余次;可有里急后重。轻者病程 1~2 天,大多数 1 周内恢复。10%~20% 为复发性或迁延性或重症。迁延性患者类似炎症性肠病表现;重症者可持续高热伴黏液脓血便,伴中毒症状,甚至休克,还可发生中毒性巨结肠。部分新生儿及少数较大儿童可仅有血性腹泻。

【一般实验室检查】

1. 粪常规 外观为黏液便或稀水便,镜检有较多白细胞或红细胞。

2. 血常规 外周血白细胞总数升高或正常,中性粒细胞增多或伴核左移。

【病原学检查】

1. 粪便涂片 染色后镜检直接查找革兰氏阴性弯曲菌;或用悬滴法观察其鱼群样或螺旋式运动。

2. 细菌培养 粪便培养是确诊空肠弯曲菌感染的金标准,可取大便或肛拭子,予 2 小时内接种于选择性培养基培养。也可在高热时取血样本培养。

3. 核酸检测 采用 PCR 法扩增该菌 16S rRNA 基因保守序列,特异性高。

4. 特异性抗体 取早期及恢复期双份血清做间接凝血试验或 ELISA,抗体效价呈 4 倍或以上增长,有诊断意义。

【并发症】

1. 肠道外感染 1% 患者有菌血症,可并发脑膜炎、尿路感染、心内膜炎、化脓性关节炎、血栓性静脉炎、骨髓炎和败血症。多见于免疫抑制者和新生儿。

2. 吉兰 - 巴雷综合征 多见于儿童和男性青少年。在腹泻后 5~21 天出现两个或以上肢体进行性和对称性无力,远端重于近端,可伴有感觉障碍及自主神经功能异常。约 1/3~1/2 血清抗 GM1 抗体阳性;多有抗空肠弯曲菌抗体阳性。

3. 其他疾病 反应性关节炎多见于青少年,主要累及膝关节,非对称性,无发热,有血沉增快。其他包括炎症性肠病和感染后肠易激综合征及心肌炎等。

【诊断与鉴别诊断】

1. 诊断 根据感染动物或患者接触史和不洁饮食史,结合发热伴明显腹痛和腹泻黏液血便可作出临床诊断,确诊有赖于细菌学或血清学检查。

2. 鉴别诊断 需与其他细菌所致腹泻相鉴别,如细菌性痢疾以及沙门氏菌、致病性大肠埃希氏菌、小肠结肠炎耶尔森菌及其他厌氧菌所致肠炎,单从临床表现和粪常规有时很难鉴别,应依靠病原学和血清学来确诊。

【预防】

主要通过加强畜类和禽类动物排泄物管理;注意饮水卫生和食品卫生等措施来控制弯曲菌的传播。减毒活菌苗及加热灭活菌苗正在研究之中。

【治疗】

1. 一般治疗 可自愈,轻症可不予治疗。腹泻明显者需预防脱水和补液治疗。

2. 病原治疗 可缩短病程和排菌时间,早期应用能防止复发。

(1)红霉素:40~50mg/(kg·d),分4次口服,疗程为5~7天,重症包括合并肠道外感染病例可延至3~4周,可静脉用药。

(2)阿奇霉素:10mg/(kg·d),顿服,每周连用3天为1疗程;或采用5日疗法:首日10mg/(kg·d),后4日减半。一般1疗程即可;严重者需用2~3疗程。

空肠弯曲菌对氨基糖苷类、克林霉素、亚胺培南和喹诺酮类等敏感,可根据年龄、病情和病灶,权衡利弊后酌情选用。

【预后】

轻症可自愈,无并发症者预后良好。小婴儿、免疫缺陷或并发吉兰-巴雷综合征者,病死率高,后者的后遗症多。

三、耶尔森菌肠炎

由小肠结肠炎耶尔森菌亚种引起的腹泻称为耶尔森菌肠炎,病变主要累及回肠及结肠,临床上可见发热、腹痛及腹泻,多为稀水便或黏液稀便,血便少见。

【病原学】

小肠结肠炎耶尔森菌亚种(*Yersinia enterocolitica subsp.enterocolitica*)属于肠杆菌科耶尔森菌属,为革兰氏阴性短杆菌,兼性厌氧,25℃培养时有鞭毛,37℃培养则很少或无鞭毛。根据O抗原分为50多种血清型,但只有几种与疾病相关,我国以O9、O8、O5和O3为主。有毒力菌株大多有V和W抗原及外毒素。本菌耐低温,在冷藏中可生长。

【流行病学】

1. 传染源 患者及带菌者,以及带菌动物如家畜、家禽和飞鸟等,以猪为重要传染源,猪大肠带菌率最高。

2. 传播途径 主要经粪口传播,患者粪、尿或分泌物及动物排泄物均可带菌,通过污染水源、牛奶和其他食物(包括冷藏食物)或手而传播,可引起暴发流行。苍蝇可携带本菌,通过污染食物传播。带菌跳蚤也可通过叮咬传播。

3. 易感人群和流行特征 人群普遍易感,以1~4岁发病率最高。冬春季较多见。饲养宠物及接触动物、常吃猪大肠或未熟肉类者易患病。本病近年来报告逐渐增多,已遍及世界各地。我国在福建、河北及江苏等地有病例报道,在20世纪80年代曾有过2次流行,分别导致107和500余人发病。

【发病机制与病理改变】

1. 发病机制 本菌具有侵袭性而损伤肠黏膜;能产生ST毒素导致分泌性腹泻;其V-W抗原具有抗吞噬作用;已知高致病性耶尔森菌携带70kb pYV毒力质粒,可编码Ⅲ型分泌系统而致肠上皮细胞破坏。此外,某些菌株的O抗原与促甲状腺受体等组织成分有交叉反应,可引起自身免疫性损害。

2. 病理改变 回肠及结肠黏膜弥漫性充血,浅表溃疡可深达固有层,底部可见肠腺窝上皮细胞坏死,伴中性粒细胞及单核细胞浸润。回肠溃疡常沿肠轴呈椭圆形,严重者可穿孔及出血。结肠溃疡表面有黏液和坏死组织形成的假膜。阑尾内可见溃疡、坏死及阑尾周围炎。

【临床表现】

潜伏期1~14天,多为4~6天。在不同年龄段引起的临床表现有所不同。

1. 小肠结肠炎　多为婴幼儿,主要表现为发热、腹痛、腹泻及恶心等。腹痛以下腹部为主,偶有绞痛。大便每天3~10次,常含有黏液、血液和假膜,持续3~14天。偶有严重肠道病变而引起坏死性小肠结肠炎、中毒性肠麻痹、肠套叠、肠穿孔和腹膜炎者。

2. 末端回肠炎　多见于青少年或年长儿童,除发热和腹泻外,腹痛最为显著,常见于右下腹,同时有外周血白细胞计数增高,颇似阑尾炎。手术中发现阑尾炎并不明显,但有回肠末端炎症及肠系膜淋巴结肿大,术后迅速恢复。

【一般实验室检查】

1. 血常规　白细胞及中性粒细胞轻度增高,重症者增高明显,并有核左移及中毒颗粒。

2. 粪常规　外观为稀黏液状便或带有血液,镜检有白细胞和红细胞增多。

【病原学检查】

1. 细菌培养　用肛拭子取粪便常温送检。还可取脓液和病理标本进行培养。

2. 特异性抗体　①玻片凝集试验:可测定患者血清中抗体。效价达1:160以上为阳性。抗体高峰多在病程3~4周出现,可持续数月。②血清凝集试验:于病程8~10天可呈阳性,可持续8~18个月。取急性期和恢复期双份血清,若抗体效价呈4倍或以上增高,可确诊。

3. 核酸检测　采用PCR法可快速检测相关特异性靶基因片段,可用于临床早期诊断及流行病学调查。

【并发症】

1. 败血症　非常少见,可见于婴幼儿和免疫抑制者。婴幼儿可无发热或低热。免疫抑制者多有寒战、高热、皮疹及多系统功能损害,重症可出现休克,病死率高。部分患者可继发迁徙性病灶如肝脓肿、骨髓炎和感染性心内膜炎等。

2. 变态反应　多见于年长儿,在腹泻开始后1~2周出现大量皮疹,如结节性红斑、斑丘疹及多形性红斑等,随着病情好转而消退。也可出现反应性关节炎、Reiter综合征、肾小球肾炎、心肌炎、肝炎、虹膜睫状体炎和桥本甲状腺炎等,多见于组织相容性抗原HLA-B27阳性者。

【诊断与鉴别诊断】

1. 诊断　临床诊断较为困难,应结合流行病学资料如在冬春季出现发热、腹泻及腹痛,粪便为水样黏液便或血便,腹痛酷似阑尾炎时,应怀疑本病,粪便细菌学和血清学检查可以明确诊断。

2. 鉴别诊断　应与大肠埃希氏菌肠炎、病毒性肠炎及细菌性痢疾鉴别,主要依据病原检查。还应与急性阑尾炎和阿米巴痢疾相鉴别。

(1)急性阑尾炎:有腹痛、呕吐和发热,炎症指标高,但腹泻不重,而以右下腹痛为突出,伴有腹肌紧张、压痛和反跳痛,超声提示阑尾肿大。

(2)阿米巴痢疾:有里急后重和腹痛,排暗红色果酱样便为其主要特点,且全身中毒症状较轻,腹泻容易迁延,大便培养发现阿米巴滋养体可确诊。

【预防】

患者应及时隔离治疗。养成良好的个人卫生习惯;在接触未煮熟食品后应进行细致手部卫生;冷藏食品进食前应加热处理;禁食未煮熟肉类、大肠及未消毒乳类。加强水源管理和狗、猫等宠物的检疫。

【治疗】

1. 一般治疗 给予易消化的流质饮食;有失水者适当口服或静脉补液。

2. 病原治疗 轻症呈自限性,不必抗菌药物治疗。新生儿和免疫缺陷者感染或有败血症或肠道外感染者应根据药敏选择适当抗菌药物。本菌对第三代头孢菌素、复方磺胺甲噁唑、氨基糖苷类、四环素、多西环素和氟喹诺酮类等敏感,可权衡利弊酌情选用。重症患者可静脉给药,疗程一般 1~2 周。

【预后】

轻症可自愈,无并发症者预后良好。重症、有并发症和感染性休克者可致死。

四、艰难梭菌肠炎

艰难梭菌肠炎(clostridium difficile enteritis)是肠道内产毒素的艰难梭菌大量繁殖而引起的肠炎。轻中度患者以水样泻、低热和轻度腹痛为主;严重者大便有假膜,伴有剧烈腹痛和发热及中毒症状,又称假膜性肠炎(pseudomembranous colitis)。本病通常与使用抗菌药物或住院治疗有关。社区获得性感染较少,但有上升趋势。

【病原学】

艰难梭菌(*Clostridium difficile*,CD)是专性厌氧的革兰氏阳性芽孢杆菌,无荚膜,有周鞭毛。艰难梭菌能以芽孢和繁殖体的形式存在,艰难梭菌繁殖体离开肠道通常于 24 小时之内死亡,而芽孢能长期生存在有氧环境中,耐胃酸,进入十二指肠后受初级胆汁酸刺激开始发芽形成有完整功能的繁殖体,若产生毒素则引起疾病,结肠内次级胆汁酸能抑制芽孢发芽和促进繁殖体形成芽孢,后者随粪便排出体外。艰难梭菌广泛存在于自然界,人群中常见无症状带菌者,如婴儿携带率可高达 50%,而 3 岁以上儿童和成人约为 3%,老年人可达 10%,曾被错认为是人类肠道正常菌群成员。

艰难梭菌耐受甲酚、乙醇和大部分洗手液,其芽孢可在环境中存活 20 年,是医院感染的重要病原之一,含氯消毒剂能有效降低院内感染率。

【流行病学】

1. 传染源 为患者或带菌者。患者经治疗停止腹泻后仍可高量排菌。

2. 传播途径 主要通过粪 - 口途径或直接接触污染的环境而传播。

3. 易感人群和流行特征 艰难梭菌感染在全球广泛流行,被公认为是医源性腹泻包括抗生素相关性腹泻的重要病原,特别是高毒力菌株 NAP1/BI/027 株在北美和欧洲引起暴发和流行,发病率、复发率和病死率明显增加。长期或反复使用广谱抗生素、使用质子泵抑制剂和免疫抑制剂、有基础疾病和免疫抑制者、长期住院及年幼和老年人是本病的高危因素。任何抗生素应用都可诱发艰难梭菌肠炎。有报道,住院 1 周内患者 CD 检出率为 13%~20%,住院 4 周内的检出率可增至 50%。

【发病机制与病理改变】

1. 发病机制 肠道正常菌群可显著抑制 CD 芽孢发芽形成繁殖体和产生毒素。当肠道菌群失调时,艰难梭菌得以在肠道内过度繁殖并释放毒素,包括毒素 A(TcdA)、毒素 B(TcdB)及二元毒素(艰难梭菌转移酶,CDT)等。TcdA 和 TcdB 分别具有肠毒素和细胞毒素作用,TcdA 能破坏肠壁黏膜屏障和引起肠壁出血坏死;TcdB 则经受体介导内吞入胞质,使小分子

Rho GTP 酶失活,继而下游 RhoA、Racl 及 BCdc42 失活,导致细胞骨架和紧密连接破坏,细胞变圆、破裂和死亡。TcdA 和 TcdB 还可通过激活 p38 和 MAPK,增加炎症因子产生,引起中性粒细胞趋化、血管扩张、组织水肿和细胞凋亡。CDT 可经细胞表面受体介导进入胞质内,破坏细胞骨架而致上皮细胞死亡。

2. **病理改变** 多在乙状结肠和直肠,个别以小肠病变为主。肠壁散在黄白色斑块样隆起,为 1~10mm,圆形或椭圆形,可融合成灰黄或白色片状假膜,假膜脱落处可见溃疡。镜下可见肠黏膜固有层和黏膜下层有炎性细胞浸润;假膜由中性粒细胞等炎症细胞、纤维素及上皮细胞碎片等组成。

【临床表现】

按病情分为轻型、中型、重型及复发型,还可见肠道外感染。

1. **轻型** 腹泻黄绿色黏液稀便,每天 3~4 次,可伴发热和腹痛,停用抗菌药物数天后可缓解。

2. **中型(典型)** 腹泻每天十余次,大便呈蛋花样,含有假膜和血便,伴发热和腹痛。通常无严重并发症。

3. **重型** 腹泻每天二十余次,大便量多,奇臭,常有血便,假膜呈片状或管状。发热和毒血症表现较重,重者可发生脱水和电解质紊乱以及代谢性酸中毒、低血压或休克甚至 DIC 等而陷入危重状态。还易发生其他严重并发症。

4. **复发型** 本病复发率为 20%~25%,可以反复多次,通常发生于停用甲硝唑或万古霉素后 3~21 天,主要表现为水泻。

5. **肠道外感染** 艰难梭菌可引起肾盂肾炎、脑膜炎、腹腔及阴道感染、菌血症和气性坏疽等。

【一般实验室检查】

1. **血常规** 多数患者白细胞计数升高,可高达 $60 \times 10^9/L$,中性粒细胞比率增加。

2. **粪常规** 外观可有假膜和血便;镜检可见白细胞;隐血试验阳性。

【病原学检查】

1. **谷氨酸脱氢酶(GDH)** 是广泛存在于 CD 表面的一种代谢酶,可用酶免疫法检测,敏感性高,但特异性不高,可作为筛选试验。GDH 阴性即可排除;阳性者需进行细胞培养细胞毒试验或产毒素菌株培养或毒素 B 基因检测等确证试验。

2. **毒素检测** 85%~95% 患者的粪便标本可检出毒素。常用酶免疫法测定毒素 B,特异性高,但灵敏度较低。阳性者可确定诊断;阴性或弱阳性者需进行确证试验。

3. **细菌培养** 取粪便标本进行厌氧培养,至少送检 2 份样本。然后再进行细菌的鉴定及毒素 B 检测,可增加灵敏度和特异度。

4. **核酸检测** 用 PCR 法检测毒素 B 编码基因片段,灵敏性和特异度高。

【并发症】

1. **水电解质紊乱和酸中毒** 腹泻时大量水和电解质丢失,可引起脱水、电解质紊乱和代谢性酸中度。

2. **休克** 腹泻时大量水和电解质丢失可致低血容量性休克;重者还会发生感染性休克或脓毒性休克。

3. **其他并发症** 重症患者可并发 DIC、低蛋白血症、中毒性巨结肠、肠穿孔、脓肿及血管栓塞等。

【诊断与鉴别诊断】

1. 诊断　在使用抗生素后出现腹泻血便或有假膜,或结肠镜检查见到典型病变和假膜形成,应临床诊断假膜性肠炎;若粪便中 GDH 筛查阳性,进一步检测毒素 B 阳性或培养出产毒素的 CD 菌株,可确诊为艰难梭菌肠炎。

2. 鉴别诊断　主要应与其他抗生素相关性肠炎相鉴别。与炎症性肠病的鉴别要点参见本节大肠埃希氏菌肠炎。

(1)金黄色葡萄球菌肠炎:通常为肠道菌群失调所致。该病大便特点为呈暗绿色或海水样,量多,带有黏液,常伴有发热等全身症状,大便培养金黄色葡萄球菌生长可确诊。

(2)真菌性肠炎:好发于营养不良、菌群失调、免疫抑制和恶病质患儿,主要为白色假丝酵母菌肠炎,常伴鹅口疮,大便呈水样或豆腐渣样,泡沫较多,可伴腹胀和低热。粪便涂片可见大量出芽酵母和菌丝,培养可检出真菌。

【预防】

1. 控制传播　患者应使用单独的便桶和给予接触隔离并注意手卫生等。医务工作者及访客要做好手卫生,尤其是护理患者后;做好环境清洁和消毒,并确认移除环境中艰难梭菌传染源,包括使用一次性物品代替直肠温度计,使用含氯消毒剂或其他能够杀灭孢子的消毒剂。

2. 合理应用抗菌药物　应严格执行抗菌药物监督管理计划,最大限度减少抗菌药物使用频率、疗程及给药品种。

3. 益生菌预防　世界胃肠病组织(WGO)和欧洲小儿胃肠病肝病营养学会(ESPGHAN)等临床指南推荐使用布拉酵母菌预防儿童 CD 感染,剂量为 250~500mg/d,在使用抗菌药物同时服用,直至停用抗菌药物。

【治疗】

1. 调整药物　尽可能停用抗菌药物,轻症能自愈,同时也能防止复发。避免应用抑制肠蠕动的药物。

2. 抗菌治疗　艰难梭菌对甲硝唑和万古霉素敏感。

(1)轻~中度腹泻和首次复发者的初始治疗:选用甲硝唑口服,30mg/(kg·d),分 3~4 次服,最大量为 2g/d,或万古霉素口服,20mg/(kg·d),q6h 服,最大量 500mg/d,疗程 10~14 天。静脉应用万古霉素治疗艰难梭菌肠炎通常无效。

(2)重症和甲硝唑无效病例的治疗:可单用万古霉素口服,40mg/(kg·d),q6h,最大量 2g/d,或联合甲硝唑口服或静脉用药,30mg/(kg·d),q8h,最大量 1.5g/d,疗程 10~14 天。还可选用大环内酯类新药非达霉素进行治疗。

(3)复发病例的治疗:高达 25% 患者在停药后会复发,重复第一次抗菌治疗常有效。因为神经毒性,甲硝唑不用于复发 2 次以上患者和慢性患者。推荐万古霉素递减或脉冲给药疗法:每次 10mg/kg,最大量 125mg/ 次,口服次数从 q6h 递减,连用 10~14 天后,减为 2 次 /d,连用 1 周,随后 1 次 /d,继用 1 周,再每 2 或 3 天口服 1 次,共 2~8 周。

3. 手术治疗　重症病例经内科积极治疗无效,且有外科急腹症、血流动力学不稳定或休克、腹部 CT 表现为全结肠壁增厚和 / 或腹水、外周血白细胞数 $>50 \times 10^9$/L,血乳酸 >5mmol/L 及低蛋白血症者,外科手术治疗能有效降低病死率。

4. 粪菌移植 成人开展较多,儿科临床数据有限。复发性艰难梭菌肠炎达 3 次以上发作者可选择粪菌移植,但对于接受结肠次全切术患者,效果不确定。

【预后】

轻症者停用抗生素后数天症状可缓解,重型有并发症者预后较差,病死率达 20%~30%。危重症及致死病例的高危人群为先天性巨结肠、炎症性肠病和有粒细胞缺乏的白血病患者。

(陈英虎)

第十二节 布 鲁 菌 病

布鲁菌病(brucellosis),也称波状热,是由布鲁菌感染引起的一种人兽共患传染病,属自然疫源性疾病。临床表现轻重不一,主要表现有发热、多汗、肌肉关节疼痛及肝脾大等。我国将该病列为法定乙类传染病。

【病原学】

布鲁菌(brucella)属于动物源性细菌,布鲁菌属,为革兰氏阴性短小球杆菌,能产生内毒素。布鲁菌属分为羊、牛、猪、犬、森林鼠及绵羊附睾 6 个生物种和 19 个生物型,前 4 种可使人致病。我国主要流行的是羊布鲁菌(B.melitensis),其次为牛布鲁菌(B.abortus),猪布鲁菌(B.suis)仅见于广东和广西个别地区。布鲁菌含有 2 种抗原,即 M 抗原(羊布鲁菌菌体抗原)和 A 抗原(牛布鲁菌菌体抗原),两者在不同菌种的比例不同。细菌生长需氧,对营养要求高,生长十分缓慢。

布鲁菌在外界抵抗力较强,在土壤、皮毛、病畜脏器和分泌物、肉和乳类制品中可生存数周至数月;对紫外线、热及常用消毒剂敏感,日光照射 20 分钟、湿热 60℃ 20 分钟和 3% 漂白粉等数分钟即可杀灭。牛奶中的布鲁菌可用巴氏消毒法灭菌。

【流行病学】

1. 传染源 主要为病畜。我国以羊为主,其次是牛和猪。患者虽有传染性,但作为传染源的意义不大。

2. 传播途径 ①接触传播:病原菌主要经过破损皮肤和黏膜侵入,多发生于接生羊羔、屠宰病畜、剥皮、剪毛及挤奶等过程中;实验室工作人员操作不慎也可被感染。②呼吸道传播:吸入含布鲁菌的气溶胶经呼吸道传染。③消化道传播:通过进食污染的生乳、乳制品及半生病畜肉类等方式感染。

3. 易感人群和流行特征 人群普遍易感,青壮年男性由于职业关系发病率较高,儿童患病较少。感染后有一定免疫力,但可发生再感染。本病呈全球性分布。目前已有 14 个国家宣布消灭了布鲁菌病(除日本外,均为欧洲国家)。我国各省都有病例报告,主要集中在新疆、内蒙古及山西等北方牧区,南方非牧区也有本病暴发事件。流行形式由聚集性暴发流行向多发和分散的点状流行转化;由牧区向半牧半农区,甚至农区转化。除职业暴露人群外,老年、青少年及儿童的发病人数有增加趋势。四季均可发病,发病高峰在春末夏初。

【发病机制与病理改变】

1. 发病机制 布鲁菌经皮肤或黏膜侵入后被吞噬细胞吞噬,部分被杀死,存活细菌随淋巴液到达局部淋巴结后继续繁殖,最终侵入血流引起菌血症和毒血症。随后可侵入肝、脾、骨髓及淋巴结等单核巨噬细胞系统,形成新感染灶,并不断排菌入血,如此反复,临床呈现波浪热型。布鲁菌为胞内寄生菌,除产内毒素致病外,还释放菌体抗原刺激 T 淋巴细胞释放各种细胞因子,激活并趋化吞噬细胞清除病菌,产生以单核细胞浸润和细胞变性坏死为特征的迟发型变态反应,并可形成肉芽肿;或形成免疫复合物,导致急性炎症和坏死。

2. 机体免疫反应 机体抗布鲁菌免疫是以细胞免疫为主,产生特异性抗体发挥免疫调理作用。特异性 IgM 抗体在起病后 1 周内产生,第 3 个月达高峰后开始下降;特异性 IgG 抗体在发病第 2~3 周出现,第 8 周达高峰,病愈后迅速下降,1 年内消失。疾病复发时特异性 IgM 和 IgG 抗体均增高。

3. 病理改变 布鲁菌病可侵犯机体各系统脏器,以单核巨噬细胞系统病变最为显著,急性期为炎性细胞渗出、组织细胞变性及坏死。亚急性与慢性期以组织细胞增生及肉芽肿形成为特征,后期肉芽组织发生纤维硬化性改变。累及小血管及毛细血管可发生血管内膜炎和血栓性脉管炎;累及骨、关节和神经系统,引起关节炎、脊椎炎、脊髓炎和神经及神经根炎等;肺部可发生出血卡他性肺炎;心脏有心内膜炎和心肌炎等;偶见弥漫性肾炎和肾盂肾炎;尚可发生睾丸炎、附睾炎及子宫内膜炎等。

【临床表现】

潜伏期一般为 1~8 周,平均为 2 周,个别达 1 年以上,可急性或隐匿起病。

1. 急性期 病程在 6 个月以内。临床有如下主要表现:

(1)发热:以弛张热型多见;典型者呈波状热(5%~20%),可持续数天至数周,间歇期为数天 ~2 周,反复发作。

(2)多汗和乏力:常于夜间或凌晨热退时大汗淋漓。几乎所有病例都有明显乏力。

(3)肌肉和关节疼痛:为全身性肌肉与多发性和游走性大关节疼痛,关节痛多见于膝、腰、髋、肩及肘等,部分患者关节红肿,偶有化脓。

(4)肝脾及淋巴结肿大:儿童病例较为多见。

(5)其他表现:睾丸炎是本病重要特征,多呈单侧性,伴明显疼痛。女性患者可有卵巢炎、输卵管炎和子宫内膜炎。还可有畏食、腹痛和皮疹等。

2. 慢性期 病程超过 6 个月仍未愈者。儿童较成年人少见。患者可仅有乏力、全身不适、虚弱、多汗、失眠及易烦躁等主诉,但体检和实验室检查可无异常发现,类似神经官能症。也可表现有低热伴局部器官组织受累,以骨和关节系统受累多见,可致疼痛、畸形和功能障碍;还可累及神经系统、泌尿生殖系统、心、肺和血管等脏器组织。

3. 复发 约 10% 患者在治疗后复发。可发生在初次治疗后数月,甚至数年后。临床上再次出现急性期表现。

【一般实验室检查】

1. 血常规 白细胞总数正常或偏低,淋巴细胞数相对增多,有时可出现异形淋巴细胞;少数病例有红细胞和血小板减少。

2. 血沉 急性期增快,慢性期多正常。

【病原学检查】

1. 细菌培养 取血、骨髓、脑脊液、关节液、尿液、脓液及淋巴组织等,可培养出布鲁菌。

急性期血液、骨髓和关节液阳性率较高,慢性期阳性率较低。细菌培养阳性可确诊本病。由于布鲁菌生长缓慢,需至少培养 4 周,但新型 BACTEC 全自动血培养系统可缩短培养时间至 5~7 天。

2. 特异性抗体

(1)凝集试验:通常病程第 1 周可阳性,第 2 周呈强阳性。常采用玻片凝集试验或胶乳凝集试验。下列结果有诊断意义:①滴度 ≥ 1:100,特别是急性期和恢复期双份血清(至少间隔 2 周)抗体滴度 ≥ 4 倍升高;②病程 1 年以上且滴度 ≥ 1:50;③6 个月内有布鲁菌疫苗接种史者,滴度 ≥ 1:100。

(2)补体结合试验(CFT):滴度 ≥ 1:10 有诊断意义。阳性率高于凝集试验,但常于病程第 3 周开始出现阳性,持续时间较久,对慢性患者有较高特异性。

(3)ELISA:阳性率高于凝集试验,可用于急性和慢性患者的诊断。仅有特异性 IgM 阳性提示急性感染;特异性 IgM 和 IgG 双阳性提示急性感染或复发。仅有特异性 IgG 抗体持续阳性提示慢性感染。

3. 核酸检查 采用 PCR 法检测各种标本中的布鲁菌核酸,可鉴定菌种,阳性可确定布鲁菌感染,但不能区分发病者与感染者。常用于流行病学调查。

【并发症】

1. 心脏 可发生心内膜炎、心包炎及心肌炎,心电图可显示 P-R 间期延长、心肌损害和低电压等。

2. 神经系统 可并发脑膜脑炎、脑膜炎及脊髓炎等,脑脊液细胞数增多,以淋巴细胞为主,蛋白质增高,其余正常。

3. 呼吸系统 可并发支气管肺炎和胸膜炎等。

【诊断与鉴别诊断】

1. 诊断依据 ①流行病学资料:发病前有羊、牛或猪等家畜或其皮毛接触史、饮用或食用生乳及未煮熟的家畜肉、接触过布鲁菌培养物或生活在布鲁菌流行地区等;②临床表现:有发热、多汗、乏力、肌肉和关节疼痛或伴肝脾和淋巴结肿大和睾丸肿痛等,可作出临床诊断。确诊有赖于病原学检查。

2. 诊断标准

(1)疑似病例:有流行病学史和临床表现。

(2)确诊病例:疑似病例患者培养出布鲁菌和/或特异性抗体检查任一项阳性者。

(3)隐性感染:有流行病学史,符合确诊病例的病原学诊断标准,但无临床症状和体征。

3. 鉴别诊断

(1)伤寒和副伤寒:以持续高热、表情淡漠、相对脉缓、皮肤玫瑰疹和肝脾大为主要表现,而无肌肉和关节疼痛及多汗等表现;血清肥达反应阳性;伤寒沙门氏菌等培养阳性。

(2)风湿热:可出现发热及游走性关节痛,但可见风湿性结节及红斑,多合并心脏损害,而肝脾大、睾丸炎及神经系统损害极为少见。抗链球菌溶血素"O"(ASO)为阳性。

(3)幼年类风湿关节炎:表现为高热,发热时一过性皮疹,伴或不伴关节疼痛。全身型患儿外周血白细胞显著增高伴核左移;活动期免疫球蛋白增高或有自身抗体阳性。

(4)其他疾病:急性期还应与结核病和败血症等鉴别;慢性期应与其他关节损害疾病及神经官能症等鉴别。病原学检查有助鉴别。

【预防】

1. 控制传播 在流行区需对牲畜进行定期检疫,一旦发现病畜应进行隔离和宰杀;健康家畜应行免疫接种。病畜及其流产物和排泄物应严格消杀处理;生乳必须经巴氏法消毒;家畜肉类经煮熟后才可食用;家畜屠宰和皮毛加工者及兽医等在操作时应注意个人防护。

2. 保护易感人群 主要采取疫苗接种。在流行区,可对6个月以上儿童接种减毒活菌苗,采用皮上划痕法:儿童1滴,青年和成人2滴,有效期为8年,每年应加强接种1次。

【治疗】

1. 一般治疗与对症治疗 急性期应卧床休息以减轻关节和肌肉疼痛,可适当给予解热镇痛药;维持水和电解质平衡;补充维生素等。

2. 抗菌治疗 治疗原则为早期、联合、足量和足疗程,必要时延长疗程,以防止复发及转为慢性。

(1)常用药物:①多西环素:2~4mg/(kg·d),最大量200mg/d,分2次口服,疗程至少6周,8岁以下儿童应避免使用;②复方磺胺甲噁唑(SMZ-TMP):50mg/(kg·d),分2次服用,疗程至少4~6周;③利福平:10~20mg/(kg·d),最大量600~900mg/d,1次或分2次口服,疗程6周;④氨基糖苷类:奈替米星5~8mg/(kg·d),或阿米卡星5~10mg/(kg·d),或庆大霉素3~5mg/(kg·d),肌内注射,疗程7天;⑤妥布霉素:1~1.5mg/kg,肌内注射,8小时1次,疗程1~2周。

(2)联合用药:≥8岁儿童:①一线方案:多西环素(6周)+氨基糖苷类(1周);或多西环素(6周)+利福平(6周)。②二线方案:多西环素(6周)+SMZ-TMP(6周);或多西环素(6周)+妥布霉素(1~2周)。<8岁儿童:建议SMZ-TMP(6周)+利福平(6周)或者氨基糖苷类(7~10天)。婴幼儿使用氨基糖苷类需注意耳毒性和肾毒性。喹诺酮类在18岁以下儿童使用受限,若上述联合治疗效果不佳,需权衡利弊,并在知情同意后方可选用。

【预后】

预后一般良好,大多数病例于3~6个月内可康复。未经抗菌药物治疗者的病死率为2%~3%,主要死因为心脏及中枢神经系统的严重并发症。慢性患者可遗留关节病变和肌腱挛缩,导致肢体活动障碍。

(李双杰)

第十三节 兔 热 病

兔热病(rabbit fever)又称土拉菌病(tularemia)或土拉热,是由土拉弗朗西斯菌土拉亚种感染引起的多宿主、多媒介和多途径传播的自然疫源性疾病。临床主要表现为发热、皮肤溃疡、局部淋巴结肿大、呼吸道和消化道症状、眼结膜充血与溃疡及毒血症等。由于此菌可用于生物战和恐怖袭击,已被列入国际禁止生物武器公约致病微生物核查清单。

【病原学】

土拉弗朗西斯菌(*Francisella tularensis*)属于弗朗西斯菌属,有4个亚种,其中的土拉弗朗西斯菌土拉亚种为本病的病原体,主要感染野生动物,特别是野兔,故被俗称野兔热杆菌,是一种呈多形性的革兰氏阴性球小杆菌,在动物组织内有荚膜;专性需氧,常需卵黄培养基或胱氨酸血琼脂培养基培养。本菌有三种抗原：①多糖抗原：可引起速发型变态反应；②细胞壁及胞膜抗原：有免疫性和内毒素作用；③蛋白抗原：可引起迟发型变态反应。

本菌在自然界生存力较强，对低温和干燥的抵抗力强，在4℃水或湿土中可存活4个月，0℃以下存活9个月；但对热和普通化学消毒剂敏感，加热56℃5~10分钟即可杀灭。

【流行病学】

1. 传染源　自然界带菌动物有百余种，包括多种野生动物、家畜、鸟、鱼及两栖动物等，主要传染源是野兔，其次是鼠类和羊。人不是传染源。储存宿主主要是兔及啮齿动物。

2. 传播途径　①直接接触：接触感染或病死动物的血、肉及排泄物时，病菌可经皮肤、黏膜及眼结膜侵入人体；②虫媒传播：被带菌的吸血昆虫如蜱、蚊、蚋、斑虻及家蝇等叮咬后感染；③消化道传播：少见，摄食未煮熟的含菌肉类如兔肉等，或饮用污染的水而感染；④呼吸道传播：罕见，鼠等动物排泄物可污染环境，扬尘中的病菌可通过气溶胶经呼吸道感染。

3. 易感人群和流行特征　人群普遍易感，以猎民、从事屠宰和肉类及皮毛加工者、鹿鼠饲养者、实验室工作人员及农牧民的感染率较高。流行区的隐性感染者较多。感染后可有持久免疫力，再感染者偶见。本病在世界范围内分布，涉及欧洲大部、亚洲和北美洲，已发现的自然疫源地和报告病例大多限于北半球地区，我国北方地区如黑龙江、内蒙古、新疆、青海及西藏等地为其自然疫源地，有病例报道。此外，山东等地也曾发现感染者。本病一年四季均可流行，较多发生在夏季，季节性发病高峰与媒介昆虫的活动相关，但秋冬季节也可发生水源性感染。

【发病机制与病理改变】

1. 发病机制和机体免疫反应　土拉弗朗西斯菌的感染性极强，50个菌即可致病，主要致病物质是荚膜和内毒素。病原菌侵袭力强，可直接穿过完整的皮肤和黏膜，经不同途径侵入后先在局部形成感染病灶和原发溃疡，再经淋巴管进入局部淋巴结，引起淋巴结炎，局部繁殖菌部分被吞噬细胞消灭，部分可溢出进入血液循环，引起菌血症并侵入全身脏器，以肝、脾、深部淋巴结及骨髓等部位单核巨噬细胞系统摄菌最多。细菌多糖抗原和蛋白抗原分别诱导速发型和迟发型变态反应，参与致病机制。特异性IgM和IgG抗体在起病后2~3周出现，可持续存在多年，无保护作用。

2. 病理改变　局部淋巴结充血和肿胀、浆液性浸润和淋巴组织增生，病灶中心有坏死和化脓性改变。随病情进展，肝、脾及淋巴结中可形成有一定特征性的结核样肉芽肿，由上皮细胞构成，周围有淋巴细胞、浆细胞和中性粒细胞包围，中心有坏死和化脓灶。肉芽肿内无出血灶，这是不同于鼠疫的重要标志。若病菌由呼吸道侵入，可见肺泡壁坏死和纵隔淋巴结肿大，也可形成结核样肉芽肿，但较其他部位少见。

【临床表现】

潜伏期1~21天，通常为3~5天。大多急骤起病，突起高热，体温达39~40℃以上，伴寒战、头痛、肌肉酸痛、乏力及出汗等。发热多呈持续性，少数为弛张热或间歇热，热程可持续1~3周，甚至迁延数月。由于入侵途径不同，导致临床表现各异。可有以下类型：

1. 溃疡腺型　最多见，占75%~80%。病菌经皮肤入侵，手部接触者皮损多发生在手指和手掌，蜱媒等叮咬者皮损多发生在下肢和会阴部。叮咬或接触后1~2天，入侵处皮肤出现丘疹、水疱和脓疱，脓疱破溃后形成溃疡，溃疡边缘隆起有硬结感，可覆有黑痂，周围皮肤红肿不明显，伴有疼痛。病灶相应引流淋巴结肿大。

2. 腺型　占 5%~10%。无皮肤病损,仅表现局部淋巴结肿大,以腋下或腹股沟淋巴结肿大多见,多在 1~2 个月内消退,也可出现化脓和破溃,脓液呈白色,无臭。

3. 肺型　病菌由呼吸道入侵,或伴发于溃疡腺型(10%~15%)或伤寒型(约 50%)。表现为咳嗽、少痰和胸骨后钝痛;重症者伴毒血症状或感染性休克及急性呼吸窘迫。肺部体征少。

4. 胃肠型　病菌由小肠侵入,表现为腹部阵发性钝痛伴呕吐和腹泻,肠系膜淋巴结肿大伴腹部压痛,毒血症状较明显。偶可发生腹膜炎及呕血或黑便等消化道出血。

5. 伤寒型　占 10% 以下。高热可达 40℃ 以上,热程 1~2 周,伴寒战、剧烈头痛、肌肉及关节显著疼痛。肝脾大,常伴触痛。偶有皮疹。一般无局部病灶或淋巴结肿大。

6. 眼腺型　少见。表现为眼结膜明显充血,伴流泪、畏光及疼痛等,可见脓性分泌物;眼睑水肿明显;重者发生角膜溃疡,可导致瘢痕形成及失明,一般为单侧;引流淋巴结肿大;全身毒血症较明显。

7. 咽腺型　病菌经口侵入,引起扁桃体和周围组织充血和水肿,伴有小溃疡形成,咽痛不明显,但颈部及下颌下淋巴结肿大伴压痛。

【一般实验室检查】

血常规见白细胞计数多数正常,少数可升高达 $(12~15) \times 10^9/L$。血沉增快。

【影像学检查】

肺型病例胸部影像学显示支气管肺炎,偶见肺脓肿、肺坏疽和肺空洞。肺门淋巴结常见肿大。

【病原学检查】

1. 细菌培养　取血液、病灶分泌物、淋巴结穿刺液及活检组织等标本,接种于特殊培养基培养;或将标本接种于豚鼠等小动物腹腔内,动物于 5~10 天内死亡,再取内脏标本接种培养分离致病菌。

2. 特异性抗体　多采用试管凝集试验,也可用 ELISA 等。凝集素出现于病程第 11 天后,第 4~5 周效价最高,可达 1∶1 280 以上,低滴度效价可维持数年。凝集效价 ≥ 1∶160 提示近期感染,双份血清效价 4 倍及以上升高有诊断意义。

3. 核酸检查　用实时定量 PCR 法检测弗朗西斯菌核酸,有助于早期诊断;可采用 16S 核糖体探针对扩增产物进行快速鉴定。

【并发症】

可有多种并发症,包括脑膜炎、骨髓炎、心包炎、心内膜炎、腹膜炎、肺脓肿、纵隔炎及消化道出血,角膜病变可导致失明。

【诊断与鉴别诊断】

1. 诊断　流行病学史特别是有野兔接触史及从事相关职业或有昆虫叮咬史等有重要参考意义;皮肤溃疡、单侧淋巴结肿大、眼结膜充血和溃疡等原发性病变具有一定特征性;确诊需有病原学证据。

2. 鉴别诊断　本病应与鼠疫、炭疽及鼠咬热等皮肤病变和腺肿相鉴别。

(1)鼠疫:其溃疡疼痛更为剧烈,腺肿疼痛最显著且容易发生溃破。

(2)炭疽:溃疡有突出的黑色焦痂,周围组织水肿明显,但疼痛轻微,腺肿程度也较轻。

(3)其他应鉴别的疾病:包括其他肺炎、伤寒、结核病、布鲁菌病、类鼻疽、组织胞浆菌病及传染性单核细胞增多症等。主要依赖病原学检查加以区别。

【预防】

1. 控制传播　加强对狩猎活动的防疫监督;对受到污染的环境和物体实施卫生防疫措施;防止肉类及皮毛加工过程污染水源。从事狩猎及加工者应采取防护措施;疫区居民应避免节肢动物叮咬;剥野兔皮时应戴手套;兔肉等须充分煮熟,饮水须煮沸。

2. 保护易感人群　①加强个人防护;②疫苗接种:疫区居民应普遍免疫接种,一般采用减毒活菌苗皮上划痕法接种,也可采用口服减毒活菌苗及气溶胶吸入法,每 5 年复种 1 次;③暴露后预防:对确定暴露于兔热病者,可口服多西环素预防,剂量为 2~4mg/(kg·d),最大量 200mg/d,分 2 次口服,疗程为 14 天。

【治疗】

1. 一般治疗和对症治疗　给予足够热量和适当蛋白质饮食。肺炎病例宜给氧;局部溃疡无须处理;肿大淋巴结可采用饱和硫酸镁溶液局部湿敷,无脓肿形成者无需切开引流。

2. 抗菌治疗　无需联合用药。推荐首选链霉素,15~25mg/(kg·d),分 2 次肌内注射,或庆大霉素,3~5mg/(kg·d),1 次肌内注射,疗程 10 天,重者可延长疗程。多西环素可作为备选药物,用于 8 岁以上儿童,剂量同预防量,因复发率较其他药物高,建议疗程为 14~21 天。合并脑膜炎者需静脉用药,在权衡利弊和知情同意后谨慎选用环丙沙星,15mg/(kg·d),分 2 次静脉滴注,疗程 14~21 天;或可选用常规剂量氯霉素,疗程 10~14 天。

【预后】

经有效抗菌药物治疗者预后较好,病死率不到 1%;未经抗菌药物治疗的溃疡型和腺型患者病死率约 5%,伤寒型并发肺炎者病死率高,约 30%。

(李双杰)

第十四节　猫　抓　病

猫抓病(cat scratch disease,CSD)是由汉塞巴通体通过猫抓咬后侵入人体所引起的感染性疾病。临床表现多变,以局部皮损及引流区域淋巴结肿大为主要特征。临床经过呈自限性。

【病原学】

致病菌是汉塞巴通体(*Bartonella henselae*),属于巴通体科巴通体属,为革兰氏阴性微弯曲状小杆菌,可在非细胞培养基中生长,从新鲜样本中分离的汉塞巴通体有菌毛,传代后菌毛丧失。

【流行病学】

1. 传染源　猫(尤其是幼猫)是汉塞巴通体的自然宿主,是主要传染源。其他还有狗和猴等,尚无人传人的报道。

2. 传播途径　被带菌动物(猫或狗等)抓咬或与这些动物密切接触均可获得感染。90% 以上患者有猫或狗接触史,75% 有被猫或狗抓咬伤史。此外,吸血节肢动物(蚤、虱及蜱等)叮咬带菌猫后,其排泄物中的病原体可通过手污染破损皮肤或眼部而致感染。猫与猫之间通过猫蚤传播汉塞巴通体。

3. 易感人群和流行特征　养宠物者为易感人群,多见于儿童及青少年(占 90%),男性多于女性。本病以散发为主,全球分布,温带地区以秋冬季发病较多,而热带地区发病无季节性。

【发病机制与病理改变】

1. **发病机制**　病原菌自抓伤处侵入体内,细菌借助其菌毛黏附于宿主细胞,通过合成及释放各种蛋白及因子改变宿主细胞结构,损伤内皮细胞、上皮细胞、红细胞和白细胞,引起血管壁炎症损伤及血栓形成,并促进血管内皮细胞和血管增生。其机制可能是汉塞巴通体某些成分与受损血管壁存在的组织相容性抗原相似,可诱导机体免疫识别功能障碍所致。

2. **病理改变**　入侵局部皮肤出现丘疹或脓疱,引流淋巴结肿大。淋巴结和表皮病灶中可见坏死性和肉芽肿性病变,有巨噬细胞、浆细胞和中性粒细胞浸润,形成 1 个或数个呈放射状排列的小脓肿,周围有上皮样细胞包绕,边缘处偶见巨细胞形成。小脓肿可融合成较大脓肿,并可破溃形成瘘管。数周至数月后纤维细胞增生形成瘢痕。病初 3~4 周内,淋巴结或皮损活检涂片经 Warthin-Starry 饱和银染色可见成簇或丝状排列的汉塞巴通体,多见于血管壁和小脓肿处。免疫正常者以肉芽肿和化脓性病变为主;而免疫低下者则以血管增生性病变为主。

【临床表现】

从被抓至出现皮肤损伤,潜伏期为 3~14 天。临床表现呈多样化,但以轻症居多。

1. **典型猫抓病**　最常见的临床类型,具有自限性,多见于免疫正常者。

(1)原发皮损:皮肤损伤部位出现红斑和丘疹,无明显疼痛,少数丘疹可转变为水疱或脓疱,偶可破溃形成小溃疡。皮损多见于手和前臂、足和小腿、颜面及眼部等处。

(2)局部淋巴结肿大:感染后 2 周左右(5~50 天),皮肤损伤的引流淋巴结肿大,以腋窝、颈部、颌下、肱骨内上髁及腹股沟等处淋巴结多见。受累淋巴结直径 1~8cm,可出现红肿热痛,质地较硬,大多数于 4~6 周内自行消退,约 25% 患者淋巴结可化脓,偶可溃破形成窦道或瘘管。

(3)全身症状:约 1/3 患者有发热,体温 38~41℃,为不规则热,伴有头痛、萎靡不振、乏力及食欲下降等。

2. **非典型猫抓病**　5%~15% 的患者出现淋巴结外组织器官受累表现,发热等全身症状较明显。

(1)眼病型猫抓病:为最常见的非典型类型,多为单眼受累,可能是手 - 眼接触感染所致,可引起多种眼科疾病。

1)帕里诺眼腺综合征(Parinaud oculoglandular syndrome):为单侧眼结膜炎伴同侧颌面部(尤其是耳前区)淋巴结肿大,结膜和淋巴结内均可查到病原体。

2)视网膜视神经炎:表现为单眼无痛性视觉损伤、视神经炎、黄斑水肿及脂质分泌物(黄斑星)。

3)其他眼病:包括视网膜脱落、黄斑病、脉络膜炎、葡萄膜炎及视网膜血管闭塞等。

(2)杆菌性血管瘤 - 杆菌性紫癜(bacillary angiomatosis-bacillary peliosis,BAP):多见于免疫抑制患者,主要表现为皮肤损害和内脏小血管增生。杆菌性血管瘤可发生于任何内脏组织,杆菌性紫癜多见于肝与脾脏。

(3)中枢性猫抓病:多见于儿童。主要表现为脑炎。通常在起病后 2 周出现神经系统症状,癫痫样抽搐是最常见的初始症状,可伴有意识障碍,但预后较好。此外,还可发生脊髓炎、脊神经炎及多发性神经炎等。

(4)肝脾猫抓病:以儿童多见。表现为不明原因发热(超过1周)和腹痛,肝、脾、浅表淋巴结及腹腔淋巴结可肿大,但肝功能正常。

(5)肌肉骨骼猫抓病:表现为肌痛、关节痛、关节炎及骨髓炎等。关节病多累及膝、腕、踝及肘关节,均伴有区域性淋巴结肿大。

(6)全身性猫抓病:非常少见,为播散性感染,除淋巴结外有2个以上组织器官受累,除上述类型累及部位外,还可累及肾、肺、心及肠道等脏器。多见于免疫抑制患者。

【一般实验室检查】

1. 血常规 可见白细胞总数及中性粒细胞增多,部分病例嗜酸性粒细胞比例增加。

2. 血沉 在病初数周内,血沉增快。

3. 脑脊液检查 中枢性猫抓病患者脑脊液细胞数可轻度增加,以淋巴细胞为主,蛋白质正常或轻度升高。

【影像学检查】

肝脾猫抓病患者的腹部超声或CT扫描可见肝和脾内有多发低密度病灶(为肉芽肿形成,中心可有微脓肿)。

【病原学检查】

1. 细菌培养 可采集血液、淋巴组织、脓液、皮肤及其他活检组织标本进行细菌培养,培养周期长(9~21天),阳性率较低。

2. 组织病理 淋巴结或皮损活检组织切片经Warthin-Starry饱和银染色可找到巴通体菌,但为非特异性,不能明确是汉塞巴通体。

3. 核酸检查 可采用PCR法检测组织(如淋巴结)或体液(如胸腔积液或脑脊液)中汉塞巴通体的基因片段。

4. 特异性抗体 可采用免疫荧光抗体检测(IFA)和酶免疫法(EIA)检测血清特异性IgG抗体。其影响因素较多,检测结果不能作为唯一的确诊依据,需结合临床并排除其他疾病,或经PCR证实。

【并发症】

除淋巴结和皮肤或眼部原发损害外,所累及的其他组织器官病变均属于并发症,如脑病、肝肉芽肿、骨髓炎、关节病、肾小球肾炎、肺炎、胸腔积液、心内膜炎、结节性红斑、血小板减少性紫癜、腮腺肿大、多发性血管瘤和内脏紫癜等。

【诊断与鉴别诊断】

1. 诊断 诊断依据:①流行病学史:与猫或犬有频繁接触或被抓伤史;②典型临床表现:有原发皮肤或眼部损害和局部淋巴结病;③病原学检查:病变淋巴结脓液培养检出巴通体菌和淋巴结活检显示特征性病变以及饱和银染色发现巴通体菌可确定诊断;血清特异性抗体联合病菌核酸检测有助于确诊。

2. 鉴别诊断 需要与引起发热伴淋巴结肿大或/和化脓的疾病鉴别,包括EB病毒相关性传染性单核细胞增多症、结核病、弓形虫病、细菌感染(葡萄球菌属和溶血性链球菌属感染)、兔热病、鼠咬热、恙虫病、布鲁菌病、真菌感染(组织胞浆菌病和球孢子菌病等)、淋巴瘤及川崎病等。最有效的鉴别方法是通过病原学检查进行区别。

【预防】

1. 控制传播 患者无需隔离。对家猫可定期使用杀虫剂杀灭跳蚤，减少汉塞巴通体经跳蚤在猫之间的传播，从而降低人感染的可能性。与猫或犬接触时避免被抓伤或咬伤，不慎被抓咬后应立即清洗消毒伤口，并注意观察局部淋巴结是否肿大。

2. 保护易感人群 尚无主动或被动免疫措施，也无证据支持采取预防性用药有效。

【治疗】

1. 局部治疗 被抓挠后，用消毒液清洗受损皮肤处，再用肥皂和清水彻底洗净挠伤处。

2. 对症治疗 酌情使用退热和止痛药物；疼痛明显的化脓性淋巴结可穿刺抽脓以减轻症状，不建议切开引流，无需手术切除。

3. 抗菌治疗 全身症状明显的急性和重症病例，尤其有肝脾受累者以及所有免疫抑制患者可应用抗生素治疗，一般疗程 7 天。免疫缺陷者或重症病例如脑炎等建议抗菌药物联合治疗，疗程一般 2~4 周；心内膜炎至少需 6 周；BAP 患者需 8 周。

(1) 口服用药：常用药物有阿奇霉素、复方磺胺甲噁唑、利福平、红霉素、多西环素（8 岁以下儿童不宜选用）及环丙沙星（不推荐用于 18 岁以下）等。

(2) 注射用药：可选用头孢菌素如头孢西丁和头孢噻肟及氨基糖苷类如阿米卡星等。

【预后】

该病多为自限性，2~4 个月多可自愈，预后良好，除非并发严重脑炎，一般病死率很低。淋巴结明显肿大者，病程可持续 1~2 年。

（李双杰）

第十五节 鼠 疫

鼠疫（plague）是由鼠疫耶尔森菌引起的自然疫源性烈性传染病，临床主要表现为发热、中毒症状重、出血倾向、淋巴结肿痛及肺炎等。该病系主要流行于鼠类和旱獭等啮齿动物中的自然疫源病，传播快，病死率高，被列为我国法定甲类传染病之首。近十多年来，人间鼠疫病例数逐年增多，需引起高度重视。

【病原学】

鼠疫耶尔森菌（*Yersinia pestis*）是属于肠杆菌科耶尔森菌属的动物源性细菌，俗称鼠疫杆菌，系革兰氏阴性球杆菌，两端浓染钝圆，有荚膜，无芽孢和鞭毛，兼性需氧。其致病因子包括：①FI（fraction I）抗原：为荚膜抗原，抗原性强，可诱生保护性抗体；有抗吞噬作用。②V/W 抗原：V 抗原存在于胞质中，可诱生保护性抗体；W 抗原为脂蛋白，位于菌体表面；V/W 抗原结合物有促使荚膜产生和抗吞噬作用。③鼠毒素（murine toxin，MT）：为外毒素，对鼠类有剧烈毒性，抗原性强。④内毒素（脂多糖）。⑤外膜蛋白。鼠疫耶尔森菌可通过自发或诱发性突变和基因转移等机制发生变异。

在寒冷和潮湿条件下不易死亡，–30℃仍能存活；在自然环境的痰液中可存活 36 天；在冻尸中可存活 4~5 个月；在蚤粪和土壤中可存活 1 年，但煮沸 1 分钟或湿热 70~80℃ 10 分钟可被杀死，对一般消毒剂均敏感。

【流行病学】

1. 传染源 多种啮齿动物是鼠疫杆菌的主要传染源与储存宿主。黄胸鼠和褐家鼠为人间鼠疫的主要传染源,黄鼠属和旱獭为主要储存宿主。各型患者均为传染源,以肺型鼠疫患者最为重要,败血型鼠疫早期血液有传染性,腺鼠疫患者仅在脓肿破溃后或被蚤叮咬时才起传染源作用。

2. 传播途径 "鼠→蚤→人"是鼠疫的主要传播方式;肺鼠疫患者可借飞沫构成"人→人"传播;少数可因直接接触或进食未煮熟的病兽而被感染。

3. 易感人群和流行特征 在鼠疫的自然循环中,人类只是意外的宿主,人间鼠疫都是直接或间接来自于疫源地野生动物的鼠疫。人群普遍易感,病后可获持久免疫力,预防接种可获一定免疫力。鼠疫自然疫源地分布于亚洲、非洲和美洲的 60 多个国家和地区。鼠疫多发生于夏秋季,与鼠类繁殖活动有关。鼠疫在人类历史上曾有 3 次世界性大流行。目前流行最广的 3 个国家是刚果民主共和国、马达加斯加和秘鲁。我国有 12 种类型鼠疫自然疫源地,分布于西南和西北地区的 19 个省区,受到重点监控,近数十年来防治鼠疫工作取得显著成效,但一些局部地区尚有散在病例发生。

【发病机制与病理改变】

1. 发病机制 鼠疫杆菌侵入皮肤后,在引流淋巴结内繁殖,引起出血性坏死性淋巴结炎,即腺鼠疫;病菌播及肺部,发生继发性肺鼠疫;病菌直接经呼吸道吸入,则引起原发性肺鼠疫。在腺鼠疫或肺鼠疫基础上,病菌侵入血流形成败血症,称为继发性败血症型鼠疫。少数感染极重者,病菌直接入血,迅速繁殖播散,称为原发性败血症型鼠疫。该菌毒力很强,少量细菌即可致病,主要通过一系列逃避天然免疫机制而致感染,F1 抗原和 V/W 抗原有抗吞噬作用,使细菌能在细胞内存活;外膜蛋白能使细菌突破宿主的防御机制,导致机体发病。此外,内毒素较其他肠杆菌内毒素的毒性更强,能引起发热、DIC、休克和局部及全身施瓦茨曼(Shwartzman)反应;鼠毒素对鼠类有剧烈毒性,但对人的致病作用还不清楚。

2. 机体免疫反应 机体主要针对 F1 抗原和 V/W 抗原等产生特异性抗体,发挥调理促吞噬、凝集细菌和中和毒素等作用。血中 F1 抗体在感染后 1 周出现阳性,2~4 周达高峰,可持续 1~4 年。病后获得性免疫力强,罕见再次感染。

3. 病理改变 基本病变是血管和淋巴管内皮细胞损害及急性出血坏死性炎症。腺鼠疫局部淋巴结有出血性炎症和凝固性坏死,多个淋巴结融合和包膜消失,累及周围组织显著水肿出血。肺鼠疫有出血性支气管炎和肺炎及出血坏死性肺门淋巴结炎,肺充血、水肿及出血,偶见散在细菌栓塞所致坏死性结节。败血症鼠疫时,各组织器官有广泛出血坏死性炎症,浆膜腔内常有纤维素性血性积液。

【临床表现】

潜伏期一般为 2~5 天,可短至数小时或长至 12 天。各型初期的全身中毒症状大致相同,包括寒战、高热、颜面潮红、结膜充血及皮肤黏膜出血等。

1. 腺鼠疫 最常见,常发生于流行初期,以急性淋巴结炎为特征。腹股沟淋巴结最常累及,其次为腋下、颈及下颌下,多为单侧。局部淋巴结起病即显著红肿热痛,病后第 2~3 天症状迅速加剧,与周围组织粘连成块,触痛剧烈,患者处于强迫体位,4~5 天后淋巴结化脓破溃。部分可发展成严重毒血症或继发败血症或肺鼠疫而死亡。

2. **肺鼠疫**　可原发或继发于腺型,多见于流行高峰期,发展迅猛。除中毒症状外,起病24~36小时内出现剧烈胸痛、气促及咳嗽,咳大量血性泡沫痰,迅速出现呼吸困难和发绀;肺部体征轻,与严重症状极不相称,仅可闻及少量湿啰音,可有胸膜摩擦音。如治疗不及时,多于2~3天内死于心力衰竭或休克。

3. **败血症型鼠疫**　①原发性败血症型鼠疫:病情发展极速,常突然高热或体温不升,神志不清,谵妄或昏迷,可见皮肤黏膜出血、鼻出血、便血、血尿、DIC和心力衰竭。若处理不及时多在发病后数小时至2~3天内死亡。②继发性败血症型鼠疫:病初有腺鼠疫和肺鼠疫表现,进一步发展出现严重毒血症及出血症状。因皮肤广泛出血、瘀斑、发绀及坏死,临终前皮肤常呈黑紫色,俗称“黑死病”。

4. **轻型鼠疫**　有不规则低热,全身症状轻微,局部淋巴结肿痛,偶可化脓,无出血现象,多见于流行初期和末期或预防接种者。

5. **其他类型**　如皮肤鼠疫、脑膜炎型鼠疫、眼鼠疫、肠鼠疫及咽扁桃体鼠疫等,均少见。

【一般实验室检查】

1. **常规检查**　血常规白细胞总数及中性粒细胞显著增多,白细胞可达30×10^9/L以上,红细胞和血小板可减少。尿常规可有蛋白尿或血尿。粪常规可见血便或黏液血便。

2. **凝血功能和血生化**　腺鼠疫和败血症型鼠疫患者可在短期内发生DIC,出现纤维蛋白原减少、凝血酶原时间明显延长和FDP明显增高。肝肾功能检查可了解肝功能和肾功能的损害程度。

3. **脑脊液检查**　脑膜炎型鼠疫患者脑脊液细胞数明显增加,常$>4\,000 \times 10^6$/L,以中性粒细胞增高为主,蛋白明显增高,糖和氯化物明显减低。

【影像学检查】

肺鼠疫早期阶段,胸部影像学表现为单个或多个高密度影,分布于多个叶段,随病情进展可呈双肺大片实变,甚至呈“白肺”样改变。

【病原学检查】

1. **涂片镜检**　可取淋巴结穿刺液、血液、痰液,咽部或眼分泌物或尸体脏器和管状骨的骨髓标本,直接涂片或印片,革兰氏染色或亚甲蓝染色,镜下观察典型形态和染色性,加用免疫荧光试验可用于快速诊断。

2. **培养与鉴定**　上述样本接种于普通琼脂或肉汤培养基培养鼠疫耶尔森菌,并进行涂片镜检、生化反应和血清凝集试验进一步鉴定。

3. **核酸检测**　采用PCR法检测鼠疫杆菌特异性 *cafl* 及 *pla* 基因。可用于流行病学调查和紧急情况下的检测。

4. **免疫学检查**　采用反相间接血凝试验(RIHA)、酶联免疫吸附试验(ELISA)和胶体金纸上色谱法检测标本中的鼠疫F1抗原。可采用间接血凝试验(IHA)、ELISA和胶体金法检测急性期与恢复期(间隔10天)血清鼠疫F1抗体,滴度≥4倍增长有近期感染诊断意义。

【诊断与鉴别诊断】

1. 诊断

(1)疑似诊断:具备下列任一项流行病学线索和任一项临床表现,即可作出疑似诊断。

1)流行病学线索:在发病前10天内,①到过鼠疫流行区;②接触疫区内的疫源动物、动物制品及进入鼠疫实验室或接触鼠疫实验用品;③接触鼠疫患者,并出现类似临床表现。

2)临床表现:①突发高热伴白细胞显著增高;②急性淋巴结炎伴剧烈疼痛;③重度毒血症和休克综合征;④咳嗽伴胸痛,咳痰带血或咯血;⑤重症结膜炎伴严重眼睑水肿;⑥血性腹泻伴腹痛;⑦疼痛出血性皮疹;⑧昏睡或谵妄、剧烈头痛及颈强直。

(2)确定诊断:疑似鼠疫患者具备下列任一项病原学检查证据即可确诊:①鼠疫杆菌培养阳性;②细菌 *cafl* 及 *pla* 基因和鼠疫F1抗原阳性;③双份血清特异性抗体滴度 ≥ 4 倍增高。

2. 鉴别诊断

(1)腺鼠疫:应与下列疾病鉴别:①急性淋巴结炎:无鼠疫接触史,引流区域常有原发感染病灶,全身症状较轻;②丝虫病淋巴结肿:急性期常伴发淋巴管炎,全身症状轻微,夜间血涂片中可找到微丝蚴;③兔热病腺型:肿大淋巴结边界明显,活动,肤色正常,无痛,淋巴结病检见肉芽肿结节无出血;④猫抓病:有猫抓伤史,抓伤处有原发损害,无痛性淋巴结肿大,全身中毒症状不严重。

(2)肺鼠疫:应与下列疾病鉴别:①大叶性肺炎:无鼠疫接触史,咳铁锈色痰,肺部实变体征与胸部大片阴影相一致,痰培养可检出肺炎链球菌;②肺炭疽:病情进展缓于肺鼠疫,痰中可检出炭疽杆菌,胸片可有纵隔增宽和胸膜浸润;③腺病毒肺炎:冬春季多发,胸片改变较早,呈片状阴影或融合成大病灶,分泌物病毒分离或病毒抗原或抗体检测可助诊。

(3)败血症型鼠疫:应与下列疾病鉴别:①肾综合征出血热:有鼠类接触史,以发热、充血和出血现象、低血压及急性肾功能损害等为特征,汉坦病毒检测阳性;②流行性脑脊髓膜炎:脑膜刺激征明显,皮肤常有瘀点瘀斑,瘀点穿刺液、脑脊液沉淀或培养可找到脑膜炎球菌;③流行性斑疹伤寒:临床以发热、皮疹、中枢神经系统症状及脾大为特点,外斐反应可助诊。

【预防】

1. 控制传播　需监测和控制鼠间鼠疫;灭鼠和灭蚤是切断鼠疫传播途径和消灭疫源地的根本措施;还要加强口岸检疫。一旦发现患者,应尽快严格隔离至症状消失,血液、分泌物或痰培养每 3 天一次,连续 3 次阴性,肺鼠疫需 6 次阴性。腺鼠疫隔离至淋巴结肿大完全消散后再观察 7 天。接触者医学观察 9 天,曾接受预防接种者应检疫 12 天。患者分泌物和排泄物应消毒处理,尸体应火化。

2. 保护易感人群

(1)个人防护:进入疫区或隔离病房的人员应着装全套个人防护装备。

(2)疫苗接种:无毒株 EV 活疫苗适于疫区 2~60 岁居民或进入疫区的易感者。采用皮上划痕、皮下注射或皮内注射法接种,保护期约为 1 年。遇有疫情时,首次接种者应在 6 个月后再接种一次,以后每年接种一次。

(3)药物预防:接触者可口服磺胺嘧啶预防,100~200mg/(kg·d),分 4 次口服,连用 7 天。

【治疗】

凡确诊或疑似鼠疫患者,均应迅速组织严密隔离,就地治疗,不宜转送。

1. 严密隔离和病情监测　病区内必须做到无鼠无蚤。病区和室内定期消毒,患者排泄物和分泌物应用含氯石灰或甲酚皂液彻底消毒。严密观察患者病情变化和生命体征。

2. 一般及对症治疗　①急性期绝对卧床,予流质或半流质饮食。②局部治疗:腺鼠疫淋巴结肿可予湿热敷或红外线照射,未软化局限者勿切开,以免全身播散;眼鼠疫用抗菌药物眼药水滴眼;皮肤鼠疫用抗菌药物软膏外敷。③对症治疗:高热者可用退热剂和辅以物理降温;必要时可应用镇静剂和镇痛剂。

3. 抗菌治疗　早期和足量应用有效抗菌药物是降低病死率的关键,总疗程通常为 7~10 天,或用至热退后 3~4 天。以下药物可单用或必要时联用:①链霉素:20mg/(kg·d),新生儿 10mg/(kg·d),1 次 /d,肌内注射。②阿米卡星:每次 10 mg/kg,每 8 小时一次肌内注射或静脉滴注。③多西环素:首剂 4mg/kg,以后每次 2mg/kg,每 12 小时一次口服,用于 8 岁以上儿童。④氯霉素:上述药物不适用或疑有脑膜炎时选用,50~100mg/(kg·d),分 4 次静脉给药,最大量 2~4g/d,新生儿禁用。⑤其他:第三代头孢菌素,可酌情选用。儿童可在权衡利弊和知情同意后谨慎选用喹诺酮类。

4. 重症治疗

(1)糖皮质激素:适用于中毒症状严重或休克患者。一般给予氢化可的松 3~5mg/(kg·d)或甲泼尼龙 1~2mg/(kg·d),疗程不超过 5~7 天。

(2)维护重要脏器功能;有心衰、休克或 DIC 者应及时给予强心、抗休克及抗 DIC 治疗。具体措施参见本章第二节"流行性脑脊髓膜炎"。

【预后】

未经治疗的腺鼠疫,病死率为 60%~90%,若能治疗及时可降到 10% 以下。肺型和败血症型鼠疫患者若不及时抢救,预后极差,病死率接近 100%。年龄愈小者预后愈差。关键在于早期诊断和及时治疗。

(陈英虎)

第十六节　炭　疽

炭疽(anthrax)是由炭疽芽孢杆菌引起的动物源性传染病,主要发生于草食动物如牛、马和羊。人主要通过接触病畜及其产品而被感染。临床主要类型为皮肤炭疽,表现为局部皮肤坏死和特征性黑痂,色如煤炭,也可发生肺或肠炭疽,均可并发败血症。我国将本病纳入乙类法定传染病管理,但肺炭疽要按照甲类传染病管理。

【病原学】

炭疽芽孢杆菌(bacillus anthraci)是动物源性细菌,属于芽孢杆菌属,为革兰氏阳性需氧芽胞杆菌,菌体粗大,两端截平,芽孢居中,排列如竹节状,无鞭毛。有毒菌株在宿主体内可形成荚膜(含有多肽抗原)。炭疽芽孢杆菌能产生炭疽毒素,是由保护性抗原(PA)、水肿因子(EF)和致死因子(LF)3 种蛋白构成的复合物。该菌还有芽孢抗原以及菌体多糖抗原。炭疽芽孢杆菌的荚膜和炭疽毒素是其主要致病物质,荚膜多肽抗原和炭疽毒素分别由其质粒 PXO1 和 PXO2 的基因编码。

炭疽芽孢杆菌繁殖体的抵抗力与一般细菌相似,但其芽孢具有很强的抵抗力,能在干燥土壤和动物皮毛中存活 20 余年,牧场一旦被污染,传染性可持续数十年。但芽孢对碘和氧化剂较敏感,1∶2 500 碘液 10 分钟和 0.5% 过氧乙酸 10 分钟即可杀死。采用高压蒸汽灭菌 121℃ 15 分钟亦能杀灭芽孢。

【流行病学】

1. 传染源　主要传染源为感染的牛、马及羊等草食动物,犬、狼及狐等肉食动物及鸟类也可成为传染源,人与人之间的传播极为少见。

2. 传播途径 ①经皮肤感染:通过接触病畜和受染的皮毛、肉及骨粉等引起皮肤炭疽;②吸入性感染:吸入含有病菌芽孢的尘埃和飞沫等引起肺炭疽;③消化道感染:进食带菌的畜肉、奶及饮用水等可引起口咽部炭疽和肠炭疽。

3. 易感人群和流行特征 人群普遍易感,病后可获较持久免疫力。多见于农牧民、屠宰与肉类及皮毛加工者和兽医等。夏季因皮肤暴露较多而更易感染。我国每年有少数散发的报告病例,主要在西北地区,如 2016 年 8 月甘肃省岷县报告 21 例皮肤炭疽病。

【发病机制与病理改变】

1. 发病机制 炭疽芽孢杆菌的致病力主要取决于其繁殖体产生的荚膜和炭疽毒素。荚膜能抗吞噬,有利于细菌在组织内繁殖和扩散,引起邻近淋巴结炎,甚至侵入血流发生败血症和脑膜炎。炭疽毒素的毒力强,可直接损伤微血管内皮细胞,增加血管通透性引起水肿,使有效血容量减少和微循环灌注下降,最终导致 DIC 和感染性休克;还可抑制或麻痹呼吸中枢引起呼吸衰竭。其作用机制包括炭疽毒素使细胞内丝裂素蛋白活化激酶失活,干扰细胞内信息转导,释放氧自由基及前炎症细胞因子,引起细胞死亡;作用于钙调蛋白依赖性腺苷环化酶使细胞内 cAMP 水平急剧增加以及抑制中性粒细胞功能等。

2. 机体免疫反应 机体抗炭疽芽孢杆菌免疫主要依赖于针对炭疽毒素的保护性抗原产生保护性抗体和增强吞噬细胞的吞噬功能。芽孢抗原和菌体多糖抗原具有免疫原性,可用于血清学诊断。

3. 病理改变 主要病理改变为出血、坏死和水肿。皮肤炭疽呈痈样病灶,中央隆起形成焦痂溃疡,周围呈凝固性坏死区,上皮组织急性浆液性坏死性炎症和间质水肿,病灶内可找到炭疽芽孢杆菌。肺炭疽为出血性小叶性肺炎、出血性支气管炎和纵隔淋巴结炎,常伴出血性胸膜炎和心包炎。肠炭疽多发生于回盲部,肠壁出血性浸润,病变周围肠壁高度水肿,肠系膜淋巴结肿大,腹腔内常有血性浆液性渗出。败血症患者全身多组织及脏器广泛性出血、坏死和水肿,各脏器病变部位均可查见炭疽芽孢杆菌。

【临床表现】

潜伏期一般为 1~5 天,最长可达 12 天,肺炭疽可短至 12 小时。

1. 皮肤炭疽 占 90% 以上。

(1)普通型:皮损多见于面、颈及四肢等皮肤裸露部位。初起为红色丘疹或皮下硬结,不久发展为大水疱,周围组织水肿发硬。数天后水疱破溃形成溃疡,血性渗出物在溃疡表面结成黑色焦痂,黑痂周围皮肤水肿,痂下为肉芽组织。局部疼痛与压痛不显著。1~2 周后水肿消退,黑痂脱落,肉芽愈合形成瘢痕。全身症状有发热、头痛、肌痛、局部淋巴结肿大等,一般预后良好。

(2)恶性水肿型:少数病例无黑痂形成,局部皮肤呈大片水肿,继而迅速扩展形成大片坏死,多见于眼睑、颈部、手与股内侧等皮下组织疏松处。此型全身毒血症状较重,可并发败血症和脑膜炎。

2. 肺炭疽 多为原发型,亦可继发于皮肤炭疽。起病较急,有低热、干咳、肌痛及乏力等症状。2~4 天后症状加重,出现高热、寒战、咳嗽加重和咳血性痰等。由于纵隔淋巴结肿大压迫支气管,可伴有胸痛、呼吸窘迫及发绀等。肺部体征常与症状不相符,仅可闻及散在细湿啰音或有胸腔积液征。常并发败血症、感染性休克和脑膜炎。

3. **肠炭疽**　轻者如食物中毒表现,急起恶心、呕吐、腹痛及腹泻,可伴发热,经 2~3 天而愈。重者有高热、剧烈腹痛、持续性呕吐和腹泻,大便为血性水样便,腹部有明显压痛、反跳痛及腹肌强直等腹膜炎体征,易并发败血症和感染性休克。

4. **败血症型炭疽**　常继发于肺炭疽、肠炭疽和严重皮肤炭疽。除原发病灶炎症表现加重外,全身毒血症状更为严重,如高热、寒战及衰竭。易发生感染性休克、DIC 和脑膜炎等,病情迅速恶化而死亡。

5. **脑膜炎型炭疽**　多为继发性,有剧烈头痛、呕吐、谵妄、抽搐、昏迷和脑膜刺激征,病情可迅速恶化,若未及时治疗常于发病后 2~4 天内死亡。

【一般实验室检查】

1. **血常规**　白细胞明显增高,一般为 $(10\sim20)\times10^9/L$,少数可高达 $(60\sim80)\times10^9/L$,以中性粒细胞增高为主。

2. **脑脊液检查**　脑膜炎型炭疽时多呈血性,少数为黄色,压力增高,白细胞及中性粒细胞增多。

【影像学检查】

肺炭疽时影像学检查示肺部浸润性阴影、胸腔积液和纵隔增宽等表现。

【病原学检查】

1. **涂片镜检**　皮肤炭疽早期取水疱和脓疱液,晚期取血液;肠炭疽取粪便和血液;肺炭疽取痰液、胸腔积液和血液;败血症型和脑膜炎型取血液及脑脊液等,标本直接涂片染色镜检,可找到粗大的革兰氏阳性杆菌。

2. **培养与鉴定**　上述标本培养可见炭疽芽孢杆菌生长,菌落鉴定方法包括青霉素串珠试验、噬菌体裂解试验和凝集素吸收试验等。

3. **核酸检查**　用 PCR 法扩增炭疽芽孢杆菌特异性 DNA 片段,如质粒基因 *pagaA* 和 *cya* 与染色体基因 *ropB*,既可用于诊断,还可用于分型,有助于判断传染来源。

4. **特异性抗体**　用 ELISA 法检测血清特异性抗体,恢复期血清(病后 15 天)抗体滴度高于急性期 4 倍及 4 倍以上有近期感染诊断意义。

5. **动物试验**　将上述标本或纯培养物接种于小鼠、豚鼠或家兔等动物皮下,24 小时后注射局部可见典型的肿胀和出血反应;大多于 36~48 小时内死亡,在其血液、组织液和各脏器中可找到并培养出炭疽芽孢杆菌。

【诊断与鉴别诊断】

1. 诊断

(1)流行病学史:2 周内有病畜或其皮毛密切接触史,或有进食可疑的病、死动物肉类或其制品,询问患者职业及近期有无去疫区或畜牧区。

(2)临床表现:皮肤炭疽不化脓无疼痛的特征性焦痂;肺炭疽的出血性肺炎和肠炭疽的出血性肠炎表现等。

(3)病原学检查:确诊依据:①临床样本中检出产炭疽毒素(PCR 检测 *pagaA* 和 *cya* 基因均为阳性)的炭疽芽孢杆菌;②临床样本培养出炭疽芽孢杆菌;和 / 或③双份血清特异性抗体滴度有 4 倍或 4 倍以上升高。

2. 鉴别诊断

(1) 皮肤炭疽:①痈和蜂窝织炎:一般有明显压痛而无焦痂;②恙虫病:有焦痂,但皮损一般位于腋下、腹股沟及会阴等隐蔽部位。

(2) 肺炭疽:早期类似上呼吸道感染,加重期应与大叶性肺炎、传染性非典型肺炎、肺鼠疫及钩端螺旋体病等鉴别,主要依据流行病学资料和病原学检查。

(3) 肠炭疽:应与细菌性痢疾、出血性坏死性肠炎、耶尔森菌性肠炎及其他急性腹膜炎等鉴别。呕吐物或粪便培养有助诊断。

(4) 败血症型炭疽:需与其他细菌所致的败血症相鉴别,流行病学资料有助于区别,血培养可帮助确诊。

(5) 脑膜炎型炭疽:应与脑血管意外及其他细菌性脑膜炎鉴别,在血性脑脊液涂片中找到或培养出炭疽芽孢杆菌有助确诊。

【预防】

1. 控制传播 ①患者和疑似患者要及时就地隔离治疗至治愈,患者的分泌物、排泄物和用过的敷料等应彻底消毒处理;②接触者医学观察 12 天;③对牧区食草动物进行动物减毒疫苗接种、动物检疫、病畜治疗和焚烧深埋等处理;④做好畜产品在屠宰、运输及加工等过程中的检疫工作,对可疑受染的皮毛原料应消毒后再加工;⑤畜产品加工厂应避开人畜集中地区,设在下风向,远离水源;⑥加强卫生宣教工作,养成良好的饮食卫生习惯。

2. 疫苗接种 从事畜牧业和畜产品加工者及疫区人群可接种炭疽减毒活疫苗 A16R,我国一般采用皮上划痕接种法,接种后 2 天即产生免疫力,可维持 1 年。

3. 药物预防 暴露后初始抗菌药物预防可选用环丙沙星(每天 10~15mg/kg,总量不超过 1g/d,分 2 次给药)或者多西环素(100mg/d;<8 岁或体重 <45kg 者按每天 2mg/kg,分 2 次给药);一旦确定青霉素敏感,可改为阿莫西林口服,80mg/(kg·d),每 8 小时 1 次,单剂不超过 500mg。接受预防用药者不使用疫苗预防。

【治疗】

1. 局部处理 皮肤炭疽严禁抚摸、挤压及切开引流,以免感染扩散,伤口可用 2% 过氧化氢或 0.05% 高锰酸钾液洗涤。

2. 对症和支持治疗 ①应卧床,进食流质或半流质。严重吐泻者应予静脉补液。②出血者可酌情应用维生素 K 和止血芳酸。③呼吸困难者应吸氧,并保持呼吸道通畅。

3. 糖皮质激素 用于皮肤炭疽头颈部广泛水肿、呼吸衰竭及脑膜炎患者,给予一般剂量短期静脉滴注,但必须同时应用抗菌药物。

4. 抗菌治疗 治疗原则是早期和足量使用抗菌药物。

(1) 皮肤炭疽:①青霉素:首选。20 万 ~40 万 U/(kg·d),分 4~6 次静脉滴注。②多西环素:过敏或耐药者可选用口服。≤ 8 岁和 >8 岁体重 <45kg 者:每次 2mg/kg,2 次 /d;>8 岁,体重 >45kg 者:每次 100mg,2 次 /d。疗程 7~10 天。

(2) 肺炭疽和严重炭疽病:初始治疗应联合使用 2 种以上抗菌药物,需包括静脉滴注青霉素(剂量加倍)或环丙沙星(每次 10mg/kg,最大剂量 400mg/ 次;每 12 小时 1 次)或者多西环素(每次 2mg/kg,最大剂量 100mg/ 次;每 12 小时 1 次);可联合应用克林霉素(每次 7.5mg/kg,静脉滴注,每 6 小时 1 次)和加减利福平(20mg/kg,静脉滴注,1 次 /d)。病情好转后减量口服,疗程 60 天。不用头孢菌素和复方磺胺甲噁唑。氟喹诺酮类和氨基糖苷类确需使用时,应知情同意后谨慎选用。

【预后】

如果治疗不及时,炭疽的病死率可高达 5%~20%;如经正规治疗,病死率可低于 5%。皮肤炭疽预后较好,一般无死亡。肺炭疽和肠炭疽病死率分别可达 90% 和 25%~75%;败血症型炭疽病死率为 80%~100%,脑膜炎型炭疽的病死率几乎达 100%。

(陈英虎)

第十七节 放线菌病

放线菌病(actinomycosis)是内源性放线菌属感染后出现的一种慢性或亚急性的化脓性和肉芽肿性疾病,常伴有多发性窦道或瘘管形成。临床主要有三种类型,即面颈型、胸部型和腹部型。以面颈型发病率最高,占 50%~60%;其次为腹部型 20%;胸部型占 15% 左右,还可累及中枢神经系统。

【病原学】

放线菌属(*Actinomycetes*)为一组原核细胞型微生物,属于原核生物界厚壁菌门的放线菌纲,革兰氏染色阳性,无荚膜和鞭毛,厌氧或微需氧,生长缓慢,以裂解方式繁殖,常形成分枝状无隔菌丝,有时菌丝能断裂为链球或链杆状,呈类白喉杆菌样。在患者病变组织或瘘管脓液中,肉眼可见黄色小颗粒,称硫磺样颗粒(sulfur granule),是放线菌在组织中形成的菌落,将其制成压片或组织切片,镜下可见放射状排列的菌丝,末端膨大,形如菊花状。

放线菌属有 35 个种,可以正常菌群形式寄居于人体的口腔、上呼吸道、消化道和泌尿生殖道,常见的有衣氏放线菌(*A.israeli*)、牛型放线菌(*A.bovis*)、内氏放线菌(*A.naeslundii*)、黏液放线菌(*A.uiscous*)和龋齿放线菌(*A.odontolyticus*)等,其中,衣氏放线菌最常引起人类感染。

【流行病学】

1. **感染源** 患者和带菌者均为传染源。

2. **传播途径** 主要通过接触传播。当机体抵抗力下降时可发生内源性感染。

3. **易感人群** 口腔卫生差、口腔及其周围肿瘤或感染、糖尿病、免疫抑制、营养不良及外科手术等患者以及接受放疗的肿瘤患者等都是易感人群,尤其是同时伴有其他需氧菌感染者。感染以男性居多,10 岁以下儿童较少发病。

【发病机制与病理改变】

1. **发病机制** 当机体抵抗力下降时,口腔黏膜和皮肤表面定植的放线菌属可从拔牙、外伤或昆虫叮咬等表面屏障受损处侵入机体,形成内源性感染,先在局部繁殖,引起皮下或牙周软组织化脓性感染并形成窦道或瘘管,主要通过直接蔓延形式由局部向周围扩散。原发于头颈部感染的病原菌可沿导管进入唾液腺或泪腺,或直接蔓延到鼻窦和眼眶等部位;还可随唾液进入胃肠道引起腹腔感染;或吸入呼吸道引起肺部感染;或经胸膜和腹膜进入胸腔和盆腔等,引起相应脏器感染;或蔓延至颅骨引起脑膜炎和脑脓肿。通常在机体免疫明显抑制或(和)菌株致病力强的少数情况下才会出现血行播散。内氏和黏液放线菌等能产生 6- 去氧太洛糖(6-deoxytalose),可使放线菌和其他细菌黏附于牙釉质上形成菌斑,可进一步引起龋齿和牙周疾病。

2. 机体免疫反应 机体抗放线菌免疫反应主要以细胞免疫为主。同时亦可引起以 B 淋巴细胞增生为主的炎症反应,感染后机体会产生多种抗体,但这些抗体无免疫保护作用。

3. 病理改变 镜下见化脓性肉芽肿,化脓灶周围早期以中性粒细胞为主,后期见上皮样细胞和巨噬细胞,类似结核性肉芽肿;局部组织还可呈玻璃样变性,导致硬板样变硬。脓肿和脓液内见有"硫磺样颗粒"和革兰氏染色阳性的密集的纤细分枝菌丝。

【临床表现】

常有拔牙、外伤及口腔不洁史,或口腔疱疹史。疾病表现通常为隐匿性过程,症状和体征无特殊性是导致误诊的原因之一。潜伏期为数天至数年。

1. 面颈型 发病初期大多在面颊部或颈部局部皮下组织水肿,不断出现新的无痛性结节,肿块逐渐变硬和增大,与皮肤粘连,皮肤表面呈暗红色或紫红色,无明显不适感。随着病情进展,可出现发热和盗汗等。后期肿块软化,形成脓肿,并可穿破表面皮肤或黏膜形成窦道或瘘管。继发感染时肿块可有疼痛。

2. 胸部型 初有不规则发热、咳嗽及脓痰,痰液中可见硫磺样颗粒。随着病情发展,出现咯血和胸痛,甚至胸腔积液;可侵及胸膜壁形成结节,化脓后脓肿可穿透胸壁形成多发性窦道或瘘管,患者出现发热、消瘦、乏力、贫血、夜间盗汗和呼吸困难等。

3. 腹部型 临床表现类似急性或慢性阑尾炎。可有畏寒、发热、乏力、呕吐、腹痛、腹泻、便血及消瘦等,体检可发现腹部肿块。随病情发展,肿块增大并与腹壁粘连,穿透腹壁后形成多发性窦道或瘘管。可侵及腹腔内脏器,甚至可累及脊柱,出现相应表现如肝大、黄疸及脓肿等。

4. 皮肤型 主要表现为皮下结节,结节软化和破溃,形成窦道或瘘管,并在结节周围形成多个卫星状分布的结节,破溃后形成相互贯通的多发性窦道。病情发展可侵及深部组织,由肉芽组织和纤维组织形成硬板状瘢痕。

5. 中枢神经系统感染 大多由肺部感染播散而来,临床以局限性脑脓肿和弥漫性病变为主。临床表现与其他细菌性中枢神经系统感染相似。

6. 龋齿和牙周疾病 龋齿的发生与放线菌形成菌斑有关,菌斑内其他细胞可进一步引起牙龈炎和牙周炎,可见牙龈和牙周组织红肿伴疼痛。

【一般实验室检查】

血常规可见中性粒细胞增高,红细胞总数和血红蛋白下降。C 反应蛋白增高。

【影像学检查】

主要为化脓性病变。①肺部:可表现为散在斑片影;或肺叶实变,其中可见透亮区;可伴胸膜粘连和胸腔积液,亦可侵及心包;血行感染者肺部呈粟粒样或弥漫性间质性浸润,极少钙化和纤维化。②中枢神经系统:可见占位性病变;或压迫颈内动脉,可见大脑中、前动脉近端变窄;或呈弥漫性炎症表现;或有硬膜外脓肿和颅骨骨髓炎等。

【病原学检查】

1. 直接镜检 取引流物或脓液或脓痰标本,在显微镜下观察到硫磺样颗粒呈圆形或弯盘形,中央色较淡,边缘透亮,放射状排列;将颗粒压片行革兰氏染色,可见革兰氏阳性的菊花状菌丝;或取组织切片经苏木精伊红染色镜检观察找硫磺样颗粒,具有病原诊断意义。

2. 细菌培养 将上述标本接种于培养基,在厌氧条件下培养细菌,并进行菌落鉴定。

还可进行抗酸染色来区分放射菌属与诺卡菌属。

3. 核酸检查 采用PCR技术对细菌16S rDNA序列进行分析,鉴定细菌并可进行分类。

【并发症】

根据病变部位可出现不同并发症,如累及胸膜引起胸膜炎和脓胸;若穿破胸壁,形成瘘管;纵隔受累影响呼吸或吞咽困难;侵及骨骼引起骨髓炎;皮肤型可因瘢痕形成而变硬。

【诊断和鉴别诊断】

1. 诊断 患者具有口腔病史或免疫低下;有典型临床表现(不明原因的常规治疗效果不佳的肿块或脓肿或窦道形成)及辅助检查可帮助临床诊断。确诊需依赖引流物或脓液直接镜检发现硫磺样颗粒或培养检出放射菌属。

2. 鉴别诊断 主要需与结核病、恶性肿瘤、支气管扩张、肺炎、肝脓肿、腰肌脓肿、骨髓炎及阑尾炎等区别,主要依赖病原学证据。诺卡菌病在临床和影像学表现及致病菌形态与本病很相似,应注意鉴别。诺卡菌病为外源性感染诺卡菌属,常见侵犯中枢神经系统,较少形成窦道,无硫磺样颗粒形成,菌体具有弱抗酸性等可予以区别。

【预防】

1. 个人防护 应注意口腔卫生,及时治疗口腔和咽喉部疾病;在拔牙或有化脓性细菌感染时,应积极做好局部灭菌,避免细菌入侵;增强机体免疫功能,提高抗病能力。

2. 合理用药 应尽量避免大量或长期使用免疫抑制剂。

【治疗】

1. 一般治疗 需教育指导患者做好口腔和皮肤黏膜卫生,调整饮食。对于严重感染或多部位感染者应适当增加营养,必要时选用免疫调节药物如胸腺肽或胸腺法新等。

2. 抗菌治疗 首选青霉素,需大剂量(每天25万~40万U/kg)和长疗程使用。若考虑到合并感染细菌可能产β-内酰胺酶,可选用含酶抑制剂的青霉素类药物,或加用其他广谱抗菌药物;青霉素过敏者,可选用头孢噻肟或头孢曲松、克林霉素、大环内酯类、四环素类和万古霉素等。疗程:静脉用药4~6周,序贯口服治疗6~12个月。

3. 手术治疗 局部感染需手术切开引流,清除坏死组织及病灶,并清除病灶周围的纤维组织;若已有瘘管者可一并切除。肺部感染时,可用纤维支气管镜进行支气管灌洗,清除支气管内的病灶。鼻腔内感染时,用鼻内镜切除鼻咽部的新生物。

4. X线照射疗法 头颈及面部表浅的病灶可采用X线局部照射治疗。

【预后】

本病若能早期诊断和及早、规范与充足疗程的抗菌治疗,往往预后良好。重症患者若能有效治疗可减少伤残和畸形,但严重感染可导致死亡。

(周云芳)

第十八节 细菌性血流感染

【定义与概念】

血流感染(bloodstream infection,BSI)是指病原微生物通过一定途径侵入血液循环并在血液中呈一过性、间歇性或持续性存在且可繁殖和产生毒素及其他代谢产物对机体各脏器造成损害的全身性感染,血液病原微生物培养可获阳性结果,严重者可导致休克、多脏器功能损伤或衰竭和弥散性血管内凝血(DIC)而危及生命。主要包括菌血症、败血症、脓毒败血症和导管相关性血流感染。

菌血症(bacteriemia):是指病原微生物侵入血流,但未在血流中繁殖,只是一过性通过血液循环到达体内适宜部位再进行繁殖而致病。患者通常以低热或中等度发热为主,无明显全身毒血症状或症状轻微。诊断依据主要依靠阳性血培养,至少一次阳性结果,由凝固酶阴性葡萄球菌等皮肤定植菌引起者需二次血培养检出同一细菌。

败血症(septicemia):指病原微生物侵入血流后大量繁殖并产生毒性产物,引起全身中毒症状如高热、皮肤和黏膜瘀斑和肝脾大等。若病情未能迅速控制,可发生感染性休克、多脏器功能损伤和 DIC 等。

脓毒败血症(septicopyemia):是指化脓性致病菌侵入血流后大量繁殖,并通过血流扩散到机体其他器官或组织,形成新的化脓性病灶,即迁徙性病灶。

导管相关性血流感染(catheter-associated bloodstream infection, CRBSI)是血流感染的一种特殊类型,指在血管置管期间或拔除血管置管后 48 小时内出现发热(>38℃)、寒战或低血压等全身性感染表现,且除导管外无其他感染灶,外周静脉血培养阳性,或导管段与外周静脉血培养为相同种类和相同药敏结果的致病菌。

其他全身感染类型还有毒血症(toxemia),是指致病微生物只在感染局部生长繁殖,并不进入血流,但其产生的外毒素入血,到达易感组织和细胞,引起特殊的毒性症状,例如白喉。内毒素血症(endotoxemia)是革兰氏阴性菌感染在细菌崩解后释放大量内毒素所致,内毒素多来自于血流中繁殖的致病菌,在严重革兰氏阴性菌感染时常有发生,属于败血症的范畴;但也可为病灶内大量革兰氏阴性菌死亡释放内毒素入血所致,应属于毒血症的范畴。

2016 年美国危重症医学会(SCCM)和欧洲危重症医学会(ESICM)将机体对感染的免疫反应失调引起危及生命的器官功能障碍定义为脓毒症(sepsis)。脓毒性休克(septic shock)是指具有更高死亡风险的血液循环和细胞或代谢功能紊乱的脓毒症。

本节主要介绍由细菌感染所致的细菌性血流感染。

【病原学】

尽管其他病原微生物也可引起血流感染,但细菌性血流感染在血流感染中占大多数,其病原菌主要为需氧菌,厌氧菌少见。根据 2016 年中国细菌耐药监测网(CHINET)统计数据及国内大多数报道,血流感染中,革兰氏阴性菌较革兰氏阳性菌多见,但在不同时期会略有不同。在革兰氏阳性菌中,以凝固酶阴性葡萄球菌最多见,其次为金黄色葡萄球菌和肠球菌;革兰氏阴性菌则以大肠埃希氏菌为主,其次为肺炎克雷伯菌。在免疫抑制患者中,分枝杆菌和真菌性血流感染也占有一定比例。美国资料显示,血流感染中,革兰氏阳性菌(65%)明显多于革兰氏阴性菌(25%)。凝固酶阴性葡萄球菌占据院内血流感染的 1/3,其次是金黄色葡萄球菌、肠球菌和假丝酵母菌。最常见的革兰氏阴性菌为大肠埃希氏菌和克雷伯菌属。假丝酵母菌血流感染率有上升趋势。

血流感染病原菌的种类与获得感染的场所、患者年龄及免疫状态、原发病灶及入侵途径有关。例如,由呼吸道入侵的社区获得性感染多以肺炎链球菌和溶血性链球菌为主,而医院获得性感染则以肺炎克雷伯菌属和鲍曼不动杆菌为主,且耐药菌比例增加;经皮肤和黏膜途径(外伤和血管置管等)进入血液的病原菌以葡萄球菌为主;免疫抑制患者的血流感染以条件性致病菌多见,小婴儿发生革兰氏阴性菌血流感染的机会较大年龄儿童高。最近几年中,无论是革兰氏阳性菌还是革兰氏阴性菌,多重耐药菌比率在逐年上升。

【流行病学】

1. 感染源　血流感染的病原菌大多来自于局部感染病灶,如呼吸道和泌尿道感染灶。但人体皮肤和黏膜表面的定植菌在机体抵抗力下降和/或皮肤黏膜完整性遭到破坏时也可引发内源性感染。输注被细菌或真菌污染的液体或血制品可导致医源性血流感染。

2. 传播途径　局部感染灶或周围血管通透性增加或完整性受损使病原体侵入血液,也可因创伤(外伤、医疗性操作或血管置管等)通过皮肤黏膜或静脉输注直接进入血流。

3. 易感人群

(1)高危人群:口腔及其周围感染、糖尿病、免疫抑制患者、粒细胞缺乏症、营养不良、重要器官大手术和侵入性医疗患者以及接受化疗或放疗的肿瘤患者等都是血流感染的易感人群,尤其是同时伴有其他需氧菌感染者。

(2)高危因素:包括:①各种原因所致中性粒细胞缺乏或减少;②长期或短期内反复使用糖皮质激素、细胞毒药物和广谱抗菌药物等;③严重基础疾病:恶性肿瘤占首位,其次是心脏疾病、消化道疾病如肝硬化、自身免疫性或自身炎症性疾病、糖尿病及尿毒症等;④侵入性医疗操作:血管内置管是引起血流感染的最常见高危因素,其他侵入性操作如气管插管或气管切开、放射治疗、各种大手术、留置导尿管、各种引流和器官移植等;⑤各种创伤和烧伤等。

4. 流行特征　血流感染是引起儿童死亡的主要原因之一。国外报道,血流感染发病率平均为 0.6%~0.8%,且呈逐年上升趋势。美国一项全国性院内感染调查显示,医院内发生血流感染在住院患者中占 60/万,占院内感染的 15%。其中,50.5% 发生在重症监护室,病死率为 27%。据国内文献报道,我国新生儿败血症发病率为 1~10/1 000 活产儿;根据我国 CHINET 网 2005~2017 年的监测数据,临床分离阳性标本中,血培养阳性比率从 9% 逐渐上升至 15.2%,提示我国血流感染发病率也在上升。

【发病机制与病理改变】

1. 发病机制　血流感染的发生与细菌数量及其毒力和人体防御系统功能有关。具有一定毒力和足够数量的病原菌,经过适当侵入门户(如皮肤黏膜、呼吸道及消化道等)进入血流。当细菌量少、毒力弱时,健康个体的免疫防御系统可迅速将其消灭,可有短暂的菌血症,可不引起任何症状。一旦细菌量大,毒力强,机体局部和全身免疫功能不足以抵御细菌入侵和将其在短时间内清除,菌血症持续时间长和/或炎症反应明显时可引起血管和组织病理改变,最后发展为败血症或脓毒败血症。

细菌毒力主要与其侵袭力和毒素有关。侵袭力强的病原菌凭借其特殊表面结构和侵袭性酶来突破机体防御能力,侵入并在体内生长繁殖或蔓延扩散。细菌表面的荚膜和类似荚膜物质(如沙门氏菌的 Vi 抗原)具有抗吞噬和抵抗补体和抗体的作用。菌毛的黏附作用有助于细菌侵入组织。细菌在自身代谢过程中可产生如血浆凝固酶、透明质酸酶、链激酶、胶原酶、脱氧核糖核酸酶以及杀白细胞素和溶血素等多种侵袭性酶物质,保护细菌免被吞噬细胞所吞噬和裂解,并为细菌在体内渗透和扩散创造条件,有些细菌产物还具有杀伤中性粒细胞和巨噬细胞的作用,以逃逸机体防御机制。

与致病力相关的还有细菌产生的毒素,有外毒素和内毒素两种:①外毒素是在细菌繁殖过程中合成并分泌到菌体外的毒性物质。革兰氏阳性菌和部分革兰氏阴性菌可产生外毒素。外毒素的毒性较强,大多为多肽,不同细菌产生的外毒素对组织细胞有高度选择性,能引起特殊的病变和表现。外毒素分神经毒素(如破伤风痉挛毒素)、细菌毒素(如葡萄球菌毒性休克综合征毒素 I 和 A 群链球菌致热毒素)和肠毒素(如葡萄球菌肠毒素)三类。外毒素具有良好的免疫原性,在一定条件下可使其脱毒,成为类毒素。类毒素保留了外毒素的抗原性,可刺激机体产生具有中和外毒素作用的抗毒素。②内毒素是革兰氏阴性菌的细胞壁结构成分,细胞壁脂多糖结构相同的细菌引起的毒性作用基本类同。内毒素抗原性弱,在细菌死亡、破裂、菌体自溶或用人工方法裂解细菌时释放出来,可刺激巨噬细胞和血管内皮细胞等产生 IL-1、IL-6、IL-8 及 TNF-α 等炎症因子。内毒素的毒性作用有:致热作用和引起白细胞增多、感染性休克及 DIC。产生内毒素量少时其诱生细胞因子引起发热、微血管扩张及炎症反应等免疫保护性应答,若内毒素释放量大时,则可导致高热、休克及 DIC。

2. 机体免疫反应　细菌在进入血流后,血液中的多种物质如补体、溶菌酶、吞噬细胞杀菌素、白细胞素及正铁血红素等具有抗菌作用。同时,血液内中性粒细胞和单核细胞可吞噬细菌,并产生补体和细胞因子,辅助免疫活性细胞清除毒素。机体特异性免疫可针对细菌抗原成分产生多种相应特异性抗体,与细菌结合后激活补体,在补体参与下杀伤和溶解细菌;抗体还有中和细菌毒素作用。对于胞内寄生菌,主要依赖细胞免疫发挥抗菌效应。感染使机体产生的特异性免疫应答在一定条件下也可引起免疫性病理损伤。

3. 病理改变　病原菌的毒素可致组织和脏器细胞变性和坏死。实体脏器组织细胞有混浊肿胀、灶性坏死和脂肪变性。毛细血管损伤造成皮肤黏膜瘀点、瘀斑、皮疹和肺间质水肿。常见单核巨噬细胞增生而致肝脾大。有些化脓菌可形成肺和肝脏等器官内迁徙性脓肿,易导致骨髓炎、关节炎、心内膜炎和心包炎等;重症者发展为休克、DIC 及脏器功能衰竭,并出现相应病理改变。

【临床表现】

血流感染的病情轻重在不同年龄有不同的表现,不同致病菌所致临床表现会稍有差异。轻症如同一般感染,重症可发展至各脏器功能障碍、感染性休克和 DIC,甚至死亡。多数患者发病前已存在原发感染灶,而新生儿败血症及大肠埃希氏菌败血症常起病隐匿。

1. 血流感染的分类　根据疾病起源分类:原发性血流感染和继发性血流感染。根据感染获得场所分类:社区获得性血流感染和医院获得性血流感染。根据致病菌的菌株数分类:单数菌血流感染和复数菌血流感染。根据疾病性质分类:复杂性血流感染和非复杂性血流感染(指血培养阳性,无心内膜炎和人工装置,无迁徙性病灶,血培养于治疗后 2~4 天内转阴,经有效治疗后 72 小时内热退)。

2. 主要临床表现

(1)全身毒血症状:表现为突发高热,体温可达 40~41℃,以弛张热及间歇热为多见,少数为稽留热或双峰热,发热前多伴有畏寒或寒战。新生儿和小幼婴可表现为体温不升。发热时可伴有全身不适、头痛、头晕、关节痛、心率增快、脉搏细速、呼吸加速、恶心及吐泻等表现,重者可出现中毒性脑病、心肌炎、中毒性肝炎、肠麻痹、感染性休克及 DIC 等。

(2)皮疹:部分患者可见皮疹,以瘀点多见,散布于全身,亦可见瘀斑。心内膜炎患者的瘀点、瘀斑常分布于肢端和耳郭边缘。金黄色葡萄球菌感染可有荨麻疹、猩红热样皮疹及脓疱疹等。铜绿假单胞菌感染可出现坏死性皮疹。

(3)肝脾大:是严重感染的全身反应。当发生中毒性肝炎或肝脓肿时,肝大明显,且有肝区压痛,可伴黄疸。

(4)关节症状:大关节出现红肿和疼痛或关节腔积液,使关节活动受限。多见于革兰氏阳性菌及产碱杆菌感染。

(5)迁徙性病灶:多由细菌栓子随血流播散到其他部位,多见于金黄色葡萄球菌感染。可表现为皮下脓肿、肝脓肿、肺脓肿、关节炎、骨髓炎、心内膜炎和心包炎等。

【一般实验室检查】

1. 血常规 常见白细胞总数和中性粒细胞比例明显增高,常伴核左移,中性粒细胞内可见中毒颗粒。少数患者白细胞和中性粒细胞可降低,或伴红细胞总数和血红蛋白下降。重症患者常见血小板减少或出现三系减少。

2. 炎症指标 常见 C 反应蛋白、降钙素原及 IL-6 等明显增高。

3. 血乳酸 终末器官功能障碍时血乳酸浓度常有增高。

4. DIC 指标 重症患者可出现异常,主要表现为血小板进行性下降、凝血障碍和纤维蛋白降解产物增高等。

5. 内毒素检测 在革兰氏阴性菌感染时血中内毒素水平会明显上升。

【病原学检查】

1. 血培养 为诊断血流感染的金标准,但培养周期较长、灵敏度不高、易污染、培养前应用抗菌药物可抑制细菌生长等缺陷往往无法做到早期诊断。因此,正确掌握血培养的指征和时机、规范标本采集和实验操作等是保证血培养结果准确性的重要因素。

美国临床和实验室标准化协会(CLSI)建议常规血培养应在不同部位采集 2~3 套标本,每套标本包括一个需氧培养和一个厌氧培养。对怀疑血流感染者,若 24 小时血培养为阴性时,需再次采血做培养。血培养采血时机:寒战时或体温高峰前 30~60 分钟内;应尽可能在使用抗菌药物之前采血;对正在使用抗菌药物者,应选择含抗菌药物吸附剂的培养瓶,采血时间应在下次使用抗菌药物之前。对有血管置管患者,应分别从导管和外周静脉内各采集 1 套血培养标本。

2. 核酸检查 普通 PCR 及实时荧光定量 PCR 技术进行高通量病原体检测在血流感染的诊断方面具有很好的优势,其检测不受抗生素的影响,还具有敏感、精准和快速等特点,可为临床早期诊断提供实验室证据。目前常用方法有利用细菌 16S rRNA 基因通用引物检测标本中未知细菌或采用多种已知细菌引物测定标本中病原菌,如 FilmArray 多重 PCR 系统可对已设定的多种病原体以及耐药基因进行检测;Verigene blood test 检测系统可针对血流感染的菌株及其耐药性作出快速诊断;PNA-FISH 技术(肽核酸 - 荧光原位杂交技术)可高度专一地检测微生物的肽核酸而快速鉴定致病原。检测病原微生物的宏基因组第二代测序(NGS)现已应用于临床,有助于尽快明确临床急危重症患者的感染病原包括特殊病原或新发病原。但 NGS 技术仍有待完善,包括优化检测耐药基因和毒力因子的方法,优化和扩大数据库以提高比对准确度以及检测结果的临床解读等。

3. 蛋白质组学 将基于质谱的蛋白质组学技术(MALDI-TOFMS)应用于微生物鉴定和分类已在临床逐渐开展。通过质谱技术检测未知微生物蛋白质指纹,将其数据与已知微生物标准蛋白质指纹质谱数据库比对,以鉴定具有相同或相似质谱数据的微生物。

4. 流式细胞术　通过流式细胞仪将单个细胞或其他微小生物颗粒进行多参数定量分析和分选技术,具有快速、灵敏、精确以及便于操作等优点。国外已用于血标本中金黄色葡萄球菌的检测。

【诊断和鉴别诊断】

1. 诊断　血流感染的预后与获得有效治疗的时间密切相关,故早期诊断非常重要。血流感染的临床表现无特异性,出现下列临床表现时要考虑血流感染:①不明原因发热(>38℃)或体温过低(肛温 <35℃),尤其是伴有寒战或肢体强直或肤色灰白等。②白细胞增多(>12.0×10^9/L);或粒细胞减少(<4.0×10^9/L)或正常者未成熟白细胞 >10%。③严重局部感染如脑膜炎、心内膜炎、肺炎、肾盂肾炎及腹部术后感染等,或有血管置管及各种导管。④心率异常加快(超过正常年龄相关值2个标准差)、低血压(低于正常年龄相关值2个标准差)或高血压及呼吸频率加快。一旦存在上述表现应即刻留取血培养以帮助诊断。

(1)血流感染的实验室诊断标准

1)血培养阳性数≥1次,多次阳性结果为同一致病菌;原发性血流感染的培养结果与其他感染部位无关。

2)患者有≥1项以下症状或体征:发热(38℃),有寒战或低血压,同时至少满足以下任意一项:①若血培养为常见皮肤定植菌(如类白喉棒状杆菌、丙酸杆菌属、凝固酶阴性葡萄球菌及链球菌等),需有不同时间2次或2次以上的血培养阳性;②若血培养为上述常见皮肤定植菌,1次血培养阳性加静脉导管培养阳性为同一病原菌且已开始恰当的抗微生物治疗;③血清学检测细菌抗原阳性,如肺炎链球菌、B群链球菌、流感嗜血杆菌或脑膜炎奈瑟菌,且临床表现和实验室结果不能用其他部位感染来解释。

(2)导管相关性血流感染(CRBSI)诊断标准:在血管置管期间或拔管后 48 小时内,患者出现发热(体温 >38℃)、寒战或低血压等全身性感染表现,且无导管外其他感染灶,外周静脉血培养或导管端采血和外周静脉采血培养结果为相同病原和相同药敏结果的致病菌,且符合以下至少一项:①导管半定量培养 >15CFU,或定量培养 >10^2 CFU,导管和外周血培养出相同病原;②导管血与外周静脉血标本定量培养(CFU/ml)比值 >3:1;③血培养报阳性时间:静脉导管血早于外周血培养≥ 2 小时。

询问病史时要注意了解患者年龄、病原侵入门户、发病时生活环境、基础疾病及其治疗情况等,对判断可能感染的病原及其耐药性进行针对性治疗有帮助。

2. 鉴别诊断

(1)非细菌感染引起的毒血症:严重损伤、血管栓塞及肠梗阻等病变时大面积组织破坏而产生的毒素入血,也可引起毒血症,但无细菌感染的其他证据。

(2)结缔组织病:可有持续或间歇性发热,体温高时可出现皮疹,有关节肿痛等表现,但无明显感染中毒症状,抗生素治疗无效,使用非甾体类药物或糖皮质激素可改善明显发热和关节症状。

(3)血液系统恶性疾病:发热常伴消瘦、贫血和骨痛等;肝脾大明显;淋巴结肿大且质较硬;可见贫血和血小板减少或外周血异常细胞;骨髓涂片或淋巴结活检可见异常细胞。

【预防】

1. 一般预防 增强机体免疫功能，提高抗病能力。做好预防接种工作，如接种肺炎链球菌疫苗。在出现皮肤黏膜破损时，做好局部清洁和消毒工作，避免细菌入侵。减少侵入性操作，预防手术切口污染，对污染伤口做好预防性治疗。

2. 预防导管相关感染 对留置体内的各种导管要注意定期更换。发现有导管相关感染时应及时拔除导管，并做导管末端培养以帮助诊断和针对性治疗。

3. 药物预防 有严重基础疾病患者应积极预防感染，必要时预防性使用抗生素。对免疫缺陷和粒细胞缺乏患者除积极保护外，常需预防使用抗菌药物和抗真菌药物。

【治疗】

1. 对症及支持治疗 ①有高热时适当使用退热药可改善患者的舒适度。②营养支持，不提倡积极的肠内营养或肠道外营养。美国危重症学会（SCC）建议，根据患者耐受性选择营养补充方式，在能够接受肠内营养情况下，早期启动肠内营养；如果肠内营养不耐受，推荐在最初 7 天内静脉输注葡萄糖联合可耐受的肠内营养，反对早期使用全肠外营养或者肠外营养联合肠内营养治疗。③局部病灶处理：对迁徙性病灶或脓肿应及早切开引流。④出现高血糖时，使用胰岛素积极控制血糖。⑤对免疫抑制和粒细胞缺乏患者，要积极治疗原发病。

2. 抗菌治疗 血流感染患者病情均较危急，特别是脓毒败血症，初始恰当的抗感染治疗的时间往往决定患者的预后。但由于传统方法检测病原体需时较长，新的快速、灵敏的实验方法尚未在临床普及，初始抗菌治疗多采用经验性治疗模式，在确定病原体后再调整至目标性抗菌治疗。治疗原则：早期、有效、杀菌剂、足剂量、足疗程、静脉用药和联合用药。

（1）经验性抗菌治疗：一旦考虑血流感染，即应进行抗菌治疗。在条件允许的情况下，尽可能在抗菌药物治疗开始前留取血培养标本并送检。经验性抗感染治疗主要根据：①感染定位：以估计该部位感染常见病原菌；②区分社区获得性和院内获得性感染，以预估感染耐药菌概率；③患者年龄、免疫状况、有无基础疾病、脏器功能及其接受其他治疗手段（如血液透析或置换等）；④选择能够覆盖可疑致病菌的抗菌药物，需考虑抗菌谱、药代动力学、药物组织浓度及血白蛋白水平等；⑤根据药代动力学参数，确定药物使用剂量及用药方法。

（2）目标性抗菌治疗：一旦致病菌及其药物敏感结果明确，即应根据药物敏感试验结果以及初始治疗的疗效进行评估，决定是否需要调整治疗方案。治疗原则：①参照药敏结果、药代动力学特点、患者生理病理状况及以往治疗情况等综合考虑治疗方案；②宜选用杀菌剂并静脉用药，病情严重者需联合用药；③疗程一般在体温恢复正常后 10~14 天，无并发症脑膜炎需 14 天，复杂感染治疗需 21~28 天，若伴有心内膜炎或人工装置等复杂性血流感染，需延长疗程，至少 4~6 周；④有条件者应监测药物的血浓度，根据致病菌及相应抗菌药物的 MIC 值调整用药方案；⑤去除感染诱因，如拔除感染导管，清创局部化脓病灶。不同细菌血流感染的治疗方案如下：

1）金黄色葡萄球菌血流感染：由于金黄色葡萄球菌耐药严重，90% 以上对青霉素耐药，推荐首选苯唑西林或氯唑西林；备选头孢唑啉或头孢呋辛。若为耐甲氧西林金黄色葡萄球菌（MRSA），首选糖肽类或利奈唑胺治疗，由于出现万古霉素低度敏感的金黄色葡萄球菌，要注意调整剂量和监测血药浓度。对复杂性血流感染，首选万古霉素或替考拉宁，或加磷霉素或利福平或庆大霉素；备选达托霉素。应常规做超声心动图检查以除外心内膜炎和血栓。

在初次血培养阳性后治疗期间每间隔 2~4 天复查血培养直至血培养转阴。要注意清除原发病灶和 / 或迁徙性化脓灶；有心内膜炎赘生物超过 10mm 或有栓塞事件发生或有严重心脏瓣膜病变者尽早考虑手术治疗。

2）肺炎链球菌血流感染：多为局部病灶侵入血流，可能为一过性菌血症，也可发展为脓毒败血症，部分伴有中枢神经系统感染。根据 CHINET 2012 年数据，肺炎链球菌血培养标本中，65.6% 菌株对青霉素不敏感。因此，初始经验治疗首选万古霉素，有中枢神经系统感染者需联合应用头孢噻肟或头孢曲松。明确病原菌及药敏结果者，应按药敏结果选择抗菌药物。细菌对青霉素、头孢噻肟和头孢曲松敏感者，应用以替换万古霉素。鉴于利奈唑胺具有较好组织渗透性，脑脊液中浓度高，可用于革兰氏阳性菌所致中枢神经系统感染，但在非复杂性血流感染中无优势。对于碳青霉烯类药物，美罗培南诱发癫痫的危险低于亚胺培南，可单独或联合其他药物治疗耐药肺炎链球菌脑膜炎或万古霉素不耐受者。

3）革兰氏阴性杆菌血流感染：对于敏感菌，首选广谱青霉素类如哌拉西林，或第二代和三代头孢菌素。对于铜绿假单胞菌或非发酵菌所致血流感染，建议联合用药。近些年来，革兰氏阴性杆菌耐药严重，泛耐药菌比例逐年增加，尤其是医院获得性血流感染。对于耐药菌感染，抗菌药物的选择原则：①尽量参照药敏结果选择敏感的抗菌药物，或选择有相对大的抑菌圈的抗菌药物，并加大剂量使用；②对抗菌药物选择困难的细菌做联合药敏试验，采用联合治疗方案；③根据所选药物的药代动力学和药效学调整药物剂量和给药时间等；④重症患者须特别注意肝肾功能、血浆白蛋白水平、血流动力学以及患者个体差异对药物代谢及作用的影响；⑤积极处理原发病和迁徙性化脓病灶；⑥对患有基础疾病、重症感染、抗菌治疗效果显现较慢的患者，治疗的疗程可适当延长。

3. 抗休克治疗 出现感染性休克时，容量复苏尤为重要。一旦诊断，即应及早进行液体复苏，使中心静脉压保持在 8~12mmHg，动脉压 65~90mmHg，以确保有效体液循环和减少器官功能受损。必要时可应用血管活性药物，晶体液和胶体液配合使用。监测血氧饱和度，及时气管插管行呼吸机辅助呼吸以增加体内血氧含量，保证脏器血液灌注和改善微循环。

4. 综合治疗 血流感染的综合治疗非常重要。除上述容量复苏和肺保护性通气外，采用低潮气量通气可改善出现急性呼吸窘迫综合征患者的预后。可用抗凝剂预防与控制 DIC。糖皮质激素的使用尚有争议，目前提倡小剂量使用以减轻炎症反应，防止脓毒性休克。在细菌性血流感染中，尤其是脓毒败血症时，疾病可消耗大量免疫球蛋白，患者血浆免疫球蛋白含量降低，在抗感染同时使用免疫球蛋白可能有助于疾病控制和降低病死率。

其他如血液净化技术已在临床广泛应用，通过清除被细菌抗原激活的大量炎性介质和细胞因子及储留在体内的毒性代谢产物，有助于维护血管内皮细胞稳定和减轻脏器功能衰竭。目前，分子靶向治疗和免疫细胞治疗仍在研究阶段。

【预后】

血流感染的预后不仅与致病菌毒力、数量及有效抗感染治疗是否及时有关，还与患者年龄、免疫功能、原发基础病的改善、有无迁徙性病灶及综合治疗措施是否到位等因素有关。据报道，英美国家血流感染的病死率为 15.6%~37%。墨西哥资料显示，革兰氏阳性菌和革兰氏阴性菌血流感染的病死率分别是 19.2% 和 45.2%。我国血流感染的病死率约为 28.7%。

（周云芳）

第四章　结核病

04章 数字内容

 学习目标

1. **掌握**　结核菌素试验的判断标准;儿童肺结核以及结核性脑膜炎的诊断要点与鉴别诊断以及治疗。
2. **熟悉**　抗结核治疗原则以及常用抗结核药物包括异烟肼、利福平、吡嗪酰胺以及乙胺丁醇的作用机制和副作用;儿童肺结核的病原学检查方法及临床意义。
3. **了解**　结核病的病原学、流行病学、发病机制与感染结局;其他肺外结核病的临床表现和诊断要点。

第一节　结核病总论

人类结核病(tuberculosis)是由结核分枝杆菌、牛分枝杆菌和非洲分枝杆菌引起的一种古老的传染病,人类发现结核病痕迹可追溯到公元前 8 000 年新石器时代人的颈椎骨化石。1839 年,瑞士 Schonlein 因结核病主要表现为结节而提出此病名。1882 年,德国医生 Koch 从患者痰液中发现了结核分枝杆菌,认识到结核病是由结核分枝杆菌引起的一种慢性传染病。迄今,结核病仍然是全世界范围内死亡病例数最多的疾病,严重危害人类健康,世界卫生组织(WHO)早已将结核病列为重点防控的传染病之一,我国将结核病纳入乙类法定传染病并进行专病管理。我国政府于 1991 年专门制定《结核病防治管理办法》,组织实施全国性结核病控制项目,结核病防治工作取得明显进展。

【病原学】

结核分枝杆菌复合群(*Mycobacterium tuberculosis complex*)属于放线菌目分枝杆菌科的分枝杆菌属,包括结核分枝杆菌、牛分枝杆菌、非洲分枝杆菌和田鼠分枝杆菌。分枝杆菌属的共同特性之一是在染色过程中呈抗酸性,也称抗酸杆菌。结核分枝杆菌(*Mycobacterium tuberculosis*,MTB 或 TB)是引起人类结核病的最常见病原菌。牛分枝杆菌(*M.bovis*)可致牛、人和其他动物患结核病,人类结核病约有 6%~11% 为其感染所致。非洲分枝杆菌在非洲热带国家引起人类结核病。田鼠分枝杆菌不致人患病。

1. **结构**　外有微荚膜;细胞壁结构复杂,含有大量脂质,大多与阿拉伯糖和甘露糖组成糖脂(glycolipid),从内到外由肽聚糖 - 阿拉伯半乳聚糖 - 分枝菌酸构成复合物(mACP);有外膜,其内层为分枝菌酸,外层为不同类型糖脂如海藻糖 6,6'- 二分枝菌酸(TDM)和硫酸脑磷脂(sulfatide),或磷脂等形成脂质双层结构,还有结合于细胞膜并延伸到细胞表面的脂甘露聚糖(lipomannan)及其修饰物如阿拉伯甘露聚糖(LAM)、末端修饰甘露糖的 LAM(ManLAM)和磷脂酰肌醇甘露聚糖(PIM)。

2. 主要致病物质 包括:①脂质:多为糖脂和脂蛋白形式,是主要毒力因子;②蛋白:多为脂蛋白或糖蛋白,如 ESX-1 型分泌系统为结核分枝杆菌和牛分枝杆菌特有的Ⅶ型分泌系统,以培养滤过性蛋白(CFP-10)和早期分泌抗原靶蛋白(ESAT-6)为特征;③荚膜。

3. 培养特性和抵抗力 为兼性细胞内寄生菌,需氧,最佳生长环境为 pH 7.4 和氧分压 100~140mmHg,生长缓慢,增殖周期为 14~24 小时。外界抵抗力强,在干痰中可存活 6~8 个月;黏附于尘埃可保持传染性 8~10 天;在 3% 盐酸、6% 硫酸和 4% 碳酸氢钠溶液中能耐受 30 分钟;但直接日晒 2~3 小时或紫外线照射或 75% 乙醇内数分钟即被杀死;在液体中 62~63℃ 15 分钟或煮沸即可死亡。

【流行病学】

1. 传染源 患活动性肺结核的成人和青少年是儿童结核病的主要传染源。

2. 传染途径

(1)呼吸道传播:主要经呼吸道飞沫传染,儿童与排菌者密切接触易感染。

(2)消化道传播:摄入混有结核分枝杆菌或牛分枝杆菌的食物如来自病牛的生牛奶或使用被致病菌污染的食具时,致病菌可侵入消化道肠壁淋巴滤泡,构成感染。

(3)母婴传播:孕妇患肺结核或生殖器官结核时,结核分枝杆菌可通过胎盘损伤处,经脐静脉感染胎儿;或胎儿吸入或吞入感染性羊水而感染,这是先天性结核病的主要感染途径。生后与患肺结核母亲密切接触,可经呼吸道感染。

(4)其他途径:少数病例可通过伤口或损伤的眼结膜感染结核分枝杆菌。

3. 易感人群和流行状况 人群普遍易感。儿童因免疫功能及各组织器官发育尚不完善,尤其易感。WHO 估计,2016 年全球 15 岁以下儿童大约有 104 万患结核病,占所有结核病病例的 10%。大约有 25 万儿童死于结核病,其中包括 HIV 感染者 5.2 万。我国是结核病高发地区,结核病年发病人数约为 90 万,多年居全球第 2 位。2000 年第四次全国结核病流行病学抽样调查显示,0~14 岁儿童结核分枝杆菌感染率为 9.2%;活动性肺结核患病率为 91.8/10 万,其中,痰涂片阳性(涂阳)患病率为 6.7/10 万,结核分枝杆菌培养阳性(菌阳)患病率为 12.3/10 万;儿童活动性肺结核患者约有 26.6 万。2013 年国家传染病重大专项课题研究显示,不同结核病疫情地区 5~15 岁儿童的结核菌素试验(PPD)阳性率为 8.09%~21.26%,干扰素 -γ 释放试验(QFT)阳性率为 1.36%~3.93%。2015 年全国报告 0~14 岁儿童肺结核患者 6 861 例,发病率为 3.03/10 万。2016 年 WHO 估算我国现有儿童结核病例约有 10 万。由此可见,我国儿童结核病防治任务依然十分艰巨。

【发病机制与病理改变】

1. 发病机制

(1)结核分枝杆菌的致病作用:①脂质:TDM 能与巨噬细胞受体结合,诱导炎症因子产生和促进肉芽肿形成,还有佐剂活性,促进抗原提呈细胞成熟和激活 Th1 和 Th17 反应,还参与细胞免疫逃逸;甘油 - 单分枝菌酸在潜伏状态下优先合成,诱导 Th2 反应而有利于潜伏感染;LAM、ManLAM 和 PIM 等甘露糖脂可与巨噬细胞甘露糖受体结合,有助于细菌侵入细胞内、抑制吞噬体成熟并诱导炎症因子产生;硫酸脑磷脂可抑制吞噬细胞中吞噬体与溶酶体融合,有利于细菌在细胞内存活;磷脂与干酪样坏死有关,还能刺激单核细胞增生和促进病灶内巨噬细胞转变为上皮样细胞形成结核结节。②蛋白:CFP-10 和 ESAT-6 形成复合物,与细菌免疫逃逸和诱导超敏反应相关;*DosR-DosS* 基因调节区编码 48 个蛋白,与细菌适应肉芽肿内生存有关;复苏促进因子(RPF)A~E 与潜伏感染后细菌再激活有关;结核菌素(tuberculin)主要是细菌分泌的蛋白质的耐热成分,与糖脂结合,能引起较强的迟发型超敏反应。③荚膜:具有黏附和抵抗吞噬及其他免疫因子杀伤的作用。

(2)机体免疫反应与感染结局:结核分枝杆菌感染的病理和临床取决于机体免疫反应。以抗菌为核心的保护性免疫反应为细胞介导免疫反应(cell mediated immunity,CMI),以组织坏死为特征的局部免疫反应为迟发型超敏反应(delayed type hypersensitivity,DTH)。CMI 和 DTH 在感染后 4~8 周形成,在菌量少、毒力低或感染早期时以 CMI 为主;在菌量大、毒力强或感染后期时则以 DTH 为主。TB 感染后,首先是固有免疫细胞通过 Toll 样受体(TLR)、Nod 样受体(NLR)、C 型凝集素受体(CLR)、补体受体和清道夫受体等识别 TB,诱导细胞吞噬、自噬、凋亡和激活炎性体等防御性固有免疫反应。在 TB 的抵抗作用下,至感染后 10 天,吞噬 TB 的树突状细胞才移行到局部淋巴结提呈细菌抗原给 T 细胞;在感染后 21 天,被 TB 抗原激活的 Th1 细胞才归巢到肺部感染灶,并建立特异性细胞免疫,分泌 IL-12,诱导 CD4$^+$ 细胞向 Th1 细胞极化,分泌大量 Th1 类细胞因子如 IL-2、TNF-α 和 IFN-γ 等,吸引细胞毒性 T 淋巴细胞(CTL)、NK 细胞和巨噬细胞至感染局部,激活巨噬细胞产生高浓度溶解性酶,以增强其杀菌能力;CTL 和 NK 细胞则溶解已吞噬细菌的巨噬细胞,即 CMI 促进细胞外杀菌。IFN-γ 和 TNF-α 对于巨噬细胞活化、结核性肉芽肿形成与维持以及结核感染控制非常重要,为抗结核免疫的关键成分。当致敏 T 细胞再次接触 TB 时即释放淋巴因子,引起强烈的 DTH,形成以单核细胞为主的炎症反应,通过杀死未被激活的含菌巨噬细胞及其邻近细胞组织,以消除有利于细菌生长的细胞内环境,即促进细胞内杀菌,局部易发生干酪样坏死。

2. 病理改变 基本病理变化为增殖、渗出和干酪性坏死。当 TB 侵入肺泡后,局部充血、水肿及中性粒细胞浸润,24 小时左右巨噬细胞开始浸润,吞噬并杀灭 TB,形成渗出性病变。TB 被破坏后释放出磷脂等组分,使巨噬细胞转化为类上皮细胞和朗汉斯多核巨细胞,两者加上淋巴细胞浸润,形成典型结核结节,为增殖性病变。当大量 TB 侵入且毒力强及机体 DTH 反应强时,渗出性和增殖性病变即可发生坏死,呈淡黄色、干燥且质硬的均质状,形如干酪,故称干酪性坏死(caseous necrosis)。若机体 DTH 和 CMI 反应低下如幼小婴儿和免疫抑制者,局部组织以干酪样坏死为主,无增殖和渗出性病变,病灶内大量 TB 增殖,感染扩散,称为无反应性结核(non-reactive tuberculosis)。增殖、渗出和干酪性坏死三种病变常同时出现,只是因结核分枝杆菌与机体免疫状态的不同,病变性质以某一种为主。在病情进展和治疗过程中,病变性质可发生变化。结核病变的良性结局是吸收、纤维化、钙化和骨化。

【潜伏结核感染】

潜伏结核感染(latent tuberculosis infection)指检测结核分枝杆菌特异性免疫反应试验

阳性(结核菌素皮肤试验阳性并除外卡介苗接种反应,或干扰素 -γ 释放试验阳性),但临床和影像学等检查均无结核病证据。潜伏结核感染儿童体内存在少量休眠状态的结核分枝杆菌,但无临床症状和体征,影像学检查无活动性肺结核表现,故无传染性。由于儿童相对抵抗力较低,其潜伏结核感染在任何时候都有可能发展为活动性结核病。因此,对儿童潜伏结核感染仍需进行预防性治疗,以降低发生活动性结核病的危险性,这是防治结核病的有效措施。

【耐药结核病】

1. 耐药结核分枝杆菌分类 根据耐药情况,分为四种类型:①单耐药(monoresistance):对一种一线抗结核药物耐药。如仅对利福平耐药(rifampin resistance,RR)。②多耐药(polyresistance):对不包括同时异烟肼和利福平耐药的一种以上一线抗结核药物耐药。③耐多药(multidrug resistance,MDR):至少对异烟肼和利福平都耐药。④广泛耐药(extensively drug resistance,XDR):对异烟肼和利福平耐药 + 对任何氟喹诺酮类耐药以及至少对 1 种二线抗结核注射剂耐药。耐药结核病及其流行在很大程度上增加了控制结核病的难度,成为人类防控结核病所面临的更大挑战。

2. 耐药结核病的诊断

(1)确诊耐药结核病:通过结核分枝杆菌药敏试验或耐药基因检测证实患儿存在表型或基因型耐药。儿童结核病结核分枝杆菌培养阳性率低,药敏试验实验室条件要求高,常难以达到表型耐药诊断。新型分子诊断技术如 Xpert MTB/RIF 可直接从临床标本中检测结核分枝杆菌耐药基因,实现早期快速诊断。

(2)疑似耐药结核病:根据临床结核病表现及影像学改变,结合下列情况之一即应考虑为疑似耐药结核病:①一线抗结核药物规范治疗 2~3 个月临床无好转或病情恶化;②有不规则及不合理抗结核治疗史或复发病例;③传染源为耐药结核病患者或可疑耐药结核病患者(治疗失败、复治或死亡)。

【病原学检查】

1. 细菌学检查 细菌学检查对于重症和不典型结核病的诊断非常重要,是确诊儿童肺结核的金标准,包括涂片抗酸染色镜检和结核分枝杆菌培养(改良罗氏固体培养基)。前者可用于快速诊断;后者常需时 5 周。采用 BacterTB-460 系统的敏感性较常规法约高 10%,检出时间缩短至 2~3 周。虽然儿童肺结核相对排菌少,不易查到,但在粟粒性肺结核、干酪性肺炎、支气管结核及继发性肺结核时,胃液或痰液涂片或培养结核分枝杆菌的阳性率较高。儿童一般需连续检查 3 次以上,取清晨空腹胃液或痰液。

2. 结核菌素皮肤试验(tuberculin skin test,TST) 目前采用结核菌纯蛋白衍生物(TB-PPD)作为试剂,又称为 PPD 试验。由于儿童 TB 细菌学检查阳性率较低,PPD 试验是我国儿童结核病诊断的重要依据。常规以 5 单位 PPD 进行皮内注射,在皮试后48~72 小时测量局部硬结大小,取横径和纵径的均值判断结果:硬结平均直径 5~9mm 为一般阳性;10~14mm 为中度阳性;≥ 15mm 或局部出现双圈、水疱、坏死及淋巴管炎者为强阳性。本试验的缺点是自然结核感染和卡介苗(BCG)接种都可呈阳性反应,对于硬结为 15mm 以下反应,有时难于区别自然结核感染和 BCG 接种反应。一般认为,BCG反应的硬结多 <10mm,质软,浅红,边缘不整,持续时间短;而自然感染常为中度以上阳性,硬结质坚,深红,边缘清晰,持续 7~10 天以上,可遗留色素沉着。应该注意的是,在原

发感染早期或严重结核病、患急性传染病如麻疹和百日咳等或重度营养不良和水肿者及细胞免疫抑制或缺陷患者如先天免疫缺陷、艾滋病及免疫抑制剂治疗者,可出现假阴性反应。

3. 干扰素 -γ 释放试验(interferon-gamma release assays,IGRA) 是以 TB 特异性 ESAT-6 和 CFP-10 刺激 T 细胞产生 IFN-γ,通过免疫学方法检测 IFN-γ 释放水平或产 IFN-γ 效应 T 细胞数量,以判断是否存在 TB 感染。目前,IGRA 主要采用结核感染 T 细胞斑点试验(T-Spot.TB)和 QuantiFERON-TB(QFT-TB)两种方法。由于 ESAT-6 和 CFP-10 只存在于 TB 和少数非结核分枝杆菌(堪萨斯分枝杆菌及海分枝杆菌等)而不存在于 BCG,因而可鉴别自然感染和 BCG 反应,且不受大多数非结核分枝杆菌的影响,与 PPD 试验相比有更好的特异度,但敏感度并无明显优势,检测方法成本高,目前还不能完全替代 PPD 试验。

IGRA 已用于临床诊断结核感染。临床研究显示,虽然 IFN-γ 释放水平与结核活动程度相关,但在鉴别活动性结核病与潜伏结核感染方面证据有限,尤其在潜伏结核感染率较高的结核高流行地区,其诊断活动性结核病的特异度降低。近年来,国内有研究发现,TB 抗原与植物血凝素(PHA)阳性对照的阳性细胞数比值 TB-Ag/PHA>0.3(>30%),常提示活动性结核病。若能取腹水或胸腔积液,离心后获取渗出的单个核细胞来做 T-Spot.TB 试验,阳性率更高,临床诊断活动性结核病的价值更大。

4. 核酸检查

(1)PCR:可检测标本中拷贝数很低的 TB 特异性基因片段如 16S rRNA 或 16-23S rRNA 等。还可采用基因探针扩增直接试验(AMIDT)、荧光定量 PCR(FQ-PCR)和 PCR-DNA 探针反向杂交法等。具有较高敏感度和特异度,可用于诊断活动性结核病。

(2)利福平耐药实时荧光定量核酸扩增检测(Xpert MTB/RIF):该方法以全自动半巢式实时 PCR 技术为基础,以 TB *rpoB* 基因的 81bp 利福平(RIF)耐药区为靶基因,可在 2 小时内同时检测 TB DNA 和利福平耐药,具有较高敏感度和良好特异度以及快速和生物安全性高等优点。可检测血液、痰、胃液、尿液、粪便、脓液、关节腔和浆膜腔积液、病变组织和脑脊液等多种标本。据文献报告,关节腔和浆膜腔积液、尿液、粪便和涂阳痰标本阳性率近 100%;脓液标本 95%;胃液 87.5%;穿刺标本 86%;涂阴痰样本 57%~83%;组织标本约 70% 左右;脑脊液阳性率仅为 29%。该方法直接检测 TB 核酸,可用于诊断活动性结核病。WHO 推荐用于疑似耐多药结核病和 HIV 相关结核病患者的初次诊断(强烈推荐);以及在耐多药结核和 HIV 感染低发地区作为镜检的后续诊断方法,特别是涂片阴性样本(条件性推荐)。

(3)宏基因组技术:已有第二代测序(NGS)技术应用于病原微生物宏基因组检测,由于该检测系统还存在标本预处理如 TB 破菌技术等缺陷,对标本中 TB 的检测敏感性不高,故应特别关注分枝杆菌很少序列数甚至痕迹的检出,应结合患者临床病情进行结果解读。

5. 特异性抗体 采用 ELISA 法检测血清中特异性抗体,目前仍有检测试剂用于临床。需要注意的是,其敏感性和特异性的变异度大,其临床意义远不及 PPD 试验。WHO 已不再推荐其用于诊断结核病。

【预防】

1. 一般预防 ①平衡饮食,加强体育锻炼,增强体质。②不要随地吐痰。③有传染性的患者在隔离期不要到公共场所活动;不要近距离对着别人咳嗽和高声谈笑;咳嗽和打喷嚏时要用手帕或纸巾掩住口鼻,以避免传染给他人。④当家中和与儿童有密切接触的邻居出现传染性强的排菌肺结核患者时,家庭中儿童和其他成员应及时到结核病防治机构检查,以便早发现和早治疗。

2. 卡介苗预防 BCG是一种毒力很低的牛分枝杆菌,接种后可使人体产生对TB的抵抗力,对结核病尤其是重症结核病如粟粒性肺结核和结核性脑膜炎有预防作用,为预防结核病的有效措施。我国目前采用新生儿普遍接种BCG的预防策略。

3. 研制中的新型疫苗 目前正在研究中的新型结核病疫苗包括亚单位疫苗、重组活疫苗、营养缺陷型活疫苗和DNA疫苗等。尚未应用于临床。

【治疗】

1. 主要抗结核药物

(1)异烟肼(INH或H):是目前儿童抗结核治疗的首选一线药物,其特点是:①疗效高:口服吸收迅速,能在几天内杀死病灶中多数结核分枝杆菌群,作用不受环境酸碱度影响;②渗透性强:分子小,可渗透到各种组织、体液和脑脊液中,还能渗透到干酪病灶内;③全杀菌药:对细胞内和细胞外TB均有杀灭作用,对干酪病灶内代谢缓慢的持存菌亦有一定作用,是全杀菌药;④安全性好:INH所致肝损伤在儿童明显低于成人。WHO推荐儿童剂量为10~15mg/(kg·d),晨起空腹顿服,最大剂量300mg/d,疗程6~24个月。

(2)利福平(RFP或R):也是目前儿童抗结核治疗的首选一线药物,其特点是:①起效快,作用广:发挥杀菌效力仅需1小时,对细胞内和细胞外TB均有杀灭作用,为全杀菌药;②口服吸收良好,渗透入体腔为血浓度的1/3;③与INH有协同作用。INH和RFP联用杀菌作用比任何其他联合用药均强,为短程化疗最佳联合;④主要副作用是肝损伤,剂量大时副作用增多。与INH联合用药可增加肝毒性,儿童联合使用时最好各为10mg/(kg·d)。WHO推荐儿童剂量为10~20mg/(kg·d),晨起空腹顿服,最大剂量600mg/d,疗程6~12个月。

(3)吡嗪酰胺(PZA或Z):为一线抗结核药物。其特点是:①作用受酸碱度影响:当pH5.0~5.5时,PZA对TB发挥抑菌甚至杀菌作用,而对细胞外TB(pH为中性和偏碱性)无杀菌作用,属半杀菌药;②抑制巨噬细胞内TB的生长:巨噬细胞内休眠的TB是结核病复发的基础,PZA对预防结核病复发有重要意义;③能渗透到很多组织及体液包括脑脊液;④与INH联用可增强杀菌作用。INH+RFP+PZA是治疗结核病的强大组合,为一线用药方案;⑤主要副作用是肝损害,PZA与RFP合用增加肝损伤机会。还可引起尿酸升高,若病情需要,又无痛风症状,可继续使用。WHO推荐儿童剂量为30~40mg/(kg·d),分2~3次口服,最大剂量750mg/d,疗程一般2个月,最长可达18~24个月。

(4)乙胺丁醇(EB或B):为抑菌药,WHO已将本药列为儿童一线药物,在短程化疗中取代氯霉素。其特点是:①pH中性时作用最强;②与INH和RFP等联合应用,可延缓两者耐药性产生;③通透性较好。当脑膜炎症时脑脊液内浓度增高,可达血浓度20%~40%;④副作用主要为球后视神经炎,视力减退,中心盲点和绿视能力丧失,但极少发生。副作用与剂量有关,应用时注意定期视力和视野检查。WHO推荐儿童剂量为15~25mg/(kg·d),分2~3次口服,最大剂量750mg/d,疗程一般2个月,最长可达18~24个月。

(5)链霉素(SM 或 S):由于其副作用,WHO 已将本药撤出一线药物之列。其特点是:①在细胞外 pH 中性和偏碱性环境中发挥作用,对生长繁殖活跃的细胞外 TB 有杀菌作用,对巨噬细胞内 TB 无作用,故称半杀菌药;②对新鲜渗出性病灶和空洞中 TB 抗菌作用最强,治疗儿童急性血行播散性结核病最为适宜;③能渗入肺、肝和肾等脏器及浆膜腔;④主要副作用是听力损害和耳聋,应用时需监测听力,有药物性耳聋家族者应禁用。WHO 推荐儿童剂量为 20~30mg/(kg·d),一次肌内注射,最大剂量 <750mg/d,疗程 2~3个月。

(6)乙硫异烟胺(ETH):为异烟肼衍生物,属于常用二线药物。其特点是:①口服易吸收,吸收后广泛分布于组织、浆膜腔和有或无炎症脑膜;②对渗出性和浸润性干酪病变疗效较好,常与其他抗结核药物合用;③可用于耐药结核病;④主要副作用为胃肠道反应和肝损伤。WHO 推荐儿童剂量为 10~15mg/(kg·d),一次口服或分 2~3 次服,疗程 3~6个月。

2. 预防性治疗 儿童主要用于潜伏结核感染者。

(1)异烟肼:为首选方案。剂量为 10mg/(kg·d),最大剂量 300mg/d,晨起顿服,疗程 6 个月或 9 个月。

(2)利福平:对于不能耐受异烟肼或对异烟肼耐药而对利福平敏感的结核分枝杆菌感染儿童可采用。剂量为 10~15mg/(kg·d),最大剂量 450mg/d,晨起顿服,疗程 4 个月。

(3)异烟肼和利福平联合应用:可用于耐异烟肼或利福平肺结核患者密切接触者,剂量同上,疗程 3 个月。两药合用可能增加肝功能损害的危险性,应注意监测。

3. 结核病治疗原则

(1)早期治疗:早期病变中的细菌生长繁殖迅速,代谢活跃,药物最易发挥作用。

(2)剂量适宜:既能发挥最大杀菌或抑菌作用,同时患者也易耐受,副作用不大。

(3)联合用药:可针对各种代谢状态的细胞内外结核分枝杆菌进行联合用药,达到强化疗效的目的。

(4)规律用药:用药不能随意间断。

(5)坚持全程:抗结核治疗要坚持全程,目的在于消灭持存菌,防止复发。

(6)分段治疗:①强化阶段:强有力的抗结核药物联合治疗,目的在于迅速消灭生长分裂活跃菌。时间为 2~3 个月,是治疗的关键阶段。②巩固阶段:目的在于消灭存在于巨噬细胞内休眠和代谢缓慢的 TB(持存菌),巩固治疗效果,防止复发,维持治疗一般为 4~9个月。

4. 儿童结核病治疗方案

(1)短程疗法:直接督导下服药与短程化疗(directly observed therapy short course,DOTS)是 WHO 提出的治愈结核病的主要策略。可选用方案(数字表示用药月数)包括:① 2HRZ/4HR;② 2HRZE/4HR;③ 2HRZS/4HR。

(2)WHO 儿童结核治疗指南:2010 年 WHO 更新了儿童结核治疗指南,特别是对高 HIV流行或高异烟肼耐药地区用药方案提出推荐。对肺结核,建议 2 个月强化治疗加 4 个月巩固治疗方案,而对结核性脑膜炎和结核性骨关节炎,建议 2 个月强化治疗加 10 个月巩固治疗方案。具体方案见表 4-1。

表 4-1 WHO 推荐儿童结核病治疗方案（2010 年）

疾病	条件	强化治疗（月）	巩固治疗（月）	总疗程（月）
广泛性肺结核	–	2 HRZE	4 HR	6
轻~中度肺结核或淋巴结结核	高 HIV 流行或高异烟肼耐药地区	2 HRZE	4 HR	6
轻~中度肺结核或淋巴结结核	低 HIV 流行或低异烟肼耐药地区	2 HRZ	4 HR	6
结核性脑膜炎	–	2 HRZE	10 HR	12
结核性骨关节炎		2 HRZE	10 HR	12

5. 耐药结核病的治疗

（1）耐异烟肼结核病：推荐联合使用利福平、吡嗪酰胺和乙胺丁醇，如果病变广泛或者是结核性脑膜炎，可加用一种氟喹诺酮类药物。疗程 9~12 个月。

（2）耐利福平结核病（RR-TB）和耐多药结核病（MDR-TB）：WHO 在 2011 年提出《耐药结核病管理规划指南》，并于 2016 年推出《耐药结核病治疗指南（2016 年更新版）》。

1）重新分组 RR-TB 和 MDR-TB 治疗药物：分为 A、B、C 和 D 四组。A 组、B 组和 C 组为核心二线药物，D 组为非核心的附加药物。① A 组：氟喹诺酮类，包括高剂量左氧氟沙星（≥ 750mg/d）、莫西沙星及加替沙星。为 MDR-TB 核心方案最重要部分，除非有绝对禁忌证，必须纳入治疗方案。对于儿童 RR-TB 和 MDR-TB（包括在中国）同样推荐使用，但 <5 岁或体重 <10kg 儿童慎用。② B 组：为二线注射类药物，包括阿米卡星、卷曲霉素、卡那霉素及链霉素。可增加 MDR-TB 患者治疗成功率。对病情较轻儿童患者可不应用；但若对氟喹诺酮类耐药者则应尽可能保留。③ C 组：其他二线核心药物，包括乙硫异烟胺（或丙硫异烟胺）和环丝氨酸（或特立齐酮），并首次将利奈唑胺和氯法齐明归入 C 组。有研究证实，利奈唑胺和氯法齐明对 MDR-TB 甚至广泛耐药结核病有良好疗效。④ D 组：为可添加药物。包括 D1 组（吡嗪酰胺、乙胺丁醇和高剂量异烟肼）、D2 组（新药：贝达喹啉和德拉马尼，儿童不推荐使用）和 D3 组（对氨基水杨酸、亚胺培南西司他丁、美罗培南、阿莫西林克拉维酸和氨硫脲）。由于 TB 在本质上对大环内酯类药物耐药，不建议使用克拉霉素和阿奇霉素。

2）修订传统 RR-TB 和 MDR-TB 个体化方案：推荐在强化期应用至少 5 种有效抗 TB 药物的方案，包括 PZA 及 4 种核心二线抗 TB 药物（A 组 1 个，B 组 1 个，C 组至少 2 个）。如果以上选择仍无效，可加入 1 种 D2 组药，再从 D3 组选择其他有效药；若因耐药或不良反应不能继续使用 PZA，可从 C 组或 D 组中选择替代药（首选 D2，次选 D3）。D1 组药物选择必须衡量其加入的效益；药物总数需权衡利弊和患者耐受性。对于 INH，若无耐药依据或不确定，在治疗方案中都应加入。疗程：RR-TB 一般需 12~18 个月；MDR-TB 常需 18~24 个月。

3）短程 RR-TB 和 MDR-TB 标准化方案：对于未接受过二线药物治疗的 RR-TB 及 MDR-TB 患者，推荐采用 9~12 个月短程 MDR-TB 标准化方案替代 20 个月的传统个体化方案,但接受过 1 个月以上二线药物治疗或对 A 组和 B 组药物耐药或高度怀疑耐药者不可采用标准化短程方案。短程标准化方案分为强化期和巩固期。①强化期:4 个月(若无痰涂片阴转证据,延长至 6 个月),药物包括:卡那霉素、莫西沙星、丙硫异烟胺、氯法齐明、高剂量异烟肼、吡嗪酰胺和乙胺丁醇;②巩固期:5 个月,药物包括:莫西沙星、氯法齐明、乙胺丁醇和吡嗪酰胺。若缺乏药敏试验,需根据患者有无耐药结核病接触史以及国家级二线药物监测数据来判断是否采用标准化短程方案。

4)RR-TB 和 MDR-TB 的外科治疗:推荐在 MDR-TB 化学治疗的同时,选择肺部分切除术(肺叶切除或楔形切除),可清除难以吸收病灶和减少细菌负荷,从而改善预后。

(赵顺英)

第二节　原发性肺结核

儿童期肺结核主要是原发性肺结核(primary pulmonary tuberculosis),包括原发综合征(primary complex)和支气管淋巴结结核(tuberculosis of tracheobronchial lymphnodes),是结核分枝杆菌第一次侵入人体(原发感染)所致疾病。

【发病机制与病理改变】

TB 由呼吸道进入肺部后,在局部引起炎症即形成原发灶,再由淋巴管引流到局部气管旁或支气管旁淋巴结,形成原发综合征。由于原发灶常位于胸膜下,多累及胸膜。因此,胸膜反应或胸膜炎也是原发综合征的组成部分。25% 的病例可见多个原发灶。当 DTH 发生后,原发病灶发生干酪样坏死,继而包裹,纤维化和钙化;若干酪坏死严重,病灶中心液化,则形成空洞;若病灶扩大,可引起干酪性肺炎和胸膜炎;若 TB 经血行播散,可引起粟粒性肺结核或全身性播散性结核病。若肺原发灶甚小或已经吸收消散使得影像学检查无法检出,则表现为支气管淋巴结结核。气管旁或支气管旁淋巴结结核侵及气道壁,可引起淋巴结 - 支气管瘘,导致淋巴结内干酪性物质破溃入支气管,形成支气管结核,继而阻塞或部分阻塞气道,引起肺气肿或肺不张和支气管播散。

【临床表现】

1. 全身症状　较大儿童起病缓慢,可有不规则低热、食欲缺乏、消瘦、盗汗及疲乏等。婴幼儿多急性起病,高热持续 2~3 周后降为低热,可持续很久。患儿一般情况较好,与发热不相称。

2. 呼吸道表现　如果支气管旁淋巴结高度肿大,可出现类似百日咳的痉挛性咳嗽、喘息或呼吸困难。肺部可无阳性体征。如果原发灶范围较大可叩诊呈浊音,听诊呼吸音减低或有管状呼吸音。

3. 其他表现　肿大支气管旁淋巴结压迫喉返神经可致声音嘶哑;压迫静脉可致一侧或双侧颈静脉怒张。部分患者可伴有结节性红斑和疱疹性结膜炎。可有全身浅表淋巴结轻度~中度肿大。

【影像学检查】

1. 原发综合征　肺内可见典型的哑铃状双极阴影(图 4-1)。

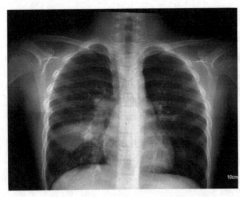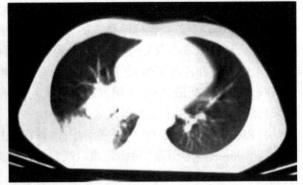

图 4-1　原发性肺结核（胸片和 CT 平扫，可见右肺原发病灶和右肺门淋巴结肿大）

2. 支气管淋巴结结核　胸部 X 线表现有纵隔增宽或肺门淋巴结肿大，边缘锐利或模糊不清。胸部 CT 在判断有无肿大淋巴结方面优于 X 线胸片。胸部 CT 可见淋巴结周围环形强化，中心有低密度坏死。当支气管淋巴结明显肿大，压迫支气管或发生淋巴结 - 支气管瘘而继发支气管结核时，胸部 X 线片和 CT 可见支气管狭窄、扭曲、肺不张或肺实变混合肺不张和肺气肿。病程较长者，肺内原发灶和淋巴结可发生钙化。

【支气管镜检查】

对支气管结核的诊断非常重要，可观察支气管受压情况和支气管内膜病变如红肿、溃疡、肉芽组织、干酪坏死、穿孔或瘢痕；也可取肉芽病变和干酪坏死物或分泌物进行病理检查及结核分枝杆菌培养。

【病原学检查】

1. 细菌学检查　取清晨空腹胃液、痰液或支气管 - 肺泡灌洗液等标本进行涂片抗酸染色镜检和结核分枝杆菌培养，阳性有确诊价值。

2. 核酸检查　取上述标本，用 PCR 法或 Xpert MTB/RIF 法检测结核分枝杆菌特异性基因片段。阳性有诊断价值。

3. PPD 试验　中度以上阳性有诊断意义。

4. 干扰素 -γ 释放试验　阳性提示结核感染，是协助诊断本病的重要依据。

【并发症】

1. 胸膜炎　多见于邻近原发灶胸膜，可侵犯肋胸膜、叶间胸膜和纵隔胸膜，临床上可出现胸痛，影像学显示胸膜增厚；并发渗出性胸膜炎者有胸腔积液。

2. 肺段病变　支气管淋巴结结核可发生淋巴结穿孔，形成淋巴结 - 支气管瘘，导致支气管结核，引起局限性肺部实变、肺不张或肺实变混合肺不张，位置限于 1~2 个肺段或肺叶，统称为"肺段病变"。若遇大量干酪样物质突然破溃入支气管，可引起阵咳、喘息、发绀甚至窒息。临床上常见原发性肺结核并发支气管结核，多数患者在诊断时已发生。

3. 干酪性肺炎　支气管旁淋巴结内干酪样物质破溃支气管，再吸入肺部或病灶扩展，可引起干酪性肺炎，较为少见。

4. 肺空洞　原发灶干酪性坏死液化溶解后，可形成原发空洞。

5. 血行播散　原发病灶内结核分枝杆菌侵入血管，引起全身播散性结核病。

【诊断与鉴别诊断】

1. 诊断 根据临床表现和影像学改变,结合有结核病密切接触史或 PPD 试验中度以上阳性或 IGRA 阳性,可作出临床诊断。细菌学检查或 TB 核酸检测阳性可确诊。

2. 鉴别诊断 原发性肺结核常误诊为各种病原体引起的肺炎,应注意鉴别。支气管淋巴结结核应与纵隔良性或恶性肿瘤以及真菌感染鉴别。合并肺不张时,应与支气管异物和肿瘤等引起肺不张鉴别。应结合流行病学资料、临床和影像学表现进行鉴别,尤其是具有结核病密切接触史及存在纵隔和肺门淋巴结病变有助于原发性肺结核的诊断。最重要的鉴别要点为病原学检查包括 PPD 试验阳性或 TB 细菌学检查阳性。

【治疗】

1. 一般治疗 可居家隔离,门诊治疗和定期随访;居室环境应阳光充足和空气流通;注意休息,重症需卧床;给予富含蛋白质和维生素食物,加强营养。

2. 抗结核治疗 参见表 4-1。推荐强化治疗 2 个月,采用 HRZ 三联疗法,若病变广泛或处于高 HIV 流行或高异烟肼耐药地区,应用 HRZE 四联疗法;巩固治疗为 HR 联合治疗 4 个月,总疗程 6 个月。

3. 对症治疗 如酌情给予口服祛痰药和退热剂。

4. 并发症治疗 如果支气管内存在肉芽病变和干酪性坏死病变而阻塞气道时,需氧疗和吸痰,并应行支气管镜下介入治疗。有时需多次支气管镜吸取干酪坏死物才能稳定病情。

【预后】

原发性肺结核若能早期诊断和及时治疗,一般呈良性经过,发病 3~6 个月后开始恢复,原发病灶和肿大淋巴结可完全吸收,少数可遗留钙化。若合并较重的支气管结核或干酪性肺炎,可遗留支气管狭窄或扩张、肺不张或病灶肺纤维化等。

（赵顺英）

第三节 急性血行播散性肺结核

急性血行播散性肺结核也称急性粟粒性肺结核(acute miliary tuberculosis),为大量结核分枝杆菌同时或在极短时间内相继进入血流所引起,是儿童结核病中最严重的临床类型之一,可在任何季节和任何年龄发生。

【发病机制与病理改变】

1. 发病机制 TB 通过以下途径侵入血流:①肺内原发灶或胸腔内淋巴结干酪坏死物质破溃侵入血管;②TB 接种在血管壁上,发生血管内膜干酪性血管炎,病灶内的 TB 侵入血流;③肺内 TB 经毛细血管直接进入血流。由于侵入血流途径不同,病变部位和类型有所不同。若 TB 侵入肺静脉,将经体循环播散到全身各器官,引起全身急性粟粒性结核病;若 TB 侵入肺动脉,将进入肺循环,仅有肺脏受累;若 TB 仅侵入一侧肺动脉、支气管动脉及其较大分支,仅有单侧或部分肺叶累及。

2. 病理改变 肺及其他脏器表面充血,有大量粟粒大小的灰白色结核病灶,直径约 1mm 或发生融合。显微镜下见粟粒结节位于肺泡间隔、血管与支气管周围及小叶间隔,很少在肺泡腔内,常为增殖性病变,严重病例以渗出或坏死性病变为主。

【临床表现】

任何年龄都可发病,最常见于婴幼儿。多数起病较急,少数缓慢起病。

1. 全身症状 发热常为首发症状。除弛张高热外,可伴有头痛、呕吐和惊厥等神经症状,或全身中毒症状如精神萎靡和面色灰白等,或消化不良、腹泻和明显消瘦。

2. 呼吸道表现 较大儿童呼吸道症状不明显,婴幼儿可出现咳嗽和呼吸急促。肺部检查常缺乏异常体征,在病灶融合或继发感染时,可闻及细湿啰音。

3. 淋巴结和肝脾大 约半数患儿伴有全身淋巴结肿大和肝脾大。

4. 肺外结核结节 眼底检查可在脉络膜发现结核结节;少数患儿可见皮肤粟粒疹;两者为急性粟粒性肺结核的特征性表现。皮肤粟粒疹为尖锐丘疹,针尖大或直径 2~3mm,色淡红,有时为出血性呈褐红色,中心可有针尖大小水疱或脓疱,多见于躯干,新鲜丘疹中常可找到结核分枝杆菌。

【一般实验室检查】

多数患儿外周血白细胞总数增高,伴有中性粒细胞增多;大多数患儿血沉增快;C 反应蛋白(CRP)升高。

【影像学检查】

一般在临床症状出现 1~2 周后出现 X 线改变。早期胸片表现为磨玻璃影或肺纹理增多和变粗,呈串珠状,或出现稀疏的、分布于下肺野的小点状阴影。典型胸片可见粟粒状阴影,布满双肺,其密度、大小和分布均匀,称为"三均匀"(图 4-2)。婴幼儿由于病灶周围渗出明显,易于融合,可见粟粒状阴影边缘模糊,分布和大小不一,呈雪花片状或云絮样阴影。由于儿童急性粟粒性肺结核多由原发性肺结核恶化而来,常伴有原发性肺结核征象(图 4-3)。胸部 CT 显示早期粟粒阴影较 X 线摄片更为敏感,故高度怀疑本病时,宜选择 CT 检查。

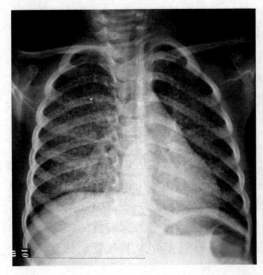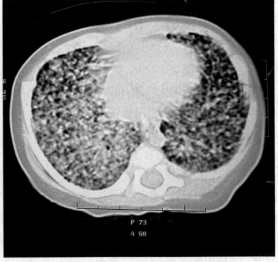

图 4-2 急性粟粒性肺结核(胸片和 CT 平扫)

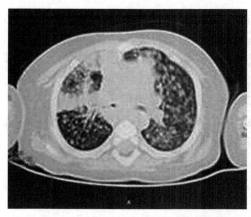 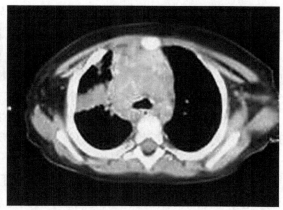

图 4-3 支气管结核继发粟粒性肺结核（CT 平扫，可见右气管旁淋巴结肿大和双肺粟粒状影）

【病原学检查】

1. 细菌学检查 胃液或痰液涂片或 TB 培养可检出病原体。急性粟粒性肺结核患儿应常规进行脑脊液 TB 细菌学或核酸检查，以早期发现结核性脑膜炎。

2. 核酸检查 取上述标本，用 PCR 法或 Xpert MTB/RIF 法检测 TB 特异性基因片段。阳性有诊断价值。

3. 干扰素-γ 释放试验 阳性提示结核感染，是协助诊断的重要依据。

4. PPD 试验 中度以上阳性有诊断意义。部分严重病例可呈假阴性反应，一旦病情好转，PPD 试验可阳转，故急性期 PPD 试验阴性不能除外本病。

【并发症】

急性粟粒性肺结核易合并结核性脑膜炎，需特别警惕；还可并发心力衰竭、呼吸衰竭、DIC 及气胸。

【诊断与鉴别诊断】

1. 诊断 对于长期发热、胸部影像学显示典型粟粒样阴影、PPD 试验阳性和 / 或有结核病密切接触史者，或出现肺外结核结节，临床诊断不难。若 PPD 阴性且无明确结核病接触史时，需依据其他病原学检查结果进行诊断。必要时，可采用诊断性抗结核治疗，根据治疗反应来协助诊断。

2. 鉴别诊断 在胸部影像学未显示粟粒样阴影之前，应与引起长期发热的其他疾病鉴别。胸部影像学出现粟粒阴影者，应注意与其他疾病如过敏性肺泡炎、真菌性肺炎、支原体、肺泡出血、朗格汉斯细胞组织细胞增生症及肺间质疾病等鉴别。鉴别要点在于，综合分析临床和影像学表现特点，当有结核病密切接触史和存在原发性肺结核佐证如纵隔和肺门淋巴结病变以及肺部典型的"三均匀"阴影有助于粟粒性肺结核的诊断，关键的鉴别要点为 PPD 试验阳性或 TB 细菌学检查阳性。对于长期发热而粟粒样阴影不明显，且结核病不能除外时，可动态观察影像学变化，最好选择胸部 CT 检查。

【治疗】

1. 一般治疗 需卧床休息；加强营养，必要时静脉补液。

2. 对症支持治疗 应给予氧疗；酌情给予化痰止咳和降温处理；必要时，酌情小量多次输注浓缩红细胞以纠正贫血等。

3. **抗结核治疗** 在强化治疗阶段一般采用异烟肼、利福平和吡嗪酰胺三联治疗3个月，重者加用乙胺丁醇。巩固治疗阶段继续应用异烟肼和利福平治疗6~9个月。

4. **糖皮质激素** 可减轻中毒症状、促进粟粒病灶吸收和减少纤维化。对于急性粟粒性肺结核患儿，在有效抗结核药物治疗的同时，可使用糖皮质激素。可选择静脉用氢化可的松，5~10mg/(kg·d)，或口服泼尼松，1~1.5mg/(kg·d)，2~3周后逐渐减量至停用，总疗程6~8周。

5. **并发症治疗** 若合并心力衰竭、呼吸衰竭、DIC及气胸时，应及时诊断并予相应处理，如使用强心剂；氧疗和辅助呼吸；抗DIC治疗和紧急闭式引流。

【预后】

本病大多属于急重症，若能及时诊断与合理治疗，绝大多数患儿肺病灶可完全吸收，部分患儿可继发肺纤维化，极个别可发生双肺钙化。

（赵顺英）

第四节　结核性脑膜炎

结核性脑膜炎（tuberculous meningitis）简称结脑，是儿童结核病中最严重的临床类型之一，若不及时诊断和进行有效治疗，易致死亡。常在原发感染后2~6个月内发生，好发年龄为6个月~4岁。

【发病机制与病理改变】

1. 发病机制

(1)血行播散：多见于婴幼儿。TB侵入血液，经血液循环播散到脑膜；TB也可经血液循环播散到脉络丛形成结核病灶，以后病灶破入脑室，累及脑室管膜系统，引起室管膜炎和脉络丛炎，再沿着血管周围之淋巴间隙或经脑脊液，由脉络丛到达脑底部，引起脑膜炎。

(2)结核病灶破溃：见于年长儿。TB感染后，发生隐匿的血行播散，在脑实质和脑膜等处先形成结核病灶（Rich病灶）。当机体抵抗力降低时，结核病灶破溃，干酪性物质和TB进入蛛网膜下腔，引起脑膜炎。

(3)邻近病灶蔓延：脑附近组织如中耳、乳突、颈椎或颅骨的结核病灶直接蔓延侵犯脑膜，但较罕见。

2. **病理改变** 主要是颅底炎症，以脑膜病变最为突出，常同时侵犯到脑实质或脑血管等，亦可侵犯脊髓引起脊髓蛛网膜炎。

(1)脑膜病变：脑膜血管充血和水肿，脑膜上有散在粟粒样小结节。炎性渗出物沿着颅底、延髓、脑桥、脚间池、大脑外侧裂及视交叉等处蛛网膜蔓延。颅底黏稠渗出物包围颅底脑神经或由于渗出物粘连和机化而挤压脑神经，引起脑神经损害。

(2)脑实质病变：脑膜感染后沿血管鞘侵入脑实质浅层而有脑炎改变。脑实质有充血和水肿、结核结节以及结核瘤形成，偶有出血性病变。脑实质可因脑动脉炎症，引起缺血而发生软化。可有髓鞘脱失病变。

(3)脑血管病变：可发生脑动脉炎，主要见于中、小动脉，偶尔损害毛细血管和静脉。

(4)室管膜炎和脑积水：脉络丛及室管膜的结核病灶使脑脊液分泌增加和炎症使蛛网

膜颗粒吸收障碍,导致交通性脑积水。随着病情发展,积聚在脑底部渗出物发生干酪性坏死及增生机化,可阻塞脑脊液循环通路的狭窄部位,或因脑结核瘤压迫,造成梗阻性脑积水。

(5)脊髓和脊髓膜病变:脊髓膜的结核病变常伴发于结脑,并不独立存在。脊髓实质及神经根有炎症表现,髓鞘脱失,神经细胞出现退行性变和坏死。脊膜粘连可将蛛网膜下腔完全闭塞而影响脊髓腔脑脊液循环。

(6)脑结核瘤:为 0.5cm 以上的结核结节。大小不等,可单个存在,或融合成团状或串状,多见于小脑、大脑半球及脑皮质等部位,少见于脊髓。

【临床表现】

1. 结核中毒症状　多为午后不规则低热,也可为弛张高热,伴有食欲缺乏、消瘦、夜间盗汗、睡眠不安、性情及精神改变等。

2. 神经系统表现　包括以下六个方面:

(1)脑膜刺激征:多在病后 1~2 周出现,有颈强直、布氏征和克氏征阳性。

(2)脑神经损害:面神经、动眼神经、展神经以及视神经损害较为常见,可发生于单侧或双侧,呈完全或不完全麻痹。

(3)脑实质受损:根据脑实质受损或合并动脉炎所累及部位出现不同表现,如意识障碍、抽搐、偏瘫或肢体瘫痪、手足徐动或震颤和肌张力改变、失语、小脑共济失调及病理征阳性等。

(4)颅内高压症:结核性脑膜炎的脑积水通常出现早而严重,是颅内压增高的主要原因,脑水肿和脑结核瘤是次要原因。表现为头痛、呕吐、意识障碍、肌张力增高和惊厥及脑性高热等,严重者有中枢性呼吸循环障碍,甚至脑疝。

(5)脊髓障碍:临床上表现为脊神经受刺激和脊髓受压症状,出现根性疼痛、截瘫、大小便失禁或潴留等。

(6)自主神经功能障碍:自主神经中枢(中脑和间脑)在结脑时易受侵犯,故常有自主神经功能紊乱表现,如瞳孔大小不等,对光反射迟钝或消失;血管运动障碍如皮肤阵发性潮红、皮肤划痕症阳性、感觉过敏以及热调节障碍(多汗、盗汗及半侧头出汗)等。

3. 病程分期

(1)前驱期(早期):为起病后 1~2 周,主要表现有结核中毒症状,可有发热、食欲缺乏、睡眠不安、烦躁好哭或精神呆滞和不喜游戏,年长儿可有轻微头痛和呕吐。

(2)脑膜刺激期(中期):约 1~2 周,头痛持续并加重;伴呕吐,多为喷射性呕吐;感觉过敏;易激惹,烦躁或嗜睡交替出现,可有惊厥发作;常出现便秘伴舟状腹。此期出现脑膜刺激征、脑神经麻痹、高颅压、脑积水以及脑损害等典型表现。

(3)昏迷期:约 1~3 周,神志由意识蒙眬或半昏迷进入昏迷,阵挛性或强直性痉挛发作频繁,高颅压和脑积水表现更加明显,可呈角弓反张,去大脑或去皮层强直,终因呼吸及心血管运动中枢麻痹而死亡。

【一般实验室检查】

1. 脑脊液检查　典型脑脊液标本静置 24 小时后可有薄膜形成。白细胞轻~中度增高,以淋巴细胞占优势,但急性期或恶化期可见中性粒细胞占优势,易误诊为化脓性脑膜炎,偶尔白细胞数始终正常。蛋白含量明显升高,糖和氯化物同时明显降低,是结脑的典型改变。

脑脊液通路梗阻时蛋白显著增高,可呈明显蛋白 - 细胞分离现象。

2. 其他检查 血沉常增快;CRP 和外周血白细胞计数可增高。

【影像学检查】

1. 头颅 CT 平扫和增强扫描。①直接征象:颅底脑膜强化,严重者脑基底池被渗出物填塞而呈"铸形"强化;脑实质粟粒状结核结节;结核瘤。②间接征象:脑积水、脑水肿及脑梗死等。直接征象为结脑诊断的重要依据;脑积水或脑梗死等间接征象可协助诊断。

2. 头颅 MRI MRI 具有高度敏感性和特异性定位,特别是对基底节异常信号灶检出阳性率明显高于 CT,故其对结脑的诊断价值优于 CT。主要表现为:①脑基底池闭塞与"铸形"强化;②脑内结核瘤:与 CT 增强相比,MRI 增强可更为清晰地显示瘤灶结构,可呈多发性结节状强化或环型强化(图 4-4);③局灶性脑缺血与脑梗死:以基底节最多见,其次为丘脑、中脑及脑室周围深部白质;④局灶性脑出血:多见于基底节,为梗死后的出血表现,结核性血管炎易引起出血性脑梗死;⑤脑积水(图 4-5);⑥结核性脑脓肿:呈单发或多发圆形或椭圆形低密度区,周边水肿明显,增强后呈环型强化;⑦钙化斑。

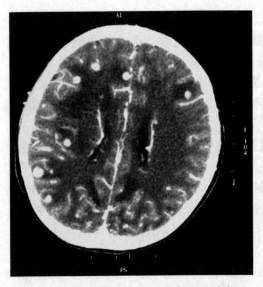
图 4-4 结核性脑膜炎(MRI 增强,可见脑膜和脑室管膜强化和结核瘤)

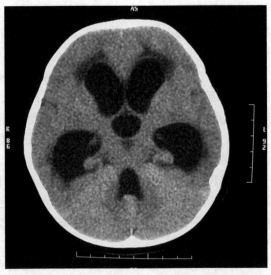
图 4-5 结核性脑膜炎(MRI 平扫,脑积水)

【病原学检查】

1. 细菌学检查 脑脊液涂片抗酸染色镜检和培养可检出 TB,但涂片阳性率低,培养耗时长。若合并肺结核病,痰液和胃液细菌学检查可阳性,有助于结脑的诊断。

2. 核酸检查 用 PCR 法检测 TB 特异性核酸片段,阳性有诊断意义,可用于快速诊断。用 Xpert MTB/RIF 法检测阳性有诊断价值,但脑脊液阳性率较低,阴性不能排除结脑。

3. PPD 试验 阳性为临床诊断重要依据,但约半数病例呈阴性反应,经抗结核化疗 2~3 个月后可呈阳性。

4. **干扰素 -γ 释放试验** 阳性表明有结核感染,有助于结脑的诊断。

【诊断与鉴别诊断】

1. **诊断** 根据脑膜炎和脑膜脑炎等神经系统异常表现、脑脊液和头颅影像学典型改变、胸部影像学有结核病表现、PPD 试验或干扰素 -γ 释放试验阳性和 / 或密切结核病接触史以及诊断性抗结核治疗有效,可作出临床诊断。眼底检查发现脉络膜粟粒状结核结节是诊断结脑的有力证据。脑脊液涂片或培养检出结核分枝杆菌可确诊。

2. **鉴别诊断**

(1)在未出现明显脑膜刺激征之前:应与一般非神经疾病包括热性惊厥、伤寒、肺炎、中毒型痢疾、类风湿关节炎全身型和手足搐搦症等相鉴别。此时,若脑脊液检查有改变和 PPD 试验阳性反应有助于结脑的诊断。

(2)出现脑膜刺激征及有脑脊液改变后:应与其他中枢神经系统疾病如细菌性脑膜炎、病毒性脑炎、真菌性脑膜炎、脑囊虫病、脑脓肿、脑肿瘤及急性播散性脑脊髓膜炎等相鉴别。脑脊液常规和头颅影像学典型改变以及病原学检查有助于鉴别。患者有结核病密切接触史,脑脊液检查具有蛋白显著增高、糖和氯化物明显降低的特点,影像学检查存在肺结核证据以及典型结核性脑膜炎的改变有助于结核性脑膜炎的诊断,PPD 检查以及病原学检查为最重要的鉴别诊断依据。

【治疗】

1. **一般治疗** 需卧床休息;给予富有营养和维生素的食物,昏迷患者应尽快采用鼻饲法,有助于保障热卡和维持水电解质平衡;加强皮肤和眼部护理,预防压疮;密切观察病情变化,昏迷者注意保持气道通畅。

2. **抗结核治疗** 早期抗结核治疗是提高结脑治愈率和减少后遗症的重要环节。

(1)强化治疗:联合应用异烟肼、利福平、吡嗪酰胺和乙胺丁醇四联治疗,一般为 2~3 个月,病情重或恢复较慢者可延长到 3~6 个月。

(2)巩固治疗:联合应用异烟肼和利福平。一般总疗程为 10~12 个月,需治疗到脑脊液正常后至少 6 个月。

3. **糖皮质激素** 可迅速缓解中毒症状及脑膜刺激征,降低高颅压和减轻脑积水,是有效的辅助疗法。常首选地塞米松 $0.3~0.4mg/(kg \cdot d)$,或口服泼尼松 $1.5~2mg/(kg \cdot d)$,最大量 45mg/d,4~6 周后缓慢减量,可根据病情在 2 个月内减完。

4. **降低高颅压和控制脑积水** 因脑积水是高颅压的重要原因,及早控制脑积水是治疗高颅压的首要措施。

(1)减少脑脊液分泌:应用碳酸酐酶抑制剂,如乙酰唑胺:剂量为 $20~40mg/(kg \cdot d)$,分 2~3 次口服。在较小婴儿可发生代谢性酸中毒,必要时可同时服用碳酸氢钠预防。

(2)脱水治疗:常用 20% 甘露醇。一般剂量每次 0.5~1g/kg,每 4~6 小时一次;脑疝时可增至 2g/kg,可分 2 次间隔 30 分钟使用,或加用利尿剂。

(3)侧脑室穿刺引流:适用于急性梗阻性脑积水或颅内压急剧升高用其他降颅压措施无效;或慢性脑积水急性发作或慢性进行性脑积水用其他降颅压措施无效;结脑昏迷、严重脑水肿伴高颅压或疑有脑疝形成时。

【预后】

结脑的预后取决于治疗时病程,若能在病程早中期即昏迷之前治疗,一般不遗留后遗症;若进入病程晚期开始治疗,则预后不良,一些患者难于苏醒,大多数遗留神经系统后遗症如智障、偏瘫、失语以及癫痫等。

(赵顺英)

第五节 结核性胸膜炎

由于原发性肺结核的原发病灶紧邻胸膜,容易引起胸膜炎症,加之儿童对 TB 高度过敏,因此,儿童原发性肺结核常并发结核性胸膜炎(tuberculous pleuritis),以渗出性胸膜炎最为多见。此外,还可见叶间胸膜炎、纵隔胸膜炎、包裹性积液和肺底积液等。渗出性胸膜炎多见于较大儿童,3 岁以上儿童占 87.6%。多发生在原发感染后 6 个月内。

【发病机制与病理改变】

结核性胸膜炎的发病与以下机制有关:①机体呈高度变态反应状态,对 TB 以及其代谢产物产生过度反应,引起胸膜渗出;②TB 通过淋巴管或血行播散至胸膜或者邻近胸膜的肺内病变破溃、胸椎结核和肋骨结核病灶破溃,使 TB 或其产物直接进入胸膜腔内。

同其他脏器结核病一样,有炎症、肉芽肿以及干酪坏死性病变。主要病理表现为胸膜充血和水肿,可有干酪性坏死、胸膜增厚或有肉芽肿形成。

【临床表现】

1. 结核中毒症状 起病可急可缓,有发热,开始为 38~40℃,1~2 周后渐退为低热,同时伴有疲乏、食欲缺乏、盗汗及消瘦等。

2. 呼吸道表现 常有胸痛,咳嗽时加重,持续约 2~3 天,积液增多后胸痛渐消失;还有干咳或刺激性咳嗽以及气促等。体格检查可发现患侧呼吸运动受限,气管和心脏向对侧移位;叩诊呈实音;听诊初期可有胸膜摩擦音,胸腔积液增多后呼吸音减低。

【一般实验室检查】

1. 胸腔积液检查 多为草黄色渗出液,约有 3% 患儿呈淡红色血性胸腔积液,细胞数多呈轻度升高,多以淋巴细胞为主,间质细胞 <1%;蛋白含量升高。

2. 其他检查 胸腔积液腺苷脱氨酶检测对成人诊断有一定意义,但对儿童特异性不高,因化脓性胸腔积液等胸腔积液腺苷脱氨酶也明显升高。

【影像学检查】

1. 影像学检查 直立正位片:少量积液表现为肋膈角变钝;积液量多时可见从肋膈角外壁上行,呈弧形均匀致密影。胸部 CT 诊断价值优于胸片,可发现少量胸腔积液、肺底积液、叶间积液、包裹性积液和纵隔积液以及胸膜结核结节和肺内结核病灶。

2. 超声检查 可证实胸腔积液的存在和发现有无包裹性积液;可对胸腔积液和包裹性积液进行定位和定量检查。

【病原学检查】

1. 细菌学检查 可取胸腔积液沉淀物涂片行抗酸染色镜检或取胸腔积液做 TB 培养,阳性率不高。

2. 核酸检查 可用 PCR 法检测胸腔积液中 TB 特异性基因;或采用 Xpert MTB/RIF 法检测 TB 核酸和判断是否对利福平耐药,阳性有诊断价值,有助于早期诊断。

3. 干扰素-γ释放试验　可取血样本进行检测,阳性有辅助诊断意义。若能取胸腔积液达 50ml,离心取单个核细胞做 T-Spot.TB 试验,阳性率更高,并具有诊断意义。

4. PPD 试验　阳性有助于临床诊断。

【诊断与鉴别诊断】

1. 诊断　根据临床和影像学表现以及胸腔积液检查结果,结合 PPD 试验阳性或密切结核病接触史,可作出临床诊断。确诊依赖于细菌学和核酸检查。

2. 鉴别诊断

(1)细菌性肺炎合并胸腔积液:多表现为化脓性胸膜炎,胸腔积液中白细胞总数明显增高,以中性粒细胞为主,细菌培养可发现致病菌。

(2)风湿性疾病的胸腔积液:胸腔渗出时常有其他系统受损表现,免疫球蛋白增高和相关自身抗体阳性。

(3)胸腔内恶性肿瘤:常无发热,但有持续性胸痛和进行性消瘦,胸腔积液多为血性,细胞学检查可发现肿瘤细胞。

(4)肺吸虫病:可有发热伴胸痛和咳嗽及胸腔积液。但多为慢性过程;常伴游走性皮下包块;外周血和胸腔积液中嗜酸性粒细胞常明显增多;胸腔积液中抗肺吸虫抗体阳性可确诊。

【治疗】

1. 抗结核治疗

(1)强化治疗:联合应用异烟肼、利福平、吡嗪酰胺三联抗结核药物治疗,较重病例可加用乙胺丁醇。一般为 2 个月,较重的可以延长至 3 个月。

(2)巩固治疗:联合应用异烟肼和利福平。一般总疗程为 6~9 个月。

2. 糖皮质激素　可促使退热、渗液吸收并减少胸膜肥厚和粘连,可早期加用,一般口服泼尼松,1.0~1.5mg/(kg·d),最大量 45mg/d,2~4 周后缓慢减量,可根据病情在 1 个月内减完。

3. 胸腔引流　多采用穿刺放液。大量胸腔积液或并发气胸时可行闭式引流。

【预后】

早期及时治疗者胸腔积液可完全吸收。遗留胸膜肥厚或胸膜结核瘤者可行手术治疗。

(赵顺英)

第六节　周围淋巴结结核

周围淋巴结结核(peripheral lymphoid tuberculosis)是儿童期肺外结核的常见类型,可见于各年龄期,以婴幼儿及学龄前儿童最多见。全身各组淋巴结皆可发生结核病变,最多见于颈部、下颌下、锁骨上及腋窝的浅表淋巴结。

【发病机制与病理改变】

1. 发病机制　淋巴结结核的感染途径主要为淋巴感染和血行播散,故周围淋巴结结核常累及多组淋巴结,并常与胸腔或腹腔内淋巴结结核同时存在。

2. 病理改变 淋巴结内可见干酪样坏死和典型结核肉芽肿。

【临床表现】

一般除低热外,缺乏全身症状。起病缓慢。可与原发性肺结核或者肺外结核病同时存在。

1. **结节型** 病初时病变淋巴结呈结节型。1个至数个淋巴结呈无痛性包块,可呈串珠样,较硬,无痛,互不粘连,可移动。

2. **浸润型** 随着病变进展,病变淋巴结呈浸润型。多组淋巴结受累,有明显的淋巴结周围炎,淋巴结可融合成团块,或与皮下组织粘连,活动度差,皮肤可红肿,淋巴结可有压痛。

3. **脓肿型** 若病变恶化,可形成脓肿型,为寒性脓肿,又称冷脓肿,触诊时有波动感,若继发感染,皮肤红肿更加明显,极易发生干酪坏死,冷脓肿破溃可排出干酪液化物。

4. **溃疡型** 冷脓肿破溃后,可形成瘘道,愈合慢,最后形成形状不规则瘢痕,为溃疡型。

【超声检查】

可发现淋巴结增大,其内有坏死、粘连及钙化等改变。

【病原学检查】

1. **细菌学检查** 淋巴结穿刺或活检行抗酸染色可找到抗酸杆菌,淋巴组织培养可阳性。

2. **核酸检查** 取淋巴结活检组织行 Xpert MTB/RIF 法检测,阳性率可达 70% 左右。

3. **组织病理** 淋巴结穿刺或活检可见上皮样细胞及干酪样坏死等特征性病变。

4. **PPD 试验** 阳性有助于诊断。

5. **干扰素 -γ 释放试验** 阳性有助于诊断。但仅有周围淋巴结结核时常为阴性结果,其诊断价值有限。

【诊断与鉴别诊断】

1. **诊断** 根据临床表现、B 超检查、肺部有无结核病变以及 PPD 试验结果进行临床诊断。淋巴结穿刺或活检病理检查特征性结核病变,特别是找到抗酸杆菌或组织培养阳性可确定诊断。

2. **鉴别诊断** 应与急性化脓性淋巴结炎、传染性单核细胞增多症以及淋巴瘤等鉴别,本病起病缓慢,有结核病密切接触史以及超声检查可发现钙化灶,PPD 试验阳性以及淋巴结穿刺或活检有特征性病变为重要鉴别依据。

【治疗】

抗结核药物剂量及疗程同原发性肺结核。

【预后】

早期诊断和治疗预后良好。瘘道形成时病程迁延,会遗留瘢痕。

(赵顺英)

第七节 肠 结 核

肠结核(tuberculous enteritis)可能为肠道原发综合征的一部分,又可为全身血行播散性结核的一部分。结核病变可发生于肠道任何部位,但好发部位为回盲部,其次为空肠下段、回肠、升结肠及阑尾,而十二指肠、胃及乙状结肠则较为少见。临床上多合并肠系膜淋巴结结核以及结核性腹膜炎,统称为腹腔结核病(peritoneal tuberculosis)。

【发病机制与病理改变】

肠结核病变开始于肠黏膜的淋巴滤泡,黏膜破坏形成较浅溃疡,溃疡边缘常有结核性肉芽组织,溃疡太深时可发生肠穿孔,溃疡愈合后往往因瘢痕形成而发生肠狭窄,同时,因结缔组织过度增生而呈肿瘤样团块及增殖性狭窄,多见于回盲部。

【临床表现】

轻症患者症状不明显。较重病例有不规则发热和消化道症状,包括食欲缺乏、消化不良、恶心、呕吐、腹胀、腹泻或腹泻与便秘相交替。腹痛可在脐上、脐周围及下腹部,尤其右下腹部,可呈阵发性疼痛。肠道狭窄时可出现阵发性绞痛,可发生不全性或完全肠梗阻。溃疡型肠结核可大便带血,有时是脓血便。

【辅助检查和病原学检查】

1. 钡剂造影检查 包括口服钡餐或钡灌肠检查,可见钡剂通过加速,肠激惹,黏膜充盈缺损、肠道狭窄和不全梗阻等,对诊断有重要价值。

2. 结肠镜检查 可直接发现回盲部或结肠或直肠等部位溃疡或增殖性病变,如果取活检发现干酪坏死病变或者肉芽肿或病灶内找到结核分枝杆菌则可确诊为肠结核。

3. 核酸检查 采用 Xpert MTB/RIF 法检测,取肠病变活检组织的阳性率可达 70% 左右,取粪便样本阳性率可达 90% 以上。

4. PPD 试验或干扰素 -γ 释放试验 阳性有助于诊断。

【诊断与鉴别诊断】

1. 诊断 根据临床表现、影像学和内镜检查以及 PPD 试验和干扰素 -γ 释放试验等可作出临床诊断。病变组织内发现结核分枝杆菌或其核酸检测阳性有助于确诊。

2. 鉴别诊断 应与炎症性肠病、急性和慢性阑尾炎及肿瘤等鉴别。本病一般起病缓慢,有结核病密切接触史或者摄入病牛的牛奶史,钡剂检查和结肠镜检可见溃疡或增殖性病变,PPD 试验以及病变组织病理检查或找到结核分枝杆菌或其核酸为重要鉴别依据。

【治疗】

1. 一般治疗 加强休息和营养支持。

2. 抗结核治疗 强化治疗期联合应用异烟肼、利福平、吡嗪酰胺和乙胺丁醇四联药物,巩固期联用异烟肼和利福平,总疗程 9~12 个月。

3. 并发症治疗 有外科手术指征如肠穿孔或肠梗阻应行手术治疗。消化道大出血的治疗与其他原因引起者相同,输血和手术为重要措施。

【预后】

早期诊断和治疗者预后较好,若就诊过晚,个别病例可因肠穿孔合并化脓性腹膜炎、感染性休克或大出血而死亡。个别病例遗留肠狭窄后遗症。

(赵顺英)

第八节 结核性腹膜炎

结核性腹膜炎(tuberculous peritonitis)可能是全身血行播散的一部分,更多见的是由肠结核、肠系膜淋巴结结核或泌尿生殖系统结核直接蔓延而来。临床上多合并肠系膜淋巴结结核,较重者合并肠结核。

【发病机制与病理改变】

1. 发病机制 结核性腹膜炎主要继发于肺结核,通过血行播散感染腹膜引起,常可发现活动性肺结核(原发感染或粟粒型肺结核)。肠内干酪样坏死病灶破溃亦可引起腹膜炎。结核性腹膜炎多合并肠结核以及肠系膜淋巴结结核。

2. 病理改变 可分3型:①渗出型:腹膜和网膜充血、水肿,表面纤维性渗出物,可见粟粒性结节,腹腔内澄清草黄色或混浊黄色或血性浆液性渗出液。②粘连型:大量纤维增生,腹膜和大网膜变厚,与肠系膜淋巴结和肠管间紧密粘连成肿块。③干酪型:病灶以干酪样坏死为主,在粘连间的空腔中可有渗出液或脓液,呈多房性;当干酪样坏死液化时可破溃入肠管或腹壁外,形成肠瘘、脐瘘或粪瘘;因团块压迫或粘连束缚,肠管可形成慢性肠梗阻。

【临床表现】

起病缓慢,均有慢性结核中毒症状,由于各型的病理类型不同,临床表现互有差别。

1. 渗出型 可有腹痛、压痛、腹胀、腹泻或便秘。叩诊有移动性浊音,腹壁静脉怒张,下肢可发生水肿。渗出型腹膜炎可单独存在,或可为多发性浆膜炎的一部分。

2. 粘连型 有腹痛、腹胀、腹泻、恶心及呕吐。常表现为反复出现的不全性肠梗阻。主要体征为腹膨隆和胀气,触诊腹部柔韧有揉面感,可触到大小不等的包块。

3. 干酪溃疡型 多为上述两型进展而来。临床症状特别严重,体温较前两型为高,多表现为弛张热。常有腹泻、腹痛和压痛等症状,并有严重进行性消瘦、无力和贫血。

【辅助检查】

1. 腹水检查 渗出型腹腔穿刺为典型的草黄色浆液性或浆液纤维素性渗出液。

2. 腹部影像学检查 可明确腹腔及肠壁病变范围和特征(腹膜增厚,不规则粘连,腹水和肠系膜淋巴结肿大或有环状强化等),对定位诊断有重要意义。

3. 腹腔镜检查 可在无广泛粘连和腹水诊断不清时进行。发现粟粒结节,取活检见到典型结核病变有确定诊断价值。

【病原学检查】

1. 细菌学检查 腹水进行涂片和培养找结核分枝杆菌,但阳性率较低。

2. 核酸检查 取腹水,采用 Xpert MTB/RIF 法检测,阳性率可达 90% 以上。

3. 干扰素 -γ 释放试验 阳性有助于诊断。若能收集 50ml 腹水标本,离心后取单个核细胞进行本试验,阳性率更高,诊断价值更大。

4. PPD 试验 中度以上阳性有助于诊断。

【诊断与鉴别诊断】

1. 诊断 根据临床表现、腹水常规检查以及腹部 B 超或 CT 检查以及 PPD 试验中度以上可作出临床诊断。腹水发现结核分枝杆菌或其核酸检测阳性有助于确诊。

2. 鉴别诊断 ①渗出型腹膜炎应与缩窄性心包炎、肾脏病、肝硬化、恶性淋巴瘤及大网膜囊肿等引起的腹水区别。②粘连型及干酪溃疡型腹膜炎应与腹部恶性肿瘤、局限性回肠炎及蛔虫肠梗阻等相区别。本病起病缓慢,有结核病密切接触史和肺结核病史,腹水检查提示渗出液改变,腹部影像学检查具有特征性改变,PPD 试验阳性和腹水核酸检查或干扰素 -γ

释放试验为重要鉴别依据。

【治疗】

1. 一般治疗　加强休息和营养支持。

2. 抗结核治疗　结核性腹膜炎尤其是粘连型和干酪溃疡型的强化治疗需联合应用异烟肼、利福平、吡嗪酰胺和乙胺丁醇四联药物,巩固期联用异烟肼和利福平,总疗程 9~12个月。

3. 糖皮质激素　对于渗出型腹膜炎,加用糖皮质激素治疗可促进腹水吸收及减少粘连发生,但在使用之前应除外有无并存溃疡型肠结核。一般采用口服泼尼松,$1.0~1.5mg/(kg·d)$,最大量 45mg/d,3~4 周后缓慢减量,可根据病情在 1~2 个月内减完。

【预后】

渗出型预后较好,粘连型及干酪溃疡型尤其是合并肠结核者可有并发症和后遗症。

(赵顺英)

第九节　骨关节结核

儿童骨关节结核(osteoarticular tuberculosis)是全身性结核感染的局部表现,主要为结核分枝杆菌血行播散所致。此外,还可能为淋巴源性播散或来自于潜伏的播散病灶。

【发病机制与病理改变】

1. 发病机制　TB 经血或淋巴循环侵入骨端(骨骺和干骺端)或关节滑膜内。儿童骨关节结核的好发部位多为脊椎,其次为髋关节及膝关节和短骨及长骨骨干。外伤可使隐性骨结核病灶变成活动性骨结核。负重大或运动多的肢体或关节发生率较高,如脊椎结核多见于已能站立和走路的儿童,以负荷最重的胸腰段最易发生。下肢结核比上肢结核多见。病变最易发生于松质骨或海绵质骨,可能与该处血管网丰富有关。例如脊椎结核多起自椎体中心部分,长骨结核多自骨骺部及干骺端开始,短骨常以中央性骨炎形式出现。这些病灶很容易发生干酪样变化,可形成寒性脓肿,有时可在远离病灶的部位出现。结核病变可仅限于骨,未累及滑膜的骨结核为单纯骨结核,病变亦可开始于滑膜,未累及关节软骨面和软骨下骨板称单纯滑膜结核。单纯滑膜结核以膝关节较多,其次为踝和髋关节。单纯骨结核或单纯滑膜结核如不及时治疗,多于数月或数年内发展为全关节结核。

2. 病理改变　基本病理变化包括肉芽肿性炎症、局部组织和骨质破坏性病变、渗出、干酪样坏死和脓肿形成。

【临床表现】

根据不同的病变发展阶段而分为初期、极期及静止期。

1. 初期　起病缓慢,可有结核中毒症状,反射性肌痉挛,小儿夜惊或夜啼,关节功能障碍、局部肿胀及疼痛等。

2. 极期　破坏性病变占优势。局部症状加剧;出现畸形,肢体缩短;严重时可发生关节脱位和病理性骨折;脊柱结核可出现神经压迫症状。寒性脓肿破溃至外面皮肤,形成瘘道,可经久不愈合。

3. **静止期**　活动性病变基本停止,全身和局部症状消失,窦道愈合,但畸形不可恢复。

【辅助检查】

1. **影像学检查**　X线片和CT检查可发现骨和关节的结核病变征象如骨关节破坏,椎间隙变窄,伴有寒性脓肿,脓肿内可有钙化等,有助于诊断。

2. **病理检查**　骨、关节或脓肿活检组织病理检查提示结核性病理改变。

【病原学检查】

1. **细菌学检查**　病变组织涂片和培养可发现结核分枝杆菌。

2. **核酸检查**　取病变组织,采用 Xpert MTB/RIF 法检测,阳性率可达 70% 左右;取关节腔积液阳性率可达 90% 以上。

3. **PPD 试验或干扰素 -γ 释放试验**　阳性有辅助诊断意义。

【诊断】

根据临床表现、影像学检查以及 PPD 试验或干扰素 -γ 释放试验可作出临床诊断。骨、关节病变组织或脓肿或关节腔积液内发现结核分枝杆菌或其核酸阳性即可确诊。

【治疗】

1. **一般治疗**　有神经压迫症状时应限制活动,局部适当固定,加强营养。

2. **抗结核治疗**　强化期联合应用异烟肼、利福平和吡嗪酰胺三联治疗,较重时加用乙胺丁醇四联药物治疗,疗程 2~3 个月,巩固治疗应用异烟肼和利福平 6~9 个月。

3. **外科治疗**　有手术指征如寒性脓肿、有神经压迫或死骨形成者应手术治疗。

【预后】

早期诊断和合理治疗者预后良好,晚期可遗留畸形和神经压迫而致残。

(赵顺英)

第十节　泌尿系结核

泌尿生殖系结核病(genitourinary tuberculosis)主要是肾结核以及继发于肾结核的输尿管及膀胱结核。从初染至临床肾结核的间隔时间为 3~20 年,平均 8 年,主要见于学龄儿童和少年。

【发病机制与病理改变】

TB 经血行播散至肾,在肾小球毛细血管丛形成结核结节,一般在肾皮质。在机体抵抗力降低时,病灶扩大、融合,发生干酪坏死及空洞形成。空洞多在肾乳头处破溃入肾盏与肾盂,并从肾盏和肾盂蔓延到输尿管和膀胱。男童可侵犯到前列腺和附睾。肾结核多为一侧,双侧少见。输尿管和膀胱由于黏膜溃疡和纤维性变,可引起输尿管口狭窄和膀胱挛缩,均可致膀胱尿液回流,进一步加重肾脏破坏并导致对侧肾盂积水。晚期可发生肾盂积脓。此时,全肾成为充满脓液和干酪样物质的脓肿,又可向肾被囊破溃,形成肾周围脓肿。

【临床表现】

1. **血尿**　早期可无全身症状,少数病例在肾粟粒结核病灶变成溃疡侵蚀血管后出现血尿而成为首发症状。

2. **膀胱炎** 病变侵及输尿管和膀胱后出现尿频、尿急、尿痛等典型膀胱炎症状,是肾结核的最常见表现。

3. **肾绞痛** 输尿管被脓块、血块或干酪块阻塞时可发生类似肾结石的肾绞痛。

4. **肾衰竭** 双侧肾结核或一侧肾结核合并对侧肾盂积水至晚期可发生肾衰竭,可出现食欲缺乏、呕吐、水肿、贫血、少尿或无尿等。

5. **其他表现** 全身症状多不明显,严重病例可有结核中毒症状。附睾结核表现为附睾肿大,形成念珠状硬结,并可与阴囊壁粘连,破溃而形成瘘道。

【一般实验室检查】

尿常规检查可出现血尿、脓尿和蛋白尿。血尿可表现为排尿末期时出现(终末血尿),亦可见排尿全程血尿(全血尿)。

【影像学检查】

1. **静脉肾盂造影** 早期无明显改变。中期可见肾盏虫蚀样改变,肾盏可变形或扩大或因局部纤维化而不显影;输尿管可见增粗或扭曲。晚期可因肾脏广泛纤维化和尿路梗阻而不显影。

2. **腹部 B 超** 可见肾实质内出现边界欠清晰的低回声区或内壁不规则的无回声区;可伴有肾盂积水;或伴有钙化。晚期肾脏缩小,形态不规则。

3. **CT 和 MRI 检查** 能清楚显示肾脏横断面结构,发现肾盂、肾盏和输尿管病变。

【病原学检查】

1. **细菌学检查** 取尿沉渣涂片和培养可发现结核分枝杆菌。

2. **核酸检查** 采用 Xpert MTB/RIF 法检测,取肾病变活检组织的阳性率可达 70% 左右,取尿样本或抽取脓液阳性率可达 90% 以上。

3. **PPD 试验或干扰素 -γ 释放试验** 阳性有辅助诊断意义。

【诊断与鉴别诊断】

1. **诊断** 根据临床表现、泌尿系影像学检查以及 PPD 试验或干扰素 -γ 释放试验阳性可作出临床诊断。病变组织、脓液或尿液中发现结核分枝杆菌有助于确定诊断。

2. **鉴别诊断** 应与其他病原所致泌尿系感染以及泌尿系肿瘤鉴别。

(1)细菌性泌尿系感染:发生肾盂肾炎时常有高热和血象与炎症指标明显增高;尿常规以白细胞明显增多为主;中段尿培养可检出致病菌;抗菌药物治疗有效。

(2)泌尿系肿瘤:可有无痛性血尿,但腹部体检可扪及包块,影像学检查有助于肿瘤的诊断。

【治疗】

1. **一般治疗** 加强休息和营养。

2. **抗结核治疗** 强化期:联合应用异烟肼、利福平、吡嗪酰胺和乙胺丁醇 2~3 个月,巩固治疗应用异烟肼和利福平 6~9 个月。

3. **外科治疗** 有外科手术指征如肾盂积水以及输尿管狭窄等应手术治疗。

【预后】

早期诊断和治疗者预后良好。晚期可遗留输尿管和膀胱狭窄等后遗症,个别病例可因肾衰竭死亡。

(赵顺英)

第十一节 先天性结核病

先天性结核病(congenital tuberculosis)是指胎儿宫内感染所致结核病,发病率极低。多于生后 1 个月内起病,病死率高。病因主要为结核分枝杆菌,而牛分枝杆菌和非结核分枝杆菌感染虽有报告,但极为罕见。

【发病机制与病理改变】

1. **发病机制** 绝大多数属血行播散感染。孕母有全身血行播散性结核或子宫内膜、胎盘和子宫颈结核。感染途径:①血行性感染:大多经脐静脉到肝,引起肝原发综合征,即肝原发结核灶和肝门淋巴结核;少数病例原发综合征发生于肺,可能是结核分枝杆菌绕过肝脏,经静脉导管到右心到肺,形成肺原发综合征。②非血行性感染:由于胎盘或子宫内膜干酪病灶破溃感染羊水,致胎儿在羊膜腔内吸入而发生肺原发综合征,或吞入而发生肠原发综合征,再由原发感染灶播散至全身。

2. **病理改变** 可见胎盘结核病变。除肝或肺原发感染灶病变外,还可见全身多脏器包括脾、肾、脑、肾上腺及骨髓等粟粒结核病变。先天结核病的病理特点是明显干酪坏死而缺乏细胞反应和大量结核分枝杆菌增殖,即无反应性结核。

【临床表现】

多于生后 1 个月内起病,更常见于生后第 2 周或第 3 周。

1. **非特异性表现** 常见发热、喂养困难、呕吐、腹胀和体重不增。

2. **呼吸道症状** 常有咳嗽和呼吸困难,但肺部常无啰音等阳性体征。

3. **多器官系统受累** ①淋巴结肿大和肝脾大:肝门淋巴结压迫胆管可致阻塞性黄疸;②可有结核性脑膜炎表现;③有结核性中耳炎时,可因鼓膜穿孔致耳聋及面神经瘫;④皮肤病变。

【一般实验室检查】

病情较重者,白细胞和中性粒细胞可升高,CRP 可升高。

【影像学检查】

胸部 X 线片和 CT 可发现双肺弥漫性结节或团块阴影或者粟粒状阴影,纵隔和肺门淋巴结肿大。

【病原学检查】

1. **细菌学检查** 取空腹胃液和痰液、中耳分泌物、骨髓和组织(尤其是肝脏)活检行抗酸染色可找到结核分枝杆菌;或培养出结核分枝杆菌。

2. **核酸检查** 取上述标本,采用 Xpert MTB/RIF 法检测可阳性。

3. **PPD 试验试验** 阳性有辅助诊断意义。

【诊断与鉴别诊断】

1. **诊断** 根据以下几点可作出诊断:①母亲有活动性结核且生后即隔离;或胎盘有结核病变。②生后 4 周内发病。③肝有原发结核病灶或肺内广泛结核病变。④ PPD 试验在生后 4~6 周可出现阳性,但不少患儿始终阴性。⑤细菌学检查找到或培养出结核分枝杆菌;或者结核分枝杆菌核酸检查阳性。

2. **鉴别诊断** 应与各种肺炎和血流感染、先天性感染综合征以及先天性朗格汉斯细胞组织细胞增生症鉴别。对疑为细菌感染和宫内感染者,主要依赖病原学检查进行鉴别。在应用抗菌药物及支持治疗无效时要考虑到本病的可能,应注意询问母亲有无结核病史及接触史并行影像学等检查以排查肺结核或生殖器官结核;患儿应常规胸片检查,必要时复查;重视寻找肝脏原发结核病灶,同时尽可能寻找结核感染的证据。

【预防】

若母亲孕期有活动性结核病,母亲需接受抗结核治疗,并与其新生儿隔离,直至判定无传染性。其新生儿需排查是否发生宫内感染。已有感染但未患病者需预防性抗结核治疗。

【治疗】

1. **对症支持治疗** 注意营养和加强支持疗法,并给予对症治疗,如有呼吸困难者可给予氧疗;有胆汁淤积时可给予利胆治疗等。

2. **抗结核治疗** 先天性结核在强化治疗期需采用异烟肼、利福平和吡嗪酰胺三联药物治疗 2 个月,巩固治疗期继续服用异烟肼和利福平 4~6 个月,总疗程 6~9 个月。

【预后】

先天性结核病若及时治疗,一般预后良好。严重病例或未得到及时诊断和治疗者,可发生血行播散性结核病,甚至导致死亡。

(赵顺英)

第五章 真菌性疾病

05章 数字内容

 学习目标

1. **掌握** 各真菌性疾病的临床特征及诊断标准。
2. **熟悉** 真菌性疾病的流行病学及其病原学检测方法及其临床意义,常见真菌性疾病的治疗。
3. **了解** 真菌性疾病的病原学、发病机制及病理变化。

第一节 真菌病总论

真菌病(mycosis)为真菌侵入人体引起的疾病。广义真菌病是指包括真菌孢子和毒素引起的过敏表现以及真菌成分引起的感染。狭义真菌病是指真菌成分侵入机体所致感染。侵袭性真菌感染(invasive fungi infections,IIFs)是指真菌侵入人体组织或血液,并在其内生长繁殖,导致组织损害、器官功能障碍、炎症反应的病理改变及病理生理过程。

【病原学】

真菌是一大类真核细胞微生物,分布极广,种类繁多,以腐生或寄生方式生存。少数对人类有害,相关真菌包括:①子囊菌门:具有子囊和子囊孢子,约有 3 200 属 6.4 万种。致人类患病的真菌约 85% 属于此门,如球孢子菌属、芽生菌属、组织胞浆菌属、小孢子菌属、毛癣菌属、假丝酵母菌属、曲霉属及镰刀菌属等。②担子菌门:具有担子和担孢子,约有 2.2 万种,例如隐球菌属、毛孢子菌属及马拉色菌属等。③接合菌门:具有接合孢子,约有 175 属 1 050 种,如毛霉属、根霉属及横梗霉属等。

真菌按有性或无性方式繁殖,以后者为主。无性繁殖主要包括芽生、裂殖、芽管和隔殖四种形式。其形态多样,大小不等,有典型细胞核结构和完整的细胞器,细胞壁含几丁质或纤维素及其他葡聚糖,其内有含胆固醇的细胞膜。

真菌按形态和结构,将其分为 2 类:①单细胞型:母细胞以芽生形式繁殖,菌落与细菌菌落类似。包括酵母型真菌(不产生菌丝)和类酵母菌型(可形成假菌丝体)。②多细胞型:基本结构为菌丝和孢子。菌丝分为有隔菌丝和无隔菌丝。绝大多数致病性丝状真菌为有隔菌丝;致病性接合菌为无隔菌丝。孢子是真菌的生殖结构,分为有性孢子和无性孢子。绝大多数非致病性真菌为有性孢子;而致病性真菌大多产生无性孢子,分为 3 种:叶状孢子(如白假丝酵母菌)、分生孢子和孢子囊孢子(如毛霉)。

真菌按培养菌落特性,将其分为 3 种:①酵母型菌落:培养温度为 37℃,如新生隐球菌;②类酵母型菌落:培养温度同上,如白假丝酵母菌;③丝状型菌落:培养温度 25~28℃,见于大多数丝状真菌。部分真菌可在不同条件下发生形态的互变,称为双相型真菌(dimorphic fungi),即在 25℃培养时呈丝状型,在 37℃和宿主体内呈酵母型,均属致病性真菌,如球孢子菌、组织胞浆菌、芽生菌、孢子丝菌和马尔尼菲青霉等。

按真菌的致病特性,将其分为 2 类:①病原性真菌(pathogenic fungi):如球孢子菌、芽生菌、组织胞浆菌和马尔尼菲青霉等。这些真菌在外源性感染后可直接引起原发性真菌病,主要为皮肤和皮下组织感染与地方流行性真菌病。②机会致病性真菌(opportunistic fungi):或称条件致病性真菌。通常是在机体免疫低下或缺陷时发生机会感染或二重感染,可为外源性或为内源性,大多数致病性真菌属于此类。

真菌对干燥、阳光及紫外线的抵抗力较强,但对热的抵抗力较弱,60℃达 1 小时可杀灭孢子,对 10~20g/L 苯酚、25g/L 碘酊、1g/L 升汞和 10% 甲醛溶液较为敏感。

【高危因素】

1. **基础疾病**　幼小婴儿尤其是早产儿及低出生体重儿、先天发育异常以及有慢性疾病和重度营养不良等。小婴儿多发生假丝酵母菌感染。

2. **原发性免疫缺陷**　各类原发性免疫缺陷病,尤其是联合免疫缺陷病、细胞免疫缺陷病以及慢性肉芽肿病等。

3. **继发性免疫抑制**　抗肿瘤化疗药物导致外周血中性粒细胞明显减少或缺乏;长期应用糖皮质激素及其他免疫抑制剂;骨髓移植和器官移植受者;以及 HIV 感染和其他严重病毒感染等。

4. **菌群失调**　主要继发于长期或短期内反复使用广谱或超广谱抗菌药物,使药物敏感菌群数量明显减少和菌群比例失衡,导致内源性真菌过度增殖或毒力增加而致内源性真菌感染。

5. **侵入性操作**　包括血管内留置导管、留置导尿管、气管插管或气管切开、腹膜透析、血液净化和胃肠外营养等。其中,留置导管是发生假丝酵母菌感染的主要原因,机械通气是发生假丝酵母菌和曲霉菌等感染的重要原因。

6. **环境危险因素**　少数儿童不存在上述高危因素,因暴露于富含真菌的环境,吸入大量的真菌孢子,超过机体抵抗力而发生肺真菌病,也称原发侵袭性感染。如空调真菌污染、密切接触鸽类、房屋拆建以及接触霉变环境等。常见肺隐球菌病,其次为肺曲霉病。

【真菌病的分类】

根据真菌侵犯部位,将真菌病分为浅部真菌病和深部真菌病。

1. **浅部真菌病(superficial mycosis)**　仅局限于皮肤角质层或黏膜的最外层,极少甚至无组织反应。例如,感染毛发时只累及毛发表面,很少损伤毛发。

2. **深部真菌病(deep mycosis)**

(1)皮肤真菌病(dermatomycosis):感染皮肤角质层和皮肤附属器,能广泛破坏这些组织的结构并伴有不同程度的宿主免疫反应。

(2)皮下真菌病(subcutaneous mycosis):感染皮肤和皮下组织包括肌肉和结缔组织,

一般不经血流向脏器播散。但有些感染可经淋巴管扩散或由病灶向周围组织缓慢扩散蔓延。

（3）系统性真菌病（systemic mycosis）：除侵犯皮肤和皮下组织外，累及组织和器官，甚至引起播散性感染，又称侵袭性真菌病（invasive fungal diseases，IFDs）。侵袭性真菌病包括脏器真菌病、真菌血症和播散性真菌病：①脏器真菌病（visceral mycosis）：指真菌成分侵入某一脏器引起的感染；②真菌血症（fungemia）：指真菌侵入血流引起的全身性感染；③播散性真菌病（disseminated fungal diseases）：指 2 个或以上非相邻器官同时存在同一种真菌感染。

【侵袭性真菌病的诊断】

1. **分级诊断原则**　根据中国《儿童肺部侵袭性真菌感染诊治指南》以及欧美国家相关指南，侵袭性真菌病的诊断采用分级诊断模式。分级诊断由宿主高危因素、临床特征、微生物学检查和组织病理学四个部分组成，分为确诊、临床诊断和拟诊三个级别。①确诊（proven）：病变组织发现真菌或血液、脑脊液和胸腔积液等无菌部位真菌培养阳性，并有相应临床表现；②临床诊断（probable）：具备宿主高危因素＋临床特征＋微生物学证据；③拟诊（possible）：具备宿主高危因素＋临床特征，或者宿主高危因素＋微生物学证据。

2. **真菌血症**　血液培养真菌阳性，但曲霉和除马尔内菲以外的青霉阳性须除外污染。

3. **播散性真菌病**　2 个或以上非相邻脏器有真菌感染的证据即从不同脏器分离出同一种真菌或有确诊真菌感染的依据。

4. **脏器真菌病**　某一脏器有真菌感染表现，有确诊或临床诊断真菌感染的依据。

【侵袭性真菌病的常用治疗药物】

1. **两性霉素 B 及其含脂制剂**　为多烯类抗真菌剂，抗真菌谱广，包括除土曲霉及癣菌以外的多数致病性真菌。适应证：用于曲霉、假丝酵母菌、隐球菌和组织胞浆菌等感染。

（1）两性霉素 B：剂量为 0.5~1mg/（kg·d），开始先以 0.1mg/（kg·d）给药，逐渐增加到足量。缓慢静脉滴注。

（2）两性霉素 B 含脂制剂：包括两性霉素 B 脂质复合体（ABLC）、两性霉素 B 胆固醇复合体（ABCC）和两性霉素 B 脂质体（L-AmB）。因其分布更集中于单核巨噬细胞系统如肝、脾和肺组织，减少了在肾组织的浓度，故肾毒性较两性霉素 B 降低。适应证：无法耐受两性霉素 B 患者；肾功能严重损害不能使用两性霉素 B 常规制剂者。推荐剂量：ABLC 为 5mg/kg；ABCC 为 3~4mg/kg；L-AmB 为 3~5mg/kg。主张从低剂量开始，逐渐增量，缓慢静脉滴注。

2. **伏立康唑**　三唑类制剂。抗真菌谱包括假丝酵母菌属、隐球菌属、曲霉属、镰刀菌属和荚膜组织胞浆菌，对接合菌（毛霉和根霉）无活性。适应证：侵袭性曲霉病、氟康唑耐药假丝酵母菌侵袭性感染及镰刀菌感染等。剂量：2~14 岁儿童每次 7mg/kg，每 12 小时 1 次。

3. **伊曲康唑**　三唑类制剂。抗真菌谱包括曲霉、假丝酵母菌属、隐球菌属和组织胞浆菌，对镰刀霉活性较低，对接合菌无效。适应证：曲霉、假丝酵母菌属、隐球菌属和组织胞浆菌等感染。推荐剂量：4mg/（kg·d），疗效不佳时可剂量加倍，分 2 次用；或者头 48 小时内，每次 4mg/kg，每 12 小时 1 次，以后每天 1 次。可静脉滴注后序贯口服或直接口服。

4. **氟康唑** 三唑类制剂。其抗真菌谱包括假丝酵母菌属和隐球菌属,对曲霉感染无效。推荐剂量:负荷量为 8~12mg/(kg·d),维持剂量为 3~6mg/(kg·d),静脉滴注,每天 1 次。

5. **氟胞嘧啶** 属抑菌剂。对隐球菌和假丝酵母菌有良好抗菌作用,对其他真菌多耐药。适应证:敏感假丝酵母菌和隐球菌所致严重感染。单独应用易致耐药,多与两性霉素 B 联合使用。一般口服剂量为 100~150mg/(kg·d),分 4 次;或每次 25mg/kg,每 6 小时 1 次。

6. **卡泊芬净** 棘白菌素类。抗真菌谱包括多种致病性曲霉属和假丝酵母菌属,对肺孢子菌有抗菌活性,对新生隐球菌、镰刀菌属和毛霉等无活性。适应证:氟康唑耐药假丝酵母菌侵袭性感染及侵袭性曲霉病。脑脊液浓度很低,不推荐用于中枢神经系统感染。成人首日负荷量 70mg,其后给予维持量 50mg/d;<3 个月,25mg/m² 或 1mg/kg;3 个月~17 岁,首日 70mg/m²,次日开始 50mg/m²,最大负荷量和维持量不超过成人用量,缓慢静脉注射,每天 1 次。

7. **米卡芬净** 棘白菌素类。抗真菌谱与卡泊芬净均相似。《The Harriet Lane Handbook》推荐,治疗侵袭性假丝酵母菌感染:新生儿 <1kg:10mg/kg,≥ 1kg:7mg/kg,儿童和青少年:3~4mg/kg,最大量 200mg/ 次。静脉滴注,每天 1 次。

8. **泊沙康唑** 为口服制剂。由伊曲康唑衍生而来的三唑类制剂,抗真菌谱可能更广,对毛霉也有一定作用。适用于 13 岁以上重度免疫缺陷患者的预防用药,以及治疗口咽假丝酵母菌病,曲霉、接合菌及镰刀菌感染。成人剂量:初始 400mg,每天 2 次。《The Harriet Lane Handbook》推荐:≥ 8 个月~12 岁,每次 4mg/kg,每天 3 次。

(赵顺英)

第二节　假丝酵母菌病

假丝酵母菌病(candidiasis)是由假丝酵母菌引起的真菌感染性疾病,是儿童最常见的真菌病。假丝酵母菌为机会致病性真菌,当机体因各种原因抵抗力降低时方可致病,主要发生于黏膜和皮肤,也可引起肺部等内脏侵袭性感染,甚至播散性感染。

【**病原学**】

假丝酵母菌原称念珠菌,是侵犯人类的主要真菌。子囊菌门假丝酵母菌属(*Candida*)中有十余种为致病性真菌,以白色假丝酵母菌(*Candida albicans*)和热带假丝酵母菌(*C.tropicalis*)最为常见,致病力也最强。其他少见的有克柔假丝酵母菌(*C.krusei*)、近平滑假丝酵母菌(*C.parapsilokis*)以及伪热带假丝酵母菌等。按照细胞壁甘露聚糖蛋白的主要抗原成分,分为 A 和 B 血清型。

【**流行病学**】

1. **传染源** 假丝酵母菌可在人体胃肠道、阴道、口腔、呼吸道和皮肤等部位定植,当机体免疫功能低下即可转化为致病菌,即内源性感染而引起疾病。

2. **传播途径** 在呼吸道、消化道、阴道及皮肤等部位的内源性致病菌先引起局部感染,然后进一步通过血流感染,播散到其他脏器。

3. **易感人群** 高危人群包括小婴儿尤其是早产儿及低出生体重儿;患有慢性疾病或原

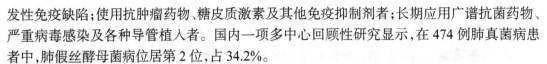

发性免疫缺陷;使用抗肿瘤药物、糖皮质激素及其他免疫抑制剂者;长期应用广谱抗菌药物、严重病毒感染及各种导管植入者。国内一项多中心回顾性研究显示,在 474 例肺真菌病患者中,肺假丝酵母菌病位居第 2 位,占 34.2%。

【发病机制与病理改变】

1. **发病机制** 假丝酵母菌为双相型真菌,细胞壁含有甘露聚糖、β- 葡聚糖几丁质和β- 葡聚糖蛋白纤维素等,三者都具有黏附和抗吞噬作用。假丝酵母菌通过黏附宿主上皮细胞并入侵细胞内,侵入组织后转化为酵母型,通过释放毒素和蛋白酶,引起血管通透性增强和炎症坏死,其他分泌物如磷酸酯酶和卵磷酸酯酶等可加速组织损伤。

2. **病理改变** 急性期为急性炎症反应,可形成微脓肿,HE 染色在脓细胞间可见浅色酵母样菌体,PAS 染色可见卵圆形薄壁孢子,有假菌丝。慢性病变呈肉芽肿反应,在多核巨细胞内有孢子和菌丝。在白细胞缺乏患者病变处无炎症细胞反应,可伴出血性凝固性坏死。

【临床表现】

1. **肺假丝酵母菌病** 根据病情发展的不同,可表现为支气管炎型和肺炎型。主要有发热和咳嗽,可伴有喘息。典型痰液呈黏稠胶胨样,由菌丝和细胞碎片及炎性细胞组成,可痰中带血。通常肺部体征轻或缺如,有时可闻及少量干、湿性啰音。假丝酵母菌肺炎可急性或慢性起病,慢性者病程较长,能持续数月。

2. **消化道假丝酵母菌病** 常见食管炎和肠炎,系鹅口疮下行感染或血行感染所致。①食管炎:表现为吞咽困难或疼痛,尤其有胸骨后灼热感,可并发上消化道大出血。②肠炎:儿童较多见,主要有腹泻,粪便呈水样或豆渣样,多有泡沫,甚至有血便;可伴低热、呕吐和腹胀,少有腹痛。③肝脾假丝酵母菌病:多为血性播散所致,主要表现为肝脾大。

3. **泌尿系假丝酵母菌病** 假丝酵母菌可侵犯膀胱及肾脏。很少有上行感染,肾脏感染多系血行播散所致。肾皮质和髓质都可受累,呈脓肿表现,继而坏死使肾功能受损。输尿管可有多发性结石及真菌球,重者可致输尿管阻塞,出现肾盂积水。

4. **假丝酵母菌血症和播散性感染** 系假丝酵母菌经肠道、肺或皮肤等病灶入血所引起的血流感染,常导致其他脏器或多个脏器的播散性感染,出现脓肿病灶,以肺部、肾脏和心内膜损害为突出,甚至引起脑膜炎。主要表现为长期发热以及器官受累表现,可伴有特征性结节性皮疹(四肢皮肤出现无痛性结节状损害,色淡、分散或融合)及弥漫性肌痛。

5. **假丝酵母菌心内膜炎** 儿童多并发于有心瓣膜病者,也可为播散性感染引起。症状与亚急性细菌性心内膜炎相似。

6. **假丝酵母菌脑膜脑炎** 可波及大脑皮质、小脑及脊髓。临床主要有发热、头痛和脑膜刺激征,而视神经乳头水肿和高颅压不甚明显。可并发脑脓肿、血栓、脑实质结节状软化和坏死,临床出现相应定位征象。

7. **其他假丝酵母菌感染** 可出现关节炎、骨髓炎、眼炎及口周溃疡性假丝酵母菌病。

【一般实验室检查】

1. **常规检查** 血常规、尿常规和粪常规都可发现异常。如泌尿系假丝酵母菌尿中可出现胶样物,尿常规可有红细胞、白细胞和假丝酵母菌管型。血常规一般正常,当病变扩散或血行播散时可见白细胞总数和中性粒细胞数增高。

2. **C 反应蛋白** 一般正常,当病变扩散或血行播散时增高,程度有时与细菌感染类似。

3. **脑脊液检查** 脑膜炎时,脑脊液改变与结核性脑膜炎类似,难以区别。

【影像学检查】

1. 肺部病变　影像学显示小片状或大片状阴影,可融合成广泛实变,有些病变向周围发展而另一些病灶又有消散现象。若为血型播散所致,肺内呈小结节或大小不等的融合结节,类似粟粒性肺结核。慢性病例由于肉芽肿形成,病灶类似肿块或呈结节状。

2. 食管病变　X线钡餐可见食管上段和下段运动不协调等蠕动失常,有时可见浅表充盈状缺损,如炎症加重则有结节、溃疡及假膜生成。

3. 超声检查　肝脏病变超声发现较为特异,病灶似车轮状外形,圈中有圈,为早期阶段的特征。病变似牛眼或呈不规则低回声区,为较晚期表现。

【病原学检查】

1. 涂片镜检　取脑脊液、尿液、脓肿穿刺液、痰液及支气管肺泡灌洗液等,直接涂片和革兰氏染色后镜检;若为皮屑或甲屑,用10%氢氧化钾消化后镜检,高倍镜下可见圆形或卵圆形菌体和芽生孢子及假菌丝。观察到酵母型细胞和假菌丝可确认为假丝酵母菌感染。

2. 真菌培养　取上述标本进行真菌培养,可有假丝酵母菌生长。泌尿系假丝酵母菌病时,尿中假丝酵母菌的菌落形成单位(CFU)>1万/ml即可确诊。假丝酵母菌血症、播散性感染和心内膜炎时,血培养常有假丝酵母菌生长。脑膜炎时,脑脊液培养可阳性。

3. 血清1,3-β-D-葡聚糖抗原检测　国内采用Fungitec-G法(中华鲎试验),简称G试验。阳性提示侵袭性假丝酵母菌等真菌感染。

4. 病理检查　取病变组织可发现假丝酵母菌的菌体、孢子及假菌丝,有确诊价值。

【诊断和鉴别诊断】

1. 诊断　对于有高危因素并出现脏器疾病表现或发现假丝酵母菌微生物学证据患者,应拟诊本病。若符合下列任一条,即可作出临床诊断或确诊。

(1)病变组织中发现假丝酵母菌,有确诊意义,但需与其他酵母型真菌进行鉴别。

(2)无菌部位标本(血、脑脊液及穿刺液等)涂片和培养检出假丝酵母菌,有确诊意义。

(3)痰标本涂片见到假菌丝和芽生孢子,2次以上培养为同一种类,结合临床表现、肺部影像学特点和抗真菌治疗有效,可临床诊断。

(4)尿中除假菌丝外尚见假丝酵母菌管型,2次以上培养阳性,结合临床表现和抗真菌治疗有效,可临床诊断。

2. 鉴别诊断

(1)假丝酵母菌血症:需与其他病原体引起的菌血症相区别,主要鉴别依据是存在高危因素和病原学检测结果。

(2)肺假丝酵母菌病:主要与其他病原体肺炎鉴别。最常见的是细菌性肺炎,还有其他真菌、结核分枝杆菌、支原体或原虫等病原体肺炎。鉴别主要依靠病史、临床表现特征及影像学检查特点等,最终依赖病原学检查。

(3)假丝酵母菌心内膜炎:应与其他病原体心内膜炎鉴别,临床表现类似,主要根据病原学检查来鉴别。

(4)假丝酵母菌脑膜脑炎:与其他中枢神经系统感染鉴别。应结合宿主高危因素、颅外感染病灶特点、病原学检查以及病原治疗效果等进行综合分析加以鉴别。

【预防】

1. 个人防护　提高机体免疫力,避免高危因素。

2. **药物预防** 对于有真菌感染高危因素者如何预防假丝酵母菌感染尚无确切定论。但对于抗肿瘤药物引起中性粒细胞显著减少且不能在短时间恢复者,可应用氟康唑等药物预防已基本达成共识。

【治疗】

1. **肺假丝酵母菌病** ①一般首选氟康唑,同时必须治疗基础病和纠正易感因素,疗程视患儿免疫功能而定。对于病情严重、有血流动力学改变或者免疫缺陷病患者,应首选两性霉素B或者棘白菌素类。②明确为克柔假丝酵母菌感染应使用棘白菌素类或伏立康唑。③光滑假丝酵母菌感染一般应用棘白菌素类,除非药敏证实对氟康唑或伏立康唑敏感。④在非白假丝酵母菌流行医院,棘白菌素类可作为首选治疗。⑤口服伏立康唑用于降阶梯治疗克柔假丝酵母菌感染或伏立康唑敏感的光滑假丝酵母菌感染。⑥氟胞嘧啶需与两性霉素B或氟康唑合用。

2. **消化道假丝酵母菌病** 同肺假丝酵母菌病治疗。

3. **泌尿系统假丝酵母菌病** ①膀胱炎:可用两性霉素B灌注膀胱。氟康唑大多以原形从泌尿系统排出,对膀胱炎疗效甚佳。②肾盂肾炎:首选两性霉素B或两性霉素B含脂制剂,重症者应加用氟胞嘧啶或氟康唑。棘白菌素在尿液中浓度很低,不推荐使用。

4. **假丝酵母菌血症** ①根据病情轻重以及有无中性粒细胞减少和其他免疫功能缺陷,选用氟康唑或棘白菌素或两性霉素B或伏立康唑。推荐疗程是末次阳性血培养后14天,累及眼部者全身治疗的疗程要延长至4~6周。②感染性血栓性静脉炎的治疗:推荐拔除所有血管内导管;如果病情需要,可行切开引流等;抗真菌疗程为末次阳性血培养后至少14天。③肝肾功能不全者主张使用米卡芬净,因该药无需调整剂量。

5. **假丝酵母菌心内膜炎** 治疗同假丝酵母菌血症,需使用更大剂量的棘白菌素。

6. **假丝酵母菌脑膜炎** 推荐选用两性霉素B或两性霉素B含脂制剂。棘白菌素在脑脊液浓度很低,不推荐使用。

【预后】

原发性或继发性免疫缺陷者发生假丝酵母菌血症或播散性感染时,病情严重,可致死亡。一般病例去除诱发因素并及时抗真菌治疗,预后良好。

(赵顺英)

第三节 隐球菌病

隐球菌病(cryptococcosis)主要由新生隐球菌感染所致,除免疫抑制者外,部分健康人群亦可发生。隐球菌可侵及人体任何组织和脏器,80%左右为中枢神经系统感染,易引起慢性脑膜炎;其次为肺部和皮肤黏膜感染,亦可累及骨骼、关节和其他脏器。

【病原学】

担子菌门隐球菌属(*Cryptococcus*)至少有30多个种,能引起人类感染的主要有新生隐球菌(*C.neoformans*)和格特隐球菌(*C.gattii*)。新生隐球菌是最常见的致病菌种,广泛存在于土壤和鸟粪尤其是鸽粪(带菌率高达70%,排菌量大)中;还可存在于人体口腔和肠道及体表。新生隐球菌为无菌丝的酵母型单细胞真菌,呈圆形或椭圆形,在体外多为无荚膜或仅有小荚膜,进入人体后形成厚荚膜,使其致病力明显增强。菌体直径4~12μm,厚荚膜比菌体大1~3

倍。荚膜由多糖构成,根据其抗原性分为 A~D 四个血清型,临床分离株多属于 A 型和 D 型。荚膜多糖是新生隐球菌的主要致病物质。

【流行病学】

1. 传染源 带菌鸽粪是重要传染源,其他如植物、牛奶及动物(牛、狗、羊和马)等也可作为外源性感染的传染源;少数为内源性感染。

2. 传播途径 呼吸道是主要传播途径,也可通过皮肤破损处感染或摄入带菌食物经消化道侵入。

3. 易感人群 各年龄段人群均可发生隐球菌感染,特别是经常与动物,尤其是鸽子和大量尘土接触者以及有基础疾病尤其是免疫缺陷病、营养不良及使用免疫抑制剂或抗肿瘤药物者。免疫抑制患者感染率为 5%~10%,艾滋病患者高达 30%。国内一项多中心回顾性研究显示,在 474 例确诊为肺真菌病的患者中,肺隐球菌病位居第 3 位,占 15.6%。在隐球菌性脑膜炎中,50%~77% 的患者免疫功能正常。血清流行病学资料显示,小婴儿隐球菌感染很少见,≥ 5 岁儿童的感染率≤ 5%。

【发病机制与病理改变】

1. 发病机制 机体常通过吸入有荚膜隐球菌的菌体或孢子而获得感染。感染繁殖体进入肺泡后,机体依赖巨噬细胞为主的防御机制可阻止其侵袭,但免疫缺陷患者则不能有效防御,隐球菌可通过其荚膜多糖和产生硅酸和甘露醇以及分泌磷脂酶和超氧化物歧化酶等抑制肺泡巨噬细胞的吞噬,使隐球菌得以入血并血行播散到其他组织,尤其是中枢神经系统,导致脑膜和脑组织感染。隐球菌在脑脊液中不能激活补体旁路,又缺乏抗隐球菌抗体,因而不利于吞噬细胞发挥作用;同时,脑脊液内含有多巴胺,有利于隐球菌产生黑色素而促进其生长。这些可能是隐球菌易侵犯中枢神经系统的原因。

2. 机体免疫反应 细胞免疫是机体抵抗新生隐球菌感染最直接和最主要机制。T 淋巴细胞在感染部位产生大量 Th1 相关淋巴因子,激活巨噬细胞和其他效应细胞,与 NK 细胞一起抑制新生隐球菌生长;而 IFN-γ 介导肉芽肿形成。特异性抗体如针对葡萄糖醛酸甘露聚糖(GXM)抗体等通过促进 Th1 细胞因子反应而发挥保护作用。B 细胞亦参与隐球菌脑膜炎的炎症反应。

3. 病理改变 早期病变为弥漫性浸润性和渗出性改变,局部见大量新生隐球菌,炎症反应小;数月后逐渐形成肉芽肿,可见朗格汉斯细胞、巨噬细胞及成纤维细胞增生和淋巴细胞及浆细胞浸润,偶见坏死灶和小空洞。脑组织以基底节及皮层灰质病变最为严重,可见肉芽肿形成和小空洞;脑膜增厚。肺部以肉芽肿和纤维化为主,有少量淋巴细胞浸润。皮肤病变有胶质样和肉芽肿样损害。

【临床表现】

1. 中枢神经系统感染 多为亚急性或慢性起病,进展缓慢。大多为脑膜炎或脑膜脑炎,少数为单个或多个隐球菌肉芽肿。多有发热,体温多在 39℃ 以下,个别高热。早期即有前额或颞部头痛,初为间歇性,以后呈持续性并进行性加重;数周或数月后出现明显高颅压和脑膜刺激征,头痛剧烈,难以忍受。可伴有神经精神症状(精神错乱、易激动、定向力障碍和行为改变等);可有视神经受累(视物模糊、畏光流泪、视力下降甚至失明)、听神经受累(听力下降或复视)及其他脑神经损伤;2/3 以上病例有明显视神经乳头水肿。若不及时治疗,多于 3~6 个月病情恶化,出现偏瘫、失语、共济失调、抽搐及昏迷,甚至呼吸衰竭。少数病情进展迅速,可在数周内死亡。

本病持续感染和感染复发较为常见。美国感染病学会(IDSA)2010年定义持续感染是指在有效抗真菌药物和有效剂量抗真菌治疗4周后脑脊液培养持续阳性；感染复发是指经过抗真菌治疗脑脊液培养转阴后再次出现培养阳性，且相应症状和体征在消失后再次出现。

2. 肺隐球菌病　免疫正常者病变多局限于肺，无症状或症状不重，通常在诊断前已存在数周到数月。免疫缺陷者多呈暴发性或急性进展性和播散性感染。有4种表现类型。

(1)无症状型：见于免疫正常者。仅在影像学检查时偶然被发现，多为肺部结节影，易误诊为肺结核或肺肿瘤。

(2)慢性型：起病隐匿，类似肺结核，有轻咳、痰中带血、胸痛、发热、盗汗、乏力及消瘦等，但肺部很少阳性体征。

(3)急性型：多见于艾滋病和其他严重免疫抑制患者。表现为急性肺炎，有高热、咳嗽、气急及低氧血症，可迅速进展，发生呼吸衰竭。

(4)播散型：肺隐球菌病未能控制时可发生血行播散至腹腔、脑膜、骨骼、皮肤及前列腺等部位，引起2个以上器官隐球菌病，亦称播散性隐球菌病(disseminated cryptococcosis)。当其他器官发生隐球菌病，有时肺部病变已消散，但血液和骨髓培养或抗原检查可发现隐球菌感染证据。

3. 皮肤黏膜隐球菌感染　原发性感染者多在发病前有外伤史。继发性感染常为血行播散所致，通常存在高危因素、原发感染灶和隐球菌血症的证据。皮损表现多种多样，常见传染性软疣样带有脐凹的皮损，还可表现为溃疡、结节、脓疱、红斑、坏死及蜂窝组织炎等。

4. 其他部位隐球菌感染　隐球菌侵及骨关节及其他脏器如肾、肾上腺、肝和脾时，可出现相应临床表现。

【一般实验室检查】

1. 血常规　白细胞正常或稍高。播散性感染时嗜酸性粒细胞增高。

2. 脑脊液检查　脑膜炎患者脑脊液压力显著增高，通常 >200mmH₂O；细胞数轻～中度增高，多以淋巴细胞为主；蛋白轻度或中度增高，个别达4g/L以上，糖明显下降。艾滋病患者的脑脊液表现可不典型。

【影像学检查】

1. 肺隐球菌病　常见表现：①结节或团块状病变：大小形状多样，光滑或毛刺状；②肺节段或肺叶实变；③点状和细网状病变(弥漫性间质病变)；④纵隔或肺门淋巴结肿大；⑤胸膜炎或胸腔积液。免疫缺陷患者最常见弥漫性间质病变或大块状肺叶病变，其结节病变更易发生空洞。

2. 中枢神经系统感染　头颅CT和MRI增强扫描可见脑膜强化，可有隐球菌肉芽肿及软化灶。可观察有无脑积水等并发症和排除肿瘤等占位病变。

【病原学检查】

1. 涂片镜检和培养　取痰液、脓液和无菌体液(脑脊液、胸腔积液及血液)等涂片和墨汁染色直接镜检，或真菌培养可发现隐球菌。多次涂片和培养可增加阳性率。无菌体液或骨髓标本真菌培养阳性有确诊意义。呼吸道标本包括支气管肺泡灌洗液(BALF)反复多次检测阳性的临床诊断意义更大。

2. 组织病理检查　皮损或肺部结节等染色镜检，找到有荚膜的隐球菌有确诊意义。

3. 核酸检查　用PCR法等检测无菌标本中隐球菌基因有较高敏感性和特异性，不受药物治疗影响,可用于诊断与评价疗效和预后。但尚未常规用于临床。

4. **抗原检查**　取血清、脑脊液、骨髓、BALF 和病变组织等标本,采用乳胶凝集试验法检测隐球菌荚膜多糖抗原,阳性有临床诊断意义。血清荚膜多糖抗原阳性提示发生血行播散。因其持续时间较长,不能用于评价疗效。

【并发症】

1. **肺部继发感染**　常见合并其他病原体感染,可加重其病情,重者出现呼吸困难等。

2. **免疫重建炎症综合征**(immune reconstitution inflammatory syndrome,IRIS)　艾滋病患者在开始抗反转录病毒治疗(HAART)后 8 周内,发生类似隐球菌脑膜炎复发或加重表现,再次发热伴头痛、脑膜刺激征、高颅压及脑脊液改变等,但隐球菌培养阴性。这与机体免疫缺陷正逐渐恢复重建导致炎症反应强化有关。因此,艾滋病患者应在抗隐球菌脑膜炎治疗 6~8 周后再进行 HAART 治疗,可避免发生 IRIS。

【诊断与鉴别诊断】

1. **诊断标准**　中枢神经系统感染分为确诊、临床诊断和拟诊三级诊断。肺隐球菌病只分确诊和临床诊断 2 个等级。①拟诊:有宿主高危因素和影像学改变,伴或不伴临床症状,但缺乏病原学证据;②临床诊断:除具有拟诊的依据外,应具备合格痰液或 BALF 直接镜检或培养隐球菌阳性,或者血清或胸腔积液隐球菌荚膜多糖抗原阳性;③确诊:有临床诊断证据,加上病变组织或无菌部位标本涂片镜检发现隐球菌,或无菌部位标本培养有隐球菌生长。

2. **鉴别诊断**

(1)其他病原感染:隐球菌脑膜炎或肺部感染在临床上常与其他病原感染相似,需通过病原学检查结合病史与临床表现等来甄别。隐球菌脑膜炎的特点在于:①头痛剧烈而全身中毒症状轻;②脑脊液压力增高显著而细胞数和生化改变较轻;③头部影像学以颅底脑膜强化和肉芽肿形成或伴软化为主要特征。

(2)占位病变:隐球菌结节型病变需与相应部位的占位病变鉴别,可通过寻找病原学证据来区分,必要时需做组织病理学检查。

(3)寄生虫病和药物过敏:本病血行播散时外周血嗜酸性细胞数明显增多,需与寄生虫病和药物过敏相鉴别。药物过敏者有相应药物使用史,其皮损的病原检测为阴性。与寄生虫病的鉴别需依赖流行病学资料和病原学检查。

【预防】

1. **个人防护**　注意个人卫生和增强体质,预防呼吸道感染。尤其是免疫抑制患者尽可能避免接触鸽子及其排泄物等。

2. **避免高危因素**　避免长期大量使用广谱抗菌药物和免疫抑制剂。积极治疗基础疾病,防治结核病和糖尿病等易致隐球菌感染的基础疾病。

【治疗】

1. **综合治疗**

(1)治疗原发病:治疗原发病对控制隐球菌感染有重要作用。HIV 患者要注意抗反转录病毒药物与抗真菌药物之间的相互作用。

(2)局部病灶治疗:对于肉芽肿、脓疡及空洞,如果估计药物治疗不能清除者,包括内科治疗效果不佳且病变局限的肺隐球菌病,或 >3cm 的脑内病灶需采用手术治疗。

(3)对症治疗:中枢神经系统感染者需使用 20% 甘露醇等积极降低颅内压。若颅内压持续升高难以控制时,可行脑脊液引流术。HIV 感染者不推荐使用糖皮质激素来降颅压。

2. **抗真菌治疗**　成功与否取决于患者免疫重建、感染部位、抗真菌药物疗效与副作用以及基础疾病状况。

(1)隐球菌脑膜炎:一旦诊断,应立即开始治疗。治疗目的:治愈感染和预防后遗症。

1)免疫抑制患者:分 3 个阶段。①诱导治疗:首选两性霉素 B 或两性霉素 B 含脂制剂,加或不加 5- 氟胞嘧啶。疗程:联合用药为 2 周,单用两性霉素 B 需 4~6 周。②巩固治疗:改用氟康唑,6mg/(kg·d),疗程 10 周。③维持治疗:氟康唑减半量,3mg/(kg·d),维持至少 1 年。艾滋病患者需终生维持治疗,至少要在 CD4$^+$T 细胞 >200/μl 达 6 个月后方可考虑停药。

2)免疫正常患者:采用二期治疗。①诱导治疗:两性霉素 B 联合 5- 氟胞嘧啶治疗 2 周;②巩固治疗:改用氟康唑,疗程 ≥ 10 周。

3)持续感染和复发性隐球菌脑膜炎:①诱导治疗:主张联合治疗,首选两性霉素 B 加氟胞嘧啶;若不能耐受两性霉素 B,可选择大剂量氟康唑(成人 800~1 200mg/d)加氟胞嘧啶;也可三联治疗(大剂量氟康唑 + 两性霉素 B+ 氟胞嘧啶)。疗程 4~10 周。②补救性巩固治疗:使用大剂量氟康唑或伏立康唑(成人每次 200~400mg,2 次 /d)或泊沙康唑(成人每次 200mg,4 次 /d,或每次 400mg,2 次 /d),疗程 10~12 周。两性霉素 B 鞘内或脑室内注射仅用于全身抗真菌治疗无效患者的补救治疗。两性霉素 B 鞘内注射剂量:每次 25~100μg,q48~72h,根据耐受程度可逐渐增加至每次 500μg。

(2)肺隐球菌病:治疗目的是治愈感染和预防感染播散。

1)免疫正常患者的治疗:无症状者可不予治疗;或采用治疗方案:①氟康唑或伊曲康唑,剂量用法同脑膜炎,疗程 6~12 个月;②两性霉素 B:每天 0.5~1mg/kg(总量 1 000~2 000mg);重症患者:每天 0.8mg/kg(或相当剂量含脂制剂)+5- 氟胞嘧啶每次 37.5mg/kg,q6h 口服,退热或培养转阴(约 6 周)后,改用氟康唑 200mg/d 口服,可持续至 24 个月。

2)重症及严重免疫抑制患者的治疗:治疗方案与中枢神经系统感染相同。若肺部病灶局限且对内科治疗效果差者可行手术治疗,术后需常规抗真菌治疗,疗程至少 2 个月。

(3)皮肤隐球菌感染:

1)免疫正常患者的治疗:原发性皮肤隐球菌感染可采用氟康唑治疗 1~3 个月;亦可考虑用两性霉素 B 治疗。剂量和疗程参照肺隐球菌病的治疗,疗程长短取决于临床疗效。继发性皮肤隐球菌感染需按中枢神经系统感染的原则和方案治疗。

2)免疫抑制患者的治疗:可选用两性霉素 B 联合氟胞嘧啶或伊曲康唑治疗。疗程根据免疫抑制是否改善而决定,HIV 感染者需终生用药。局部病变可手术切除。

【预后】

隐球菌脑膜炎或脑膜脑炎的预后较差,治愈率 65%~75%,病死率 20%~30%,脑疝为主要死因;约 40% 患者会有后遗症,常见脑神经瘫痪、肢体瘫痪、脑积水及阿尔茨海默病等。

(周云芳)

第四节　曲　霉　病

曲霉病(aspergillosis)是由曲霉感染所致,多见于免疫抑制患者,但部分健康人群亦可发生。临床上常分为寄生型、过敏型和侵袭型。主要表现有肺曲霉球、寄生性支气管曲霉病、过敏性支气管曲霉病、外源性过敏性肺泡炎和急性或慢性侵袭性肺曲霉病等。

【病原学】

曲霉属(*Aspergillus*)属于子囊菌门念珠菌科,有八百余种,广泛分布于自然界,主要存在于空气、土壤、谷物、稻草、腐败植物、动物皮毛和家禽中,亦可寄居于正常人体皮肤和黏膜表面。只有少数曲霉可使人类患病,属于机会致病性真菌,最常引起肺曲霉病的是烟曲霉(*A.fumigatus*),其次为黄曲霉(*A.flavus*)、构巢曲霉(*A.nidulans*)、黑曲霉(*A.niger*)和土曲霉(*A.terreus*)等。曲霉为多细胞真菌,具有分生孢子和有隔菌丝。主要致病物质包括曲霉细胞壁成分如半乳甘露聚糖(GM)和 1,3-β-D- 葡聚糖等以及产生毒素(烟曲霉素和黄曲霉素等)和具有酶活性蛋白等。

【流行病学】

1. **传染源** 人类患病主要为外源性感染。曲霉的分生孢子随气流播散,易被人体吸入并黏附于呼吸道黏膜表面;还可通过皮肤接触停留在人体表面。

2. **传播途径** 主要以吸入曲霉分生孢子的方式经呼吸道传播。

3. **易感人群** 国内一项多中心回顾性研究显示,在 474 例确诊为肺真菌病的患者中,肺曲霉病居于首位,占 37.9%。在侵袭性曲霉病患者中,约 50% 为血液恶性肿瘤患者。可将其感染危险因素分为三级:①高危:急性髓细胞白血病、异基因造血干细胞移植(HSCT)和实体器官移植者;②中危:急性和慢性淋巴细胞白血病、淋巴瘤、肺部慢性疾病、艾滋病和骨髓再生障碍综合征;③低危:自体造血干细胞移植、霍奇金淋巴瘤、慢性髓细胞异常增生、实体癌、骨髓瘤、肾移植、先天性或获得性免疫缺陷和系统性红斑狼疮。在正常儿童,一次吸入大量曲霉孢子后也会发病。尤其应注意的是,有较长时间或短期内反复住院和接受广谱抗菌药物和 / 或糖皮质激素治疗史的婴幼儿亦是侵袭性肺曲霉病的高危人群。

【发病机制与病理改变】

1. **发病机制** 寄生于人体皮肤黏膜表面的曲霉在机体防御功能受损时可萌发菌丝而致病,并可局部入血和播散至全身各脏器。曲霉致病机制包括:①曲霉细胞壁成分半乳甘露聚糖可与纤维结合蛋白及层粘连蛋白结合,有助于曲霉在呼吸道黏膜定植;侵入机体后,1,3-β-D- 葡聚糖可激活补体,诱生白三烯和 TNF-α 等炎性因子。②具有逃逸宿主免疫反应的相关基因与分子,如烟曲霉侵入肺上皮细胞后能抑制其凋亡,并通过结合 H 因子和 C4b 结合蛋白抑制补体调理作用。③具有对活性氧物质的解毒系统,是决定曲霉致病力的关键因子。④产生毒素(烟曲霉素和黄曲霉素等)、变应原和具有酶活性蛋白等参与致病,如壳多糖合成酶与烟曲霉致病力有关。⑤利用营养物质作为氮源,适应不同营养环境。

2. **机体免疫反应** 呼吸道纤毛运动和分泌酶可阻止曲霉黏附上皮细胞,协助肺泡巨噬细胞和黏液层内中性粒细胞(PMN)吞噬和杀灭孢子。PMN 和单核细胞可黏附于曲霉孢子和菌丝上,产生氧自由基和氧化亚氮杀菌;并产生多种细胞因子吸引 PMN、单核细胞和淋巴细胞,以增强抗真菌能力;PMN 还通过乳铁蛋白介导的铁清除作用抑制烟曲霉孢子生长。

3. **病理改变** 早期为弥漫性浸润和渗出性改变,一般为轻度非特异性炎症,伴 PMN 和淋巴细胞浸润,病变组织内找不到曲霉。晚期为坏死、化脓或肉芽肿形成,病灶内可找到大量菌丝。肉芽肿主要由上皮样组织细胞和朗格汉斯细胞组成,伴 PMN 和淋巴细胞浸润。化脓病灶内可见曲霉,其菌丝可穿透血管引起血管炎、血管周围炎、血栓形成和组织坏死。

【临床表现】

1. **侵袭型**　包括侵袭性肺曲霉病(invasive pulmonary aspergillosis,IPA)和慢性坏死性肺曲霉病(chronic necrotic pulmonary aspergillosis,CNPA)。临床有发热(高热或低热)或不发热、咳嗽、咳痰和呼吸困难,可有胸痛和咯血。咯血可能是唯一症状,从少量到大量不等。肺部啰音常不明显。婴幼儿肺曲霉病可表现为持续高热而早期呼吸道症状和体征不明显等特点。

侵袭性肺曲霉病的临床类型尚无统一分类,通常包括:①急性 IPA,可进一步分为血管侵袭性和气道侵袭性,后者占 IPA 的 13%~34%,多见于非粒细胞缺乏患者;②急性播散性肺曲霉病;③慢性坏死性肺曲霉病和坏死性曲霉性支气管炎,即所谓半侵袭性肺曲霉病。

2. **过敏型**　表现为过敏性支气管肺曲霉病(allergic bronchopulmonary aspergillosis,APBA)、过敏性肺泡炎及过敏性曲霉性鼻窦炎等。可为过敏体质,病史中接触过真菌孢子。

(1)急性发作期:出现顽固性喘息、咳嗽、痰液黏稠或呈脓性或带血。过敏性肺泡炎在吸入曲霉后 4~6 小时出现寒战、发热、咳嗽、气促、乏力和全身不适等。过敏性曲霉性鼻窦炎以鼻塞、多脓涕和头痛为主。

(2)慢性期:全身症状消退,呈现缓缓进展的肺间质病变,或有肺纤维化和支气管扩张等表现。曲霉性鼻窦炎以多脓涕为主,可伴轻重不等的鼻塞、头痛及嗅觉障碍。

3. **寄生型**　包括肺曲霉球和寄生性支气管曲霉病。以往有肺空洞病变如肺结核空洞、支气管扩张、肺囊肿、癌性空洞、强直性脊柱炎和结节病等所致肺空洞等病史。多数患者无症状或仅有原发病症状,也可出现发热、咳嗽、气急及咳黏液脓痰,痰中含绿色颗粒。可反复咯血,从少量到大量致死性咯血。

4. **播散性曲霉病**　多见于原发性免疫缺陷、恶性疾病、慢性肺部疾病、长期使用广谱抗菌药物和激素和 / 或免疫抑制剂者。曲霉多经呼吸道入血而播散到全身各脏器。临床表现依所侵犯脏器而异。发热、全身中毒症状和栓塞最常见。累及心内膜、心肌或心包者可致化脓性、坏死性和肉芽肿性病变;累及中枢神经系统者引起脑膜炎和脑脓肿;累及消化道和肝脏可出现脓肿及相应消化道症状。

【一般实验室检查】

高热型婴幼儿肺曲霉病患者可见外周血杆状核细胞比率明显升高而白细胞总数和 CRP 正常等特点。一旦白细胞总数和 CRP 增高,常提示病情恶化或有血行播散。可见嗜酸性细胞增多($\geqslant 1 \times 10^9$/L)和血清总 IgE 增高($\geqslant 1\ 000$U/ml)。

【影像学检查】

1. **侵袭型**　CT 是诊断肺曲霉病最有效影像学技术,高分辨率 CT 更佳,可提早 5 天发现病灶,且病变性质和范围更为明确。典型影像学表现:①胸膜下高密度结节影,伴或不伴"晕轮征"(halo sign),即结节周边围绕毛玻璃样改变,为出血所致;②肺梗死引起的楔形实变影;③"新月征"(crescent sign):病灶中出现月牙形透光区,是结节空化形成的空洞;④毛玻璃样间质性病变;⑤圆形的曲霉球。偶有胸腔积液和气胸。

慢性坏死性肺曲霉病的影像学表现可类似曲霉球,病灶周围有显著炎症反应,逐渐进展为肺组织破坏、萎缩和纤维化以及单发或多发空洞,在至少 3 个月内出现明显进展。

2. **过敏型**　同一部位反复出现或游走性片状影,可有短暂的肺段或肺叶不张,条带状影可随时间变化,病变近端有囊状圆形透光影。过敏性肺泡炎可呈弥漫性毛玻璃样间质性改变。慢性期可呈纤维化或伴蜂窝状改变。

3. **寄生型**　可见肺空洞内致密团块影,随体位变化而移动,团块周围见新月形透亮区。常为单个,以上肺叶多见,亦可多发。

4. **播散性曲霉病**　可有相应病变脏器的影像学改变。心脏超声心动图检查可帮助诊断心内膜炎和心包炎等心脏疾患;腹部 CT 有助于诊断消化系统病变和排除其他占位病变。

【病原学检查】

1. **涂片镜检和培养**　①血、胸腔积液和肺组织直接镜检或真菌培养发现曲霉有确诊意义;②支气管肺泡灌洗液直接镜检发现菌丝或真菌培养阳性,有临床诊断意义;③合格痰液直接镜检发现菌丝,且连续 2 次以上培养分离到同一种真菌,有临床诊断意义。

2. **曲霉抗原**　即 GM 试验。采集胸腔积液标本优于血浆或血清;非粒细胞缺乏患者收集 BALF 标本亦优于血浆或血清,若连续 2 次 GM 检测值 >0.8 或单次 >1.5,对侵袭型有临床诊断意义;但对过敏型的诊断意义不如侵袭型,需根据具体情况加以判断。

3. **组织病理检查**　经支气管镜或经皮肺穿刺活检标本发现真菌感染的病理改变或采用吉姆萨或银染色见到曲霉菌丝或孢子,可作为确诊依据。

4. **其他检查**　高危患者可利用 G 试验辅助诊断。曲霉的分子生物学检测技术尚无统一标准。欧洲曲霉诊断计划（EAPCRI）正在研发可用于临床诊断的定量 PCR 检测系统。

【诊断与鉴别诊断】

1. **诊断标准**　侵袭性感染分为确诊、临床诊断和拟诊三级诊断。诊断标准同隐球菌病。无高危因素并不能作为除外侵袭性曲霉病的依据。

2. **鉴别诊断**

(1)其他感染性疾病:如呼吸道病毒、非典型微生物和肺炎链球菌肺炎以及结核病等。影像学有晕轮征需与铜绿假单胞菌、诺卡菌、接合菌和放线菌感染引起的晕轮征相区别。主要依据病原学检查来鉴别。

(2)占位病变:有肺结节影的曲霉病需与其他占位病变鉴别,如良性和恶性肿瘤、脓肿、结核病以及寄生虫所致囊肿性病变等,鉴别要点应参照病原学检查结果及病理学特征。

(3)支气管哮喘:其影像学检查以透亮度增加为主,对支气管扩张剂治疗有效,而对抗真菌药物无效,且 GM 试验及真菌病原学检测为阴性。

【预防】

1. **个人防护**　在多粉尘环境中和皮肤黏膜有损伤时要做好个人防护措施,以避免真菌入侵。尤其是有高危因素患者,应减少曲霉暴露机会包括避免接触花草、园艺和进入施工或翻修场所。注意病房环境和医疗器械的消毒,以防止医院内真菌感染。

2. **积极治疗基础病**　对结核病、支气管哮喘及其他慢性肺部疾病患者应给予积极治疗,尽力减少侵袭性曲霉病的诱发因素。

3. **合理用药**　合理使用抗菌药物和激素以避免菌群失调和造成二重感染。

4. **预防性抗真菌治疗**　高危人群出现外周血粒细胞明显减少（$<0.5 \times 10^9$/L）时应预防性抗真菌治疗,以预防侵袭性曲霉病。临床研究显示,具有上述高危因素人群预防性使用泊沙康唑、伏立康唑和 / 或米卡芬净可获益。

【治疗】

1. 各型曲霉病的治疗

(1)侵袭型肺曲霉病:主要是抗真菌治疗。初始治疗首选伏立康唑。两性霉素 B 脂质体、两性霉素 B 脂质复合体、棘白菌素类、泊沙康唑和伊曲康唑等可作为替代药物。一般需治疗到影像学显示病变基本吸收,通常需 6~12 周,甚至更长。慢性坏死性肺曲霉病建议口服给药。建议胸部 CT 复查至少在治疗 2 周之后,如果临床病情恶化,可提早进行。对于治疗成功患者,若其免疫抑制状态持续存在,应当进行二级预防(又称为临床前期预防,即在疾病的临床前期做好早期发现、早期诊断和早期治疗的预防工作),以防止复发。

(2)过敏型肺曲霉病:首选小剂量激素和支气管扩张剂治疗。急性期给予泼尼松 0.5~1mg/(kg·d),2 周后改为隔天用药,疗程 3 个月。需随访总 IgE 和胸部影像学。若这些指标有反复,即使无症状亦需重新按急性期治疗。可联合抗真菌治疗,口服伊曲康唑或伏立康唑,疗程≥16 周。

(3)过敏性曲霉性鼻窦炎:首选口服小剂量激素和外科清创术。治疗无效或复发时可试用伊曲康唑,疗程 12 个月。

(4)寄生型肺曲霉病:可口服伊曲康唑,但疗效不肯定,疗程参照 IPA。

(5)播散性曲霉病和其他部位侵袭性曲霉病:参照侵袭性肺曲霉病方案抗真菌治疗。中枢神经系统感染者使用三唑类药物时,需注意与抗惊厥药物间的相互作用,还应给予降低颅压等对症治疗。

(6)难治性或进展性曲霉病:主要采用更换不同类别抗真菌药物(单药或联合用药)、纠正免疫抑制状态以及去除坏死病灶等补救治疗措施。

2. 外科治疗 有大量咯血、肺曲霉球或药物治疗后仍迁延不愈且病变局限又能耐受手术时,可考虑外科手术切除病灶。

【预后】

肺曲霉病轻症预后良好,重症可导致肺纤维化、呼吸衰竭甚至死亡。播散性曲霉病治疗不及时者预后差。免疫缺陷患者发生侵袭性曲霉病的病死率高达 60%~90%。

(周云芳)

第五节 毛 霉 病

毛霉病(mucormycosis)是由毛霉感染所致,通常表现为急性进展性疾病过程,易造成全身性播散,可引起肺型、鼻脑型、胃肠型、皮肤型、混合型及播散型毛霉病,病情大多较为凶险,病死率高。

【病原学】

毛霉(*Mucor*)属于接合菌门的毛霉属,广泛存在于土壤、粪便、禾草及空气等环境中,在高温、高湿度及通风不良条件下生长良好。常见菌种有总状毛霉(*M.racemosus*)、高达毛霉(*M.mucedo*)和丝状毛霉(*M.corymbifera*)等。毛霉具有无隔菌丝,分枝呈直角,从菌丝上长出孢子囊梗,其上长出球形孢子囊,孢子囊内有大量孢子囊孢子,成熟后破囊而出。培养时为丝状型菌落。毛霉具有很强的侵袭力,可产生多种蛋白酶等参与致病。

【流行病学】

1. **传染源** 毛霉为条件致病性真菌,可为内源性或外源性感染,亦可成为院内真菌感染的病原。

2. **传播途径** 毛霉在腐烂物体或霉变食物中生长很快,其孢子囊孢子可随空气传播和定居。人体主要通过呼吸道吸入孢子囊孢子后感染。尚无人际间传播证据。医院内通过针刺、导管植入及污染手术衣等途径可引起皮肤毛霉感染。

3. **易感人群** 糖尿病、恶性肿瘤、粒细胞缺乏症、使用去铁胺和糖皮质激素以及其他免疫低下者为主要易感人群,特别是糖尿病患者。有资料显示,鼻脑型毛霉病患者中60%~80% 有糖尿病酮症酸中毒。在侵袭性真菌感染中,发病率仅次于假丝酵母菌和曲霉,位居第 3 位,发病率为 8.1%~13.0%。

【发病机制与病理改变】

1. **发病机制** 侵袭力很强的毛霉对血管壁有明显亲和性,入侵后黏附于血管上皮细胞,破坏和穿透血管内皮,在大小动脉弹力膜层繁殖,使弹力膜和中层分开,造成内膜严重损害,引起化脓性动脉炎,形成血栓致动脉阻塞,导致周围组织缺血和坏死;侵犯静脉则导致出血,形成组织出血性坏疽。其菌丝可迅速侵犯周围血管,通过血管扩散到周围组织,毛霉产生的弹力蛋白酶和其他蛋白酶可能与此作用有关。无活性或死亡的毛霉仍具有损伤内皮细胞导致组织缺血和坏死的作用。毛霉还具有从宿主体内获得铁的能力,故血清铁浓度也是决定毛霉致病力的因素之一。在高血糖和酸中毒时,低 pH 可破坏转铁蛋白结合铁的能力,导致血清铁升高,有利于毛霉致病。

2. **机体免疫反应** 人体主要利用巨噬细胞的吞噬作用和氧化杀伤机制清除毛霉孢子以及中性粒细胞攻击和吞噬毛霉菌丝。皮肤黏膜完整性和分泌短链脂肪酸、乳酸及体表正常菌群也起到一定防御作用。在免疫低下和糖尿病患者,巨噬细胞在吞噬毛霉后往往无法抑制被吞噬孢子发芽,造成清除障碍,毛霉就会引起局部组织破坏。如高血糖和酸中毒时,通过氧化和非氧化作用损伤吞噬细胞的游走和吞噬能力;糖皮质激素亦会影响巨噬细胞阻止毛霉孢子出芽的功能。

3. **病理改变** 主要病变为组织大片状凝固性坏死、真菌性肉芽肿、真菌性血管炎、血栓形成及骨质破坏等。在凝固性坏死组织中,坏死区与周围组织分界较明显,内含菌丝。病变血管以小动脉为主,菌丝分布在小动脉周围,侵犯血管壁或侵入血管内,导致血栓形成、血管壁坏死和血管壁内及周围中性粒细胞浸润。真菌性肉芽肿中心以菌丝和中性粒细胞为主,中间层有上皮样细胞和多核巨细胞,外层为浆细胞、淋巴细胞及嗜酸性粒细胞;多核巨细胞内可见菌丝;较大肉芽肿中心有化脓灶。病灶邻近骨骼时,菌丝主要分布在骨周围炎性结缔组织中,偶有直接侵犯骨质,使其边缘呈虫蚀样改变。皮肤病变为急性炎症和组织肿胀。

【临床表现】

毛霉可侵及机体多部位,我国以胃肠道最多,肺部、鼻脑和皮肤软组织次之。

1. **鼻脑型毛霉病** 鼻脑型毛霉病(rhinocerebral mucormycosis)为最常见类型。病初有高热,伴面部及眼眶红肿痛;侵及第 2、4 及 6 对脑神经时可出现瞳孔散大固定、眼球突出、眼球活动障碍或上眼睑下垂,甚至失明。鼻腔及鼻窦部位表面有黑色焦痂,可有鼻中隔或硬腭穿孔。颜面部毛霉感染在数天至 2 周内可通过直接蔓延、血行播散或海绵窦到脑桥的神经周围,出现持续性头痛、昏睡、脑膜炎和 / 或脑内肉芽肿病变所致相应神经定位表现。

2. **肺毛霉病**　发病率仅次于鼻脑型毛霉病。可有持续高热、咳嗽、咯血、呼吸困难和胸痛,肺部可闻及湿啰音、哮鸣音或呼吸音减低。当累及大血管时,可引起致命性大咯血。

3. **皮肤毛霉病**　多先有皮肤损伤,局部皮肤可见硬结或斑块,化脓和坏死后形成焦痂,脱落后形成溃疡。毛霉可侵及邻近的脂肪、肌肉及筋膜,甚至骨骼,并易造成血行播散。

4. **胃肠毛霉病**　主要发生于恶性肿瘤、营养不良、糖尿病婴儿或早产儿。多累及胃,其次是结肠和小肠。表现为腹痛、腹胀、恶心及呕吐,也可有发热和血便。严重者可有坏死性胃炎或肠道溃疡等。

5. **播散性毛霉病**　多为其他部位感染血行播散而来,多见于中性粒细胞缺乏患者。以肺部感染多见,中枢神经系统常被波及,心脏、脾脏和其他器官均可累及。临床上表现为相应脏器或系统的突发疾病表现,如有中枢神经系统感染时可突发局部神经功能障碍或昏迷。可有多器官栓塞现象。

【**一般实验室检查**】
血常规检查可见白细胞总数升高。

【**影像学检查**】
1. **肺部影像学**　可见大小不一的斑片状或结节影,亦可见实变和空洞,以上叶多见,可双侧受累,部分可出现新月征和反晕轮征(reversed halo sign),后者表现为病灶中央呈毛玻璃样改变,周边包绕实变影。偶有胸腔积液。

2. **头颅影像学**　鼻脑型毛霉病头颅 CT 或 MRI 可见脑内出血灶、坏死灶或肉芽肿病灶。附近鼻窦黏膜增厚,腔内可见液平面。

【**病原学检查**】
1. **组织病理检查**　主要特征为出血坏死和急性化脓性炎症。病灶中可见粗大厚壁无隔菌丝,有直角分支,固定后原浆收缩,状似枯树枝。特征性菌丝和病理改变是确诊依据。

2. **涂片镜检和培养**　①无菌部位标本(如血和胸腔积液)和肺组织真菌培养或直接镜检,阳性有确诊意义。②支气管肺泡灌洗液直接镜检发现菌丝或真菌培养阳性,有临床诊断意义,但阴性不能排除肺毛霉病。③痰液涂片镜检可出现假阳性。发现菌丝,且连续 2 次以上培养分离到同种真菌有临床诊断意义。

3. **真菌抗原**　G 试验常呈阴性。部分患者 GM 试验可呈阳性。

4. **核酸检查**　可快速检测,但敏感性较低,假阳性率较高,目前尚不能作为常规项目。

【**并发症**】
1. **鼻脑型并发症**　可导致脑神经麻痹、失明及海绵窦血栓等并发症。

2. **胃肠型并发症**　可并发胃肠道穿孔和腹腔脓肿等。

【**诊断与鉴别诊断**】
1. **诊断标准**　主要依赖患者特殊的基础疾病史、相应临床表现、使用抗菌药物无效以及病原学证据。确诊必须有组织病理学证据或来自无菌部位标本和组织真菌培养或直接镜检发现毛霉的阳性结果。

2. **鉴别诊断**
(1)其他感染性疾病:如结核病、化脓菌感染、呼吸道病毒或支原体肺炎等。尤其在影像学有空洞时需与其他化脓菌所致肺脓疡区别。病毒和支原体感染引起的肺部感染者血常规白细胞大多正常,影像学可帮助诊断;肺结核和肺部化脓菌感染者可见白细胞总数及中性粒细胞升高,影像学检查亦可出现空洞,鉴别诊断依赖病原学检测。

(2)占位病变:具有结节状影的毛霉病需与其他占位病变鉴别,如良性和恶性肿瘤及寄生虫引起的囊肿性病变等。应争取获得病理学证据帮助鉴别。

(3)消化道出血:胃肠毛霉病应与消化道溃疡和肠道感染等鉴别,但往往比较困难,特别在恶性肿瘤、营养不良或早产儿。需根据临床表现和治疗效果等来判断,最可靠的鉴别依据是病原学检查结果。

【预防】

1. 个人防护 远离可能存在真菌孢子的环境(如森林和峡谷),尤其是高危人群。

2. 避免高危因素 积极治疗基础疾病;住院患者做好皮肤护理,杜绝医源性感染。

【治疗】

治疗原则:控制基础病和糖尿病酸中毒,切除坏死组织,早期应用抗真菌药物。

1. 综合治疗 对需使用去铁胺者可换用其他铁螯合剂。有报道高压氧疗作为辅助治疗对改善患者预后有益。对粒细胞缺乏患者,可使用粒细胞集落刺激因子,以尽快提升粒细胞数量。对糖尿病酮症酸中毒患者,要尽快纠正酸中毒和水电解质紊乱。

2. 抗真菌治疗 首选两性霉素 B。因毛霉的敏感性可能有不同,疗效有不确定性,可适当增加两性霉素 B 剂量至 1.5mg/(kg·d)。不能耐受或疗效不理想时可换用两性霉素 B 脂质体。在唑类药物中,如果伊曲康唑体外试验敏感,可作为辅助治疗;泊沙康唑抗毛霉作用明显优于伏立康唑和氟康唑。棘白菌素类药物也有一定抗毛霉作用,可作为辅助用药。

3. 手术治疗 由于抗真菌药物很难进入毛霉病灶,在单用抗真菌药物疗效差时,肺部感染者须切除感染肺叶;鼻脑型毛霉病需外科清创手术。

【预后】

不同类型毛霉病的预后不同,皮肤型毛霉病预后较好,病死率低。肺毛霉病、鼻脑型和播散性毛霉病预后差,病死率高,近年来,由于可选用抗真菌药物的品种有所增加以及采用局部病灶清除并联合抗真菌药物治疗,使病死率下降至 15%~34%。

(周云芳)

第六节 组织胞浆菌病

组织胞浆菌病(histoplasmosis)主要由荚膜组织胞浆菌感染所致,常致肺部感染,还可引起淋巴组织、肝、脾、肾、脑膜及心脏等器官病变。临床分三种类型:原发急性型、慢性空洞型和严重播散性组织胞浆菌病。

【病原学】

组织胞浆菌属(*Histoplasma*)属子囊菌门的丛梗孢菌科。有 3 个变种:荚膜变种、杜波变种和腊肠变种,以荚膜变种分布最广,为土壤腐生菌,鸟类和禽类粪便及蝙蝠粪是其重要的病原载体,属于病原性真菌,可引起人类原发性感染。在我国,组织胞浆菌病的病原体主要是荚膜变种,即荚膜组织胞浆菌(*Histoplasma capsulatum*),为双相型真菌。菌体呈卵圆形或圆形,有荚膜和有隔菌丝,菌丝上长有大、小分生孢子,以芽生方式繁殖。大分生孢子壁厚,周边有棘突,排列如齿轮,是荚膜组织胞浆菌的形态学特征,具有诊断价值。

【流行病学】

1. 传染源　主要为外源性感染。荚膜组织胞浆菌的小分生孢子易被人体吸入而致病。人 - 人和人 - 动物之间不直接传播。

2. 传播途径　带菌尘埃在空气中传播荚膜组织胞浆菌,人类主要通过呼吸道吸入而感染,还可经皮肤、黏膜及胃肠道途径感染。

3. 易感人群　人群普遍易感,多见于婴幼儿和老年人,静脉药瘾和 T 细胞功能低下者是高发人群。该菌广泛存在于流行地区的土壤和空气中,在平均气温 22~29℃和相对湿度 67%~87% 的区域,发病率较高。在我国南方为多雨气候,相对潮湿,组织胞浆菌感染率要高于西北干旱地区。

【发病机制与病理改变】

1. 发病机制　主要侵及肺和单核巨噬细胞系统。在带菌尘埃被吸入呼吸道后,大多数菌体被肺部防御机制清除,少部分常寄生于巨噬细胞内,也可在单核细胞和中性粒细胞内或细胞外。部分组织胞浆菌的小分生孢子及小菌丝片段可到达肺泡,在中性粒细胞或肺泡巨噬细胞内历经数小时至数天转化为致病性酵母型;在巨噬细胞内繁殖,导致细胞破裂并释放出酵母型真菌,再感染新的巨噬细胞;随着炎症反应进展,形成纤维性肉芽肿或坏死,其内可有钙盐沉积,在肺部形成多个均一小钙化灶,在钙化灶内,组织胞浆菌酵母型存活长达 10 年之久。少数组织胞浆菌可经肺门淋巴结到达肝和脾内形成结节,免疫缺陷者可发生血行播散,引起播散性组织胞浆菌病。病变最后以纤维化包裹和钙化愈合。

2. 机体免疫反应　组织胞浆菌感染后先被巨噬细胞吞噬,并将其抗原递呈给 T 细胞,T 细胞致敏后激活巨噬细胞杀伤胞内病原菌。中性粒细胞经其嗜苯胺蓝颗粒中抗生素蛋白介导,对组织胞浆菌酵母型有一定杀伤活性,在早期炎症反应及限制感染中起重要作用。NK 细胞和 T 淋巴细胞亚群在保护组织免受感染和损伤以及清除组织胞浆菌中发挥重要作用。

3. 病理改变　急性播散型的病变组织内有大量组织细胞浸润,组织细胞及多核巨细胞内见大量圆形或卵圆形菌体,但无荚膜;非急性型患者的病变组织内有上皮样细胞肉芽肿形成,肉芽肿中央可见坏死,肉芽肿周围组织细胞和巨噬细胞显著增生,细胞内含少量孢子。陈旧性损害中大多有组织胞浆菌瘤和钙化结节,内含孢子,周边钙化。

【临床表现】

95% 的急性感染为无症状型,痊愈后肺部留下钙化灶;少数可有轻 ~ 中度症状;儿童发生重症比例较高;有些轻症患者在免疫力下降时可转变为进行性播散性或暴发性疾病过程,可迅速导致死亡;少数患者可转为慢性或表现为皮肤黏膜溃疡或肉芽肿。

1. 急性肺组织胞浆菌病　潜伏期 3~21 天。感染者可无症状和体征,即使肺部已有大片浸润,在一些流行地区主要引起肺钙化。婴儿和免疫抑制者可有发热、头痛及干咳,部分有胸痛、腹痛、肌痛及消瘦等;亦可出现关节痛、多形性红斑或结节红斑样皮疹;部分有肝脾大和心包炎,心包积液为血性或黄色渗出液。重症患者可出现呼吸窘迫综合征。艾滋病患者可长期低热和体重下降,而无肺内表现。

2. 播散性组织胞浆菌病　仅少数患者进展到此型,多为婴儿或免疫抑制者。婴幼儿多由肺部原发病灶经血行播散而至全身器官。表现为发热、腹泻和体重减轻,数周后肝脾大和颈部淋巴结肿大。可有红斑和斑丘疹,分布在面部、躯干和四肢,可有口腔和皮肤溃疡。累及骨关节也较常见,可致骨髓炎、关节炎和肌腱炎等。5% 患者累及中枢神经系统,出现脑膜炎或脑实质损伤表现。

3. **局灶性组织胞浆菌病**　病灶可发生在口腔、耳、咽喉部和皮肤等处。初始局部红肿和结节，逐渐发生组织坏死和溃疡；可有疣状样增生和引流淋巴结肿大，并沿淋巴管走向出现结节，多发生于四肢暴露部位。

4. **慢性肺组织胞浆菌病**　肺部有基础疾病者更易从急性肺组织胞浆菌病转为此型。主要表现为低热、咳嗽、盗汗及体重减轻，可有大量咯血。

5. **纵隔淋巴结炎和纵隔肉芽肿**　因肿块增大压迫邻近组织，引起相应受压症状如胸痛、咳嗽或肺不张，甚至吞咽困难。

【一般实验室检查】

1. **常规检查**　部分患者外周血白细胞总数升高。播散型可有红细胞、白细胞和血小板计数下降以及血沉增快和 CRP 升高。

2. **生化和凝血功能**　播散型可有肝功能受损，血中碱性磷酸酶、乳酸脱氢酶及铁蛋白增高。重症未治疗者，后期可出现凝血功能异常。

3. **脑脊液检查**　中枢神经系统感染时，脑脊液变化同其他真菌性脑膜炎。

【影像学检查】

1. **原发性肺组织胞浆菌病**　两肺多发性散在结节样影，大小不一，结节中心圆形钙化，形成典型"靶征"；多发性中心钙化结节可聚集形成"霰弹征"，较具特征性；肺门和纵隔淋巴结肿大，可伴钙化；有时可见组织胞浆菌瘤或多发性实变影，可有中心坏死，后期钙化，可有支气管充气征或形成空洞，周围纤维样膜在钙化后形成环状钙化层；部分有胸腔积液。

2. **播散性组织胞浆菌病**　肺内弥漫性网状或结节影，有空洞形成，纵隔和肺门淋巴结肿大。肝脾及其他单核巨噬细胞系统可见粟粒样钙化灶。侵犯到骨端者可见骨质溶解和缺损。若侵犯到中枢神经系统，头颅 CT 检查常见脑水肿，亦可见结节状病变。

3. **慢性肺组织胞浆菌病**　两肺结节影，晚期部分肺纤维化，形成瘢痕，部分形成薄壁空洞或厚壁空洞，可有钙化灶。

4. **纵隔淋巴结炎和肉芽肿**　纵隔淋巴结体积较大，呈干酪样病变，可融合成包裹性结节，导致邻近组织受压现象。部分可见纵隔纤维化。

【病原学检查】

1. **组织病理检查**　取骨髓、皮肤或黏膜损害处渗出物或脓液、肝脾或淋巴结穿刺或活检标本，特殊染色后直接镜检，见典型的荚膜组织胞浆菌大分生孢子即可确定诊断。

2. **涂片镜检和培养**　血液、痰液和胃液标本涂片镜检发现巨噬细胞内有卵圆形菌体的较小一端有出芽，即可疑为荚膜组织胞浆菌；巨噬细胞内有 12~15μm 直径的厚壁酵母细胞，细胞内可见脂肪小滴，可疑为杜波组织胞浆菌。上述标本可进行培养，组织胞浆菌生长缓慢，在沙氏培养基上需培养 4~6 周。播散型患者的骨髓培养阳性率可高达 50%。

3. **免疫学检查**

（1）组织胞浆菌抗原：用免疫荧光法检测痰液中组织胞浆菌荚膜多糖抗原，特异性较差，常用作筛查。可取血清、尿液、胸腔积液、脑脊液和肺泡灌洗液进行检测，并可定量，阳性提示活动性感染。

（2）特异性抗体：用补体结合试验、免疫扩散法和乳胶凝集试验检测血清组织胞浆菌抗体。在起病 2~3 周时，血清补体结合抗体阳性率可达 90% 以上，有助于确诊和判断预后。

(3) 组织胞浆菌皮试:用组织胞浆菌素 1:1 000~1:100 作皮内试验,48~72 小时后观察结果,≥ 5mm 为阳性,提示既往感染或现症感染。

4. 核酸检查　采用真菌通用引物用 PCR 方法检测,然后通过测序进行鉴定;也可用特异性引物检测标本中组织胞浆菌核酸。

【并发症】

1. 气道和食管并发症　可并发气道或食管狭窄、食管 - 气管瘘以及支气管扩张等,是由于肺组织纤维化和钙化及肺部组织瘢痕形成所致。

2. 支气管结石　为病变侵及支气管引起该部位病灶钙化所致,亦可导致气道堵塞。

3. 弥散性血管内凝血　重症播散性组织胞浆菌病若不治疗,后期可引起 DIC。

4. 其他　淋巴结肿大压迫食管或心脏等脏器,可影响相应脏器的功能。纤维增生性纵隔炎可引起循环障碍。

【诊断与鉴别诊断】

1. 诊断标准　临床诊断需根据鸟粪或蝙蝠粪等接触史、患者免疫状态、相应临床表现和影像学特征以及抗生素治疗无效等来综合判断,确诊需有病原学阳性证据。

2. 鉴别诊断

(1) 其他感染性疾病:如结核病、化脓菌感染和耶氏肺孢子菌病等,临床表现往往无明显差异,尤其是结核病,有肉芽肿和钙化表现时常与组织胞浆菌病难以区别,主要依靠病原学检查来鉴别。

(2) 占位病变:具有结节状影的组织胞浆菌病需与其他占位病变鉴别,如良性和恶性肿瘤、脓肿以及寄生虫引起的囊肿性病变等。主要通过影像学特点、肿瘤标志物检测和病原学及病理学检查进行区别。

【预防】

在流行地区,小婴儿和有细胞免疫缺陷或接受免疫抑制治疗或 HIV 感染患者要避免洞穴内活动等高危环境,若无法避免,应采取必要的保护性措施。

【治疗】

1. 抗真菌治疗　在以下情况下应给予抗真菌治疗:①肺部病变持续 4 周以上;②接触到大量病原体且病情严重者;③肉芽肿性淋巴结炎侵犯到气管、血管或其他重要部位;④出现急性组织胞浆菌病表现的免疫抑制患者。

(1) 急性肺组织胞浆菌病:①症状轻微者:无需治疗,随访 1 个月,症状未好转者,可给予伊曲康唑治疗 6~12 周;②中重度患者:建议使用两性霉素 B 脂质体,连续用药 1~2 周后,改为口服伊曲康唑,共 12 周。

(2) 慢性肺组织胞浆菌病:建议采用伊曲康唑治疗,至少 1 年。疗程结束后随访至少 1 年。

(3) 播散性组织胞浆菌病:①轻度患者:伊曲康唑治疗,持续 1 年以上。②中重度患者:使用两性霉素 B 脂质体,1~2 周后改用伊曲康唑,持续用药 1 年以上。儿童疗程为 3 个月。有持续性免疫缺陷者需较长疗程。

(4) 其他:有症状的纵隔肉芽肿患者可考虑用伊曲康唑治疗 6~12 周。

2. 激素治疗　①急性期伴有肺功能严重损害者:可在抗真菌治疗开始时给予甲泼尼龙 0.5~1mg/(kg·d);②纵隔淋巴结炎:存在食管或气道堵塞时,可考虑以剂量递减方式给予泼尼松短期治疗 1~2 周,可使淋巴结缩小,减轻压迫症状。

3. **外科手术** 经药物治疗后未能消除的巨大坏死性包块影响相应部位功能时,应给予引流。切除纤维化包块并无益处,且易引起出血。

【预后】

经过治疗大多预后良好,婴儿和免疫抑制患者发生播散性组织胞浆菌病则预后差。

(周云芳)

第七节 肺孢子菌肺炎

肺孢子菌肺炎(pneumocystis pneumonia,PCP)是由耶氏肺孢子菌感染引起的严重肺部机会性感染。临床以亚急性或急性起病,表现为发热、咳嗽和呼吸急促,呼吸困难与低氧血症常呈进行性加重以至呼吸窘迫,甚至呼吸衰竭而死亡。该病是艾滋病及其他免疫缺陷患者死亡的主要原因。

【病原学】

卡氏肺孢子菌(*Pneumocystis carinii*,PC)最先在豚鼠肺组织内发现,由于其形态特征与原虫接近,且菌体胞膜富含胆固醇及在真菌培养基上不能生长,在 20 世纪 80 年代之前一直被认为是原虫。直到 1988 年,通过超微结构和 DNA 分析,将其归类为真菌。肺孢子菌具有种属特异性,寄生于大鼠的是 PC,而寄生于人体的是耶氏肺孢子菌(*P.jiroveci*,PJ),人和其他动物间不产生交叉感染。该菌为单细胞真菌,兼具真菌和原虫的特点,其发育过程分 3 个阶段:滋养体包括小滋养体(圆形)和大滋养体(不规则形)、囊前期(近圆形或卵圆形,囊壁较薄)和孢子囊(圆形,含 2~8 个孢子,成熟后破裂释出孢子)。PJ 可寄居于健康人包括成人和儿童的肺泡内,为条件致病性真菌。

【流行病学】

1. **传染源** 可为内源性或外源性感染。传染源为患者及健康带菌者。

2. **传播途径** 主要通过空气和飞沫途径。孢子囊随痰液咳出,污染空气而传播。

3. **易感人群** 主要包括:①早产新生儿和婴儿;②先天性免疫缺陷者;③恶性肿瘤如白血病和淋巴瘤等继发性免疫缺陷者;④器官移植受者;⑤艾滋病患者。当 CD4$^+$ T 细胞计数 $<0.2 \times 10^9$/L 时,发生 PCP 风险较大。在未预防的艾滋病患者中,PCP 发生率高达 80%。

【发病机制与病理改变】

1. **发病机制** PJ 进入呼吸道后,常呈潜伏状态,当机体免疫抑制时大量繁殖并扩散。位于肺泡间隔巨噬细胞内的孢子囊或随肺泡细胞脱落进入肺泡腔,或孢子囊内子孢子成熟后破囊而出,发育为游离的滋养体进入肺泡腔。其毒素直接损害上皮细胞,引起 I 型肺泡上皮脱屑性肺泡炎;肺泡上皮增生,肺泡间隔因浆细胞和单核细胞浸润而增厚。重者出现广泛的间质和肺泡水肿,肺泡腔内充满炎性细胞、蛋白样渗出物和菌体而阻碍气体交换。

2. **机体免疫反应**

(1)细胞免疫:CD4$^+$ T 细胞主要通过分泌细胞因子发挥作用。在细胞因子和抗原肽 MHC I 类分子特异活化信号作用下,CTL 细胞前体增殖分化为效应 T 细胞,杀伤 PJ。

(2)体液免疫:B 细胞受抗原刺激后分泌特异性 IgM 和 IgG,特异性 IgG 在感染后第 3

周开始上升,持续至6周。

(3)非特异性免疫:巨噬细胞受PJ刺激产生相应受体如甘露糖受体和β-葡聚糖受体并与PJ结合,将其吞噬、杀伤、消化和裂解。NK细胞和单核细胞也发挥类似作用。

3. 病理改变　肉眼见肺部呈弥漫性病变,色如肝脏,触之质较硬。光镜下见肺间质和肺泡有以浆细胞和淋巴细胞为主的浸润;肺泡间隔增厚,可达正常的5~20倍;肺泡内充满嗜酸性泡沫状渗出物和病原菌。

【临床表现】

主要表现为间质性肺炎。HIV感染者在起病、病情进展及预后方面有明显不同。

1. HIV感染者　潜伏期4周,起病缓慢;多表现为逐渐加重的呼吸困难,干咳或少痰,低热和全身不适,少数患者无症状。肺部体征通常十分轻微或缺如。病死率相对较低。

2. 非HIV感染者　潜伏期2周,急性起病,数天后症状明显,且更为严重,有发热、寒战、气促和干咳,呼吸困难与低氧血症进行性加重,短期内迅速出现呼吸衰竭。部分患者起病即病情危重,一旦出现呼吸衰竭,病死率较高。在幼小儿童,临床表现呈非特异性,可有食欲缺乏、消瘦、烦躁不安、咳嗽、呼吸增速、发绀和呼吸暂停,而发热和肺部体征常不明显。

【一般实验室检查】

1. 血常规和生化　白细胞计数正常或稍高,50%的病例淋巴细胞计数减少,嗜酸性粒细胞轻度升高。血乳酸脱氢酶常有明显升高。该指标有助于协助诊断(敏感度92.8%,特异度83.9%)和预测其预后。

2. 动脉血气分析　有持续低氧血症,PaO_2下降,中重度时<9.3kPa。

3. 淋巴细胞亚群　可有$CD4^+T$淋巴细胞数减少。

【影像学检查】

1. 胸部X线　病初胸片无明显异常。随着病情发展,可见双肺弥漫性颗粒状影,自肺门向周围伸展,伴支气管充气征,以后变成致密索条状,间杂有不规则片块状影,后期有持久的肺气肿,在肺周围部分更为明显。可伴纵隔气肿及气胸和肺大疱形成。

2. 胸部CT　急性期为弥漫均匀分布的颗粒状、网状或斑片状影,随着疾病进展逐渐呈现磨玻璃样和囊泡状改变。

【病原学检查】

1. 组织病理检查　经支气管镜或经皮肺活检或开胸获取肺组织标本,或用纤维支气管镜刷取支气管内膜标本,采用组织制片或涂片,特殊染色(吉姆萨、哥氏银染和甲苯胺蓝),镜检发现耶氏肺孢子菌的滋养体或孢子囊为确诊依据。检出阳性率较低。

2. 涂片镜检　痰液、口腔含漱液、支气管抽吸物或分泌物及支气管肺泡灌洗液直接涂片,染色后镜检。其操作简便和快速,是目前临床诊断PCP的主要方法。

3. 核酸检查　采用PCR法检测标本(肺泡灌洗液、痰液或口咽部冲洗液、鼻咽抽吸液或血液等)中PJ特异性基因,其敏感性和特异性分别达91.3%~99.7%和82.7%~95.5%,且不受菌体形态及生活周期的影响。目前,环介导恒温扩增法(LAMP)用于检测PJ较普通PCR更灵敏,特异性更高,可用于早期诊断。

4. 真菌抗原　G试验异常增高可作为诊断的重要参考指标,但需排除其他真菌感染。

5. 流式细胞术　已将该技术用于PJ检测,其灵敏度和特异度均高。因能检测真菌细胞活力,或许今后还能用于药敏检测而适于临床应用。

【并发症】

1. 合并其他病原体感染　由于患者免疫功能低下,常伴有其他病原体的混合感染。在抗病原治疗效果欠佳时,需注意处理混合感染。

2. 呼吸衰竭　常在肺孢子菌肺炎的极期出现,PaO_2 进行性下降,最后发生呼吸衰竭。

【诊断与鉴别诊断】

1. 诊断标准　确诊依据:经支气管镜或经皮肺穿刺活检或开胸获取肺组织标本镜检发现耶氏肺孢子菌;或取支气管抽吸物或分泌物或支气管肺泡灌洗液或用支气管镜刷取支气管内膜标本涂片镜检阳性。

2. 鉴别诊断

(1)其他肺部疾病:需与细菌、呼吸道病毒、肺炎支原体和军团菌所致肺炎以及淋巴细胞性肺间质性病变相区别。应依据接触史、临床表现特征和病原学检查来鉴别。

(2)急性呼吸窘迫综合征:临床表现相似,常先有肺部原发病或多器官功能障碍。

(3)哮喘持续状态:临床以喘憋为主,肺部满布哮鸣音;肺部影像学以透亮度增加为主;对支气管扩张剂有效,而对抗真菌治疗无效。

【预防】

1. 个人防护　具有高危因素者要远离已知 PCP 患者,避免交叉感染。若已接受 PCP 药物预防的高危患者则不必与 PCP 患者隔离。

2. 药物预防

(1)预防用药指征:① HIV 感染者:<1 岁婴儿;1~5 岁且 CD4<0.5×10^9/L 或 CD4<15%;≥ 6 岁且 CD4<0.2×10^9/L 或 <15%。②肿瘤患者:接受骨髓干细胞移植后和化疗期间。③器官移植受者。④原发性血管炎性疾病:接受糖皮质激素治疗 >1 个月或使用环磷酰胺。

(2)预防方案:①首选复方磺胺甲噁唑:25mg/(kg·d),分 2 次口服,每天或每周连用 3 天。②喷他脒:每次 300mg,每月 1 次雾化吸入。③氨苯砜:2mg/(kg·d),每天 1 次口服;或 4mg/kg,每周 1 次。疗程至免疫缺陷消除为止。

【治疗】

1. 综合治疗　①治疗原有基础疾病;②适当全身支持治疗;③低氧血症时及时氧疗或使用机械辅助呼吸;④注意合并细菌感染并合理使用抗菌药物;⑤纠正脏器功能衰竭。

2. 抗真菌治疗　对于重症患者可考虑联合用药。

(1)复方磺胺甲噁唑:为首选药物。剂量:年龄 >2 个月,75~100mg/(kg·d),分 3~4 次口服,疗程 14~21 天。使用时应注意皮疹、血细胞减少以及转氨酶升高等副作用。

(2)卡泊芬净:对肺孢子菌肺炎有效。可用于不能耐受其他药物者。与复方磺胺甲噁唑联合使用时起效快,疗程 3 周。

(3)喷他脒:适用于艾滋病并发 PCP 和治疗轻~中度 PCP。剂量 3~4mg/(kg·d),疗程 14~21 天,肌内注射和静脉用药副作用大,采用雾化吸入法可使肺泡内药物浓度明显提高,其疗效接近注射途径,但复发率较高。

(4)其他药物:如氨苯砜、羟基萘醌类药物阿托喹酮、二氢叶酸还原酶抑制剂三甲曲沙、克林霉素、伯氨喹和乙胺嘧啶等也有一定抗 PJ 作用,可作为替代治疗药物。

3. **激素治疗** 糖皮质激素具有抗炎作用,可减轻肺间质水肿,提高氧合指数,减少抗 PJ 药物过敏反应。HIV 感染的 PCP 患者早期使用或可减少呼吸衰竭发生率和机械通气使用率,并降低病死率。在非 HIV 感染者中,重症 PCP 患者亦可考虑使用。

【预后】

早期治疗预后良好。未能及时治疗者病死率接近 100%。

(周云芳)

第六章　立克次体病和螺旋体病

学习目标

1. **掌握**　立克次体病和螺旋体病的临床表现、病原学检查和诊断要点。
2. **熟悉**　立克次体病和螺旋体病的流行病学和病原治疗。
3. **了解**　立克次体病和螺旋体病的病原学和致病机制。

第一节　流行性斑疹伤寒

流行性斑疹伤寒（epidemic typhus）是由普氏立克次体感染引起的急性出疹性传染病，人虱为其传播媒介，又称虱传斑疹伤寒（louse-borne typhus）。临床特征为急性起病，有高热、皮疹及剧烈头痛等神经系统症状等。发病与流行、战争、自然灾害及居住环境卫生密切相关。我国将其纳入丙类法定传染病管理。

【病原学】

普氏立克次体（*Rickettisa prowazekii*）属于立克次体属的斑疹伤寒群，为革兰氏阴性菌，呈多形性，以短杆状为主，有细胞壁，无鞭毛和菌毛，专性活细胞内寄生，以二分裂方式繁殖。其主要致病物质包括外膜表面的微荚膜黏液层与 OmpA 和 OmpB 等外膜蛋白（黏附和抗吞噬作用）及细胞壁含肽聚糖和脂多糖（内毒素样作用）等。脂多糖为群特异性抗原，与普通变形杆菌 X19 和 X2 有共同多糖抗原成分；外膜蛋白为种特异性抗原。

该菌对热、化学消毒剂和紫外线很敏感，56℃ 30 分钟，37℃ 5~7 小时可将其杀灭；但耐干燥和低温，在干燥的虱粪中可保持活力 2 个月左右，在 –30℃ 以下可保存数月至数年。

【流行病学】

1. **传染源**　患者是主要传染源，在潜伏期末即具传染性，发病第 1 周的传染性最强，一般不超过 3 周。飞鼠、牛、羊及猪等哺乳动物可能是储存宿主，但尚未证实为传染源。

2. **传播途径**　主要经人虱（体虱为主，头虱次之）叮咬，以"人 - 虱 - 人"方式传播。人虱叮咬患者后，病原体在人虱肠上皮细胞中繁殖，从虱粪中排出。当人被感染虱叮咬时，立克次体随虱粪排泄于皮肤上或因虱被挤压碎而逸出,通过破损皮肤侵入。此外,干虱粪内的普氏立克次体可形成气溶胶,偶可通过呼吸道或眼结膜传播。

3. 易感人群与流行特征 人群普遍易感,病后可获持久的免疫力。本病多发生在冬春较寒冷季节。卫生条件差、居住拥挤、少洗澡或少洗衣被等都有利于人虱的滋生和传播普氏立克次体。随着杀虫剂的普及和卫生条件改善,我国已基本控制该病,仅在北方农村地区有散发。但在世界贫穷落后地区仍然有流行。

【发病机制与病理改变】

1. 发病机制 病原体侵入后,借助微荚膜黏液层黏附于宿主细胞,OmpA 和 OmpB 等外膜蛋白与小血管细胞表面受体结合,激活信号通路,引起吞噬细胞趋化和活化,经磷脂酶 A 溶解细胞膜或内吞噬体膜,进入细胞内繁殖,导致内皮细胞肿胀和坏死并逸出病原体入血,引起第一次菌血症。病原体经血流扩散至全身组织器官的小血管内皮细胞,大量繁殖和释放入血,引起第二次菌血症。立克次体崩解释放大量脂多糖等毒素物质,引起全身毒血症和脏器损害。病程第 2 周出现病理性免疫损伤,进一步加重血管病变。

2. 机体免疫反应 机体抗病原免疫以细胞免疫为主,CTL 杀伤感染的血管内皮细胞,Th1 细胞释放 IFN-γ 以增强巨噬细胞功能;体液免疫有辅助作用,群和种特异性抗体促进吞噬细胞功能、中和毒素物质和阻断再次感染。与斑疹伤寒立克次体有交叉免疫。

3. 病理改变 基本病变为小血管炎:血管内皮增生、血管壁坏死和血栓形成。特征性病变为斑疹伤寒结节,即小血管炎和周围炎性细胞浸润而形成以病变小血管为核心的粟粒状肉芽肿。病变可累及全身,以皮肤、心脏、中枢神经系统、骨骼肌、肺及肾脏最为显著。皮肤充血性斑丘疹、出血点或瘀点。中枢神经系统以大脑皮质、延髓及基底核损害为重。肺、心肌及肾脏可出现间质性炎症。肝细胞可见脂肪变性和灶性坏死伴单核细胞浸润。脾及淋巴结肿大,有淋巴细胞及浆细胞增生。肾上腺可有出血、水肿和实质细胞退行性变。

【临床表现】

潜伏期为 5~23 天,一般为 10~12 天。

1. 典型 儿童患者病情轻于成人。

(1)初期:一般起病急骤,有剧烈头痛、全身乏力、肌痛、高热伴寒战。体温可达 40℃以上,最初 1 周可为稽留热,之后多为弛张热,热程约 2 周左右。

(2)出疹期:90% 以上于发热第 4~6 天开始出疹进入本期。①皮疹:从腋窝皮肤皱褶部及躯干上部开始,1~2 天内遍及全身,但面部及手足掌跖面常无。皮疹粟米大小,开始为散在充血性红色斑疹,渐增多而转为暗红色出血性斑丘疹,少有融合。皮疹持续 1~2 周后消退,可留有色素沉着或脱屑,但无焦痂。10% 的患者无皮疹。②肝脾大:大多数患者有脾大或肝大。③消化道症状:可有恶心、呕吐、腹胀及便秘等。④重症表现:可于病程第 1 周末至第 2 周初出现反应迟钝、谵妄、狂躁、昏迷、病理征和脑膜刺激征等脑膜脑炎表现;或伴有心率增快,心律不齐或有奔马律等心肌炎表现。

(3)恢复期:无并发症者多于病后 2 周左右体温开始下降,并迅速退热,各种症状逐渐消失,1~2 周后康复。但重症患者仍有头晕、耳鸣、耳聋及乏力等表现,常需 2~3 个月才恢复。

2. **轻型**　常见于散发病例,特点为热程短,热度低,体温多在 39℃ 以下;无皮疹或只有少量皮疹,1~2 天后疹退;全身毒血症较轻;肝脾大较少见;神经系统症状轻,主要表现为头痛、易激惹或烦躁等。

3. **复发型**　亦称 Brill-Zinsser 病(Brill-Zinsser disease),主要见于欧洲移民。在首次患病后,病原体可长期潜伏于单核巨噬细胞系统,当机体免疫力减弱时病原体重新被激活而发病,症状可反复发作多年,临床表现为轻型经过。

【一般实验室检查】

外周血白细胞总数大多正常,中性粒细胞比例可增高,嗜酸性粒细胞减少或消失,血小板常减少。

【病原学检查】

少量立克次体即具有高度感染性,故样本处理和病原分离需在 P3 级实验室内进行。

1. **病原分离**　主要采用细胞培养法。培养物通常采用 PCR 法检测病原体核酸进行鉴定。在急性期和使用抗菌药物前采集血样本为佳。

2. **核酸检测**　用 PCR 技术检测外周血和节肢动物等样本中普氏立克次体的外膜蛋白基因、脂蛋白基因或 *16S rRNA* 基因,可早期快速诊断。

3. **血清学检查**

(1)间接免疫荧光法:检测血清中种特异性 IgM 和 IgG,种特异性 IgM 阳性可用于原发性感染的早期诊断;若仅有种特异性 IgG 阳性提示复发型感染。

(2)凝集试验:用体种特异性抗原与患者血清作凝集试验,滴度达 1:40 以上为阳性。在病程第 1 周 80% 病例为阳性,第 2~3 周达 100%。

(3)补体结合试验:利用种特异性抗原作补体结合试验,滴度 >1:40 有诊断意义。此抗体在感染后可持续很长时间,可用于流行病学调查。

(4)外斐试验(即变形杆菌 OX19 凝集试验):是传统诊断试验,抗体效价 ≥ 1:160 或双份血清抗体效价 ≥ 4 倍增高有诊断意义,但不能与地方性斑疹伤寒鉴别;回归热、布鲁菌病和结核病患者可有假阳性;复发型斑疹伤寒常为阴性或低效价,目前已不推荐使用。

【并发症】

1. **支气管肺炎**　是最常见的并发症。

2. **其他并发症**　中耳炎(耳鸣和耳聋)和腮腺炎等。偶见指/趾、耳垂及鼻尖等部位发生对称性坏疽。

【诊断与鉴别诊断】

1. **诊断**　根据好发季节和当地流行情况或近 1 个月内有疫区旅居史或与带虱者接触或有虱叮咬史,临床上出现发热、皮疹和剧烈头痛等神经系统症状及血小板减少等,应考虑本病。血清种特异性 IgM 阳性,或种特异性 IgG ≥ 1:160 或双份血清抗体阳转或效价 ≥ 4 倍增高即可诊断。血样本病原分离和核酸检查阳性可确诊。

2. **鉴别诊断**

(1)地方性斑疹伤寒:多为散发病例,常在夏秋季发生,病情相对轻,很少见斑丘疹及血小板减少,病程短而并发症少。血清种特异性抗体检查有助鉴别。

(2)恙虫病:恙螨叮咬处有焦痂及溃疡等特征性表现,病原学检查有助于鉴别。

（3）伤寒：多见夏秋季；起病缓，体温逐渐升高，头痛较轻，特征皮疹为红色玫瑰疹，可有相对缓脉；血小板多正常；肥达反应阳性，确诊依赖血、粪便和骨髓培养出伤寒沙门氏菌。

（4）回归热：体虱传播，流行季节及临床表现相似。但有典型的周期性高热，皮疹极少见，偶有黄疸。外周血白细胞计数增多，发热时血液和骨髓涂片可见螺旋体。

【预防】

1. 控制传播　隔离患者至彻底灭虱或体温正常 12 天，对密切接触者医学观察 3 周。彻底灭虱是预防本病的关键手段，还要改善生活环境和注意个人卫生。

2. 保护易感人群　曾经对流行区居民或新进入疫区者使用过斑疹伤寒鼠肺疫苗或鸡胚疫苗，但预防效果不理想且制备存在问题，已停止使用。一种重组的立克次体变异性外膜蛋白（VOMP）作为候选亚单位疫苗尚处于试验研究阶段。

【治疗】

1. 一般治疗　卧床休息，保证足够热卡及液体量，维持水和电解质平衡，加强护理，防治并发症。

2. 病原治疗　首选多西环素；备选氯霉素和氟喹诺酮类药物。①多西环素：用于 8 岁以上儿童，首日 4mg/kg，之后 2mg/(kg·d)，分 2 次口服，疗程 10 天。②氯霉素：8 岁以下儿童可用，剂量 25~50mg/(kg·d)，新生儿不超过 25mg/(kg·d)，分 3~4 次口服或静脉滴注，疗程 10 天。③氟喹诺酮类：环丙沙星：15~20mg/(kg·d)，分 2 次口服或静脉滴注，或左氧氟沙星：10mg/kg，一次口服或静脉滴注，疗程 7~10 天，儿童病例需权衡利弊和知情同意后谨慎选用。磺胺类药物可使病情加重，禁用。

3. 对症治疗　重症者可酌情短期（2~3 天）应用一般剂量糖皮质激素如氢化可的松或地塞米松治疗。神经系统症状严重者，可用镇痛镇静剂及脱水剂等对症处理。

【预后】

预后与年龄、病情、治疗是否及时有效和有无并发症有关。早期诊断及有效治疗预后良好。儿童一般预后较好。合并严重并发症者预后不良，及时治疗后病死率 <1.5%。

（毛志芹）

第二节　地方性斑疹伤寒

地方性斑疹伤寒（endemic typhus）又称鼠型斑疹伤寒（murine typhus）或蚤传斑疹伤寒（flea-borne typhus），是由斑疹伤寒立克次体感染引起的急性出疹性传染病，以鼠蚤为传播媒介，属于自然疫源性疾病，流行多呈散发或地方性暴发。其临床特征与流行性斑疹伤寒相似，但病程较短，病情较轻，并发症少，病死率低。我国将本病与流行性斑疹伤寒一起纳入丙类法定传染病管理。

【病原学】

斑疹伤寒立克次体（*Rickettsia typhi*），又称为莫氏立克次体（*Rickettsia mooseri*），与普氏立克次体同属于立克次体属的斑疹伤寒群，其形态和染色性、菌体和抗原结构、培养特性以及致病物质等与普氏立克次体相似。与普氏立克次体不同的是，斑疹伤寒立克次体可分布于感染细胞内和细胞外。两者依赖种特异性抗原进行区分。

斑疹伤寒立克次体在自然界的抵抗力因环境而异,在虱粪中室温下存活 2~4 周,4~5℃可存活 100 天以上,56℃ 30 分钟即被灭活,对一般化学消毒剂敏感。

【流行病学】

1. **传染源**　啮齿类动物(主要为鼠)是主要传染源和储存宿主,主要以鼠蚤和鼠虱为媒介,通过鼠 - 鼠蚤或鼠虱 - 鼠形式在鼠间传播。斑疹伤寒立克次体在鼠蚤肠管上皮细胞内增殖,随粪便排出。鼠蚤感染后一般并不死亡,故鼠蚤也是储存宿主。人被鼠蚤叮咬后而感染。人患病后可通过人虱为媒介在人群中传播,但患者的传播能力有限。

2. **传播途径**　当感染鼠蚤吮吸人血时,排出含病原体的蚤粪于皮肤上或蚤被打扁压碎逸出,斑疹伤寒立克次体可经皮肤微小伤口处进入人体。进食被病鼠排泄物污染的水及食物也可患病,干鼠蚤粪内的病原体偶可成为气溶胶,经呼吸道或眼结膜使人感染。

3. **易感人群和流行特征**　人群普遍易感。发病年龄以小学生和青壮年居多。在鼠类活动频繁的场所如仓库和农田等地劳作人员发病率较高。全年均可发病,以晚夏和秋季发病为多。本病呈全球性分布,以热带、亚热带及温带地区较多,我国以西南和华北诸省较多。在经济落后、居住条件差、鼠害严重或遭遇自然灾害的地区发病率高。一般为散发,也可呈地方小流行。可与流行性斑疹伤寒同时存在于同一地区。患病后可获得持久免疫力。

【发病机制与病理改变】

发病机制、机体免疫反应及病理变化与流行性斑疹伤寒相似,在血管炎部位存在大量的莫氏立克次体,但血管病变较轻,很少有血栓形成。在重症病例可有间质性肾炎、心肌炎、肺炎及脑膜炎等病变。与流行性斑疹伤寒有交叉免疫。

【临床表现】

地方性斑疹伤寒的临床表现和临床经过与流行性斑疹伤寒相似,但病情轻,病程短。潜伏期为 6~16 天,多数为 11~12 天。

1. **发热**　起病较急,体温可高达 39℃以上,为弛张热和稽留热,一般持续 9~14 天。可伴有头痛、食欲减退、全身乏力及眼结膜充血等表现。

2. **皮疹**　50%~80% 患者于发病第 4~7 天开始出疹,初发于胸腹部,后可波及四肢。多为红色斑疹或斑丘疹,出血性皮疹极少见。皮疹数量较流行性斑疹伤寒少,持续约 7~10 天。

3. **中枢神经系统症状**　多表现为头痛、头晕、失眠、听力减退及烦躁不安等,偶见脑膜刺激征、谵妄、昏迷和大小便失禁等。

4. **其他表现**　半数患者有脾大,少见肝大。可有恶心、呕吐、便秘、腹痛、咳嗽及胸痛等。

【一般实验室检查】

1. **血常规**　发病早期(7 天内)外周血白细胞总数减少或正常,少数患者血小板减少。以后 1/3 患者白细胞总数升高,中性粒细胞可稍高。

2. **生化检查**　约 90% 患者血清 AST、ALT、ALP、CK 和 LDH 轻度升高。

【病原学检查】

1. **特异性抗体**　约半数患者在病后 1 周内出现血清特异性抗体。常用间接免疫荧光法检测莫氏立克次体种特异性 IgM 和 IgG 抗体。

2. 病原体分离和核酸检查 方法与流行性斑疹伤寒相同。

【诊断与鉴别诊断】

1. 诊断 根据流行病学史（当地有本病发生，有鼠蚤叮咬史），临床有发热、皮疹及白细胞减少等表现，应考虑到本病。确诊依靠莫氏立克次体种特异性抗体和其他病原学检查。

2. 鉴别诊断 参见流行性斑疹伤寒。

【预防】

灭鼠、灭蚤和灭虱是本病的主要预防措施。本病多为散发，一般不考虑疫苗接种。

【治疗】

病原治疗和对症治疗同流行性斑疹伤寒。

【预后】

预后良好，很少发生后遗症及死亡，少数病例恢复后可复发。

（毛志芹）

第三节 恙 虫 病

恙虫病（tsutsugamushi disease）又称丛林斑疹伤寒（scrub typhus），是由恙虫病东方体感染引起的急性自然疫源性疾病。鼠类为主要传染源，通过恙螨幼虫叮咬为媒介传播。临床特点为急性起病、高热、叮咬处皮肤出现焦痂或溃疡、皮疹及肝脾淋巴结肿大等。

【病原学】

恙虫病东方体（*Orientia tsutsugamushi*，Ot）是一种细小的专性细胞内寄生的微生物，呈多形性，以球杆状或短杆状多见，革兰氏染色阴性。细胞壁无微荚膜样黏液层、肽聚糖和脂多糖，其主要致病物质为菌体崩解后释放的毒素样物质。与奇异变性杆菌 OXk 株有共同多糖抗原。恙虫病东方体有 10 个血清型，主要血清型为 Gilliam 型、Karp 型和 Kato 型，我国以 Gilliam 型为主。外界抵抗力较弱，对加热和一般消毒剂如 0.5% 石炭酸溶液都很敏感。

【流行病学】

1. 传染源 恙虫病东方体主要在啮齿类动物中传播。鼠类感染后无症状且长期携带病原体，是主要传染源；兔、猪、猫和鸡等家畜和鸟类也能传播本病。恙虫病东方体可寄生于恙螨（mite）体内，其雌虫感染后可经卵传代，恙螨幼虫需要吸取动物或人的组织液才能发育，故通过恙螨幼虫叮咬将恙虫病东方体在鼠间传播或使人感染。

2. 传播途径 恙螨是恙虫病唯一传播媒介。人或鼠类被感染的恙螨幼虫叮咬后而被感染。有报告显示：孕妇患恙虫病可经胎盘感染胎儿并造成流产或早产。

3. 易感人群 人群普遍易感，从事野外劳动职业者多发，儿童在草地上玩耍易感染。病后可获得同型病原体较持久的免疫力，但可再次感染其他血清型病原体而发病。

4. 流行特征 恙虫病主要分布在东南亚、西南太平洋岛屿、日本和我国部分地区。我国主要流行于长江以南，1986 年以后疫源地有向北扩展趋势。一般为散发，也可发生流行。

发病有季节性,南方地区以 6~8 月为高峰;北方地区以 9~12 月多见,流行高峰在 10 月。

【发病机制与病理改变】

1. 发病机制　病原体首先在叮咬局部繁殖和释放毒素样物质,在局部形成皮疹、焦痂或溃疡等;然后入血,引起病原血症,再到达全身各组织器官繁殖并释放大量毒素样物质,引起毒血症和脏器损伤。

2. 机体免疫反应　抗病原免疫以细胞免疫为主。血清特异性 IgG 抗体在病程第 1 周末出现,第 2~3 周末达高峰,2 个月后逐渐下降,但可持续数年。血清中变形杆菌 OX_K 抗体在病程第 2 周(约 50%)和第 3 周(约 80%)增高,第 4 周阳性率下降,第 8~9 周多转为阴性。

3. 病理改变　基本病变为全身局灶性或广泛性小血管炎及血管周围炎(淋巴细胞、单核细胞及浆细胞浸润),以肺、脑、心及肾最为显著。恙螨叮咬处皮肤充血和水肿,形成小丘疹,继而形成水疱伴中央坏死和出血,形成圆形或椭圆形黑色痂皮,称为焦痂(eschar),痂皮脱落后形成溃疡。全身淋巴结肿大,焦痂附近淋巴结肿大尤为显著。

【临床表现】

潜伏期一般为 6~21 天,常为 10~14 天。临床表现复杂多样,轻重不一。

1. 全身症状　起病急,突发寒战和高热,体温迅速上升达 40℃,多呈弛张热,持续 1~3 周。常伴头痛、腹痛、全身肌肉酸痛、疲乏、嗜睡、咳嗽及食欲下降等。偶见鼻出血或耳鸣耳聋,重症者有谵妄、震颤、痉挛或昏迷等神经系统表现。

2. 焦痂与溃疡　为恙虫病特征性征象。在恙螨叮咬处有焦痂或溃疡,多为 1 个,少数有 2~3 个,多见于腋窝、腹股沟、会阴部及肛门周围等隐蔽和潮湿且有汗味处。焦痂为圆形或椭圆形,直径 1~2cm,似"火山口"样,边缘稍突起,中央稍凹陷,周围有红晕,表面呈黑色,不化脓,痂皮脱落后形成溃疡。发病时常已有焦痂,应仔细检查,以免遗漏。

3. 皮疹　60%~70% 患者在病程第 4~6 天出疹,始见于头面及躯干,后延及四肢。多呈红色充血性斑丘疹,大小不等,严重者可呈出血性。皮疹持续 3~7 天后开始消退,无脱屑,留有色素沉着。

4. 淋巴结肿大　全身浅表淋巴结均可见肿大,无化脓倾向,有压痛,消退较慢。焦痂附近淋巴结可有明显肿大伴触痛。

5. 其他表现　常有肝脾大,可有四肢水肿、颜面潮红和眼结膜充血等。

在病程第 3 周,体温开始逐渐下降至正常,症状及体征逐渐减轻或消失,焦痂趋于愈合。自然病程一般为 17~21 天,轻者 7~10 天即可痊愈。

【一般实验室检查】

1. 血常规　白细胞总数多正常或减少,最低可达 $2 \times 10^9/L$,部分患者血小板降低。有严重并发症时白细胞总数常增多。

2. 尿常规　可见蛋白尿,红细胞、白细胞及管型等增多。

3. 肝功能　主要为 ALT 和 AST 升高。

4. 血沉和炎症指标　血沉增快;C 反应蛋白常增高。

【病原学检查】

1. 病原分离　取高热期患者全血 0.5ml 接种于小鼠腹腔,于 7~8 天发病,11~16 天死亡,取濒死小鼠肝脾或腹膜组织涂片或印片,染色后找病原体。也可采用鸡胚卵黄囊或 Hela 细胞培养法分离病原体。恙虫病东方体分离应在 P3 实验室内进行。

2. 核酸检查 用 PCR 法检测血样本中恙虫病东方体 *Sta58* 基因片段,可用于早期诊断。检测焦痂组织亦有较高的敏感性和特异性。

3. 血清学检查

(1) 特异性抗体:可采用间接免疫荧光法、斑点酶标试验和 ELISA 检测血清中特异性 IgM 和 IgG 抗体,特异性 IgM 抗体阳性有早期诊断意义,双份血清(间隔 14 天)特异性 IgG 抗体滴度有 4 倍以上增高有回顾性诊断价值。

(2) 变形杆菌 OXk 凝集试验:效价在 1∶160 或以上有诊断意义。但回归热、钩端螺旋体病和肾综合征出血热患者可出现假阳性。

【并发症】

常见并发肺炎、心肌炎、肾炎、脑膜炎及中毒性肝炎等。有报告儿童患者的肝功能异常、脑损害、间质性肺炎、肾损害及血液系统损害发生率均高于成人。

【诊断与鉴别诊断】

1. 诊断 根据流行地区和流行季节以及户外活动等流行病学资料;结合突发高热伴有特征性焦痂或溃疡、皮疹和局部淋巴结肿大等典型临床表现应考虑诊断本病。特异性 IgM 抗体阳性或双份血清抗体滴度 4 倍以上增高或 PCR 检出病原体可确定诊断。对于高度疑似病例又缺乏病原学诊断依据时,可给予抗病原诊断性治疗,若在治疗后 48 小时内体温恢复正常,诊断可成立。

2. 鉴别诊断

(1) 流行性或地方性斑疹伤寒:有人虱或鼠蚤叮咬史,临床上可有斑丘疹,但无焦痂及溃疡。变形杆菌 OX19 凝集试验阳性,而 OXk 凝集试验阴性。

(2) 伤寒:特征性皮疹为红色玫瑰疹,可有相对缓脉。皮肤无焦痂或溃疡。肥达反应阳性,血和骨髓培养可检出伤寒沙门氏菌。

(3) 钩端螺旋体病:恙虫病流行区可有钩端螺旋体病存在。两者均多发生于夏秋季。但钩体病以腓肠肌疼痛和压痛明显,常有尿蛋白和管型,而无皮肤焦痂或溃疡。钩体病时血清钩体显微凝集试验阳性。

(4) 登革热:多发生于夏秋季,有登革热疫区居住或逗留史和伊蚊叮咬史。常有斑丘疹或麻疹样皮疹,但无皮肤焦痂或溃疡。血清抗登革病毒抗体阳性。

(5) 传染性单核细胞增多症:一年四季均可发病,典型临床三联症为发热、咽扁桃体炎和颈淋巴结肿大。外周血淋巴细胞及异形淋巴细胞比率明显增高,皮疹为多形性,无焦痂或溃疡。血清 EBV 抗体谱及 EBV DNA 检测有助于鉴别。

【预防】

1. 控制传播 主要是灭鼠,改善环境,清除杂草,减少恙螨滋生地。

2. 个人防护 在疫区应注意自我防护,如穿防护服、防护靴和使用防虫剂等措施以免受到恙螨的叮咬。

3. 药物预防 有一定预防效果,进入疫区前后可用多西环素预防,成人每次 200mg,每周 1 次,服至离开疫区后 2~3 周。

【治疗】

1. 一般治疗 卧床休息,加强护理;进食易于消化的食物,保证摄入足够热量,保持水及电解质的平衡;对高热者可予物理降温,酌情使用退热药物,切忌退热过猛致大量出汗而虚脱;若有烦躁不安,适量应用水合氯醛等镇静药。

2. 病原治疗 首选多西环素,耐药者可选用其他药物。多数患者用药后1~3天内热退。①多西环素:>8岁儿童,4mg/(kg·d),分2次口服,最大量<200mg/d,疗程7~10天,或热退后3天;②氯霉素:25~40mg/(kg·d),最大量<3g/d,分4次口服或静脉滴注,疗程7天;③阿奇霉素:10mg/kg,一次口服,疗程7天;④环丙沙星:15~20mg/(kg·d),分2次口服或静脉滴注,疗程7天,儿童病例在权衡利弊和知情同意后谨慎选用。用药期间应注意监测血常规及肝肾功能。复发病例可用同样药物再治疗,仍可获良好效果。

【预后】

预后随地区及恙虫东方体毒力强弱不同而有很大差异。若能早期诊断和及时治疗,绝大多数预后良好。有严重并发症者,尤其是未能得到及时诊治者,预后差。本病应用有效抗生素治疗以来,病死率已由35%~60%降低至1%~5%。

（毛志芹）

第四节 莱 姆 病

莱姆病(Lyme disease)是由广义伯氏疏螺旋体感染引起的自然疫源性传染病,鼠类是主要传染源,经硬蜱虫叮咬人而传播。因1975年美国东北部康涅狄格州的莱姆镇发生此病流行由此得名。疾病早期多有典型游走性红斑,其后出现神经系统和心脏损伤;晚期有大关节炎、慢性皮肤病变和精神异常等。

【病原学】

莱姆病的病原体存在异质性,目前将伯氏疏螺旋体(*Borrelia burgdorferi*)作为莱姆病的病原体统称或代表,称为广义伯氏疏螺旋体(*B.burgdorferi* sensu stricto)。采用基因种分类法将莱姆病的病原体分为19个基因种,确定使人致病的有伯氏疏螺旋体、伽氏疏螺旋体(*B.garinii*)和埃氏疏螺旋体(*B.afelii*)三个基因种。伽氏和埃氏疏螺旋体基因种主要分布于欧洲和亚洲;伯氏疏螺旋体基因种主要分布于美国和欧洲;我国以伽氏疏螺旋体基因种为主,其次为埃氏疏螺旋体基因种,伯氏疏螺旋体基因种少见。

伯氏疏螺旋体属于螺旋体科的疏螺旋体属,有3~10个稀疏和不规则螺旋,革兰氏染色阴性,微需氧;表面为糖类,外膜含有大量脂蛋白,外膜与原生质体之间有7~12根内鞭毛,使其具有多种模式的运动能力。其外膜蛋白(Osp)包括脂蛋白和主要表面蛋白抗原OspA~F。OspA和OspB具有种特异性;OspC抗原性强,有高度异质性;41kD鞭毛蛋白亦有种特异性;39kD BmpA外膜蛋白抗原性亦强。主要致病物质包括OspA(抗吞噬作用和诱发炎症)、OspB(黏附和抗吞噬作用)、BmpA(诱发炎症)和内毒素样物质(细胞壁的脂多糖)等。

伯氏疏螺旋体在潮湿和低温情况下抵抗力较强,但对热、紫外线、干燥和一般消毒剂敏感。60℃ 1~3分钟、0.2%甲酚皂或1%苯酚处理5~10分钟即被杀灭。

【流行病学】

1. 传染源 储存宿主很多,以野鼠和鹿较为重要,鼠类是主要传染源。患者仅在感染早期血中存在伯氏疏螺旋体,故人作为传染源的意义不大。

2. 传播途径　①媒介传播：是主要途径。以硬蜱为媒介，在动物之间及动物与人之间传播。亚洲主要为全沟硬蜱。蚊、马蝇和鹿蝇等也可充当传播媒介。②直接接触传播：少见。③宫内传播：孕妇在妊娠头 3 个月内患病，可通过胎盘感染胎儿，发生率很低。④输血传播：含有螺旋体的血液常规处理及血库 4℃贮存 48 天仍有感染性，故输血可能传播本病。

3. 易感人群和流行特征　人群普遍易感。发病与职业关系密切，室外工作人员如林业工人、山区居民和各类野外活动者患病风险较大。本病在全球呈地域性分布，多数患者居住在林木茂密地区，而丘陵和平原地区少见。我国主要流行地区是东北、内蒙古和西北林区。发病有明显季节性，初发于 4 月末，6 月为发病高峰，8 月以后仅见散发病例。

【发病机制与病理改变】

1. 发病机制　伯氏疏螺旋体在蜱的中肠繁殖，在蜱叮咬人时随唾液或反流的肠内容物或粪便而侵入，形成皮肤原发病灶，病原体经 OspB 介导与宿主成纤维细胞表面受体结合后进入细胞内；借助于 OspA 和 OspB 的抗吞噬作用，在感染后 3~32 天由局部向外周迁移，引起慢性游走性红斑，并经血流蔓延到各组织器官或其他部位皮肤；病原体 OspA 和 BmpA 等可诱发器官组织炎症反应（激活单核巨噬细胞、滑膜纤维细胞、B 淋巴细胞和补体系统，释放 IL-1、TNF-α 及 IL-6 等炎症因子等），引起多器官损害及多种皮损；其细胞壁脂多糖具有细菌内毒素样生物学活性，引起全身中毒症状。病原体黏附于细胞外基质、内皮细胞和神经末梢上还可诱导自身免疫反应（细胞免疫反应和免疫复合物沉积等），参与脑膜炎或脑炎和心脏受损致病机制，血清 IgM 和含 IgM 冷球蛋白升高为其预警。

2. 机体免疫反应　机体抗伯氏疏螺旋体感染主要依赖特异性体液免疫，如抗 OspA 和 OspB 抗体具有免疫保护作用，能增强吞噬细胞功能，有效吞噬和杀灭伯氏疏螺旋体，使之被清除。但特异性 IgG（主要是 Osp 抗体）出现较晚，在感染后 2~3 个月才出现，4~6 个月达高峰，可持续多年；特异性 IgM（主要是鞭毛蛋白抗体）在出疹后 2~4 周出现，6~8 周达高峰后逐渐下降，4~6 个月后转阴。特异性细胞免疫的保护作用尚不确定。

3. 病理改变　①皮肤病变：早期为非特异病变，局部血管周围有浆细胞和淋巴细胞浸润。晚期皮肤萎缩、脱色或出现胶原纤维组织束增粗，类似硬皮病损害及萎缩性肢皮炎改变。②神经系统病变：主要为进行性脑脊髓炎和轴索脱髓鞘病变。③关节病变：可见滑膜绒毛肥大、纤维蛋白沉着及单核细胞浸润等。④心脏、淋巴结、肝、脾和眼都可发生相应病变。

【临床表现】

莱姆病是多器官和多系统受累的慢性全身感染性疾病，临床表现各异，可为某一器官或系统异常为主。潜伏期为 3~30 天，一般为 7~14 天，平均约为 9 天。临床病程分为三期。

1. 局部皮肤损害期

(1) 全身症状：病初多伴有疲乏、畏寒、发热、头痛、关节痛及肌痛等流感样症状，持续约 1 周左右；部分患者有呕吐和轻度脑膜刺激征；少数有淋巴结肿大和肝脾大。

(2) 慢性游走性红斑（erythema chronicum migrans，ECM）：常为首发表现。在蜱叮咬后 7~14 天于叮咬处出现，初为红色斑丘疹，渐向周围扩散，形成靶样皮损，直径 5~50cm，中心呈硬结并渐趋苍白或起水疱或坏死，外缘鲜红，周围有充血带，局部灼热或痒痛感。成人常见于腋下、大腿和腹股沟，儿童多见于耳后发际及躯干。其他部位可见不典型疱疹样皮疹（继发于血行播散）。红斑一般在 3~4 周内消退，或持续达 1 年，易复发。约 25% 患者无皮疹。

2. 播散感染期　约在出疹 2~4 周后出现神经系统和心脏损伤，常伴咽炎、结膜炎、肌炎、肝炎、关节痛、腹痛以及全身淋巴结肿大和肝脾大等。

(1)神经系统损伤:发生率为 15%~20%,可表现为脑膜炎、脑神经麻痹、单发或多发神经根炎或脑脊髓炎等多种类型。儿童以脑膜炎(头痛、呕吐、嗜睡、颈强直及脑膜刺激征阳性等)、面神经瘫痪和动眼神经瘫痪为多见。还可引起视神经、听神经及周围神经损伤。在莱姆病高发区及高发季节,儿童患者可仅有发热、头痛和面瘫,而缺乏典型 ECM。

(2)心脏损伤:发生率约 80%,多见于 10 岁以上有游走性关节痛患者。可单独发生或与神经系统损伤同时出现,多发生于出疹后 3 周或更晚。急性发病,主要表现为心音低钝、心动过速和Ⅰ~Ⅱ度房室传导阻滞以及心肌炎和心包炎等,严重者可发生Ⅲ度房室传导阻滞。持续数天至 6 周缓解,但可复发。

3. **持续感染期**　始于病后 3~12 个月或更晚(个别达 2 年),持续数月至数年,以关节炎、晚期皮肤病变及迟发性神经系统异常等为主要表现。

(1)关节炎:为本期特点,呈非对称性、多发性和游走性大关节炎,表现为反复发作的关节发热、肿胀、疼痛和僵硬而活动受限。发作期可伴有发热和全身中毒症状。儿童较成人多见关节病变,也可能是莱姆病的唯一表现。

(2)慢性萎缩性肢端皮炎(acrodermatitis chronica atrophicans,ACA):是莱姆病晚期的主要表现,主要见于老年女性,儿童少见,ACA 好发于四肢末端,典型表现为皮肤变红或蓝紫色,局部肿胀伴疼痛,数年后萎缩硬化。

(3)慢性神经系统异常:主要表现为精神异常,如精神分裂症、狂躁症和痴呆等。

(4)其他病变:①眼部病变:如结膜炎、角膜炎、虹膜睫状体炎、脉络膜炎和全眼炎等;②疏螺旋体淋巴细胞瘤(borrelia lymphocytoma):为晚期少见的特征性皮肤损害,可发生于蜱叮咬处或其他部位如儿童的耳郭处;③其他:包括嗜酸性粒细胞筋膜炎、皮肤硬化萎缩苔藓、硬斑病及良性皮肤淋巴组织增生等。

【一般实验室检查】

1. **血常规**　白细胞总数多在正常范围,60% 患儿淋巴细胞增高,偶有白细胞总数增多伴核左移。

2. **脑脊液检查**　呈浆液性脑膜炎改变,压力增高,细胞数增多,以淋巴细胞为主,蛋白轻度升高,糖和氯化物正常或稍低。

3. **滑膜液检查**　取受累关节滑膜液检查,嗜酸性粒细胞及蛋白含量均增高。

4. **其他检查**　血沉轻~中度增快;血清冷沉淀免疫球蛋白可阳性;肝脏受累者有转氨酶增高。

【病原学检查】

1. **涂片镜检**　取皮肤病损、滑膜、淋巴结及脑脊液等标本,用暗视野显微镜或银染色法检查伯氏疏螺旋体,该方法快速,但检出率低。

2. **病原分离**　用 BSK-Ⅱ培养基从皮肤、淋巴结、血液、脑脊液及关节滑膜等标本中分离病原体。以病变周围皮肤阳性率较高。

3. **核酸检查**　用 PCR 检测血液、滑膜液及脑脊液等标本中伯氏疏螺旋体 DNA,特异性好,但阳性率不高,阴性结果不能排除莱姆病。

4. **特异性抗体**　检测血清或脑脊液中特异性抗体是本病的主要诊断方法。

(1)免疫荧光法和 ELISA:特异性 IgM 抗体阳性有诊断意义。特异性 IgG 多在出疹 8 周后出现,如果急性期检测呈阴性,可在 2~6 周后再次检测,观察到特异性 IgG 由阴性转为阳性或效价呈 4 倍以上增高有诊断价值。

(2) 免疫印迹法:其敏感度与特异性均优于上述方法,适用于 ELISA 法筛查结果可疑者。

【并发症】

患者经抗病原治疗后,螺旋体死亡残留细胞可引起皮炎及自身免疫反应等表现,称为莱姆病后综合征(post-lyme disease syndrome)。抗菌药物治疗无效。

【诊断与鉴别诊断】

1. 诊断　主要依据:①流行病学资料:近日至数月曾到过疫区或有蜱虫叮咬史。②典型临床表现:早期皮肤慢性游走性红斑具有诊断价值;其后出现神经和心脏损伤;晚期有大关节炎、慢性皮肤病变和精神异常等。③病原学检查:从感染组织或体液分离到伯氏疏螺旋体,或特异性 IgM 抗体阳性或观察到特异性 IgG 抗体阳转或效价 ≥ 4 倍增高。

2. 鉴别诊断

(1) 鼠咬热:有发热、皮肤斑丘疹及多发性关节炎,并可累及心脏,易与本病混淆。但有鼠或其他动物咬伤史,血培养小螺菌阳性,并可检出特异性抗体。

(2) 恙虫病:以恙螨叮咬处皮肤焦痂和溃疡为其特点,并有发热和淋巴结肿大等。血清学检查有助于鉴别。

(3) 风湿病:可有发热、环形红斑、关节炎及心脏受累等,常有 ASO 及 CRP 升高,咽部可分离到化脓性链球菌。

(4) 类风湿关节炎:为慢性自身免疫性疾病,为对称性多关节炎,先累及小关节,后累及大关节;血清类风湿因子和其他自身抗体阳性;结合影像学检查特点等,一般可予以区别。

(5) 其他:还需与病毒性脑炎和脑膜炎、神经炎及皮肤真菌感染等相鉴别。主要依赖流行病学资料和病原学检查加以区分。

【预防】

1. 个人防护　尽量避免进入蜱虫叮咬的环境,进入森林和草地等疫区前要做好个人防护,减少皮肤裸露,使用驱虫剂,以防止硬蜱叮咬。若被蜱虫叮咬后,可用点燃的香烟头灼蜱虫,也可用氯仿、乙醚、煤油或甘油等滴盖蜱体,使其口器退出皮肤再轻轻取下,取下的蜱虫不要用手捻碎,以防感染。

2. 药物预防　在蜱虫叮咬后可给予抗菌药物预防,成人及 8 岁以上儿童可口服单剂多西环素 200mg;<8 岁儿童口服阿莫西林 50mg/(kg·d),疗程 10 天。目前无有效疫苗。

【治疗】

早期、足量给予敏感抗菌药物抗病原治疗是最主要的治疗措施。

1. 病原治疗　儿童治疗剂量不能超过成人。治疗中须注意发生赫氏反应。

(1) 慢性游走性红斑:常口服用药,疗程 14~21 天(阿奇霉素除外)。①多西环素:适用于 8 岁以上儿童,4mg/(kg·d),分 2 次服。②阿莫西林:50mg/(kg·d),分 3 次服。③头孢呋辛:30mg/(kg·d),分 2 次服;④大环内酯类:红霉素:30~40mg/(kg·d),分 4 次服;或克拉霉素:15mg/(kg·d),分 2 次服;或者阿奇霉素:10mg/kg,一次口服,疗程 7~10 天。

(2) 慢性游走性红斑伴脑膜炎或中度以上心脏损伤:首选静脉用药,疗程 14~28 天。①头孢曲松:50~100mg/(kg·d),一次静脉滴注;②头孢噻肟:50~100mg/(kg·d),分 3 次静脉滴注;③青霉素 G:20 万 ~40 万 U/(kg·d),分 4~6 次静脉滴注。

（3）慢性游走性红斑伴面神经麻痹或轻度心脏损伤：可口服多西环素、阿莫西林或头孢呋辛，或者静脉滴注头孢曲松或头孢噻肟，疗程 14~21 天。剂量同上。

（4）关节炎：口服多西环素、阿莫西林或头孢呋辛，疗程 30~60 天；或者静脉滴注头孢曲松或青霉素 G，疗程 14~28 天。剂量同上。

2. 对症治疗 ①卧床休息，注意补充足够液体；②有发热和皮损部位疼痛者，可适当应用解热镇痛剂；③高热及全身症状严重者，可给予糖皮质激素。但有关节损害者应避免关节腔内注射；④出现完全性房室传导阻滞时，可使用临时起搏器到症状及心律改善为止。

【预后】

早期发现和及时抗病原治疗者，预后一般良好。儿童预后好于成人。若能在早期播散感染期进行有效治疗，绝大多数能在 1 年或 1.5 年内痊愈。若在晚期持续感染期治疗，大多数也能缓解，偶有关节炎复发；有中枢神经系统严重损害者，少数可留有后遗症或残疾。

（毛志芹）

第五节　钩端螺旋体病

钩端螺旋体病（leptospirosis）简称钩体病，是由致病性钩端螺旋体引起的动物疫源性急性传染病。鼠类和猪为主要传染源。疾病早期有高热、全身酸痛、结膜充血、腓肠肌压痛及浅表淋巴结肿大等钩体败血症表现；中期有肺出血、黄疸、肾炎、脑膜炎、呼吸和循环衰竭等脏器损害及功能障碍；晚期多数患者恢复，少数可出现后发热、眼葡萄膜炎以及闭塞性脑动脉炎等后发症。我国将本病纳入乙类法定传染病管理。

【病原学】

钩端螺旋体（Leptospira）简称钩体，是原核生物型微生物，属于螺旋体目内钩端螺旋体科的钩端螺旋体属，国际上采用基因种分类法将其分为致病性、中间型和腐生性三大类，致病性钩端螺旋体有 10 个基因种，以问号钩端螺旋体（L.interrogans）基因种流行最广；中间型有 5 个基因种，偶尔对人和动物致病。菌体长而纤细，一端或两端弯曲呈钩状，由外到内分别为外膜、细胞壁、内鞭毛及细胞膜包绕的柱形原生质体，能沿菌体长轴旋转运动；革兰氏染色阴性，镀银染色呈金黄色或棕褐色，需氧或微需氧。其属特异性抗原可能是糖蛋白或脂蛋白；群特异性抗原为脂多糖复合物；型特异性抗原为多糖和蛋白复合物。目前将致病性钩体至少分为 25 个血清群和 273 个血清型。我国已知有 19 个血清群和 75 个血清型，最主要流行株是波摩那群、黄疸出血群、犬群、流感伤寒群和七日群。波摩那群是洪水型钩体病的主要菌群，黄疸出血群是长江流域稻田型钩体病的主要菌群。主要致病物质包括黏附素、内毒素、溶血素、侵袭性酶类（ColA 胶原酶和 M16 家族金属蛋白酶等）和血小板激活因子乙酰水解酶（PAF-AH）等。

钩体耐低温，如 −20℃可存活 100 天。极易被稀盐酸灭活，但在 pH 7.0~7.5 的水或湿土中可存活 1~3 个月。在干燥及高温环境中不宜生存，如加热 60℃ 1 分钟，阳光直射 1~2 小时即死亡。对一般消毒剂及紫外线较敏感。

【流行病学】

1. 传染源 鼠类（黑线姬鼠等）和家畜（猪、牛和犬等）是主要储存宿主，长期从尿液中排菌,是主要传染源。稻田型主要传染源是鼠类;雨水型主要是家畜;洪水型两者都是。

2. 传播途径　人和动物直接接触钩体污染的尿或间接接触污染的水或土壤是主要感染方式。儿童多在疫水中游泳或戏水而感染。水上娱乐活动或运动可增加感染风险。孕妇患钩体病可经胎盘感染胎儿。罕见人 - 人间传播和摄入污染食物或气溶胶感染方式。

3. 易感人群和流行特征　人群普遍易感,多见于青壮年,多为农民、渔民、屠宰工人、矿工、畜牧业和野外工作者等易暴露人群。新入疫区者发病率高且病情重。患病后能获得较为持久的同型钩体免疫力,部分型间或群间有一定交叉免疫保护作用。本病遍及世界各地,以热带和亚热带地区流行较为严重,我国以西南和南方地区多见。季节性明显,多发生在夏秋季(6~10 月份)。主要流行方式为稻田型、雨水型和洪水型。在洪水后可暴发流行。

【发病机制与病理改变】

1. 发病机制　钩体通过破损皮肤或黏膜侵入人体,在局部无炎症反应,主要经淋巴管或直接入血流繁殖,约 3~7 天内形成钩体菌血症,起病后 3~14 天,钩体进入内脏器官,借助钩体黏附素进入宿主细胞,释出溶血素、内毒素、侵袭性酶类及 PAF-AH 等发挥致病作用,造成全身毛细血管、脑、肺、肝、肾及心等多器官损伤。黄疸出血群钩体可编码多种溶血素,能溶解红细胞,引起贫血、黄疸和肝大等,还能诱导单核巨噬细胞产生 IL-1β、TNF-α 及 IL-6 等促炎因子,导致炎症;ColA 胶原酶能水解 I、III 和 IV 胶原及 M16 家族金属蛋白酶能水解胞外基质(ECM)分子等与钩体侵袭力密切相关;PAF-AH 可水解人 PAF、vWA-I 和 vWA-II 蛋白,可与 vWA 竞争血小板表面糖蛋白 Ib-α 受体而阻断血小板聚集,引起肺等内脏组织渗漏性出血;钩体内毒素可引起细菌内毒素类似的临床表现和病理改变。在疾病后期,机体在清除钩体过程中发生一系列变态反应,导致后发症。病情轻重取决于菌型毒力和人体免疫状态,尤其是后者,初入疫区患病者病情较重,而久居疫区者或接受免疫接种者病情多较轻。

2. 机体免疫反应　抗钩体免疫主要依赖特异性体液免疫,特异性抗体能调理、凝集和溶解钩体,并增强单核巨噬细胞吞噬作用,以清除钩体。在发病后 1~2 周,血中出现特异性 IgM 抗体,1 个月左右达高峰;继之出现特异性 IgG 抗体,血中钩体开始减少并消失。此后,钩体很少在血中,但能在肾脏生存和繁殖并从尿中排出。

3. 病理改变　基本病变是全身毛细血管中毒性损伤。轻症者常无明显器官组织损伤或损伤较轻;重者可引起下列病理改变:①肝:肿大,包膜下出血。光镜下肝小叶结构被破坏,肝细胞肿胀、坏死、脂肪变性或空泡形成等;汇管区周围可见中性粒细胞浸润;胆小管内可见胆汁淤积;在肝细胞间隙中可找到钩体。②肺:表面可见较多出血点和出血斑,重者见弥漫性大出血。③肾:肿大,肾包膜下有点状出血;光镜下肾小管上皮细胞变性坏死,间质内可发现钩体;电镜下肾小球上皮细胞呈灶性足突融合和基底膜增厚。④脑:脑膜及脑实质有血管损伤及炎症细胞浸润。⑤心脏:心包膜上可见点状出血;心肌坏死及肌纤维溶解,心肌间质水肿。⑥骨骼肌:以腓肠肌病变最为显著。肌细胞肿胀和横纹消失,肌原纤维变性,肌浆空泡变,有炎症细胞浸润;肌内间质中可见到钩体。

【临床表现】

潜伏期为 2~28 天,一般为 1~2 周,平均 10 天。临床表现复杂,病情轻重差异较大,典型的钩体病按病程进展可分为三期。

1. 早期(败血症期)　为起病后 1~3 天。常急性起病,主要表现为全身感染中毒症状。①高热:常伴畏寒和寒战,体温 39℃左右,多为稽留热,或为弛张热,热程 7 天左右。②头痛:

明显。③肌痛：全身肌肉酸痛，以腓肠肌为著，压痛明显或拒按，重者不能走路。④眼结膜充血：伴眼痛和畏光，无分泌物。⑤浅表淋巴结肿大：以腹股沟多见，其次是腋窝。肿大淋巴结有压痛，无红肿及化脓。⑥其他表现：可有咽痛、咳嗽、咽充血及扁桃体肿大和恶心、呕吐、腹痛及腹泻等；肝脾轻度肿大；个别可出现溶血性贫血、中毒性脑病或中毒性心肌炎等。

2. 中期（器官损伤期）　起病后 3~10 天出现器官损伤，根据临床特点分为 5 型。

(1) 流感伤寒型：最常见，病程一般 5~10 天。有不同程度全身中毒症状，而无明显器官损害表现。轻者有发热、呕吐及腹泻等，3~5 天后逐渐好转，类似感冒，易漏诊；重者出现烦躁、抽搐、昏迷、休克及呼吸心搏骤停等危象。

(2) 黄疸出血型：又称威尔病（Weil's disease）。于病程第 4~8 天，体温开始下降时出现进行性黄疸、出血和肝肾功能损害等。①黄疸：常迅速加深，在病程第 10 天达高峰。②肝脾大：肝脏轻~中度肿大伴有触痛；脾大较成人少见；血清丙氨酸转氨酶（ALT）升高。③出血：皮肤瘀点瘀斑、鼻出血、咯血或呕血等不同程度出血，严重者有消化道大出血、肺出血、休克或呼吸窘迫。④肾损伤：有少尿、蛋白尿及血尿，甚至肾衰竭。部分轻症患者在黄疸出现后全身中毒症状逐渐减轻，于短期内进入恢复期。重症可因肾衰竭、大出血或肝性脑病而死亡。

(3) 肺出血型：多见于年长儿。来势猛，发展快，是无黄疸钩体病患者常见死亡原因。可分为三期：①先兆期：面色苍白、烦躁、呼吸和心率增快；肺部出现干湿啰音，可有咯血。若治疗及时，病情可逆转。②出血期：若先兆期未得到及时有效治疗，可在数小时内出现面色极度苍白或青灰，烦躁加重，呼吸和心率显著增快；双肺布满湿啰音，有奔马律，咯血不止，少数亦可不咯血。该期救治难度大。③垂危期：极度烦躁不安，神志模糊，甚至昏迷。口鼻大量涌血，可迅速窒息死亡。以上三期难以截然划分，历时数小时至 24 小时不等。

(4) 脑膜脑炎型：此型多属轻型，儿童比成人多见，以脑膜炎或脑炎表现为突出。起病后 2~3 天左右，出现剧烈头痛、喷射性呕吐和脑膜刺激征阳性等脑膜炎表现。部分出现嗜睡、谵妄或抽搐及昏迷等脑实质受累表现。个别严重者可出现脑水肿、脑疝和呼吸衰竭而死亡。年长儿有时可无急性期症状而突然出现偏瘫、失语或四肢强直性瘫痪。

(5) 肾衰竭型：单纯肾衰竭型极为少见，但各型钩体病都可伴有不同程度肾损伤，于起病后 2~3 天开始出现少尿、蛋白尿及管型尿，一般病情轻，短期内恢复。若与黄疸出血型或肺出血型相伴则病情严重，可发生急性肾衰竭而死亡。

3. 后期（恢复期或后发症期）　为起病后 7~14 天。此时，钩体已基本被清除，大部分患儿康复，少数可发生如下后发症。

(1) 后发热：在热退 1~5 天后又发热，体温在 38℃ 左右，1~3 天内自行退热。极少数可出现第 3 次发热，持续 3~5 天。后发热与青霉素剂量和疗程无关。

(2) 眼后发症：常于退热后 1 周~1 个月左右发生，主要表现为虹膜睫状体炎、葡萄膜炎及脉络膜炎等。

(3) 神经系统后发症：常发生在病后数周至 6 个月内，主要是闭塞性脑动脉炎，约 80% 发生于 12 岁以下儿童。其主要表现为偏瘫、失语及反复多次短暂肢体瘫痪等。还可有脑神经受累，以 Ⅲ、Ⅶ、Ⅸ 和 Ⅺ 对脑神经受累多见。

【一般实验室检查】

1. 常规检查　外周血白细胞总数及中性粒细胞数轻度增高或正常，重症可有中性粒细胞核左移，血小板减少，约半数后发热患儿嗜酸性粒细胞增高。尿常规可有红细胞、白细胞、蛋白及管型。血沉明显增快。

2. **脑脊液检查** 脑膜脑炎型脑脊液检查可见压力增高,蛋白增高,少数细胞数轻度或中度增加,一般 $<500 \times 10^6/L$,以淋巴细胞为主,糖正常或稍低,氯化物正常。

3. **生化检查** 黄疸出血型在第 1~2 周内血清胆红素逐渐升高,第 3 周逐渐下降;血清转氨酶明显升高。重症可出现低钠血症及肌酸激酶增高。

【影像学检查】

1. **胸部 X 线** 肺出血型早期呈散在点片状阴影或小片融合;出血期呈双肺广泛片状或大片融合阴影。

2. **CT 或 MRI 脑血管成像** 闭塞性脑动脉炎时颈内动脉上段和大脑中动脉近端有狭窄。

【病原学检查】

1. **涂片镜检** 发病后 7~10 天取血,2 周后取尿液,脑膜脑炎型取脑脊液,将标本直接或用镀银法染色后,在暗视野显微镜下检查,方法简单,但阳性率低。

2. **病原分离** 将标本接种于 Korthof 或 EMJH 培养基中培养,血液和脑脊液标本一般在起病后 10 天内为阳性。尿培养从病程 2 周后呈阳性,阳性结果可持续至症状消退 1 个月后。必要时,将标本注射接种于幼龄豚鼠或金地鼠腹腔内,1 周后取心血培养分离病原,或取病亡动物病变组织镜检可见大量钩体。

3. **核酸检查** 常用 PCR 法或环介导等温扩增技术(LAMP)检测全血或血清、脑脊液(发病 7~10 天)或尿液(发病 2 周后)中的钩体 16S rDNA 片段,有较高特异性和敏感性。限制性核酸内切酶指纹图谱可用于钩体鉴定、分型和变异等研究。脉冲场凝胶电泳聚类分析可用于流行病学调查。

4. **血清学检查**

(1) 显微凝集试验(microscopic agglutination test,MAT):又称显凝试验,采用不同型别特异性抗原来检测血清特异性抗体,一般感染 1 周后呈阳性,15~20 天达高峰,可持续数年。单份血清凝集素效价 $\geq 1:400$ 或双份血清凝集效价 ≥ 4 倍增高有诊断意义。MAT 有较高的敏感性和特异性,但通常不能早期诊断。与梅毒、回归热、莱姆病和军团菌病有交叉反应。

(2) TR/Patoc Ⅰ属特异性抗原凝集试验:常采用玻片凝集试验(SAT)法。以双曲钩体 Patoc Ⅰ株热处理后作为属特异性抗原,能检测血清及脑脊液中所有致病性钩体特异性 IgM 抗体,可用于早期诊断。

(3) 间接凝集试验:将钩体可溶性抗原吸附于乳胶或活性炭微粒载体上,检测血清中有无相应凝集抗体。单份血清乳胶凝集效价 $>1:2$ 或炭粒凝集效价 $>1:8$ 为阳性,双份血清凝集效价 ≥ 4 倍增高有诊断意义。

【并发症】

1. **心肌炎** 以心前区疼痛、胸闷及气短为主要表现。轻者无明显体征,重者可有心动过速或过缓、心音低钝、心律失常或奔马律。心电图显示 T 波低平、双向、倒置或 ST 段偏移。

2. **溶血性贫血** 有黄疸、贫血及网织红细胞增高。

3. **肾衰竭** 主要表现为少尿,少数无尿;代谢性酸中毒;尿常规有红细胞、白细胞、管型和蛋白尿;血肌酐和尿素氮增高,肾小球滤过率降低。

4. **眼部并发症** 以葡萄膜炎为主,多为前部葡萄膜炎,常出现玻璃体混浊,虹膜表面有白色沉着物。

5. **神经系统并发症** 在急性期后可出现持续性头痛、头昏或肢体麻木等症状。

6. **赫氏反应** 是青霉素治疗后的加重反应,通常在首剂青霉素注射后 0.5~4 小时内发生,突然出现寒战后高热,继之大汗和体温骤降,伴有头痛、全身酸痛、心率和呼吸加快等原有钩体病症状加重,甚至出现神志不清、抽搐、低血压或休克等严重反应。其原因为大量钩体被青霉素杀灭后释放大量毒素所致,在青霉素剂量较大时易发生。亦可发生于其他钩体敏感抗菌药物的治疗中。

【诊断与鉴别诊断】

1. **诊断** 流行地区和流行季节的易感人群在暴雨或洪水过后 3~28 天内有疫水或病畜接触史;出现相应临床(早期有高热伴头痛、全身酸痛、眼结膜充血及腹股沟淋巴结肿大等,或后续出现黄疸或肺、脑等重要脏器损伤),或青霉素治疗后出现赫氏反应,可考虑本病。在各种标本涂片镜检找到钩体,或特异性 IgM 抗体或双份血清特异性抗体滴度 ≥ 4 倍以上增高是确诊依据。

2. **鉴别诊断**

(1)流感伤寒型:应与以下疾病鉴别。

1)流行性感冒:是流感病毒引起的急性呼吸道感染。流感病毒特异性抗体、抗原和核酸等病毒学检查有助于鉴别。

2)伤寒:起病缓,体温逐渐升高,头痛较轻,以腹泻及腹痛消化道症状为主,有特征性玫瑰疹,相对缓脉;肥达反应阳性,确诊依赖血、粪便和骨髓培养出伤寒沙门氏菌。

3)败血症:起病急,高热寒战,可有原发感染病灶,血培养可查到致病菌。

4)川崎病:有特征性表现如口唇潮红和皲裂、杨梅舌及手足硬性水肿,恢复期指套样脱皮,心脏彩超有冠状动脉改变有助于鉴别。

(2)肺出血型:应与以下疾病鉴别。

1)支气管扩张感染伴咯血:肺 CT 影像学改变可确定支气管扩张。

2)肺结核:临床有发热、咳嗽及咯血,干扰素 -γ 释放试验阳性或 PPD 试验中度以上阳性,痰涂片或培养可找到结核分枝杆菌。

3)大叶性肺炎:多由肺炎链球菌引起,冬春季多发,痰涂片可见大量革兰氏阳性球菌,痰和血培养有肺炎链球菌生长。

4)特发性肺含铁血黄素沉着症:急性出血期与钩体病肺出血型症状相似,但通过患者痰液及支气管肺泡灌洗液找到含铁血黄素细胞可以明确诊断。

(3)黄疸出血型:应与以下疾病鉴别。

1)急性黄疸型病毒性肝炎:血清肝炎病毒标志物阳性有助于鉴别诊断。

2)急性溶血性贫血:临床表现相似,但多有诱发溶血的病因,抗人球蛋白试验阳性,而显微凝集试验阴性。

3)肾综合征出血热:有特征性三大主症,即发热、出血和肾功能损害,伴有眼结膜、颜面、颈及胸部潮红与头痛、腰痛及眼眶痛。血清特异性 IgM 抗体阳性和组织细胞内检出汉坦病毒抗原或核酸可诊断。

4)细菌性胆道感染:常与胆石症并存,腹部查体 Murphy 征阳性,B 超检查可见胆囊增大和囊壁增厚,大部分可见胆囊结石。

(4)脑膜脑炎型:应与以下疾病鉴别。

1)流行性乙型脑炎:夏季发病,起病急,高热伴有意识障碍、惊厥及病理征阳性等,血清特异性 IgM 抗体阳性或脑脊液检出乙脑病毒抗原或核酸可确诊。

2)结核性脑膜炎:伴有低热、盗汗及食欲减退等结核中毒症状;干扰素 -γ 释放试验或 PPD 试验阳性;CSF 检查蛋白明显增高,糖及氯化物明显降低,CSF 涂片抗酸染色阳性。

【预防】

1. **控制传播** 主要是积极开展防鼠灭鼠活动;管理好猪、牛及犬等家畜;改造疫源地和防止洪水泛滥等。早期发现和隔离患者,并应对其血和尿等污染物严格消毒处理。注意饮食卫生,管理好水源,避免在疫水中游泳或洗澡等。工作需要时,应穿戴保护性衣裤及手套。

2. **疫苗接种** 有钩端螺旋体多价灭活全菌疫苗和多价外膜疫苗,前者有保护作用,但副作用大;后者为我国学者首创,其免疫效果好,副作用小。易感人群在流行季节前 1 个月完成接种,一般在 4 月底或 5 月初。

3. **药物预防** 在流行季节,易感人群可口服多西环素,成人 200mg,8 岁以上儿童 4mg/kg,每周 1 次,可达到预防目的。偶然接触过疫水者亦可口服多西环素紧急预防。对高度疑似感染但无明显症状者,可肌内注射青霉素 G,80 万 ~120 万 U/d,连用 2~3 天。

【治疗】

应强调"三早一就",即早发现、早诊断、早治疗及就地抢救的原则。

1. **一般治疗** 应卧床休息,给予足够热量和富含维生素 C 及 B 的饮食,并维持水、电解质和酸碱平衡,密切观察生命体征和病情变化。

2. **病原治疗** 钩端螺旋体对多种抗菌药物敏感强调早期应用。

(1)青霉素 G:首选。首剂 5 万 ~10 万 U,此后剂量 5 万 ~25 万 U/(kg·d),分 3~4 次肌内注射,必要时静脉滴注,疗程 7 天,或至退热后 3 天。

(2)头孢曲松:20mg/kg,每天一次,疗程 7 天。

(3)多西环素:8 岁以上儿童 4mg/kg,分 2 次口服或静脉滴注,疗程 7 天。

(4)阿莫西林:每次 10~20mg/kg,每 6 小时一次,静脉滴注,疗程同上。

(5)赫氏反应的预防和处理:首剂青霉素剂量不可过大。可在应用首剂青霉素前或同时给予糖皮质激素和镇静剂予以预防。若已发生赫氏反应,可给予冬眠合剂以镇静降温,必要时给予强心和升压等对症支持治疗。

3. **对症治疗**

(1)肺出血型的治疗:绝对卧床休息,应尽早使用氢化可的松或地塞米松,其疗效迅速可靠。烦躁不安者可给予镇静剂,如异丙嗪、氯丙嗪或苯巴比妥等。心功能不全者应用强心剂。

(2)黄疸出血型的治疗:参照黄疸型病毒性肝炎的治疗。如有肾衰竭,参照肾综合征出血热急性肾衰竭的处理。

(3)脑膜脑炎型的治疗:应用甘露醇快速静脉滴注以降低颅内压,亦可加用利尿剂和地塞米松等防治脑水肿。

(4)后发症的治疗:后发热和反应性脑膜炎采用对症治疗后短期可缓解。眼部后发症需要早期扩瞳,局部应用氢化可的松眼药水。神经系统后发症应加强护理,继续应用足量青霉素、糖皮质激素、血管扩张剂及降低颅压药物等治疗。

【预后】

与临床分型、病情轻重和治疗早晚有关。轻型病例预后良好,重型病例病死率较高。眼葡萄膜炎与闭塞性脑动脉炎者可遗留眼部和神经系统后遗症。

（毛志芹）

第六节 梅 毒

梅毒(syphilis)是由梅毒螺旋体感染引起的全身性传染病。儿童梅毒可分为先天性梅毒(congenital syphilis)和获得性梅毒(acquired syphilis)。先天性梅毒又称胎传梅毒(prenatal syphilis),是梅毒螺旋体由母体经过胎盘进入胎儿血液循环所致,其发病率随着女性梅毒感染率的增加在不断增高。在中国,儿童梅毒以先天性梅毒为主,获得性梅毒少见。我国将梅毒纳入法定乙类传染病管理。

【病原学】

梅毒螺旋体(*Treponema pallidum*,TP)属于螺旋体科密螺旋体属的苍白密螺旋体苍白亚种,是一种螺旋状单细胞微生物,菌体细长,由 8~14 个排列整齐的螺旋组成,两端尖直,不易着色,在暗视野下可见其运动似波浪形。其结构由外至内为外膜、细胞壁、内鞭毛(3~4 根)、细胞膜和原生质体,主要结构蛋白包括外膜蛋白和鞭毛蛋白。外膜蛋白有 5 种,这些脂蛋白具有高免疫原性,以 47kD 外膜蛋白(TpN47)含量最多并具较强抗原性。鞭毛蛋白由核心蛋白亚单位和 37kD 鞘膜蛋白亚单位组成,以 37kD 鞘膜蛋白亚单位含量高和抗原性强。

尚不能在体外培养,但采用棉尾兔单层上皮细胞在微需氧($1.5\%O_2$,$5\%CO_2$,$93.5\%N_2$)33℃条件下培养,梅毒螺旋体可保持毒力和繁殖。在体外抵抗力极低,对热和干燥都特别敏感,离体干燥 1~2 小时和 50℃ 5 分钟即被杀灭;在 4℃环境中 3 天可死亡;肥皂水及一般消毒剂可在数分钟内将其杀死。但在低温(−78℃)中可保存数年。

【流行病学】

1. 传染源 梅毒患者是唯一传染源,其尿液、唾液、乳汁及精液等均含有梅毒螺旋体。

2. 传播途径 ①母婴传播:母体血中的梅毒螺旋体经胎盘进入胎儿血液循环是先天性梅毒的主要感染途径;少数可经产道感染;生后还可通过母乳传播。②接触传播:经接吻或间接接触污染衣物和用具而感染,机会极少。③性传播:是获得性梅毒的最主要传播方式。儿童可因性侵而感染。极少经医源性途径传播。

3. 易感人群和流行特征 人群普遍易感。我国儿童梅毒中,先天梅毒占绝大多数。未经治疗或接受不适当治疗的梅毒孕妇在疾病任何阶段都可将梅毒传染给其胎儿。未经治疗的原发性梅毒孕妇的胎传率高达 70%~100%;二期梅毒孕妇的胎传率约为 90%;晚期梅毒孕妇的胎传率约为 30%。

【发病机制与病理改变】

1. 发病机制 TP 从皮肤黏膜微小损伤处侵入,数小时后到达局部淋巴结,2~3 天后入血而扩散至全身。TP 具有很强的侵袭力,菌体表面荚膜样物质(黏多糖和唾液酸)可抑制补体溶菌作用和干扰单核巨噬细胞吞噬;其多种外膜蛋白具有黏附作用有助于 TP 结合和侵入靶细胞;TP 还能产生多种侵袭性酶类如透明质酸酶和黏多糖酶,能分解组织、细胞外基质和血管基底膜中的透明质酸和黏多糖而实现侵袭与扩散。其特异性免疫力强弱决定感染后是痊愈、潜匿或发展为晚期梅毒。同时,病理性免疫反应亦参与致病过程。胎儿梅毒的损害一般发生于妊娠第 4 个月以后,母体血中 TP 经胎盘进入胎儿血液循环后直接侵犯各脏器,在胎儿内脏组织中大量繁殖,再释放入血,引起皮肤黏膜、血液、内脏及骨骼等病变。

2. **机体免疫反应**　在发病后 1~3 周,机体产生多种抗体,如抗 TP 特异性抗体和抗心磷脂抗体等。抗心磷脂抗体也称反应素(reagin),无免疫保护作用。其他自身抗体还有抗淋巴细胞抗体、类风湿因子和冷凝集素等。抗 TP 特异性抗体针对 TP 多种外膜蛋白或鞭毛蛋白,早期为 IgM,后出现 IgG。Ⅱ期梅毒时可出现针对全部 TP 抗原的 IgM 和 IgG 抗体,故Ⅱ期梅毒患者血清抗 TP 抗体滴度很高,但 TP 仍能繁殖和扩散。以迟发型超敏反应为主的细胞免疫在抗 TP 机制中起主导作用。梅毒的免疫为有菌性免疫或称传染性免疫,即感染个体对 TP 的再感染有抵抗力,当体内 TP 被清除后,其免疫力亦随之消失。

3. **病理改变**　典型病变为血管内膜炎及周围炎,血管内皮肿胀增生、成纤维细胞增生及炎性细胞浸润等,可使管壁增厚,导致管腔阻塞,远端组织坏死,继之结缔组织增生形成瘢痕,使器官结构和功能受损,可见于梅毒各期。先天性梅毒可累及全身各脏器,表现为纤维化和肉芽肿形成。胎盘大而硬,外观苍白,光镜下见小血管壁增厚和纤维结缔组织增生。

【临床表现】

1. **早期先天性梅毒**(early congenital syphilis)　在 2 岁以内出现症状,具有传染性,临床表现类似于获得性二期梅毒。

(1)全身症状:早产、低体重儿或小于胎龄儿发生率高;可出现营养障碍、消瘦、反应低下或易激惹、老人貌、发热及贫血。

(2)黏膜损害:最早出现梅毒性鼻炎,可见鼻前庭皮肤湿疹样溃疡、鼻黏膜肥厚、肿胀、有浆液性或脓血性分泌物或结痂,导致鼻腔狭窄,出现鼻塞、张口呼吸和哺乳困难。

(3)皮肤损害:常于生后 2~3 周左右出现,皮肤损害形态多种多样,可为斑疹、丘疹、斑丘疹、水疱、大疱或脓疱等,多见于口周、臀部、手掌及足趾,重者遍布全身。发生于掌跖部的皮肤损害多表现为大疱或大片脱屑,称梅毒性天疱疮(syphilitic pemphigus)。口周或肛周病损呈放射状裂纹,可持续多年,愈合后遗留放射状瘢痕。

(4)骨损害:占 20%~90%,表现为骨软骨炎、骨髓炎及骨膜炎等,受累肢体因疼痛而不愿活动,称 parrot 假性瘫痪(parrot pseudoparalysis)。若损及鼻软骨及鼻骨,日后导致鼻根下陷成马鞍鼻(saddle nose)。

(5)神经系统损害:早期较少见,多数神经梅毒患儿仅有脑脊液改变而无临床症状,偶有表现为脑膜炎、脑积水或脑神经麻痹者。

(6)内脏损害:常见肝大或伴脾大,可有黄疸;部分患儿可出现肺炎及肾小球肾炎等表现。

(7)淋巴结肿大:约 50% 患儿有全身淋巴结肿大,最有诊断意义的是滑车上淋巴结肿大。

2. **晚期先天性梅毒**(late congenital syphilis)　一般在 2 岁以后发病,类似于获得性三期梅毒。

(1)活动性损害:最常见间质性角膜炎,也可有神经性耳聋、双膝关节积液及鼻或颚部树胶肿(gumma,为深达皮下之硬结)等表现。

(2)标记性损害:为早期病变遗留痕迹,已无活动性病变,但有特征性,如口周放射状裂纹、哈钦森齿(Hutchinson tooth,牙切缘中央半月状短缺,牙体短而厚,牙间隙增宽)、桑葚齿、马鞍鼻、胸锁关节骨质肥厚征(Higouménakis sign)及军刀胫(saber shin,胫骨前凸)等。

3. 隐性梅毒(latent syphilis)　也称为潜伏梅毒,少数人感染后梅毒螺旋体在体内可长期隐伏,无临床症状,但血清反应阳性。2岁以内者为早期隐性先天性梅毒,>2岁者为晚期隐性先天性梅毒。

4. 儿童获得性梅毒　少见,临床表现与成人基本相似。

(1)一期梅毒:硬下疳(hard chancre)是特征性损害。儿童外生殖器的硬下疳较成人小,易被忽略。典型的硬下疳是螺旋体侵入部位出现红色小丘疹或硬结,然后糜烂,形成圆形或椭圆形浅溃疡,基底平坦,无脓液,表面附有类纤维蛋白薄膜,若稍挤捏,可有少量浆液性渗出物。硬下疳出现1周后,引流淋巴结肿大,其特点为不痛,与周围组织不粘连,且不破溃。

(2)二期梅毒:以梅毒疹(syphilid)为特征,一般在硬下疳消退且相隔一段无症状期后再发生,多始于躯干和四肢及掌跖部,形态多样,典型皮疹初为深红铜色斑丘疹和斑点疹,多而对称,丘疹表面常有鳞屑,随皮疹消退,局部呈铜色或暗红色,色素沉着可持续。此期患者梅毒血清学试验几乎100%阳性。全身症状发生在皮疹出现前,有发热、头痛、骨关节酸痛、肝脾大及淋巴结肿大。

(3)三期梅毒:其特点为:①发生时间晚(感染后2~15年),病程长,如不治疗,可长达10~30年,甚至终身;②症状复杂,可累及任何组织器官,包括皮肤黏膜、骨关节及各内脏,较易侵犯神经系统;③常造成组织缺损和器官破坏,可致残疾,甚至危及生命。主要表现包括:①皮肤黏膜损害:主要为结节性梅毒疹和树胶肿。后者可累及口腔和鼻腔,形成马鞍鼻和引起呼吸困难。②心血管梅毒:包括心肌树胶肿、主动脉病变(主动脉炎、主动脉瘤和主动脉瓣关闭不全)、冠状动脉狭窄和心力衰竭等。③神经梅毒:可累及脑膜、脑实质和脊髓,或有麻痹性痴呆等。④其他损害:如肝梅毒、眼梅毒、骨膜炎和骨树胶肿等。

【实验室检查】

1. 脑脊液检查　对梅毒患儿应常规检查脑脊液。若脑脊液淋巴细胞数及蛋白增加,TP血清学试验阳性,无论有无症状都可诊断为神经梅毒。

2. 血常规　先天性梅毒可有贫血和血小板减少。

3. 肝功能　先天性梅毒常见肝酶增高,或伴血清胆红素增高。

【影像学检查】

骨梅毒特征性表现为四肢长骨干骺端炎、骨膜炎及骨髓炎。干骺端炎尤为典型,表现为干骺端边缘锯齿状骨质破坏,临时钙化带增宽及其下方出现透亮带,且具有多骨受累和对称发生的特点。

【病原学检查】

1. 暗视野显微镜检　取一期及二期梅毒硬下疳或皮疹的新鲜渗出物或刮取物等,用暗视野或墨汁显影镜检,可直接发现运动活泼的密螺旋体。

2. 血清学检查

(1)非TP抗原试验:用牛心肌心脂质(cardiolipin)为抗原来检测患者血清中抗反应素抗体,国内常用快速血浆反应素(rapid plasma regain,RPR)和甲苯胺红不加热血清试验(toluidine red unheated serum test,TRUST),用于梅毒的初筛;性病研究实验室(venereal disease research laboratory,VDRL)试验是诊断神经梅毒唯一可靠的血清学方法,也可用于梅毒初筛,但国内极少使用。若定量测定可用于疗效观察,判断是否复发或再感染,以指导治疗。易出现假阳性,需进一步做 TP 抗原试验来确诊。

(2) TP 抗原试验:常用 TP Nichols 或 Reiter 株为抗原检测血清中特异性抗 TP 抗体,国内常用梅毒螺旋体血凝试验(treponema pallidum hemagglutination,TPHA)和梅毒螺旋体明胶凝集试验(treponema pallidum particle agglutination assay,TPPA);也可采用梅毒螺旋体抗体微量血凝试验(microhemagglutination assay for treponema pallidum,MHA-TP)和荧光密螺旋体抗体吸收试验(fluorescent treponemal antibody absorption test,FTA-ABS)。特异性抗体可持续存在,与疾病活动的相关性较差,故不能用于观察疗效和判断复发或再感染。

患先天性梅毒的新生儿或婴儿因存在过继免疫(来自母体的胎传抗体)的干扰,诊断较为困难。当脐血中相应抗体滴度明显高于母亲或患儿血清相应抗体水平较高或抗体效价持续增高时,有辅助诊断价值。

3. **核酸检查**　取损伤部位分泌物、血清、脑脊液、羊水和胎盘组织等标本,用 PCR 技术扩增 TP DNA 特异性片段,或用特异性探针进行核酸杂交检测,有助于无症状及 TP 抗原试验阴性的可疑梅毒、暗视野显微镜检查阴性的早期梅毒、伴有艾滋病的梅毒、神经梅毒和先天性梅毒的病原诊断。

【诊断与鉴别诊断】

1. **诊断**　根据母亲病史与治疗史、患儿临床表现和病原学及影像学检查综合分析。

(1)病史:疑有先天梅毒患儿的母亲应作梅毒血清学检查,并需询问其治疗史。未经治疗或不适当治疗的患病母亲所生婴儿获得感染的风险极大;已接受足量抗梅毒治疗的患病孕妇,其子女仍不能排除感染的可能。较大婴儿和儿童(年龄 ≥ 1 个月)梅毒血清学试验阳性时,应回顾其母亲梅毒血清学检查结果记录,以判断是先天性梅毒还是获得性梅毒。

(2)全面系统检查:注意皮肤黏膜,特别是口腔、外阴及肛周和浅表淋巴结等部位。疑为先天梅毒者应作长骨 X 线摄片。病期长者应做心血管和神经系统检查包括脑脊液检查。

(3)病原学检查:暗视野直接显微镜检查、梅毒血清学试验及基因检查等是确诊依据。对于高危人群,应进行梅毒血清筛查以发现隐性梅毒。

2. **鉴别诊断**

(1)梅毒疹:需与下列疾病鉴别:①伤寒:玫瑰疹合并发热,皮疹多限于腹部,数目较稀少,全身症状显著,肥达反应可阳性,梅毒血清学试验阴性;②药物疹:于躯干可出现大小不等的红斑,但发生迅速,瘙痒明显,有相关用药史,停药后可消退,梅毒血清学试验阴性。

(2)神经梅毒:需与结核性和化脓性脑膜炎等鉴别。脑脊液病原学检查有助于鉴别。

(3)骨梅毒:需要与化脓性骨膜炎、骨髓炎、骨炎、各种骨肿瘤及风湿性关节炎等鉴别,主要依赖临床和影像学表现特点与梅毒血清学试验进行鉴别。

【预防】

1. **控制传播**　梅毒患者应及时接受彻底治疗。对患梅毒孕妇进行及时有效治疗是预防先天性梅毒的重要环节。婚前、产前和献血前及高危人群需进行梅毒血清学筛查,以便早期发现患者和防止梅毒母婴传播。应加强健康教育,防止性乱和推行安全性行为。

2. **个人防护**　尚无疫苗接种,主要是注意个人卫生。

【治疗】

青霉素是治疗梅毒的首选药物,根据母亲梅毒状况及其所生婴儿临床表现与病原学检查结果,采取相应治疗方案,做到早治、规范、足量和治疗后定期随访。

1. **先天性梅毒的治疗** 对于无梅毒感染证据(无临床表现,血清非 TP 抗体滴度低于母亲滴度的 4 倍或以下)的新生儿,且母亲分娩前接受适宜抗病原治疗超过 4 周或为晚期梅毒者非 TP 抗体滴度稳定或呈低水平且无复发或再感染证据,建议在生后 4 周内单次肌内注射苄星青霉素 G 5 万 U/kg,其后定期随访。

符合下列条件者应接受抗病原治疗:①有症状的先天性梅毒;②患有梅毒而未治疗或未正规治疗孕妇所生新生儿;③在分娩前完成抗病原治疗不到 4 周或经正规治疗后 RPR 滴度未呈 4 倍降低的孕妇所生新生儿。并应随访和评价疗效。

(1)早期先天梅毒:①脑脊液异常者:水剂青霉素 G,每次 5 万 U/kg,每 4~6 小时 1 次,静脉滴注,疗程 10~14 天。②脑脊液正常者:水剂青霉素 G,每次 5 万 U/kg,每 8~12 小时 1 次,静脉滴注,共 10~14 天。如无条件检查脑脊液时,可按脑脊液异常者方案进行治疗。

(2)晚期先天梅毒:水剂青霉素 G,每次 5 万 U/kg,每 4~6 小时 1 次,静脉滴注,疗程 10~14 天;或普鲁卡因青霉素 G,5 万 U/(kg·d),肌内注射,每天 1 次,疗程 10~14 天。青霉素过敏者,可口服红霉素,每次 7.5~12.5mg/kg,4 次/d,连用 30 天。

2. **儿童获得性梅毒的治疗** 水剂青霉素 G,每次 5 万 U/kg,每 4~6 小时一次,静脉滴注,疗程为 10 天;继用苄星青霉素 G,5 万 U/kg,单次肌内注射。青霉素过敏者可换用红霉素,剂量为 20~30mg/(kg·d),疗程 10~14 天,或头孢曲松,80mg/(kg·d),静脉用药或肌内注射,疗程 10~14 天。6 岁以上儿童还可选用口服多西环素,每次 100mg,2 次/d,早期梅毒疗程为 14 天,晚期梅毒或病程不明者疗程为 28 天。儿童最大剂量不超过成人用量。

3. **随访与疗效评估**

(1)感染者:需在疗程结束后第 2、4、6、9 和 12 个月时复查血清非 TP 抗原试验以观察疗效,直至转阴。以后每 6 个月复查 1 次,总随访期为 2~3 年。经过治疗,非 TP 抗体滴度应逐步下降,至 6 月龄时应完全消失。

(2)未感染者:从母体获得的非 TP 抗体滴度应从 3 月龄开始逐渐下降,至 6 个月时消失。若发现其滴度保持稳定或在 6~12 个月后又增高,则应对患儿重新进行检测评估(包括脑脊液检查),并彻底治疗。

(3)脑脊液细胞数增高者:应每 6 个月复查 1 次脑脊液,直至细胞数正常为止。如果 2 年后细胞数仍不正常或每次复查无下降趋势,则应予以重新治疗。

(4)婴儿在 15 个月内存在从母体获得的抗 TP 抗体,若超过 18 个月后抗 TP 抗体仍然存在,则按先天性梅毒治疗。

【预后】

早期先天性梅毒较获得性梅毒更为严重,如果累及神经系统可留有慢性脑膜炎、痉挛性瘫痪、惊厥、智力低下、耳聋及视神经萎缩等后遗症。

(陈益平)

第七章　寄生虫病

07章 数字内容

 学习目标

1. **掌握**　弓形虫病、贾第虫病、隐孢子虫病、蛔虫病、蛲虫病、旋毛虫病和并殖吸虫病的临床表现、病原学检查方法、诊断和鉴别诊断以及治疗和预防原则。
2. **熟悉**　阿米巴病、疟疾、血吸虫病、钩虫病、绦虫病和囊虫病及广州管圆线虫病的临床表现及治疗措施。
3. **了解**　滴虫病、黑热病、丝虫病、鞭虫病、华支睾吸虫病及类圆线虫病的流行病学和临床特点。

第一节　疟　　疾

疟疾(malaria)是由疟原虫引起的经按蚊叮咬传播的寄生虫病。其临床特征为周期性发作寒战、高热,继之大汗,伴贫血与脾大。该病呈全世界分布,以热带及亚热带各国为多见,是危害儿童健康的重要寄生虫病之一。我国将疟疾纳入法定乙类传染病管理。

【病原及生活史】

疟原虫是属于孢子虫纲真球虫目疟原虫科疟原虫属的孢子虫。寄生人类的疟原虫(*plasmodium*)有 4 种:间日疟原虫(*plasmodium vivax*)、恶性疟原虫(*plasmodium falciparum*)、三日疟原虫(*plasmodium malariae*)和卵形疟原虫(*plasmodium ovale*)。我国以间日疟原虫和恶性疟原虫最常见。4 种疟原虫的生活史基本相同,均需要人和雌性按蚊两个宿主。以间日疟为例简述如下。

1. 疟原虫在人体内发育　包括肝细胞内和红细胞内发育。疟原虫感染人体的阶段为子孢子,通过雌性按蚊刺吸人血时传播。间日疟原虫和卵形疟原虫的子孢子是遗传学上不同的两个类型,即速发型子孢子和迟发型子孢子(又称休眠子)。当他们同时进入肝细胞后,前者迅速发育完成红细胞外期裂体增殖,后者则在肝细胞内经过数月乃至数年的休眠后才进入发育繁殖阶段,完成红细胞外期的裂体增殖。进入红细胞的裂殖子先后发育为环状的小滋养体及有伪足和疟色素的大滋养体。大滋养体成熟后开始分裂为裂殖体,裂殖体进一步发育为裂殖子。红细胞破裂后释出大量裂殖子,再侵入新的红细胞。不同疟原虫完成一代裂殖体增殖所需时间不同,间日疟原虫和卵形疟原虫为 48 小时,恶性疟原虫为 36~48 小时,三日疟原虫为 72 小时。裂殖体增殖若干代后,逐渐发育成雌雄配子体。

2. 疟原虫在蚊体内发育 　雌性按蚊叮咬疟疾患者时,可将雌雄配子体吸入蚊胃,在适宜温度下,雌雄配子体转变为雌雄配子,配子在蚊体腔内继续发育为动合子,动合子钻至胃壁外层发育成囊合子,囊合子发育成熟后形成孢子囊,囊内有大量子孢子,子孢子游入蚊体腔,大部分进入蚊体唾液腺。当雌性按蚊再次叮咬人时,子孢子随唾液腺分泌注入人体内。

【流行病学】

1. 传染源 　患者及带疟原虫者。

2. 传播途径 　主要经雌性按蚊叮咬传播。按蚊是疟原虫的终宿主,也是重要传播媒介。其中,中华按蚊、嗜人血按蚊、微小按蚊和大劣按蚊为常见传疟蚊种。少数可通过输血和母婴途径传播。

3. 易感人群和流行特征 　人群普遍易感,儿童是主要易感人群。婴儿可从母体获得被动抗体,仅可维持 6~9 个月。病后获得感染虫种和虫株的免疫保护力。疟疾几乎遍布全球,主要流行于热带及亚热带。2016 年全球共发生 2.16 亿例疟疾,91 个国家有本土病例,大部分发生于非洲(90%),其次为东南亚(7%)和东地中海(2%)。5 岁以下儿童病死率较高。我国是疟疾流行区,在其防治方面已取得巨大成就。2017 年我国报告疟疾病例为 2 861 例,较 2016 年(3 321 例)下降 13.9%,其中的中国籍病例均为回国人员,首次实现全国无本地感染病例报告;疟疾病例数位居前 5 位的省(自治区)依次为广西、云南、江苏、山东和四川。

【发病机制与病理改变】

1. 发病机制 　疟原虫的主要致病阶段为红细胞内期的裂体增殖期。当红细胞内期裂殖体成熟后,虫体胀破红细胞,其内的裂殖子、疟原虫代谢产物、变性的血红蛋白及红细胞碎片等入血,导致体温调节中枢功能失调,引起典型的周期性寒战、高热及出汗发作。如有不同批疟原虫感染或不同种疟原虫混合感染,疟疾发作周期可无规律。疟疾初发停止后,若无重复感染,血内残存少量红细胞内期疟原虫,在一定条件下可重新大量繁殖,引起临床发作,称再燃。若疟疾初次发作,经过治疗已彻底消灭血液中红细胞内期疟原虫,则停止发作。在无重复感染情况下,经过一段时间再次出现疟疾发作,称为复发。疟疾所致贫血与红细胞大量被破坏、脾功能亢进、红细胞免疫性损害和骨髓红细胞生成障碍有关。

2. 机体免疫反应 　特异性抗体(IgG 和 IgM 为主)主要针对游离的裂殖子起作用,包括中和裂殖子;通过调理素依赖途径促进巨噬细胞吞噬作用;介导单核细胞发挥抗体依赖性细胞抑制效应等。机体主要依赖细胞免疫攻击红细胞内的疟原虫,特异性 $CD4^+T$ 细胞通过分泌 IFN-γ 能增强巨噬细胞的杀伤作用;$CD8^+T$ 细胞通过 Fas/FasL 依赖途径诱导感染红细胞表达磷脂丝氨酸,后者可促进巨噬细胞对感染红细胞的吞噬和杀伤。此外,巨噬细胞和树突状细胞等固有免疫细胞表面 Toll 样受体(TLR)中的 TLR2/4 和 TLR9 可识别疟原虫的某些抗原和 DNA 复合物而引发一系列抗疟原虫免疫应答反应。

3. 病理改变 　脾脏在急性期轻度肿大,至慢性期肿大明显且质硬,镜检可见脾髓内网状组织纤维化;脑组织显著充血及水肿,脑部毛细血管除明显充血外,腔内有大量疟原虫,脑实质细胞有灶性坏死和弥漫性小点状或环状出血;疟疾性肾炎的免疫病理为肾小球基底膜上有疟原虫抗原抗体复合物沉积,有中性粒细胞积聚,局部血管见栓塞及坏死。

【临床表现】

潜伏期:间日疟为 10~20 天;恶性疟为 9~16 天;三日疟为 14~25 天;卵形疟为 13~15 天。

1. **典型疟疾**

(1)临床发作:分为 3 个阶段。①寒战期:突起寒战,面色苍白,唇指发绀,全身皮肤起鸡皮疙瘩。持续 10~60 分钟。②高热期:寒战逐渐停止后体温迅速上升,常高达 40~41℃,伴全身酸痛、头痛、烦躁或谵妄、面色潮红、呼吸急促及脉搏有力,持续 1~8 小时。③大汗期:体温骤降,大汗淋漓,皮肤变冷,脉搏变缓慢,乏力及嗜睡。持续约 2~3 小时。

(2)发作周期和间歇期:间日疟与卵形疟隔日发作一次;三日疟隔 2 天发作一次;恶性疟发作不定时,且频发,无明显缓解期。间日疟、三日疟及卵形疟在两次典型发作之间都有明显的间歇期,此期无任何临床症状。

(3)主要体征:①贫血:儿童常伴有不同程度贫血,尤其多见于恶性疟,流行区高病死率与严重贫血有关;②脾大:见于 70%~80% 患者,早期轻度肿大,反复发作后肿大明显,质地变硬;③肝脏轻度肿大。

2. **重症疟疾或凶险发作** 主要发生于恶性疟,偶见于间日疟和三日疟。

(1)脑型疟疾(cerebral malaria):多见于免疫低下或延误治疗者,是最严重类型。主要由恶性疟原虫所致。表现为急性起病,高热、头痛、烦躁或谵妄、昏迷、惊厥及脑膜刺激征阳性。绝大多数病例经积极治疗可在 4 个月内完全恢复。若未获积极治疗,病情可迅速发展,可并发呼吸衰竭、心力衰竭、肺水肿、休克、肾衰竭及肝衰竭等危重症表现。

(2)超高热型:起病急,体温迅速上升至 41℃以上,并持续不退。常伴有抽搐、谵妄、昏迷及大小便失禁,可在数小时内死亡。

(3)胃肠型:恶心、呕吐及频繁腹泻,类似急性胃肠炎,大便初为水样便,后带有黏液和脓血,可有里急后重和剧烈腹痛。仅以腹痛为主而无腹泻者,易误诊为急腹症。重症伴有体温下降、皮肤厥冷及少尿或无尿,甚至休克。

(4)其他重症疟疾:如急性肾功能不全型和肺水肿型等。

3. **其他类型疟疾**

(1)婴幼儿疟疾(malaria in infants and young children):病情较重,多为弛张热或持续高热,多无寒战及大汗。惊厥较多见,贫血严重,脾大明显,呼吸道及消化道症状常较突出。容易复发。由于临床表现不典型,容易误诊。病死率较成人高。

(2)先天性疟疾(congenital malaria):孕妇产前感染疟疾,新生儿于出生后 5~6 天内发病,临床表现缺乏典型的周期性发作,仅有发热、呕吐及惊厥,易误诊为新生儿肺炎、败血症及颅内出血等。其发病率不高,但病情危重。

(3)输血后疟疾(malaria after transfusion):潜伏期多为 7~10 天,与输入的原虫类型和受血者易感性有关,恶性疟较短,三日疟较长。临床表现与蚊传疟疾相似。

(4)慢性疟疾(chronic malaria):多次重复感染或未正规治疗所致。表现为时发时停,没有规律,伴有精神萎靡、肝脾大、轻度黄疸、重度贫血及全身水肿。可并发肾炎或肝硬化。

【一般实验室检查】

1. **血常规** 半数病例红细胞在 3×10^{12}/L 以下,血红蛋白常在 30~80g/L 之间。白细胞总数一般正常,中性粒细胞可达 80%~95%。

2. **脑脊液检查** 脑型疟疾脑脊液检查除压力增高外,常规和生化检查都无明显改变。

【病原学检查】

1. 血液涂片 制备薄片与厚片。薄血膜涂片用吉姆萨或瑞特染液染色后,可找到疟原虫的环状体或滋养体,并能鉴定虫种。厚血片检出率明显高于薄血膜涂片。查到疟原虫是确诊的主要依据。

2. 免疫学检查

(1)循环抗原:特异性循环抗原是确诊疟疾的主要依据。WHO 推荐快速免疫诊断试剂如疟疾虫抗原富组氨酸蛋白 -2(HRP-2)和乳酸脱氢酶(pLDH)检测卡,操作简单,快速,敏感性和特异性较高,可鉴定不同种属疟原虫感染和混合感染。

(2)特异性抗体:特异性 IgG 抗体出现较原虫血症晚 1 周左右,持续时间长,治愈后仍能持续一段时间,故其诊断价值有限,多用于流行病学调查、防治效果评估及献血员筛查。

3. 核酸检查 常采用 PCR 法如巢式 PCR、RT-PCR 和 PCR-ELISA 等,可直接检测血样和干血滴滤纸上的疟原虫基因如 18su rRNA,可鉴别虫种和虫株。

【并发症】

1. 支气管炎和肺炎 儿童间日疟和三日疟常有支气管炎和肺炎,随抗疟治疗而好转。

2. 疟疾肾病 是一种进行性发展的慢性膜性肾小球肾炎,免疫病理改变属于Ⅲ型变态反应。多见于三日疟长期未愈的部分患者,主要表现为全身性水肿、腹水、蛋白尿和高血压,重者可发生急性肾衰竭。

3. 黑尿热 是疟原虫引起的急性血管内溶血,与患者红细胞中缺乏 6- 磷酸脱氢酶(G-6PD)且使用抗疟药物有关。临床上急性起病,表现为寒战、高热、腰痛、酱油样尿、急性贫血及黄疸。严重者可发生急性肾衰竭。多见于恶性疟。

【诊断与鉴别诊断】

1. 诊断 ①根据患者来自疟疾流行区或曾经去过流行区,或近期输血史。临床具有寒战、发热及大汗等系列症状,呈典型周期性发作,伴有贫血和脾大等;病原学检查发现疟原虫可获得确诊。②对临床不典型者,需多次外周血涂片找疟原虫,必要时骨髓穿刺涂片,或借助循环抗原和疟原虫基因检查帮助诊断。③对高度疑似病例,尽管多次检查未发现疟原虫或限于条件不能开展疟原虫检查的地区,在慎重排除其他疾病后,可采用诊断性治疗;如果3 天内症状控制,可作出临床诊断。

2. 鉴别诊断

(1)普通疟疾:应与流行性感冒、伤寒、败血症、急性血吸虫病及钩端螺旋体病等鉴别,需借助流行病学史及临床特点,尤其是病原学检查进行鉴别。

(2)脑性疟疾:应与流行性乙型脑炎和中毒型细菌性痢疾鉴别。①流行性乙型脑炎:发病有明确季节性,脑脊液改变较脑性疟疾明显,血清及脑脊液中乙脑病毒 IgM 抗体阳性对鉴别诊断有重要意义;②中毒型细菌性痢疾:往往有不洁饮食史及消化道症状,粪常规检查有白细胞及红细胞增多,脑脊液检查正常。

【预防】

1. 控制传播 对患者和带疟原虫者均要进行正规治疗。还应加强环境卫生,消灭蚊虫滋生地。在早春灭蚊,对消灭越冬蚊虫效果较好。还要加强对血液制品的管理,防止血液传播。在流行区应采用蚊帐、蚊香、纱窗、纱门及涂擦避蚊油(邻苯二甲酸二甲酯)等防蚊措施。

2. 药物预防 高疟区和暴发流行区居民在流行季节应预防性服药;初次进入疟区者要

提前 1 周预防性口服用药直至离开疫区后 4 周。①非耐氯喹疟疾流行区:氯喹 5mg/kg(最大剂量 300mg),每周 1 次。②耐氯喹疟疾流行区:乙胺嘧啶 0.9mg/kg,每周 1 次,加用阿莫地喹 25~35mg/(kg·d),连服 3 天;或甲氟喹 5mg/kg,每周 1 次;或多西环素 2mg/kg(最大剂量 100mg),每天 1 次,8 岁以上儿童使用。

【治疗】

1. 病原治疗 根据疟原虫发育的不同阶段,选用不同抗疟药物。

(1)控制疟疾发作的药物

1)磷酸氯喹(chloroquine phosphate):简称氯喹,是控制疟疾发作的首选药物,对红细胞内裂殖体具有高效和速效杀灭作用,适用于各型疟原虫治疗。恶性疟原虫对氯喹有很高的耐药性,不宜使用。

2)奎宁(quinine):对红细胞内裂殖体有较强杀灭作用。可用于耐氯喹疟原虫株感染患者。常用剂量:1 岁以下按每月龄 0.01g 计算,每天总量不超过 0.1g;1~10 岁按每岁 0.1g 计算;10~15 岁:1.0g/d,分 3~4 次口服,连用 7~10 天。重症患者需静脉滴注,5~10mg/kg(最高剂量 500mg),4 小时滴完,12 小时后重复一次,病情好转后改口服。

3)青蒿素(artemisinine)及衍生物:衍生物包括蒿甲醚、蒿乙醚、青蒿琥酯和双氢青蒿素等,其抗疟作用较青蒿素高 10 倍。主要作用于红细胞内期疟原虫,对间日疟和恶性疟原虫包括耐氯喹疟原虫均有强大杀灭作用。但复燃率高。

4)咯萘啶(pyronaridine):抗疟作用与氯喹相似,对各种疟原虫红内期裂殖体均具有杀灭作用,与氯喹无明显交叉耐药性。主要用于耐氯喹疟疾或恶性疟。

(2)防止疟疾复发的药物:伯氨喹(primaquine),简称伯喹,能杀灭肝细胞内的速发型和迟发型疟原虫及各种疟原虫的配子体,作为根治药物,有预防和防止复发的作用。对红内期裂殖体的作用甚微,故不单独用于控制症状发作。

(3)治疗方案

1)间日疟、三日疟和卵形疟的治疗:首选方案是氯喹加伯氨喹,即连服氯喹 3 天后,继服伯氨喹 8 天。用法:①氯喹:首次剂量 10mg/kg,其后 6 小时、24 小时及 48 小时再各服 5mg/kg,总量为 25mg/kg;②伯氨喹:1 月龄~1 岁以内服 1/2 片;2 岁服 3/4 片;3~5 岁服 1 片;6~10 岁服 2 片,11~12 岁服 2.5 片;≥ 13 岁服 3 片,分 2~3 次服,连用 8 天。青蒿类药物对各类红内期疟原虫都有强大杀灭作用,也可选用。

2)耐氯喹恶性疟的治疗:①青蒿素:首日首剂 15mg/kg,以后每 6~8 小时 7.5mg/kg;第 2~3 天:7.5mg/(kg·d)。②蒿甲醚:首日 3.2mg/(kg·d),第 2~5 天,1.6mg/(kg·d)。③青蒿琥酯:儿童首剂 2.4mg/kg,再于 12 小时和 24 小时各用一次,此后,相同剂量每天一次,静脉滴注或肌内注射,可连用 3~5 天。肝肾功能不全者无需调整剂量。④咯萘啶:每次 2~3mg/kg,加入 5% 葡萄糖液或 0.9% 氯化钠溶液中静脉滴注,共 2 次,间隔 8 小时;或口服:总剂量 24mg/kg,分 4 次服,第 1 天服 2 次,间隔 4~6 小时,第 2 天和第 3 天各服 1 次。⑤甲氟喹:15~20mg/kg,一次顿服。对多种抗疟药物耐药时,可考虑联合用药。

2. 对症治疗

(1)高热:采用物理及药物降温法,将温度控制在 38.5℃ 以下。

(2)脑型疟疾:应用脱水剂或加用利尿剂以减轻脑水肿,必要时使用糖皮质激素。

(3)黑尿热:应立即停用伯喹类药物,改用青蒿类药物。可使用糖皮质激素控制急性溶血。若贫血严重,可少量多次输血。少尿或无尿时按肾衰竭处理。

【预后】

预后与临床类型有关。无并发症者经过积极有效治疗预后良好。脑型疟疾病死率高;恶性疟伴凶险发作、并发黑尿热、婴幼儿疟疾及多种药物耐药株感染者病死率也较高。

（许红梅）

第二节 弓 形 虫 病

弓形虫病(toxoplasmosis)是由于刚地弓形虫感染引起的人兽共患寄生虫病。呈世界性分布,多为隐性感染。弓形虫可通过胎盘传播给胎儿,引起先天性弓形虫病,导致流产、早产、死胎或严重疾病。生后获得性感染者轻症仅有淋巴结肿大;重者引起严重的脑炎或肺炎。

【病原及生活史】

刚地弓形虫(*toxoplasma gondii*)简称弓形虫,属于孢子虫纲球虫目,是一种机会致病性原虫。其中间宿主广泛,包括人与哺乳类、鸟类、鱼类和爬行类动物。终宿主为猫和猫科动物(也可作中间宿主)。弓形虫的生活史包括滋养体(速殖子)、包囊(内含缓殖子)、裂殖体、配子体和卵囊5期,除配子体外,其余各期均有感染性。滋养体是在中间宿主细胞内分裂增殖的虫体,一般可含数个至20多个,这种由宿主细胞膜包绕速殖子的集合体称为假包囊。包囊在中间宿主和终宿主均可出现,呈圆形或卵圆形,内含数个至数百个缓殖子,可长期存活于宿主组织内,甚至终生携带。裂殖体和配子体在终宿主猫的小肠上皮细胞内增殖和发育成卵囊。卵囊呈圆形或椭圆形,成熟卵囊内含2个孢子囊,各含4个子孢子。

【流行病学】

1. **传染源** 畜禽是人弓形虫病的主要传染源。其中,感染弓形虫的猫及猫科动物是重要传染源。

2. **传播途径** 先天性感染是弓形虫经胎盘传播感染胎儿。生后获得性感染主要通过食入含弓形虫包囊的生肉或未煮熟肉类、蛋类、奶类或与感染家猫密切接触而获得。携带包囊的苍蝇和蟑螂可作为媒介污染食物。偶经输血、器官移植或皮肤黏膜损伤途径感染。

3. **易感人群和流行特征** 人群普遍易感,尤其是胎儿及婴儿。长期使用免疫抑制剂、免疫缺陷(如艾滋病)及恶性肿瘤患者均为高危人群。全球约有10亿人感染弓形虫,多为隐性感染或原虫携带状态。我国为流行区,人群感染率为5%~20%,农村明显高于城市。不同职业感染率也有不同,动物饲养员、屠宰场和肉类加工厂工人以及弓形虫病实验室人员的感染率明显高于其他人群。多呈散发,偶见家庭聚集。

【发病机制与病理改变】

1. **发病机制** 弓形虫包囊吞食后,在肠道内溢出子孢子、缓殖子或速殖子,侵入肠壁内血管及淋巴管,随血行播散形成弓形虫血症,侵入单核巨噬细胞系统内寄生并扩散至全身各器官组织,在细胞内迅速分裂繁殖形成假包囊,数天后细胞被破坏,速殖子再次释放,侵入邻近细胞,引起组织炎症及坏死。感染细胞因缓殖子增殖而体积增大,挤压组织器官可引起器官功能障碍。速殖子是急性感染时的主要致病阶段,包囊内缓殖子是慢性感染的主要阶段。若免疫功能正常,虫体繁殖受特异性免疫抑制而形成包囊。一旦机体免疫低下,包囊内缓殖子又可快速大量繁殖,引起全身广泛感染。

2. 机体免疫反应 弓形虫可诱导 T 细胞和巨噬细胞产生多种细胞因子而发挥免疫调节作用。其中,IFN-γ 在抗弓形虫免疫中起主导作用,可活化巨噬细胞和促进 CD8$^+$ T 细胞分化成熟,进而对感染细胞产生较强的细胞杀伤作用。IFN-γ 还是防止脑和其他组织内包囊破裂的关键细胞因子。弓形虫还可诱导特异性抗体,感染早期 IgM 和 IgA 增高,后者消失较快,前者在 4 个月后降低至消失;感染 1 个月后,IgG 呈高滴度,并维持较长时间。体液免疫的免疫保护作用不明显。弓形虫病的获得性免疫是一种带虫免疫。

3. 病理改变 好发部位为脑、眼、淋巴结、心、肺和肌肉。基本病变为单核细胞浸润为主的急性炎症反应。虫体也可引起坏死性病变与迟发性变态反应,形成肉芽肿和纤维钙化灶。脑内常见大片钙化和血管栓塞引起的广泛坏死,病变累及大脑导水管可造成脑积水。淋巴结、心、肝、脾、肺和骨骼肌也有散在坏死和细胞浸润。视网膜脉络膜炎也较常见。

【临床表现】

1. 先天性弓形虫病 起病时间及病情严重程度与孕期受感染时间密切相关。孕期前3 个月内感染,可致流产、早产、死胎及各种畸形。孕后期感染者多在生后数月至数年出现眼和神经系统损害,常见脑积水、脑钙化、小头畸形和视网膜炎"四联症"。

(1)神经系统损害:表现为脑积水、脑瘫、脑钙化、小头畸形、癫痫、无脑儿、无颅骨、智力低下及认知障碍等。其中,脑钙化为其独特表现。

(2)眼部损害:包括视网膜脉络膜炎、虹膜睫状体炎、无眼、单眼及小眼等,多累及双眼。

(3)其他畸形:硬软腭裂、兔唇、无肛门、两性畸形及先天性心脏病等。

(4)其他表现:可有不规则发热、肺炎或支气管炎、肝脾大、水肿、黄疸、淋巴结肿大、心肌炎、呕吐、腹泻及皮疹等。

2. 获得性弓形虫病 病情与患者免疫状态及弓形虫毒力和感染数量有关。

(1)免疫正常者感染:急性感染大多表现为隐性感染。有症状者往往在感染后 1~3周出现单个或多个淋巴结肿大,肿大淋巴结无粘连和红肿,质地较硬,有橡皮样触诊感。全身淋巴结均可受累,以头颈部最多见。可伴发热和肝脾大。重者可有心肌炎、肺炎及中枢神经系统病变等。慢性感染主要表现为颈部和腹股沟等处浅表淋巴结肿大。

(2)免疫抑制者感染:包括艾滋病、肿瘤、器官移植患者等。可发生急性感染或由隐性感染转为急性或亚急性发病,常出现严重的全身播散性弓形虫病,包括视网膜脉络膜炎、脑膜脑炎、白内障、心肌炎、肺炎及肝炎等,以脑弓形虫病最常见,可暴发起病而迅速死亡。

【一般实验室检查】

外周血白细胞正常或略有升高,淋巴细胞和嗜酸性细胞比例稍有增高,有时可见异性淋巴细胞(<6%)。

【病原学检查】

1. 涂片染色 取急性期患者的血液、脑脊液、骨髓、胸腔积液以及羊水等,离心后取沉淀物涂片,吉姆萨染色,在高倍镜下发现速殖子即可确定为急性感染。但阳性率不高。

2. 组织病理 取活组织穿刺物或病理切片染色镜检找虫体,或用免疫酶或荧光法检测,是确诊的重要依据,阳性率较高。

3. 动物接种 取上述体液或病变组织经处理后,接种于小鼠腹腔内,盲传 2~3 代,1~2周后收集腹水行涂片或取内脏组织切片染色镜检找虫体,有确诊意义。

4. 免疫学检查

(1)循环抗原:有早期诊断和确诊价值,尤其适于使用免疫抑制剂或其他原因抑制抗体反应者。也是治疗后观察疗效的指标。常用 McAb-ELISA 和双抗体夹心 ELISA 法。

(2)特异性抗体:常为首选方法。特异性 IgM 于感染后 5 天出现阳性,可用于早期诊断。特异性 IgG 可作为既往感染的证据。

5. 核酸检查 采用定量 PCR 技术检测弓形虫 DNA 如 B1 基因片段,能区分现症感染和既往感染,有诊断意义并可指导临床治疗。常用于检测羊水样本以确定先天性感染。

【诊断及鉴别诊断】

1. 诊断 需依据流行病史包括母亲异常孕产史、与猫密切接触史、进食未煮熟肉类、蛋类和奶类及免疫抑制剂治疗及免疫缺陷病史等,结合临床表现如有脑积水、脑钙化、小头畸形和视网膜炎"四联症"或淋巴结炎等,可作出临床诊断。确诊需依赖病原学检查发现弓形虫或免疫学检查阳性。

2. 鉴别诊断

(1)先天性弓形虫病:应与巨细胞病毒、风疹病毒、单纯疱疹病毒、乙型肝炎病毒及梅毒螺旋体等所致宫内感染鉴别,主要通过流行病学和病原学检查相鉴别。

(2)弓形虫淋巴结炎:应与传染性单核细胞增多症、结核病和淋巴瘤鉴别,通过病原学检查及影像学可协助鉴别。

(3)弓形虫脑膜炎:应与结核性脑膜炎和病毒性脑炎区别。脑脊液检查和病原学检查有助于鉴别。

【预防】

1. 控制传播 搞好环境卫生,做好水源、粪便及禽畜的管理,以防止污染水源及食物。防止生食和未煮熟的肉类、蛋和奶制品。

2. 孕期预防 孕妇应避免接触猫。若在孕早期患病,建议人工流产;若在孕中期和孕晚期感染,应给予病原治疗。

【治疗】

先天性感染不论有无症状,均应进行病原治疗。治疗 1 个疗程后,应根据病情需要,可间隔 7 天后再用 1~2 个疗程。

1. 磺胺嘧啶和乙胺嘧啶联用 ①磺胺嘧啶:50~75mg/(kg·d),分 4 次口服,应同服等量碳酸氢钠,并多饮水;②乙胺嘧啶:第 1 天:婴儿 0.5mg/kg,儿童 1mg/kg,分 2 次口服;第 2 天起剂量减半,1 次口服。每天最大剂量不超过 25mg。联合用药疗程为 3 周。乙胺嘧啶有抑制骨髓作用,故应使用叶酸 5mg/次,每天 3 次口服,以减少毒性作用,同时密切观察外周血象改变。孕妇慎用。

2. 复方磺胺甲噁唑 12 岁以上儿童每次 2 片,6~12 岁每次 1/2~1 片,2~5 岁每次 1/4~1/2 片,2 岁以下每次 1/4 片,每天 2 次口服,疗程为 4 周。本药易通过胎盘,对胎儿弓形虫感染有效。

3. 乙酰螺旋霉素 主要适于治疗妊娠期获得性感染。50~100mg/(kg·d),分 4 次口服,连服 3 周。可单独使用,也可与磺胺类药物合用。

4. 阿奇霉素 抑制弓形虫速殖子生长和繁殖及杀灭弓形虫滋养体和包囊。10mg/(kg·d),口服,10 天为 1 个疗程。可与磺胺药联合应用以提高疗效。

【预后】

获得性弓形虫病及时治疗预后良好。先天性弓形虫病及有脑部病变者预后不良,病死率一般在 3%~12%,幸存者多留有神经系统和视觉病变后遗症。

(许红梅)

第三节 隐孢子虫病

隐孢子虫病(cryptosporidiosis)是由隐孢子虫引起的人兽共患性肠道原虫病。临床以发热、腹痛和腹泻为主要特征。隐孢子虫是儿童寄生虫性腹泻的重要病原,尤其是在原发性免疫缺陷或获得性免疫缺陷的腹泻患儿中多见。

【病原及生活史】

隐孢子虫(*Cryptosporidium*)属于孢子虫纲真球虫目隐孢子虫科的隐孢子虫属,一种专性细胞内生长的原虫,已确认有 20 种,有 8 种对人类有致病性,主要致病虫种有 2 种:人隐孢子虫(*Cryptosporidium hominis*)和微小隐孢子虫(*Cryptosporidium parvum*)。人和多种脊椎动物为易感宿主。隐孢子虫完成整个生活史只需一个宿主。生活史包括裂体生殖(无性生殖)、配子生殖(有性生殖)及孢子生殖(无性生殖)三个阶段。虫体在宿主体内的发育为内生阶段,随宿主粪便排出的成熟卵囊为感染阶段。当卵囊被宿主吞食后,在小肠内脱囊,释放出子孢子附着于小肠上皮细胞微绒毛刷状缘并侵入,在形成的纳虫空泡内进行无性裂体增殖,先发育为含 8 个小核的滋养体,然后发育为有 8 个裂殖子的 Ⅰ 型裂殖体;裂殖子被释出后再次侵入其他小肠上皮细胞,发育为第 2 代滋养体;后者经 2 次核分裂发育为 Ⅱ 型裂殖体;成熟 Ⅱ 型裂殖体释放的裂殖子则分别发育分化为雌、雄配子体,然后分别产生雌、雄性配子,经配子生殖,形成合子,并发育为薄壁和厚壁两种卵囊。前者内子孢子溢出后直接侵入宿主肠上皮细胞,继续无性繁殖,形成宿主自身重复感染;后者在宿主细胞内或肠腔内孢子化,孢子化卵囊随粪便排出,具有感染性。完成整个生活史需要 5~11 天。

【流行病学】

1. **传染源** 为患者、带虫者及感染的动物。目前发现有 70 多种哺乳动物可成为动物源性传染源,与人也可有交叉感染。

2. **传播途径** 主要为粪 - 口传播。通过接触感染动物、摄入污染水源和食物及医院感染等多种方式感染。

3. **易感人群和流行特征** 人群普遍易感。婴幼儿及免疫低下者发病率较高。本病呈全球性分布,发展中国家人群的感染率高于发达国家人群。我国腹泻患者中,隐孢子虫感染率为 0.32%~15.22%。发病季节各地不尽相同,多为气候温暖和潮湿的多雨季节。此外,本病的流行与各地人群的社会习俗、居住条件、生活水平及卫生状况等也有密切关系。

【发病机制与病理改变】

1. **发病机制** 确切发病机制尚不十分清楚。隐孢子虫子孢子表面糖蛋白借助其 N- 乙酰 -D- 氨基葡萄糖残基附着于小肠上皮细胞刷状缘,进入细胞后繁殖,导致肠黏膜上皮细胞广泛受损及绒毛萎缩、变短、变粗或融合、移位和脱落,严重影响肠道消化及吸收功能,特别是对脂肪和糖类的吸收,导致腹泻。此外,肠道内双糖酶及其他酶丢失与减少,使小肠消化吸收能力下降;肠道内细菌大量繁殖及虫体产生的毒素等也是加重腹泻的重要原因。

2. 机体免疫反应　隐孢子虫刺激机体全身和黏膜抗体反应,T 淋巴细胞在抗隐孢子虫免疫中起主要作用,IFN-γ 是最重要的细胞因子,TGF-β、IL-4、IL-12 及 IL-15 等细胞因子起协同作用,趋化因子可促进 T 淋巴细胞效应,生长因子在抗虫机制中有一定辅助作用。

3. 病理改变　病变主要见于小肠和结肠,尤其是空肠近端。镜下见病变部位的绒毛萎缩变短甚至消失,隐窝上皮细胞增生同时隐窝明显加深,黏膜表面上皮细胞呈短柱状,胞核排列不规则,绒毛上皮层及固有层均可见单核细胞及多核细胞浸润。胆囊受累者可见胆囊壁增厚变硬,黏膜变平,甚至出现溃疡,镜下可见胆囊壁坏死并伴有多核细胞浸润。其他如呼吸道和胰腺等可同时受累。

【临床表现】

潜伏期一般为 7~10 天。病情严重程度与机体免疫状态密切相关。

1. 免疫正常者感染　急性起病,以腹泻为主,大便呈水样或糊状,量多,可含少量黏液,多无脓血,次数不等。可伴有腹痛、腹胀、恶心、呕吐、发热及全身不适。病程呈自限性,多为 7~14 天,偶可持续 1 个月婴幼儿可因严重腹泻导致脱水和电解质紊乱及营养不良。

2. 免疫抑制者感染

(1)严重腹泻:可表现为持续性霍乱样腹泻,每天排便可达数十次,迅速出现脱水、酸中毒及电解质紊乱。病程迁延数月至 1 年。

(2)肠外脏器感染:①呼吸道隐孢子虫感染:有咳嗽、气短、喘息、呼吸困难及发热。严重者常可出现发绀,甚至呼吸衰竭。②胆道隐孢子虫感染:除腹泻外,常伴有发热、右上腹疼痛和黄疸,血清淀粉酶明显升高。③其他:部分患者可有反应性关节炎等。

【影像学检查】

呼吸道隐孢子虫感染时胸部影像学检查为两肺间质性肺炎表现。

【病原学检查】

1. 病原体检查　从粪便(或痰液)中检查隐孢子虫卵囊是诊断本病最可靠而简便的方法。最常采用浓集法和染色法。浓集法包括漂浮法和沉淀法,主要用于排卵囊量少的患者。染色法包括吉姆萨染色、改良抗酸染色、沙黄 - 亚甲蓝染色和荧光素染色等,其灵敏度及特异性较高,适用于批量标本的检查。

2. 核酸检查　应用 PCR 技术检测粪便及活检组织中隐孢子虫 DNA 片段,特异性强,敏感性高,可确定虫株基因型。

3. 免疫学检查

(1)卵囊抗原:常用间接荧光抗体试验(IFA)或 ELISA 法检测粪便中卵囊抗原,有助于急性弓形虫病的早期诊断及流行病学调查。用流式细胞术计数卵囊可用于评价疗效。

(2)特异性抗体:特异性 IgM 在感染后 5~8 天出现,持续数周或数月,阳性有助于早期诊断。特异性 IgG 在感染后 2~4 个月达高峰,长期持续,阳性提示既往感染或慢性感染。

【诊断与鉴别诊断】

1. 诊断　从各种标本中检出隐孢子虫卵囊、卵囊抗原及隐孢子虫核酸是确诊依据。特异性抗体有辅助诊断意义。由于卵囊排出有时呈间歇性,故对疑似病例,特别是水样便腹泻儿童,尤其是免疫抑制患者应多次卵囊检查。

2. 鉴别诊断　隐孢子虫病主要应与蓝氏贾第鞭毛虫、人芽囊原虫、微孢子虫和圆孢子

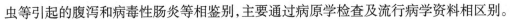

虫等引起的腹泻和病毒性肠炎等相鉴别,主要通过病原学检查及流行病学资料相区别。

【预防】

1. **控制传播** 及时发现患者及病畜,并给予积极治疗和隔离。加强对患者和病畜,尤其是带虫者的粪便管理,对其排泄物进行无害化处理;避免与腹泻动物接触。

2. **保护易感人群** 增强体质,提高抵抗力;注意个人饮食卫生,养成良好的卫生习惯,做到饭前便后洗手,防止病原体经粪-口感染。

【治疗】

1. **病原治疗** 尚无满意的抗隐孢子虫特效药物。

(1)大环内酯类:①乙酰螺旋霉素:可缓解病情,减轻腹泻,但不能避免复发;50~100mg/(kg·d),7~10 天为 1 个疗程。②阿奇霉素:第 1 天 10mg/kg,第 2~5 天 5mg/(kg·d),最大量不超过 500mg/d,顿服。

(2)巴龙霉素:儿童剂量 25~50mg/(kg·d),分 4 次口服,连服 5~7 天。

(3)硝唑尼特:对 HIV 阴性的隐孢子虫病患者有明显疗效。用量:12 岁以上儿童和成人每次 500mg,4~11 岁每次 200mg,1~3 岁每次 100mg,每 12 小时一次,与食物同服,疗程 3 天。

(4)大蒜素胶囊:儿童剂量为 20mg/ 次,每天 3 次,疗程 7~10 天。

2. **对症支持治疗** ①及时补充液体和纠正酸中毒及电解质紊乱;②肺部感染者可给予止咳和平喘等治疗;③免疫抑制患者应加强支持治疗以及尽可能重建免疫功能。

【预后】

预后大多良好。营养不良的婴幼儿及免疫抑制患者,特别是艾滋病患者病情多较严重,可因严重腹泻和慢性腹泻并发脱水和电解质紊乱或肠外脏器感染严重而死亡。

(许红梅)

第四节 阿 米 巴 病

阿米巴病(amoebiasis)是溶组织内阿米巴感染所致寄生虫病。溶组织内阿米巴可侵犯人体任何组织,最常侵入结肠引起肠阿米巴病,又称阿米巴痢疾;也可侵入肠道外,引起肠外阿米巴病,以阿米巴肝脓肿最多见。我国将阿米巴痢疾纳入法定乙类传染病管理。

【病原及生活史】

阿米巴是以伪足为运动细胞器的原虫。寄生于人体内的阿米巴原虫约有 10 种,仅有溶组织内阿米巴原虫(*Entamoeba histolytica*)能致人患病。溶组织内阿米巴原虫属于叶足纲阿米巴科阿米巴属。由于其主要寄生于人体结肠内,引起阿米巴痢疾,又称痢疾阿米巴原虫。其生活史包括有感染性的包囊期和能增殖的滋养体期。4 核包囊为成熟包囊,具有感染性,在回肠末端或结肠的中性或碱性环境中脱囊,4 核虫体经过 3 次胞质分裂和 1 次核分裂产生 8 个滋养体,后者在结肠上端摄食细菌而发育,并以二分裂方式繁殖。包囊的抵抗力强,在粪便中能存活 2 周以上,在水中能存活数周。但包囊不耐热,加热 55℃即可死亡。

【流行病学】

1. **传染源** 患者和带包囊者。

2. **传播途径** 主要通过粪-口途径传播。通过吞入包囊污染的食物、蔬菜和饮水等直接感染;或可通过手、生活用具、苍蝇及蟑螂等间接经口传播。

3. **易感人群和流行特征** 人群普遍易感,儿童、营养不良及免疫低下者易发生严重感染。感染后不产生保护性抗体,故可重复感染。本病呈世界性分布,以热带及亚热带地区流行最为广泛。发病率与经济条件、卫生设施、环境卫生和个人卫生等密切相关,多为散发,偶因水源污染暴发。我国几乎各省均有病例报道,农村高于城市,但发病率已有明显下降。

【发病机制与病理改变】

1. **发病机制及机体免疫反应** 感染性包囊经口摄入,通过胃和小肠,在回肠末端脱囊为滋养体。在健康宿主,滋养体随肠内容物下移,在乙状结肠以下形成包囊排出体外。在胃肠功能降低时,滋养体借助伪足的机械运动、溶组织的酶及毒素等综合作用侵入肠黏膜层,破坏组织细胞,引起肠黏膜溃疡。滋养体还可侵袭肠壁血管,随门静脉进入血液,引起肠外阿米巴病包括脏器内脓肿。

溶组织内阿米巴表面的半乳糖/乙酰氨基半乳糖可抑制凝集素(GaL/GaLNAc inhabitable lectin)可介导滋养体附着于结肠上皮细胞表面,释放阿米巴穿孔素(amoebapore protein)和半胱氨酸蛋白酶(cysteine proteinase)等致病因子,前者可使靶细胞形成离子通道,导致细胞损害和溶解;后者可使靶细胞溶解和降解补体 C_3 为 C_{3a} 而抵抗补体介导的抗炎反应,并可降解血清型和分泌型 IgA,最终导致肠黏膜上皮屏障破坏。滋养体还可分泌肠毒素样活性物质,引起肠蠕动增快。在阿米巴肝脓肿患者,外周血 $CD4^+$ 细胞减少和 $CD8^+$ 细胞增高,提示其细胞免疫功能降低。

2. **病理改变** ①肠阿米巴病:病灶多位于回盲部、阑尾和升结肠,其次为直肠和乙状结肠。黏膜层溃疡呈圆形,口小底大呈"烧瓶样",大小不等,腔内充满棕黄色坏死物,严重溃疡可累及肌层及浆膜层,可导致肠出血、肠穿孔及腹膜炎等。慢性期病例除溃疡外,病灶区有组织增生、肠壁增厚及粘连,形成局部包块,称阿米巴肿(amoeboma),亦称阿米巴肉芽肿(amebic granuloma)。②肠外阿米巴病:最常见为阿米巴肝脓肿,肺、脑及泌尿生殖系统等器官也可受累。其病理变化往往呈无菌性液化性坏死,周围以淋巴细胞浸润为主。

【临床表现】

潜伏期一般 1~2 周。可短至数天或长达数年。约 90% 以上为无症状带虫者,只有少数感染者为有症状的阿米巴病。

1. **肠阿米巴病**

(1)急性阿米巴痢疾:按病情严重程度分为三型。

1)轻型:临床表现轻,大便次数少于 3~5 次/d,呈稀糊状或稀水便,可伴下腹部不适或隐痛,也可腹痛不明显。

2)普通型:大多起病缓慢,腹痛和腹泻是主要表现。每天腹泻 10 次左右,大便量中等,混有黏液及血液,呈酱红色或果酱样,有腥臭。腹痛多为轻度,常位于下腹两侧。如病变累及直肠,可伴有里急后重。全身症状轻微,多无发热或低热。

3)暴发型:多发生于体弱及营养不良的儿童。起病急,常伴有高热、寒战、面色苍白、精神萎靡、恶心、呕吐、腹胀及腹痛。常有里急后重,甚至大便失禁。大便呈水样、血水样或脓胨状便。腹部压痛明显,部位不固定;肝脏轻肿大。可出现脱水和代谢性酸中毒,甚至休克。

(2)慢性阿米巴痢疾:可由急性转变而来,多与治疗不彻底有关。表现为长期不规则或间歇性腹泻,病程达数月至数年。可因饮食不当、疲劳或受寒等因素导致急性发作,发作时腹泻每天 3~5 次,大便呈糊状,带少量黏液和血液,伴有腹部不适、腹胀和食欲缺乏等。病程长者可有贫血、营养不良和生长迟缓等。

2. 肠外阿米巴病　以阿米巴肝脓肿最常见,好发于肝右叶顶部,大小不等,小者如粟粒,大者可达 10cm,可单个或多个;临床表现有肝大、肝区疼痛伴触痛、不规则发热及盗汗,少数有黄疸;慢性病例可有进行性消瘦、贫血及水肿等。肝脓肿可破溃入胸腔,引起肺脓肿或胸膜炎;若破溃入心包常为致死性;肝脓肿还可破溃入腹腔,引起腹膜炎。阿米巴脑脓肿极为少见,可发展为脑膜脑炎。其他少见的还有阿米巴皮肤感染和膈下脓肿等。

3. 婴幼儿阿米巴病　起病急,全身中毒症状重,表现为高热甚至超高热、呕吐和抽搐等。腹泻症状往往不典型,粪便外观呈多样性,如胶冻样、黏液便或稀水便。

【一般实验室检查】

1. 血常规　白细胞计数正常或轻度增多,肠外阿米巴病时白细胞增高,嗜酸性粒细胞计数正常或轻度增高。

2. 粪常规　典型粪便外观为暗红色果酱样,血多于脓,有特殊臭味。镜检有白细胞和大量红细胞。

3. 血生化检查　阿米巴肝脓肿患者谷丙转氨酶(ALT)大多正常,碱性磷酸酶轻度升高,胆碱酯酶降低最为突出。

【影像学检查】

1. X 线钡剂灌肠　可见病变部位有充盈缺损、痉挛及壅塞。对肠道狭窄及阿米巴肉芽肿等有一定诊断价值。

2. 其他检查　超声、CT 和 MRI 检查有助于发现阿米巴肝脓肿病灶。

【病原学检查】

1. 粪便检查

(1)生理盐水涂片法:适用于急性期粪便检查,镜检直接查找含有红细胞的滋养体,有确诊意义。标本必须新鲜,注意保温。

(2)包囊浓集法:在慢性患者和带虫者的粪便中可检出包囊。如果直接涂片找不到包囊时,可用硫酸锌漂浮浓集法及碘液染色以提高阳性检出率。由于包囊排出为间歇性,应反复多次检查,不少于 3 次送检。

2. 纤维结肠镜检　大部分有症状病例的结肠镜检可见散在的典型溃疡,表面覆盖有黄色脓液,溃疡之间黏膜正常或稍有水肿。从溃疡面刮取标本中找滋养体,阳性率较粪检为高。

3. 免疫学检查

(1)特异性抗体:血清特异性 IgM 抗体出现早,具有早期诊断价值。在阿米巴痢疾和阿米巴肝脓肿患者的唾液中,抗阿米巴 IgA 抗体阳性率为 90%~100%,而无症状期不能检出,故有诊断价值。血清特异性 IgG 抗体可持续数年,不能区分新近感染与既往感染。

(2)特异抗原:用 ELISA 法检测血清、唾液或粪便内阿米巴凝集素抗原,有助于早期诊断侵袭性阿米巴病,同时可评价疗效(治疗后该抗原转阴)。

4. 核酸检查　常用 PCR 法检测粪便、脓液、肠组织和分泌物中阿米巴原虫特异性 DNA 片段,可作为诊断依据。通过扩增产物电泳分析,可与其他阿米巴原虫进行鉴别。

【并发症】

1. 肠穿孔　多见于暴发型及肠道有深部溃疡者。穿孔部位多见于盲肠、阑尾和升结肠。

重者可引起急性腹膜炎。临床表现为剧烈腹痛,腹肌紧张伴有全腹压痛及反跳痛。

2. **肠出血** 发生率<1%,多发生于急性肠阿米巴病或慢性阿米巴肉芽肿患者,出血量多时可引起失血性休克。

3. **阑尾炎** 因肠阿米巴病好发于回盲部,故可累及阑尾,引起阑尾炎。临床上一旦出现右下腹压痛反跳痛体征时,应考虑本病。

【诊断与鉴别诊断】

1. **诊断** 根据流行病学资料和典型临床症状如起病缓慢的腹泻,大便为果酱样或脓血便,伴有腹痛和里急后重等可作出初步判断。确诊必须依靠病原学证据:①从新鲜粪便中查到吞噬有红细胞的滋养体,或从肠壁活检组织中查到滋养体为确诊证据。②粪便中仅查到包囊,需经其他病原学检查证实后才能确立诊断。③特异性 IgM 或 IgA 或 IgG 高滴度抗体和粪便中检出溶组织内阿米巴抗原或 DNA,亦是诊断的有力证据。如果临床高度怀疑而又不能确诊时,可考虑诊断性治疗。

2. **鉴别诊断**

(1)细菌性痢疾:急性起病,大便次数多,里急后重明显;粪便中脓多于血,全身中毒症状重,多伴有高热。

(2)急性出血性坏死性小肠炎:起病急,大便呈暗红色或血水便,呕吐、腹痛、腹胀及腹部压痛明显。感染中毒症状重,易发生休克。腹部影像学检查可见肠壁增厚、轮廓模糊、肠管胀气和肠间隙增宽等。

(3)溃疡性结肠炎:长期腹泻,时轻时重,粪便含有黏液及脓血。X 线钡灌肠可见结肠袋形消失,肠壁呈铅管样。结肠镜检可见肠黏膜充血、水肿、糜烂及散在溃疡。反复病原学检查阴性。糖皮质激素和水杨酸偶氮磺胺吡啶治疗有效。

(4)肠结核:常有长期低热、盗汗、消瘦及贫血等,腹泻与便秘交替出现,呈黄稀便,可有少量黏液或脓血。往往有原发性结核病灶存在。

(5)细菌性肝脓肿:起病急,中毒症状明显,常有发热和肝区压痛,但肝大不明显。肝穿刺可抽出脓液,镜检有大量脓细胞,培养可分离出致病菌。抗菌药物治疗有效。

【预防】

1. **控制传染源** 早期诊断和治疗患者,应隔离至症状消失,大便连续 3 次无滋养体及包囊。及时发现包囊携带者和慢性患者,应给予彻底治疗。

2. **阻断传播途径** 加强饮水消毒及粪便管理,避免生食瓜果和蔬菜,养成饭前便后洗手的良好卫生习惯。

【治疗】

1. **一般治疗** 急性患儿应卧床休息,以低脂易消化的流汁或半流汁饮食为宜,避免刺激性饮食。暴发型患儿需及时输血和补液。慢性患儿要注意休息和补充营养。

2. **病原治疗** 包括治愈侵袭性病变和清除肠腔内包囊。疗程结束后应随访粪便病原检查,每月 1 次,连续 3 次,以确认病原是否被清除。

(1)硝基咪唑类:用于肠内外侵袭性阿米巴病。

1)甲硝唑(metronidazole):对肠内外阿米巴病均有显著疗效,是最常用的抗阿米巴药物。30~50mg/(kg·d),分 3 次口服,儿童最大剂量不超过 1g/d,阿米巴痢疾疗程为 5~10 天;肠外阿米巴病疗程为 21 天。严重病例或暴发型肠阿米巴病可静脉用药。

2)替硝唑(tinidazole):对阿米巴原虫的作用优于甲硝唑。50mg/(kg·d),清晨顿服或间隔 12 小时分 2 次服,连服 3~5 天。

3)奥硝唑(ornidazole):作用同甲硝唑。25mg/(kg·d),间隔 12 小时分 2 次服,连服 5 天。

(2)清除肠道内包囊的药物:适用于:①肠内外侵袭性阿米巴病的后续治疗;②治疗无症状包囊携带者。

1)二氯尼特(diloxanide furamide):剂量为 30mg/(kg·d),分 3 次服,10 天为 1 个疗程。

2)巴龙霉素(paromycin):25~35mg/(kg·d),分 3 次服,疗程为 10 天。

3)双碘喹啉(diodoquin):剂量为 30mg/(kg·d),分 3 次口服,连服 2~3 周。该药不良反应轻微,但对碘过敏者及有严重肝肾疾病者禁用。

3. 阿米巴肝脓肿的治疗 在应用抗病原药物的同时,对较大脓肿进行穿刺引流,可每 3~5 天 1 次,3~5 次即可。如有细菌混合感染,可于抽脓后在腔内注入有效抗菌药物。以上治疗无效者,可考虑外科切开引流等治疗。

4. 并发症治疗 所有肠道并发症都必须在有效抗阿米巴药物治疗的基础上,给予必要的外科治疗。暴发型患者常合并细菌感染,应加用抗菌药物。大量肠出血者应及时输血。

【预后】

预后大多良好。治疗不彻底者常易复发。暴发型及并发肠出血、肠穿孔和弥漫性腹膜炎等,又未及时诊断和有效治疗者,预后不良。

(许红梅)

第五节 贾 第 虫 病

贾第虫病(giardiasis)是由蓝氏贾第鞭毛虫引起的原虫病。临床以腹泻、腹痛和吸收不良为主要特征。是儿童腹泻病中最常见的原虫病之一,也是旅游者腹泻的常见病因。

【病原及生活史】

蓝氏贾第鞭毛虫(giardia lamblia stile),简称贾第虫,是属于双滴虫目六鞭毛科贾第虫属。其生活史简单,仅经过滋养体和包囊两个阶段。滋养体为营养和繁殖及致病阶段,主要寄生于十二指肠和空肠上段,借助吸盘吸附于肠黏膜上皮细胞,通过体表摄取营养,并以纵二分裂法繁殖。虫体可落入肠腔,下行到回肠下端或结肠,在结肠下端滋养体团缩,形成包囊排出体外。成熟的 4 核包囊为感染阶段。通常在正常粪便中只能找到包囊,在腹泻者粪便中可找到滋养体。包囊对外界有较强抵抗力,在水中和凉爽环境中可存活数天至 1 个月,在 4℃环境中可存活 2 个月;滋养体对外界抵抗力弱,排出体外后数小时即死亡。

【流行病学】

1. 传染源 患者和带包囊者。动物中的保虫宿主包括狗、羊、海狸、麝香鼠、猫、鼠及豚鼠等,也是传染源。

2. 传播途径 经水源、食物和接触传播,其中,水源是最重要的传播途径,可导致流行和暴发。在国外,同性恋也是传播本病的方式之一。

3. 易感人群和流行特征 人群普遍易感,儿童和免疫抑制患者尤其易感。贾第虫也是艾滋病的主要机会性感染病原之一。本病呈世界性分布,不仅在热带和温带流行,在寒带也有病例报告。感染率与社会经济水平、生活方式、居住环境和受教育程度等密切相关。据WHO估计,全球贾第虫感染率约为1%~20%;我国感染率为2.52%。儿童感染率高于成人。

【发病机制与病理改变】

1. **发病机制** 尚不完全清楚。可能与虫体毒力、宿主营养状况、全身及局部肠黏膜免疫力相关。滋养体直接吸附于肠黏膜,造成机械性损伤;虫体分泌物和代谢产物对肠道上皮产生化学性刺激,使肠黏膜上皮受损,小肠微绒毛变短和扁平,双糖酶(尤其是乳糖酶)活性降低,导致渗透性腹泻。其他致病机制包括虫体竞争营养以及与肠内细菌的协同致病,最终导致营养物质如水、电解质、碳水化合物、脂肪和脂溶性维生素等吸收障碍。

2. **机体免疫反应** 免疫正常者感染后,大多数能产生特异性IgM、IgG和IgA抗体,通过抗体依赖性细胞介导的细胞毒作用(ADCC)、补体介导溶解作用和调理作用,使虫体杀伤、溶解或被吞噬。感染母亲乳汁内的特异性抗体对婴儿有保护作用。

3. **病理改变** 病变多累及十二指肠及空肠上段。虫体吸附部位可见局部水肿。镜下可见微绒毛水肿、空泡形成,甚至萎缩和增厚;上皮细胞坏死和脱落;固有层可见中性粒细胞和嗜酸性粒细胞浸润;黏膜下层淋巴小结增生;腺体分泌亢进而呈卡他性炎症改变。

【临床表现】

潜伏期1~2周。最长可达45天。

1. **急性期** 急性起病,以腹泻为主要表现,大便呈水样,量多,恶臭,不含黏液和血。常伴低热、头痛、乏力、厌食、恶心、呕吐、腹胀及中上腹痉挛性疼痛。典型症状通常持续5~7天,可自行缓解或转变为无症状带虫者。婴幼儿可持续数月,并出现营养不良和脂肪性腹泻。

2. **亚急性或慢性期** 急性期患者若未得到及时诊治常可转成亚急性和慢性。部分可无急性期而直接进入本期。主要表现为间歇性腹泻、大便稀薄、恶臭及带有黏液和泡沫。可伴有腹胀、腹痛、恶心、嗳气、反酸及食欲缺乏等。儿童可有生长发育迟缓、消瘦和贫血。病程长短不一,长者可达数月乃至数年。罕见肠外表现有荨麻疹、关节炎和视网膜炎等。部分感染者无明显症状,仅从大便排出大量包囊。

【病原学检查】

1. **粪便检查** 是诊断贾第虫病最常用的方法。

(1)直接涂片:取新鲜标本涂片直接镜检,查见滋养体即可确诊。

(2)碘液染色及浓集法:在成形或半成形粪便中有抵抗力较强的包囊,可行碘液染色或醛-醚浓集法或硫酸锌浮聚法,查见包囊即可确诊。由于包囊排出为间断性,采用隔日一次,连续3次检查,可提高检出率。

2. **小肠液检查** 经多次粪检仍查不到虫体的疑似病例,可行十二指肠引流液直接涂片镜检,或离心浓集检查,查见滋养体即可确诊。

3. **小肠镜检查** 借助小肠镜取小肠黏膜活检组织,可发现滋养体,虫体多吸附于微绒毛的刷状缘,在腺腔内多见。

4. **核酸检测** 多采用PCR法对贾第虫特异性核酸片段进行定量分析和基因分型。

5. **免疫学检查**

(1)特异抗原:粪便中特异性抗原检测有助于现症患者的确诊、评估疗效及流行病学调查。常用方法有间接荧光抗体试验(IFA)和对流免疫电泳试验(CIE)。

(2)特异性抗体:以完整滋养体制备颗粒性抗原来检测抗体,常用ELISA法,有助于贾第虫病的临床诊断和流行病学调查。

【并发症】

寄生于胆道系统的滋养体可引起胆囊炎或胆管炎。还可引起继发性乳糖不耐受及维生素缺乏症。

【诊断与鉴别诊断】

1. 诊断 临床诊断根据流行病史(不洁饮水和不洁饮食史)和高危因素(严重营养不良、器官移植及免疫缺陷等);结合急性期有严重腹泻伴有腹痛、腹胀等,慢性期反复腹泻伴腹痛、腹胀和消瘦等表现。粪便中检出贾第虫滋养体或包囊可确诊,免疫学检查可辅助诊断。

2. 鉴别诊断

(1)急性期:需与急性阿米巴痢疾、细菌性痢疾、病毒性肠炎、细菌性食物中毒及大肠埃希氏菌性肠炎区别,主要通过粪便常规、涂片和培养等病原学检查相鉴别。

(2)亚急性或慢性期:需与感染后肠道功能紊乱、炎症性肠病、过敏性腹泻及免疫缺陷所致机会感染性腹泻鉴别,主要通过流行病学资料、临床表现及病原学检查相鉴别。

(3)并发胆道系统感染:需与胰源性腹泻、慢性胆囊炎及病毒性肝炎等疾病相鉴别。

【预防】

1. 控制传染源 积极治疗患者和无症状的带包囊者。

2. 阻断传播途径 注意饮食卫生,提倡喝开水,不吃未煮沸的蔬菜或未削皮的水果。加强人畜粪便和污水的管理,搞好环境卫生,防止水源性贾第虫病暴发流行。儿童共用的玩具应定期消毒。提倡婴儿母乳喂养,不宜过早断奶。

【治疗】

1. 病原治疗

(1)替硝唑:是抗贾第虫的首选药物,可单用。儿童剂量为 50mg/(kg·d) (最大剂量不超过 2g),顿服,疗程为 3 天。治愈率在 95% 以上。

(2)硝唑尼特:12 岁以上儿童和成人每次 500mg,4~11 岁每次 200mg,1~3 岁每次 100mg,每 12 小时一次,与食物同服,疗程为 3 天。

(3)甲硝唑:为备选药物。儿童剂量为 15mg/(kg·d),分 3 次服,饭后服用,连服 5~7 天。

(4)阿苯达唑:为广谱驱虫药。儿童剂量为 10mg/(kg·d),分 2 次口服,连服 5 天。2 岁以下婴幼儿及有过敏史者禁用。

(5)巴龙霉素:用于妊娠期感染的治疗。每次 500mg,每天 4 次,连服 7 天。

2. 对症治疗 对严重腹泻和呕吐者,应及时纠正水、电解质及酸碱平衡紊乱,可采用口服或静脉补液。伴有生长发育迟缓者需同时给予营养支持治疗。

【预后】

经抗贾第虫药物治疗后大多数预后良好。重度感染儿童可导致生长发育迟缓。

(许红梅)

第六节 滴 虫 病

滴虫病(trichomoniasis)是由阴道毛滴虫、人毛滴虫及口腔毛滴虫分别寄生于人体泌尿生殖道、肠道及口腔内引起的疾病总称。其中,以阴道毛滴虫引起的滴虫性阴道炎最为常见。

【病原学】

阴道毛滴虫(*trichomonas vaginalis*)、人毛滴虫(*trichomonas hominis*)和口腔毛滴虫(*trichomonas tenax*)是同属于毛滴虫目毛滴虫科的鞭毛虫。其生活史仅有滋养体阶段,呈梨形,有4根前鞭毛和1根后鞭毛,以纵二分裂方式增殖,以滋养体传播。

1. **阴道毛滴虫** 主要寄生在女性阴道、尿道、子宫及尿道旁腺等处和男性尿道、附睾及前列腺等处。滋养体以渗透、吞噬和吞饮方式摄取营养,最适宜生长繁殖温度为32~37℃。健康女性阴道内有大量乳酸杆菌产乳酸,使阴道 pH 维持在3.8~4.4,不利于滴虫生长。

2. **人毛滴虫** 亦称肠滴虫,主要寄生于结肠,能抵抗消化液的消化作用。人毛滴虫滋养体在外界亦有较强抵抗力,在牛奶中可存活24小时,耐酸。

3. **口腔毛滴虫** 定居于口腔齿垢及龋病齿的蛀穴中,以微生物为营养。

【流行病学】

1. **传染源** 患者和带虫者为主要传染源。

2. **传播途径** ①阴道毛滴虫病:性途径为主要直接传播方式;还可通过公共浴池、浴缸、脚布、脚盆、坐式马桶、游泳池及公共泳衣裤等间接传播。儿童主要通过被污染的衣物、玩具及手接触而感染。新生儿可通过患病母亲产道获得隐性感染。②人毛滴虫病:主要通过摄入被滋养体污染的食物或水,以粪-口途径传播。③口腔毛滴虫病:接吻是主要传播方式,也可通过餐具、饮水和飞沫间接传播。

3. **易感人群和流行特征** 人群普遍易感。阴道毛滴虫病以女性为主,儿童感染率较低;免疫抑制者和儿童(尤其是10岁以下)易感染人毛滴虫;口腔卫生差者口腔毛滴虫感染率高。感染后不能获得持久免疫,故可重复感染。阴道毛滴虫病在热带和亚热带地区较为常见,与社会经济状况、居住条件、环境卫生、文化水平、医疗条件及生活习惯有关。人毛滴虫病分布较广泛,热带及亚热带地区较常见。全年散发,以夏秋为主。口腔毛滴虫病分布甚广,口腔门诊患者的感染率最高。

【发病机制与病理改变】

1. **阴道毛滴虫病** 发病可能与以下机制有关:①阴道毛滴虫黏附于阴道上皮造成机械性损伤;②虫体释放毒性物质引起病理改变;③继发细菌性感染改变阴道 pH,有利于滴虫的侵入;④产生细胞外毒性因子。黏附过程涉及至少4种黏附蛋白(2~65kD)。毒性因子包括细胞分离因子、2种半胱氨酸蛋白酶(30kD 和 6kD)及1种溶血毒素。典型病变为阴道黏膜及宫颈充血、水肿、上皮细胞变性脱落和白细胞浸润。可见阴道黏膜覆盖一层凝固性物质,内含阴道毛滴虫、白细胞和红细胞。早期浸润部位无阴道毛滴虫,后者多见于坏死病灶。

2. **人毛滴虫病** 人毛滴虫是否具有致病性尚未定论。一般认为,人毛滴虫为条件致病原虫,在宿主免疫功能降低或寄生数量较大且伴有其他致病菌感染时,才导致腹泻。

3. **口腔毛滴虫病** 易寄生于龋齿和牙周有炎症的部位,往往伴存大量梭形杆菌和螺旋菌,协同口腔毛滴虫致病。口腔毛滴虫可酵解宿主上皮细胞的糖,降低口腔的酸度,为口腔致病菌提供合适的生长环境。

【临床表现】

1. 阴道毛滴虫病

(1)阴道炎:主要表现为外阴瘙痒和灼痛等。瘙痒部位主要位于阴道口或外阴。阴道分

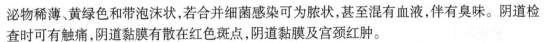

泌物稀薄、黄绿色和带泡沫状,若合并细菌感染可为脓状,甚至混有血液,伴有臭味。阴道检查时可有触痛,阴道黏膜有散在红色斑点,阴道黏膜及宫颈红肿。

(2)尿道膀胱炎:出现尿频、尿急及尿痛等尿路刺激症状,部分伴腰酸痛及月经不调,甚至出现发热、乏力和食欲缺乏等。男性患者常症状轻微,甚至无症状,往往成为带虫者。

2. 人毛滴虫病 起病可缓可急,以腹泻为主,多为稀糊便,时有黏液,少有脓血,每天数次至十余次;可伴恶心、呕吐、腹痛、腹胀、乏力及畏食等;里急后重少见;可有不同程度发热。儿童病初可伴呼吸道症状。腹部有不同程度压痛。病程较长者可有营养不良及贫血。

3. 口腔毛滴虫病 多伴有牙周炎、牙龈炎及龋齿等。偶可引起支气管及肺部感染。

【病原学检查】

1. 悬滴法 取阴道分泌物、前列腺液和尿液检查阴道毛滴虫;取粪便或胆汁检查人毛滴虫;取齿槽脓汁检查口腔毛滴虫。标本滴于玻片上与生理盐水混合后置于高倍镜下检查,若见到梨形、有鞭毛、可运动的原虫即可诊断。检虫率较高,门诊及普查时应用最广。

2. 涂片染色 取上述标本涂片,采用革兰氏、瑞氏及吉姆萨染色法或荧光染色法,镜下检查原虫。结果可靠,适合于妇科病普查。

3. 培养法 较直接镜检敏感,可提高检出率,但需时较长,方法也较复杂,故不常用。口腔毛滴虫易于培养,检出率高。

【诊断与鉴别诊断】

1. 诊断 根据临床表现,结合病原学检查找到滴虫滋养体即可确诊。

2. 鉴别诊断

(1)阴道毛滴虫病:需与假丝酵母菌阴道炎和细菌性阴道炎鉴别,由于几种阴道炎临床表现非常相似,主要依靠病原学检查相鉴别。

(2)人毛滴虫病:需与其他病原引起的腹泻病鉴别,主要根据大便性状和常规检查以及病原学检查进行区别。

【预防】

1. 控制传播 加强卫生宣教及定期普查,积极治疗患者及其配偶和带虫者。禁止患者及带虫者进入游泳池,游泳衣裤及浴巾要严格消毒,防止交叉感染。患者的内裤及毛巾应煮沸 5~10 分钟。肠滴虫病的预防措施同其他肠道传染病。

2. 保护易感人群 注意个人卫生,特别是经期卫生很重要,保持女童外阴清洁。口腔滴虫病的唯一有效预防措施为保持口腔良好卫生。

【治疗】

1. 甲硝唑 有强效杀滴虫作用,是治疗各种滴虫病的首选药物,治愈率为 90%~95%。儿童用药:15mg/(kg·d),分 3 次口服,7 天为 1 个疗程。因月经后本病易复发,故下次月经过后最好再治疗 1 个疗程,以巩固疗效。

2. 替硝唑 对滴虫病的治愈率为 86%~100%,副作用更少,更安全。儿童用量:15mg/(kg·d),分 3 次口服,7 天为 1 个疗程。

【预后】

经积极治疗,预后良好。但可以重复感染。

(许红梅)

第七节 黑 热 病

黑热病(kala-azar)又称内脏利什曼病(visceral leishmaniasis),是由利什曼原虫寄生于人体肝和脾等内脏组织巨噬细胞中所引起的一种慢性虫媒性传染性疾病,经白蛉传播,临床上以长期不规则发热、进行性脾大、消瘦、贫血和全血细胞减少及血浆球蛋白增高为特征。我国将黑热病列为法定丙类传染病。

【病原及生活史】

利什曼原虫(Leishmania donovani)属于动基体目锥体亚目锥体科利什曼属鞭毛虫,对人体致病的有四种,包括杜氏利什曼原虫、巴西利什曼原虫、热带利什曼原虫和墨西哥利什曼原虫,细胞内寄生。在我国,杜氏利什曼原虫是主要致病虫种。其生活史分前鞭毛体(promastigote)和无鞭毛体(amastigote),后者又称为利杜体(Leishman-Donovan body,LD body)。前鞭毛体寄生于白蛉胃内,是其感染阶段。无鞭毛体寄生于人和哺乳动物的巨噬细胞内,是其致病阶段。当雌性白蛉叮咬受染动物和患者后,无鞭毛体在白蛉体内发育为前鞭毛体,以二分裂方式繁殖,当感染有雌性白蛉再叮刺人体吸血时侵入人体,部分进入巨噬细胞内发育并分裂繁殖为大量的无鞭毛体,最终使巨噬细胞破裂,游离的无鞭毛体又进入其他巨噬细胞,重复上述增殖过程。

【流行病学】

1. 传染源　患者与病犬为主要传染源。不同地区的传染源不同,我国皖北和豫东以北平原地区以患者为主要传染源;西北高原山区以病犬为主要传染源。

2. 传播途径　中华白蛉是我国黑热病的主要传播媒介,通过白蛉叮咬传播利什曼原虫,偶可经破损皮肤和黏膜、胎盘或输血途径传播。

3. 易感人群和流行特征　人群普遍易感,病后有持久免疫力。全球数十个国家有流行或散发。我国曾流行于长江以北16个省(市、自治区),新疆、甘肃、四川、陕西、山西、河北等省有散发病例,主要有三种流行病学类型:①人源型:主要见于平原地区,绝大多数为年长儿和青年;②人犬共患型:多见于丘陵地带,以5岁以下儿童为主;③野生动物源型:见于黑热病自然疫源地,以10岁以下儿童为主。发病无明显季节性。

【发病机制与病理改变】

1. 发病机制和机体免疫反应　利杜体进入人体血液循环后,黏附于巨噬细胞并进入其内繁殖,使巨噬细胞大量破坏和增生,引起以肝、脾、骨髓和淋巴结损害为主的病变,特别是脾大明显,后期因网状纤维结缔组织增生而致脾脏质地变硬,继发脾功能亢进。利杜体抗原可在巨噬细胞表面表达,宿主通过活化巨噬细胞产生活性氧来杀伤利杜体,同时,感染的巨噬细胞发生坏死并清除虫体。杜氏曼原虫抗原附着于红细胞膜上与体内抗体结合,在补体参与下导致免疫性溶血。抗体在杀伤利杜体的过程中也可发挥作用。

利杜体具有类似驱动蛋白(kinesin)基因表达产物 rK39,有症状黑热病患者的血清抗rK39 IgG 滴度与其体内利什曼原虫载量呈正相关。病后获得抗同种利什曼原虫的免疫力。

2. 病理改变　脾脏显著肿大,骨髓和脾脏内巨噬细胞增生,内含大量利杜体。肝脏轻～中度肿大,汇管区、肝窦内及库普弗细胞内充满大量利杜体以及浆细胞和淋巴细胞浸润。肿大淋巴结和其他器官组织中可有巨噬细胞增生,内有利杜体。骨髓中性粒细胞、嗜酸性粒细胞及血小板生成均显著减少。肾小球血管基底膜上可见免疫复合物(IgG、IgM 和 C_3)沉积。此外,皮肤型和淋巴结型黑热病等,均可于病变部位找到利杜体。

【临床表现】

潜伏期不确定,平均 3~6 个月,最短可 10 天,有报道可长达 9 年。起病缓慢。

1. 长期发热 1/3~1/2 病例呈双峰热型,也可为其他热型,早期发热多持续 3~5 周后消退,数周后可再度升高,如此发热与间歇相交替,可持续 1 年以上。发热虽然持续较久,但全身中毒症状却不明显。

2. 肝脾及淋巴结肿大 约 95% 以上患者发病后 2~3 周即可有脾大,并呈进行性肿大,6 个月可平脐,甚至达盆腔。肝大稍晚,较脾大轻。淋巴结呈轻~中度肿大,无明显压痛。

3. 其他表现 婴幼儿除有发热和腹泻等症状外,还会有夜啼和烦躁等现象;病程晚期可出现贫血、出血、乏力、畏食及消瘦,发育障碍,头发稀少而无光泽,皮肤干燥,面色苍黄并有黑色素沉着;重症可出现心脏扩大和心力衰竭。

【一般实验室检查】

1. 血常规 全血细胞减少,血红蛋白及血细胞比容降低,血小板减少,甚至中性粒细胞缺乏。

2. 肝功能和凝血功能 球蛋白显著增高,白蛋白降低,白蛋白与球蛋白比值可倒置。出血时间和凝血时间可延长。

【病原学检查】

1. 镜检利杜体和原虫 取骨髓、脾、淋巴结或肝组织穿刺涂片或病理组织切片,行瑞氏-吉姆萨染色后,直接镜检利杜体和利什曼原虫。

2. 利杜体 DNA 用 PCR 技术可检测外周血和骨髓穿刺液中的利杜体 DNA 片段。

3. 病原体培养 取骨髓、淋巴结或脾、肝组织穿刺液培养,可检出前鞭毛体。

4. 免疫学检查

(1)循环抗原:用单克隆抗体抗原斑点试验检测血清中特异性循环抗原。

(2)特异性抗体:采用重组抗原试纸条(rK39 dipstick)快速检测;或用间接荧光抗体试验、间接血凝试验和 ELISA 等方法检测特异性抗体。

【并发症】

1. 继发细菌性感染 常并发肺炎和败血症等。

2. 粒细胞缺乏症 常表现有高热和口腔溃疡等。

3. 出血 由于血小板减少可导致鼻出血、皮肤及内脏出血等。

【诊断与鉴别诊断】

1. 诊断 根据流行病学资料,结合起病缓慢,长期反复不规则发热,进行性脾大、贫血、消瘦和白细胞减少,而全身中毒症状相对较轻等临床特点,应考虑本病。若能检出利杜体或培养出前鞭毛体,或特异性抗原抗体检测阳性可确诊。对高度疑似病例,如未检出病原体和特异性抗原抗体试验均为阴性,可采用葡萄糖酸锑钠诊断性治疗,疗效显著有助于诊断本病。

2. 鉴别诊断 应与临床上表现为长期发热伴肝脾大的疾病相鉴别。

(1)结核病:年幼儿童可表现为发热、消瘦及贫血等,但一般脾脏轻度肿大,结核菌素试

验或 γ 干扰素释放试验常为阳性,还可通过结核病接触史和胸部影像学检查等帮助鉴别。

(2)疟疾:典型发作为周期性发热,表现为寒战、发热、出汗及间歇过程,贫血明显,但白细胞及血小板正常,外周血涂片或骨髓涂片可查见疟原虫,抗疟治疗有效。

(3)白血病:多起病急,有发热、贫血和出血,一般情况较差,外周血可见较多原始细胞和幼稚细胞,骨髓检查可确诊。

(4)慢性血吸虫病:可有脾大,有门脉高压所致的相应症状及体征。流行病学资料和病原学检查有助于鉴别。

【预防】

1. 控制传播 治疗患者和捕杀病犬。在白蛉活动季节喷洒 DDV 或敌百虫等药物以杀灭白蛉,防止其滋生。

2. 个人防护 使用蚊帐、纱门及纱窗防止白蛉侵袭,夜间可在身体暴露部位涂擦邻苯二甲酸二甲酯,以防白蛉叮咬。

【治疗】

1. 病原治疗 应在医护人员的严密监护下进行,首选葡萄糖酸锑钠,儿童总剂量为150~240mg/kg,分 6 次给药,每天 1 次,静脉注射或肌内注射。疗效迅速而显著,副作用少。病情重危或有心肝疾病患者慎用或改用 3 周疗法(总剂量在 3 周内完成)。对锑剂无效或禁忌者可选非锑剂药物,如两性霉素 B、巴龙霉素、喷他脒和米替福新等。两性霉素 B 用法:每次 0.75~1mg/kg,共用 15~20 次,可每天 1 次或隔天一次。目前认为,唑类抗真菌药氟康唑和伊曲康唑也有抗黑热病的疗效。

2. 对症治疗 发热期间注意休息与营养;针对并发症给予输血或输注粒细胞或输注血小板;抗感染等相应治疗。

3. 脾切除 巨脾或伴脾功亢进或多种治疗无效时应考虑脾切除。术后再给予病原治疗,治疗 1 年后无复发者视为治愈。

【预后】

早期诊断和早期治疗的黑热病患者预后良好,临床症状消失持续 6 个月为痊愈。有营养不良、肝肾功能损害和继发感染等合并症时预后较差;未治疗的黑热病患者可在 2~3 年内因合并细菌感染或严重出血等并发症而死亡。少数可复发。

(万朝敏)

第八节 血 吸 虫 病

血吸虫病(schistosomiasis)是由裂体吸虫(血吸虫)的成虫寄生于人体静脉系统所引起的寄生虫病。其主要病变在肝脏和结肠。临床表现复杂多样,轻重不一。根据临床表现分为急性、慢性、晚期及异位血吸虫病。血吸虫病流行区与钉螺地理分布一致,故有地方性。我国将血吸虫病纳入乙类法定传染病管理。

【病原及生活史】

裂体吸虫(schistosome),亦称血吸虫或住血吸虫,属于吸虫纲复殖目裂体科的裂体属。寄生于人体的血吸虫有 6 种,即埃及(*S.haematobium*)、曼氏(*S.mansoni*)、日本(*S.japonicum*)、间插（*S.intercalatum*）、湄公（*S.mekongi*）和马来西亚（*S.malayensis*）血吸虫。终末宿主为人和多种哺乳动物，中间宿主为淡水螺类。日本血吸虫在我国流行，其生活史包括成虫、虫卵、毛蚴、母胞蚴、子胞蚴、尾蚴及童虫7个阶段。成虫是雌雄异体，常合抱一起，寄生于门脉-肠系膜静脉系统，并在肠系膜下静脉末梢内产卵，随粪便排出。虫卵入水后，在适当温度下孵化成为毛蚴。毛蚴进入中间宿主钉螺，在其肝脏的淋巴腔内发育为母胞蚴，主要寄生于钉螺的头、足及腮部，经过1~2个月的发育，形成成千上万尾蚴，分批溢出螺体，随水流在水面浮游。当人畜接触含有尾蚴的疫水时，尾蚴在极短时间内（短至10秒钟）从皮肤或黏膜侵入。侵入体内的尾蚴直至发育成熟阶段统称为童虫。童虫进入皮肤血管，移行经历从皮肤到肺（肺动脉经心脏入肺静脉）、从肺到肝内静脉及从肝到肠系膜静脉三个阶段。尾蚴到成虫产卵需24天，虫卵发育成熟需要11天左右，故终宿主通常在感染后35天开始从粪便中排虫卵。

【流行病学】

1. 传染源　患者与保虫宿主都是传染源。保虫宿主包括牛、猪、犬、羊及鼠等。

2. 传播途径　血吸虫传播必须具备3个重要环节：①水源被血吸虫患者及保虫宿主的粪便污染；②水中存在钉螺；③人体接触含有尾蚴的疫水。

3. 易感人群和流行特征　人群普遍易感。15~20岁青壮年感染率最高，5岁以下儿童感染率较低。婴幼儿免疫功能差，一旦接触疫水，较成人更易感染，易发生急性血吸虫病。人感染后有部分免疫力，流行区居民可以多次重复感染。好发于夏秋季，7~9月份常见。血吸虫病的流行分布与钉螺的地理分布相一致，有严格的地方性。日本血吸虫病分布于亚洲的中国、日本、菲律宾、马来西亚及印度尼西亚。我国主要分布于江苏、浙江、安徽、江西、湖南、湖北、广东、广西、福建、四川、云南及上海12个省市和自治区。

【发病机制与病理改变】

1. 发病机制和机体免疫反应　日本血吸虫主要寄生在肠系膜下静脉与直肠痔上静脉内，其尾蚴、幼虫、成虫及虫卵可引起一系列损害。首先是尾蚴侵入皮肤，引起皮肤损伤和局部速发型及迟发型变态反应。童虫移行过程中，其体表抗原决定簇逐渐向宿主抗原转化，以逃避宿主免疫攻击，因而不引起严重组织损伤及炎症，童虫所经过的组织有一过性炎症、出血和炎症细胞浸润，以肺组织损害较明显。成虫寄生于静脉系统，引起静脉炎；其代谢物及分泌物入血，作为循环抗原与相应抗体形成免疫复合物或沉积于器官组织，引起免疫复合物超敏反应。虫卵是致病的主要阶段。大量虫卵主要沉积于肝脏和结肠壁。虫卵肉芽肿形成主要由细胞免疫反应所致。成熟虫卵中的毛蚴通过卵壳微孔释放大量可溶性虫卵抗原（soluble egg antigen，SEA），渗透至周围组织中，使T淋巴细胞致敏和释放细胞因子，吸引大量巨噬细胞、单核细胞和嗜酸性粒细胞聚集，形成虫卵肉芽肿，又称虫卵结节，其内有嗜酸性辐射样棒状物，为抗原抗体复合物，称为何博礼现象（Hoeppli phenomena）。急性期患者血中检出抗原-抗体复合物和嗜异性抗体阳性率高，为体液与细胞免疫反应的混合表现；慢性及晚期患者的免疫病理变化为迟发型免疫反应所致。

2. 病理改变　基本病变是虫卵肉芽肿，其内以嗜酸性粒细胞占绝大多数，也称之为嗜酸性肉芽肿。肝脏与结肠病变最为显著。结肠又以直肠、乙状结肠及降结肠最为明显。①结肠：急性期黏膜充血水肿，黏膜下层有许多虫卵结节，溃破后形成溃疡。慢性期病变以纤维组织增生为主，可伴发肠息肉，最终导致肠管狭窄或肠梗阻。②肝脏：早期即肿大，表面可见粟粒状黄色颗粒（虫卵结节）。晚期肝脏缩小，表面有大小不等的结节，呈肝硬化改变。

由于虫卵沿门静脉及其分支分布,虫卵结节周围有大量纤维组织增生并沿小叶周围伸展,形成干线型肝纤维化(pipe-stem fibrosis),并使门静脉广泛阻塞而导致门脉高压。③脾脏:早期充血和肿大,晚期并发脾功能亢进。④异位损害:成虫或虫卵也可寄生在门静脉系统以外器官,导致异位损害,最常见部位是肺与脑。

【临床表现】

1. 尾蚴性皮炎(occipital dermatitis) 为尾蚴钻入皮肤所引起。通常在接触疫水后数分钟至数小时,约半数患者在尾蚴侵入部位出现蚤咬样红色皮损,瘙痒明显,无痛,一般在2~3天内自行消退。重复接触尾蚴后反应逐渐加重,严重者伴有全身水肿及多形性红斑。

2. 急性血吸虫病(acute schistosomiasis) 多见于初次感染或反复大量感染者。从尾蚴侵入皮肤至急性血吸虫病发作的潜伏期为30~60天,平均40天。

(1)发热:所有患者均有不同程度发热,热度及持续时间与感染程度相关。多为间歇热或弛张热,体温早晚波动很大。热程一般为2~3周,重症可迁延数月。

(2)消化系统表现:半数以上患者有腹痛、食欲缺乏和呕吐。大多数有腹泻,轻者每天3~5次,重者可达20次以上,多为稀水便,部分有黏液血便。重者可出现腹胀,甚至腹水和腹膜刺激征。

(3)肝脾大:90%以上患者有肝脏大,以肝左叶大为主,一般在剑突下5cm以内。黄疸少见。半数患者可伴有轻度脾脏大。

(4)其他表现:1/4~1/3患者伴有荨麻疹和血管神经性水肿。半数患者有咳嗽、气喘和胸痛,甚至血痰、胸闷和气促。重者可出现神志淡漠、心肌受累、严重贫血和极度消瘦等表现。

3. 慢性血吸虫病(chronic schistosomiasis) 与少量多次感染或急性血吸虫病未经治疗或未经彻底治疗有关,占血吸虫流行区患者的90%。轻者多无明显症状。重复感染者可表现为慢性血吸虫肉芽肿肝病和结肠炎。多伴有明显肝脾大、腹痛及慢性腹泻。部分患者有持续性脓血便。

4. 晚期血吸虫病(advanced schistosomiasis) 见于反复和大量感染后未及时治疗,最终发展成肝硬化。病程多在5~15年以上。主要临床特征为脾大显著、腹水、长期腹泻及生长发育障碍。根据不同临床表现,可分为4型:①巨脾型;②腹水型;③结肠肉芽肿型;④侏儒型。巨脾型最常见,侏儒型非常少见。同一患者可兼有多型临床表现。

5. 异位损害

(1)肺型血吸虫病:多见于急性血吸虫病患者,约占急性期患者的60%左右。主要是童虫移行和虫卵沉积引起的肺间质性病变。呼吸道症状大多数轻微,肺部体征不明显。

(2)脑型血吸虫病:主要是虫卵肉芽肿造成。病变主要分布在颞、顶和枕叶,其次是小脑。在急性期发病率为1%~4%。临床表现类似脑膜脑炎。如果虫卵沉积于脊髓,可出现下肢感觉异常、下肢迟缓性瘫痪、大小便失禁或尿潴留。

(3)其他损害:皮肤、肾脏、膀胱、睾丸、卵巢、心包、腮腺、子宫、胃及阑尾等脏器都可发生不同程度的异位损害,较罕见。皮肤损害多表现为皮疹伴瘙痒。

【一般实验室检查】

1. 血常规 急性期白细胞总数多达$(10~43.9)\times10^9$/L,呈类白血病反应。嗜酸性粒细胞比率在急性期一般≥20%,最高达90%,但极重型可不增高甚至消失;慢性期轻度增多,常在20%以内。晚期常有贫血或脾功能亢进引起的白细胞、红细胞和血小板减少。

2. 肝功能和凝血功能 急性期血清 ALT 可轻度增高,慢性期和晚期多在正常范围。γ球蛋白在急性期和慢性期均可升高。晚期患者血清白蛋白明显降低,白蛋白与球蛋白倒置,凝血酶原时间延长,胆碱酯酶活力降低,血清单胺氧化酶(MAO)、腺苷脱氨酶(DAD)和透明质酸(HA)均见明显升高。

【内镜和影像学检查】

1. 乙状结肠镜检 可发现结肠溃疡、黄色的虫卵结节、肠息肉及瘢痕狭窄。

2. 影像学检查

(1)肺部:主要为间质性、粟粒状、小片状、斑片状或片絮状改变,肺门边缘模糊,可累及胸膜或有胸腔积液。肺部病变可持续 3~6 个月。

(2)头颅:脑血吸虫病 CT 或 MRI 平扫可见脑皮层或皮层下多发或单发结节状病灶。

(3)肝脏:CT 见早期肝左叶增大;晚期整体萎缩,肝裂增宽,边缘不光滑,呈结节样外凸,门脉增粗,肝内和门脉可有钙化。

(4)结肠:CT 见肠壁增厚和钙化。

3. 超声波检查 超声诊断血吸虫病的价值已被 WHO 肯定。急性血吸虫病主要显示肝脾大和肝回声增强。慢性感染者肝体积缩小,回声增强,分布不均。晚期有门静脉和脾静脉增宽。胆囊增大,胆囊壁水肿增厚等。

【病原学检查】

1. 粪便检查 粪便内检出虫卵和孵化出毛蚴是确诊证据。送检粪便需新鲜,直接涂片阳性率不高。临床最常用毛蚴孵化法和改良加藤集卵透明法,每天检查一次,连续 3 天,可提高阳性检出率。

2. 直肠黏膜活检 通过直肠或乙状结肠镜检,从病变处取米粒大小的黏膜,置于两玻片之间在显微镜下检查虫卵,阳性率很高。但有出血危险,儿童尽量少用。

3. 核酸检测 可采用定量 PCR 技术检测血清和粪便样本中血吸虫 DNA(多选择线粒体 DNA),可平均检出 1g 粪便中 2.16 个虫卵,可用于早期诊断。

4. 免疫学检查

(1)皮内试验(IDT):用成虫抗原作皮内注射,15 分钟后观察反应,若皮丘直径超过 0.8cm,且伴有红晕和瘙痒,可视为阳性。一般在感染 2 周后可呈阳性,感染后 4~7 周全部阳性。与粪检虫卵阳性符合率为 90% 左右。

(2)环卵沉淀试验(COPT):取血吸虫活卵制备虫卵悬液与等量患者血清混合,置 37℃ 孵育 24~48 小时后,在低倍显微镜下观察环沉率,即 100 个虫卵中阳性反应的虫卵数等于或大于 5% 为阳性。有较高敏感性与特异性。

(3)循环抗原:检测循环抗原能反映活动性感染,还可估计存活虫量,评价和判断治疗效果。可采用双抗体夹心 ELISA 等方法。

(4)特异性抗体:未治疗者特异性抗体阳性有确诊意义。如果受检者经过治疗,特异性抗体仍然阳性,并不能确定受检者是否有成虫寄生,亦不能区分现症感染与既往感染。

【并发症】

1. 细菌感染 由于患者有免疫功能减退、低蛋白血症及门静脉高压等,极易并发感染,如腹膜炎、沙门氏菌感染或阑尾炎等。

2. 肠道并发症 血吸虫病引起严重结肠病变可致肠腔狭窄,可并发不完全性肠梗阻,以乙状结肠与直肠为多见。血吸虫病的结肠肉芽肿可诱发结肠癌。

3. 肝硬化失代偿 出现上消化道出血及肝性脑病等。

【诊断与鉴别诊断】

1. 诊断 主要依据:①流行病学史:在流行区内有明确的疫水接触史。②临床表现:急性血吸虫病有尾蚴性皮炎病史,急性发热伴有皮疹、腹痛、腹泻及肝大伴压痛;慢性血吸虫病有腹痛、腹泻或便血及明显肝脾大;晚期血吸虫病有巨脾、腹水、腹腔包块,甚至侏儒症。③病原学检查:血吸虫皮内试验或血清特异性抗体或循环抗原,其中任何一项阳性即可临床诊断;粪便检出活卵或孵出毛蚴或直肠黏膜活组织检查发现血吸虫卵,即可确诊。

2. 鉴别诊断

(1)急性血吸虫:发热时应与伤寒、败血症和粟粒性结核病鉴别,伴腹泻和血便时需与阿米巴痢疾、细菌性痢疾和炎症性肠病鉴别。急性血吸虫病患者外周血嗜酸性粒细胞显著增高具有重要鉴别价值,疫水接触史和病原学检查亦有助于鉴别。

(2)慢性血吸虫病:以腹泻和血便为主者应与慢性阿米巴痢疾、慢性菌痢和肠结核等鉴别,以肝脾大为主者需与慢性病毒性肝炎、疟疾和黑热病等鉴别。主要根据疫水接触史等流行病学资料及病原学检查(抗血吸虫抗体和循环抗原阳性)进行鉴别。

(3)晚期血吸虫病:应与门脉性肝硬化和肝炎后肝硬化相鉴别。晚期血吸虫病患者有慢性腹泻和便血病史,肝功能正常或轻度异常,黄疸和肝掌较少见;流行病学资料及病原学检查(抗血吸虫抗体和循环抗原阳性)有助于鉴别。

【预防】

1. 控制传播 在流行区对人群和家畜进行普查普治,从根本上控制和消灭传染源。消灭钉螺是预防本病的关键环节。在不同地区采取不同方法灭螺。严格粪便管理,防止粪便污染水源,新鲜粪便必须经无害化处理后方能用于施肥。

2. 个人防护 提倡安全用水,饮用水必须经物理或化学方法处理后才能使用;尽量避免与疫水接触,禁止儿童到河沟戏水。对必须接触疫水者应采取个人防护措施如穿防护衣裤或皮肤涂抹防虫药物。

3. 药物预防 ①蒿甲醚:接触疫水后15天服用1次,6mg/kg,以后每15天服药1次,连续4~10次。②青蒿琥酯:接触疫水后7天服用1次,6mg/kg,以后每7天服药1次,连续8~15次或脱离疫区后7天再服1次;如果暴露时间不到7天,则于首次接触疫水后7天、14天和15天各服1次;此方案适合于重疫区暴露人群和短期接触疫水人群。

【治疗】

1. 病原治疗 首选吡喹酮(pyquiton,praziquantel),对各种血吸虫及血吸虫各阶段都有杀虫作用。但对重复感染无明显预防作用。

(1)急性血吸虫病:总剂量为120mg/kg(体重超过60kg者按60kg计),采用6日疗法:总量的50%在头2天内服用,余量在后4天内服完,每天剂量分2~3次服。

(2)慢性血吸虫病:总剂量为60~70mg/kg(体重≥30kg者为60mg/kg;体重<30kg者为70mg/kg),采用2日疗法,每天分2~3次服。

(3)晚期血吸虫病:一般情况良好者总剂量40~60mg/kg,用2日疗法,每天分2~3次服;体弱或有并发症者按总剂量60mg/kg,用3日疗法,每天分3次服;严重感染者可按总量90mg/kg,分6天服用,每天分3次。

2. **对症支持治疗** 急性血吸虫病患者应住院治疗。高热者需退热和补液,以保证充足的水分和电解质平衡。高热及中毒症状严重者可使用糖皮质激素。合并感染者,选用相应抗菌药物。对慢性感染者,需加强支持治疗,补充维生素和蛋白质。

3. **外科治疗** 对巨脾症、门脉高压和上消化道出血患者可选择适当机会做脾脏切除或分流术。对结肠增殖肥厚形成的肠梗阻和广泛多发性息肉或结肠癌变者及时手术。

【预后】

血吸虫病的预后与感染程度、病程长短、年龄、并发症、异位损害及治疗是否及时和彻底有明显关系。急性血吸虫经过及时治疗预后良好。并发肝硬化者预后较差。

(许红梅)

第九节 并殖吸虫病

并殖吸虫病(paragonimiasis),又名肺吸虫病(lung fluke diseases),是由并殖吸虫引起的慢性地方性寄生虫病,属于自然疫源性疾病。人体主要通过生食或半生食含有并殖吸虫囊蚴的淡水蟹或蝲蛄或感染动物的肉而患病。主要临床特征为长期咳嗽、胸痛、咳铁锈色痰及游走性皮下包块。

【病原及生活史】

并殖吸虫因其生殖器官并列而命名。已知的并殖吸虫有50多种,对人体致病的至少有7种。在我国,卫氏并殖吸虫(*paragonimus westermani*)分布广,感染率高,是最重要的并殖吸虫,其次为斯氏狸殖吸虫(*paragonimus skriabini*,又名四川并殖吸虫 *paragonimus szechuanensis*),两者同属于并殖科,分别属于并殖属和狸殖属。成虫是雌雄同体,主要寄生在终宿主(人和食肉类哺乳动物)的肺,故又称肺吸虫(lung fluke)。虫卵随终宿主的痰或粪便排出体外,流入山涧溪水中。①虫卵入水后,发育成熟并孵出毛蚴;侵入第一中间宿主螺科体内(卫氏并殖吸虫为川卷螺,斯氏狸殖吸虫为拟钉螺),以无性生殖过程发育,经胞蚴、二代雷蚴最终变成尾蚴。②尾蚴从螺体溢出,钻入第二中间宿主(石蟹或蝲蛄)体内,形成囊蚴。③囊蚴多位于蟹的足肌、胸肌、肝脏和心脏等器官。人一旦生食或半生食含囊蚴的蟹或蝲蛄,囊蚴进入人体肠道,经消化液作用,幼虫溢出小肠内,后称童虫或后尾蚴,穿过肠壁进入腹腔,贯通膈肌到达胸腔,侵入肺脏。在移行过程中,童虫发育为成虫而产卵。卫氏并殖吸虫主要寄生于终宿主(人)的肺,其保虫宿主包括猫、狗、狼、狐、虎、猪及果子狸等多种食肉野生动物和家养动物。斯氏狸殖吸虫主要寄生于犬科、猫科和灵猫科等多种野生动物和家养动物的肺,人并非其终宿主,故在人体内以童虫阶段存在,并不能发育为成虫而产卵。

【流行病学】

1. **传染源** 患者、带虫者和保虫宿主是卫氏并殖吸虫的重要传染源。斯氏狸殖吸虫的传染源主要是许多食肉野生动物和家养动物。

2. **传播途径** 在流行区,人主要经生食或半生食(腌吃、醉吃及烧烤吃)溪蟹或蝲蛄而感染;也可因饮用含有囊蚴的生水而感染;还可因生食或半生食感染的野生动物和家养动物的肉类而被感染。

3. **易感人群和流行特征** 多见于儿童与青少年。卫氏并殖吸虫病流行于世界各地,以亚洲地区最多,并以我国为主,在 22 个省市和自治区流行,以浙江与东北各省为主。斯氏狸殖吸虫病在国外未见报道,在我国分布于甘肃、山西、陕西、河南、四川、云南、贵州、湖南、湖北、浙江、江西、福建、广东和广西等省市和自治区。并殖吸虫的流行多发生于夏秋季节,不良饮食习惯和生活方式是发生流行的重要因素。

【发病机制与病理改变】

1. 发病机制

(1)童虫致病:童虫借其强有力的肌肉收缩运动及腺体分泌物破坏人体组织,穿透肠壁进入腹腔,引起腹腔广泛炎症及粘连。多数童虫又可穿过横膈到胸腔,引起胸膜炎症。童虫到处游窜难于定居,造成局部及全身性病变,称为幼虫移行症。童虫在移行过程中逐渐发育为成虫,最后进入肺脏,产生窦道和形成囊肿。斯氏狸殖吸虫的童虫在人体移行造成的损害较卫氏并殖吸虫明显,常在寄生部位形成嗜酸性肉芽肿,极少进入肺脏形成典型囊肿,而以游走性皮下包块及渗出性胸膜炎为其主要病变,也可引起肝脏、脑部及脊髓损害。

(2)成虫致病:卫氏并殖吸虫的成虫可固定在人体某一器官,多数情况下寄生于肺部,引起肺组织破坏和出血。也可沿大血管周围的软组织移行,使病变范围不断扩大。其基本病理过程可分为组织破坏期、囊肿期和纤维瘢痕期。

2. 病理变化 ①肺脏:是卫氏并殖吸虫最易侵犯的器官,主要病变为新旧不一和大小不等的虫囊,其分布靠近纵隔面和横膈面的肺实质中。虫体进入胸腔可引起渗出性胸膜炎。②肝脏:斯氏狸殖吸虫易侵犯肝脏,引起急性嗜酸性粒细胞性脓肿及片状或带状出血性坏死区,肝表面可见童虫移行穿通的窦道或虫穴。③脑部:虫体侵入大脑形成脓肿和囊肿。④腹腔:有广泛炎症和粘连,可见大小不等囊肿,或分散或聚集成团块分布,可伴有腹水。⑤皮下包块:并殖吸虫引起的皮下包块为童虫移行所致,多位于皮下深部肌肉,直径 1~6cm,包块内可发现童虫、成虫、虫卵和囊肿样改变。斯氏狸殖吸虫所致皮下包块内仅有童虫。结节中有大量嗜酸性粒细胞、浆细胞和夏科 - 莱登晶体。

【临床表现】

潜伏期:一般 3~6 个月,短者数天、长者可达 2 年以上。

1. 急性并殖吸虫病 为童虫移行所致。起病急,可有全身不适、腹痛、腹泻稀便或黏液脓血便及食欲缺乏,继之出现发热(低热或弛张热伴畏寒)、胸痛、胸闷、气急及咳嗽等症状。可持续 1~3 个月。

2. 慢性并殖吸虫病 大多数患者发现时已为慢性期。可有食欲缺乏、乏力和消瘦,部分有发热(多在 38℃以内)、哮喘发作或(和)荨麻疹。可累及多器官,根据主要累及器官,可分为以下临床类型:

(1)胸肺型:最常见,多为卫氏并殖吸虫感染所致,表现为咳嗽、胸痛及气急,咳痰逐渐增多,痰中有少量血或铁锈样或果酱样或烂桃样血痰。少数可咯血。累及胸膜可引起单侧或双侧渗出性胸膜炎、胸腔积液(积液常不多)、胸膜增厚及胸膜粘连,表现为胸痛、胸闷等。

(2)腹型:多发生于感染早期,表现为腹痛、腹泻、腹胀、恶心及呕吐,大便 2~4 次 /d,黄稀便,偶有黏液;腹部可有全腹或右下腹轻压痛,偶可扪及腹部结节或肿块。累及肝脏者,可有肝脏轻~中度肿大(质地中等,多无触痛),可形成嗜酸性肝脓肿或囊肿,严重感染者可出现黄疸。偶有脾大和腹水。

(3)皮下型:主要表现为皮下包块。卫氏并殖吸虫病此型占 10%,多不游走。斯氏狸殖吸虫病皮下型占 50%~80%,游走性皮下包块是其典型体征之一。包块局部隆起,紧贴皮下与周围有粘连,少数可达肌层,触之呈条索状和结节感,边缘不清,表面皮肤正常,触之可活动或有轻压痛,大小不等,大多为 1~3cm,形态各异,多为单个,偶见多个成串,主要分布在腹部、胸部、腰背部、下肢、腹股沟、眼眶甚至面部等。

(4)脑脊髓型:可分为脑型及脊髓型,以脑型多见。①脑型:可有头痛、呕吐、瘫痪、失语、视力减退、意识迟钝、癫痫发作、共济失调及感觉障碍等。②脊髓型:主要表现为脊髓受压部位以下运动障碍如下肢无力,行动困难,伴有感觉缺损等;多逐渐加重,最终发生截瘫。

(5)心包型:主要为斯氏狸殖吸虫所致,可引起心包积液,可导致缩窄性心包炎。

(6)阴囊肿块型:阴囊部位出现大小不等包块,大如鸡蛋或拳头。

(7)亚临床型:感染后无明显临床表现,但有外周血嗜酸性粒细胞升高,皮内试验及血清学检查阳性。

【一般实验室检查】

1. 血常规　白细胞总数增加,多为 $(10~30) \times 10^9/L$,急性期可高达 $40 \times 10^9/L$。嗜酸性粒细胞比例明显升高,可达 30%~40%,斯氏狸殖吸虫病患者血象变化更为显著。

2. 血沉和生化检查　血沉可有中度或显著增快。肝脏受累时可有肝酶增高。心包炎时可有心肌酶谱轻度异常。

3. 脑脊液及浆膜腔积液检查　①脑脊液:累及中枢神经系统者脑脊液可有异常,表现为压力增高,外观无色透明,蛋白轻度增高,糖和氯化物正常,常可见嗜酸性粒细胞,卫氏并殖吸虫感染者偶可找到虫卵;②浆膜腔积液:胸腔积液、腹水和心包积液外观多呈血性或草黄色,蛋白明显增高,白细胞数增高,以多核细胞为主,嗜酸性粒细胞明显增多。

【影像学检查】

1. 肺部征象　早期胸膜反应及支气管周围炎症表现非常显著。活动期可表现为浸润性阴影、囊状或多囊状阴影及结节状阴影。恢复期表现为形态多样的纤维化瘢痕或钙化灶。

2. 脑部征象　头颅 CT 可见不规则高密度"肿块"样病灶,周围伴水肿。头颅 MRI 显示短 T_1 和长 T_2 出血信号。出血灶大小不等。还可见脑内不规则水肿和隧道等病变。头颅 MRI 对颅内出血病灶敏感,对脑型诊断有重要价值。

【病原学检查】

1. 病原体检查

(1)痰液检查:卫氏并殖吸虫病患者痰液常呈铁锈色,镜检可见虫卵、嗜酸性粒细胞及夏科 - 莱登晶体,找到虫卵是确诊的重要依据。斯氏狸殖吸虫病患者痰中不能查到虫卵,但可见大量嗜酸性粒细胞或夏科 - 莱登晶体。

(2)粪便检查:卫氏并殖吸虫病患者有 15%~40% 可在粪便中找到虫卵。

(3)浆膜腔积液检查:离心沉淀物中偶可查到虫卵和夏科 - 莱登晶体。

2. 免疫学检查

(1)特异性抗体:用 ELISA 法利用成虫可溶性抗原检测血清、脑脊液或浆膜腔积液中特异性抗体,有临床诊断价值,还可用于流行病学调查。

(2)循环抗原:用酶联免疫吸附抗原斑点试验(AST-ELISA)检测循环抗原,有临床诊断价值,还可用于疗效评价。

(3)皮内试验:属于速发型变态反应,阳性者常在注射抗原后 5 分钟丘疹和红晕即开始扩大,时有伪足,15分钟达高峰。可与血吸虫病和华支睾吸虫病等有交叉反应而呈假阳性。常用于疑似病例的初筛。

3. 组织病理 皮下包块活检病理特点:有不规则坏死腔穴和窦道,可见夏科-莱登晶体,部分可见虫卵、童虫和成虫,外周有大量嗜酸性粒细胞浸润。斯氏狸殖吸虫病的皮下包块可见典型的嗜酸性肉芽肿。

【诊断与鉴别诊断】

1. 诊断 根据流行病学资料(在流行区,有生食或半生食溪蟹或蝲蛄或生饮溪水史);早期有腹泻和腹痛,继而咳嗽、发热、咳铁锈色痰伴胸膜炎和心包炎,或有游走性皮下包块;不明原因头痛、癫痫发作和瘫痪等;嗜酸性粒细胞增多和肺吸虫免疫学检查阳性可作出临床诊断。在粪便、痰液及各种体液找到虫卵或活检组织检查找到虫卵、童虫或成虫及典型嗜酸性肉芽肿即可确诊。

2. 鉴别诊断

(1)结核病:肺吸虫病有浆膜腔积液和中枢神经系统受累时需与肺结核、结核性胸膜炎、结核性腹膜炎和结核性脑膜炎等结核病鉴别。肺吸虫病常有皮下结节;外周血和浆膜腔积液中嗜酸性粒细胞明显增多且浆膜腔积液和血清中肺吸虫抗体阳性具有重要鉴别价值。

(2)颅内疾病和原发性癫痫:脑型肺吸虫病需与颅内肿瘤、蛛网膜下腔出血和原发性癫痫等鉴别。脑型肺吸虫病具有外周血嗜酸性粒细胞明显增多的特点,血清肺并殖吸虫抗体或循环抗原呈阳性,以及头颅影像学、脑脊液常规和脑电图检查等有助于鉴别。

【预防】

1. 控制传染源 积极治疗患者和患病家畜。捕杀对人有害的保虫宿主。

2. 阻断传播 在流行区要加强卫生宣传教育,提高自我防范意识,提倡科学烹调,不生食或半生食溪蟹和蝲蛄,不生饮溪水。教育群众不随地吐痰和大小便,防止虫卵入水。

【治疗】

1. 病原治疗

(1)吡喹酮:对卫氏并殖吸虫及斯氏狸殖吸虫病均有良好疗效,是目前最理想的治疗药物。儿童剂量为每次25mg/kg,每天3次,连服2天;或总剂量为150~225mg/kg,分3天服用(3日疗法)。重症和脑型患者在一周后可重复一个疗程。

(2)三氯苯达唑(triclabendazole):具有毒性极低、使用剂量小和疗程短等优点,尤其适用于儿童。用法:5mg/(kg·d),1次服,连用3天;或者10mg/kg,单剂口服。疗效与吡喹酮相似。

(3)硫氯酚(bithionol):具有广谱驱虫和杀虫作用。儿童50mg/(kg·d),分3次口服,连用10~15天;或者间日服用,20~30天为一疗程。儿童不宜首选。肝肾功能不全者禁用。

2. 对症治疗 对咳嗽或咯血者可给镇咳或止血剂。胸痛或腹痛者可给止痛剂。癫痫发作者需使用抗癫痫药物控制发作。颅内压增高者可应用脱水剂。瘫痪者可采用针刺和理疗等物理疗法。

3. 外科治疗 肺吸虫病的肺内病灶比较分散,不宜手术治疗。脑脊髓型有压迫症状且内科治疗无效者,可考虑手术摘除囊肿和结节等病灶。胸膜粘连明显者可行胸膜剥离术。

【预后】

本病的预后与肺吸虫的虫种、寄生部位及感染轻重有关。多数患者经过及时治疗,预后良好。脑型及脊髓型预后较差,相对而言,斯氏狸殖吸虫病脑型较易恢复,后遗症少。

(许红梅)

第十节 华支睾吸虫病

华支睾吸虫病(clonorchiasis)是由华支睾吸虫寄生于人体肝胆系统引起的慢性寄生虫病。人因生食或半生食含有肝吸虫囊蚴的淡水鱼(虾)而感染。主要临床特征有腹痛、腹泻、食欲下降和肝大等。严重感染可导致营养不良、胆管炎、胆囊炎、胆石症以及肝硬化等。

【病原及生活史】

华支睾吸虫(Clonorchis sinensis),又称肝吸虫(liver fluke),属于后睾科支睾属,其成虫体形扁平,雌雄同体,主要寄生在肝脏中小胆管内,有时移居较大胆管或胆总管。虫卵随胆汁进入肠道,随粪便排出体外,被第一中间宿主(淡水螺)吞食。虫卵在螺体内孵化成毛蚴,经胞蚴和雷蚴阶段,发育为尾蚴,然后溢出螺体,钻入第二中间宿主(淡水鱼或淡水虾)体内形成囊蚴。人或哺乳动物进食含有囊蚴而未煮熟的鱼或虾后,囊蚴内幼虫在人或动物十二指肠内脱囊溢出,沿胆道移行至肝脏,在肝内中、小胆管寄生,并发育为成虫。从感染囊蚴至成虫排卵约需一个月左右。成虫在人体内可活 20~30 年。虫卵体积很小,卵内有一成熟毛蚴。

【流行病学】

1. 传染源　患者和保虫宿主动物(包括猫、狗、猪及鼠等)为主要传染源。

2. 传播途径　主要是通过生食或半生食含华支睾吸虫囊蚴的淡水鱼或虾而感染。

3. 易感人群和流行特征　人群普遍易感,感染率随年龄增加而增长,25~30 岁左右达高峰。本病主要分布在东亚及东南亚。我国除内蒙古、青海、宁夏和西藏外,在 27 个省、市、自治区都有病例或流行,较严重地区有广东珠三角、广西、中国台湾和中国香港等地(吃"鱼生"或"烫鱼片"等)、东北三省(生鱼佐酒或盐伴小生鱼等)和福建省(食生虾等),呈点、片或线状分布。自然环境、居民饮食和卫生习惯,特别是吃鱼虾方法和频率是影响流行的关键因素。

【发病机制与病理改变】

1. 发病机制　成虫寄生在人体肝脏二级以上分支胆管内,虫数少则十余条,多则成千上万条。成虫的机械刺激及其分泌物和代谢产物的作用,造成胆管机械性和化学性损伤,引起局部炎症。虫体堵塞胆管引起胆汁淤滞及胆管扩张。胆管堵塞可继发细菌性胆管炎和胆囊炎。纤维组织逐渐向肝实质延伸,导致门脉性肝硬化;长期胆汁淤积偶可引起胆汁性肝硬化。成虫偶尔寄生于胰管,可引起胰腺炎。

2. 机体免疫反应　感染后诱导机体细胞免疫和体液免疫应答,出现高水平 IgG、IgE 和 IgA 抗体,抗体亚类分析显示 IgG4 升高。研究显示,华支睾吸虫病患者血清 Th1 型细胞因子 IL-2 和 IFN-γ 水平显著低于正常人,而 Th2 型细胞因子 IL-4 显著增高。动物研究发现,华支睾吸虫感染小鼠 IL-4、IL-5 和 IL-10 水平升高,IgE 水平显著升高,嗜酸性粒细胞增高。

3. 病理改变　感染早期表现为胆管炎和胆管周围炎,可见胆管上皮脱落、坏死、胆管周围炎性细胞浸润和胆管周围纤维增生。慢性感染主要为胆管上皮增生,形成瘤样结构及结石。肝脏明显充血、淤胆和肿大,以左叶大为主。肝细胞脂肪变性、萎缩甚至坏死。汇管区结缔组织增生,形成类似假小叶结构。

【临床表现】

潜伏期 7~40 天,一般为 30 天,潜伏期长短与感染量有关。

1. **急性华支睾吸虫病** 多发生于一次食入大量华支睾吸虫囊蚴者。首发症状通常是腹痛和腹泻。腹痛呈持续性刺痛,进餐后加剧,类似胆囊炎。大便呈稀水样,每天 3~4 次。3~4 天后可出现发热,伴明显畏寒或寒战及头痛,发热持续时间长短不一,短则 3~4 天,长则数月。热型可有低热、弛张热或不规则发热。绝大多数患者有不同程度肝大及肝区疼痛,部分伴有脾大及黄疸。

2. **慢性华支睾吸虫病** 由于反复多次感染或急性感染未得到及时控制所致。

(1)轻度感染:常无症状,仅在粪便中发现虫卵。

(2)中度感染:有不同程度乏力、食欲下降、腹胀、腹痛和慢性腹泻等。体检有肝大,以左叶为明显,表面不光滑,略有结节感,有压痛;部分伴有轻度脾大。

(3)重度感染:上述表现都可出现,但明显加重。可合并胆囊炎、胆绞痛及阻塞性黄疸。晚期可形成肝硬化。

(4)临床分型:根据临床特点,可进一步分为肝炎型、胃肠炎型、胆囊胆管炎型、营养不良型、肝硬化型、侏儒型和隐匿型等临床类型。

3. **儿童华支睾吸虫病** 儿童感染后病情较重,除有消化道症状和可伴发热外,往往伴有严重营养不良和生长发育障碍,表现为贫血、低蛋白血症、水肿、腹水、身材矮小及第二性征发育迟缓等。肝脾大较成人明显。

【一般实验室检查】

血常规可见白细胞及嗜酸性粒细胞轻~中度升高。嗜酸性粒细胞比率多为 10%~40%,绝对计数增高,以急性期最明显,个别病例出现嗜酸性粒细胞类白血病反应。1/5 患者有不同程度贫血,多为轻度。

【影像学检查】

1. **腹部 B 超** ①肝内胆管:弥漫性肝内小胆管扩张,管壁增厚和模糊,可见短小双线光带呈"等号状"或"树枝状",尤以肝左外叶胆管扩张显著。②肝外胆管:扩张,胆总管下段变窄,管壁增厚毛糙,管腔内可见点片状及絮状回声。③胆囊:胆囊增大,胆囊壁增厚并可有隆起,胆囊内积液。④其他:肝增大,回声增强;脾大;或有慢性胰腺炎改变。

2. **腹部 CT** 有不同程度的肝内弥漫性胆管扩张,肝被膜下小胆管呈囊状或杆状扩张。

【病原学检查】

1. **粪便检查** 常用直接涂片法、改良加藤厚涂片法、水洗沉淀法及盐酸乙醚离心沉淀法,需多次检查以提高阳性率。发现虫卵是确诊的直接证据。因常在感染后 30 天才能从患者粪便中找到虫卵,故急性感染早期阳性率低。

2. **十二指肠液引流** 十二指肠引流液离心后取沉淀物检出虫卵的机会较大,找到华支睾吸虫卵即可确诊。

3. **免疫学检查**

(1)特异抗原:用双抗体夹心 ELISA 法检测粪便中华支睾吸虫成虫的可溶性代谢抗原,阳性率可达 80%,特异性为 100%。有协助诊断价值。

(2)特异性抗体:有研究发现,患者血清特异性 IgG 抗体浓度与其粪便中虫卵计数成正比,故有辅助诊断价值。

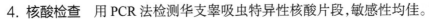

4. **核酸检查** 用 PCR 法检测华支睾吸虫特异性核酸片段,敏感性均佳。

【并发症】

1. **胆系并发症** 可并发胆囊炎、胆管炎和胆石症。临床表现取决于有无并发胆道继发感染及胆石嵌顿。轻者临床表现不典型,易误诊为消化不良。有细菌感染时可出现腹痛、高热和黄疸等表现,重者可发生休克。

2. **肝硬化** 偶尔并发门脉性肝硬化而引起食管静脉曲张破裂出血,或因成虫长期堵塞胆总管而导致胆汁性肝硬化。代偿期肝硬化临床症状轻微,失代偿期可表现为腹水、脾大、出血倾向、消化道出血及肝功能改变。

3. **异位损害** 较为少见。如成虫阻塞胰管引起胰管炎和胰腺炎,少数伴有糖尿病。

【诊断与鉴别诊断】

1. **诊断** 根据流行区有生食或半生食淡水鱼(包括鲜鱼、干鱼和腌鱼等)或虾或有食烤鱼史;结合临床有消化道症状与肝大(以左叶大明显),并发胆囊炎、胆管炎及胆结石等,儿童伴有生长发育障碍等表现,可考虑本病。一旦在粪便及十二指肠流液发现虫卵,即可确诊。

2. **鉴别诊断** 有肝大及黄疸者应与病毒性肝炎鉴别;有腹痛和腹泻需与慢性肠炎鉴别;并发胆囊炎有胆绞痛及阻塞性黄疸者应与慢性胆囊炎等鉴别。主要依赖流行病学资料、超声等影像学检查以及病原学检查进行鉴别。

【预防】

1. **控制传染源** 在流行区对居民进行普查普治。流行区的猫和狗等家畜有条件者予以定期驱虫。

2. **切断传播途径** 是预防本病的关键环节。不吃未经煮熟的鱼或虾;不用盛过生鲜水产品的器皿盛放其他直接入口的食品;加工过生鲜水产品刀具等必须清洗消毒后才可使用;不用生鱼虾喂猫、犬及猪等动物。加强粪便管理,不使用未经无害化处理的人粪作肥料。

【治疗】

1. 病原治疗

(1)吡喹酮:首选药物。服药后 1~2 天内,最快在用药后 2 小时,粪便中就有虫体排出。用法:每次 25mg/kg,每天 3 次,连服 2~3 天;或根据病情的轻、中和重度,分别采用总剂量为 90mg/kg、120mg/kg 和 150mg/kg,2 天内服完,每天分 2 次。

(2)阿苯达唑(albendazole):对吸虫病有一定疗效。剂量为 10~20mg/(kg·d),分 2 次服,疗程 7 天。治疗后 1 个月虫卵未转阴者,可再服 1 个疗程。2 岁以下禁用。

2. **对症支持治疗** 对重症感染、营养不良、肝功能异常或肝硬化者,应加强营养、纠正贫血和保护肝脏,以改善全身状况,并及时进行驱虫治疗。

3. **外科治疗** 对于急性胆囊炎、胆石症、胆总管炎或胆道梗阻等并发症,应立即给予手术治疗,并加用抗菌药物。

【预后】

轻症患者经治疗后预后良好。重症和已发生肝硬化者,如能避免重复感染,经积极治疗后病情及肝脏病变可获得明显好转,但若发生肝功能失代偿可致死亡。并发胆囊胆管炎和胆管阻塞者,如能及时治疗,预后亦良好。合并病毒性肝炎时,肝炎症状常较重,病程迁延。

(许红梅)

第十一节　绦虫病和囊虫病

一、牛带绦虫病

牛带绦虫病(saginatus taeniasis)是肥胖带绦虫的成虫寄生于人体小肠所致的寄生虫病。临床上可有轻微消化道症状以及大便中有白色带状节片排出等特点。

【病原及生活史】

肥胖带绦虫(*Taenia saginata*),又名牛带绦虫,属于圆叶目带科带属,为雌雄同体,成虫寄生于人的小肠上段,头节略显方形,链体由 1 000~2 000 个节片组成,末端为孕节。虫卵和孕节片随粪便排出体外,经污染蔬菜等进入牛的肠道而发育成为六钩蚴,后者穿过牛的肠壁进入横纹肌内,发育为囊尾蚴。人通过生食或半生食含有活囊尾蚴的牛肉而被感染。囊尾蚴进入人体后,在小肠内逐渐分裂形成体节,后发育为成虫,牛带绦虫活动力较强,成虫的虫体脱节,可主动从肛门溢出或随大便排出。人是牛带绦虫的唯一终宿主,不是适宜的中间宿主,因此,牛带绦虫的囊尾蚴不引起人囊尾蚴病。

【流行病学】

1. 传染源　感染了牛带绦虫的病牛和患者为主要传染源。

2. 传播途径　通过生食或食入未煮熟的含有活囊尾蚴的牛肉而被感染。

3. 易感人群和流行特征　人群普遍易感。牛带绦虫病的流行与饮食习惯及牛饲养方法不当有密切关系,喜食生肉的地区感染率高。在我国西南各省及西藏、内蒙古及新疆等少数民族均有地方性流行。

【发病机制与病理改变】

1. 发病机制　牛带绦虫因头节固着在小肠黏膜上而致局部损伤及炎症。虫体吸取人体养料并刺激肠壁及其代谢产物的毒性作用,可引起消化道症状。出现多条绦虫寄生时,偶可引起不全性肠梗阻。

2. 机体免疫反应　人对牛带绦虫的幼虫具有自然免疫力,感染牛带绦虫后可产生特异性抗体,但不能清除感染的牛带绦虫。

3. 病理改变　牛带绦虫寄生在小肠内,吸附在小肠黏膜上,但很少产生病理变化,当寄生虫量较多时,绦虫的头节吸盘可压迫并损伤肠黏膜,局部可见轻度亚急性炎症反应。

【临床表现】

潜伏期 2~3 个月。

临床症状轻微。最具有特征性的临床表现是患者发现自己排出的节片或大便中发现白色虫体节片,常有肛门部位瘙痒。

少数患儿有腹部隐痛、腹泻、体重减轻和荨麻疹等症状。

【一般实验室检查】

部分患者可见外周血嗜酸性粒细胞轻度增高。

【病原学检查】

1. 病原检查　肛门溢出节片或粪便检查出虫卵和节片。在轻症感染者,采用重复和浓

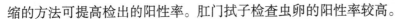

缩的方法可提高检出的阳性率。肛门拭子检查虫卵的阳性率较高。

2. 免疫学检查

(1)抗原检查:通过检查人排出的绦虫代谢物、分泌物、节片及虫卵等虫体组织,统称粪抗原,可协助诊断。在绦虫感染后不久即可持续检出粪抗原,驱虫治疗后消失。

(2)特异性抗体:检测血清抗虫体特异性抗体,有助于绦虫病感染或寄生的诊断,但抗体存在时间较长,不能区分现症感染和既往感染,也不能对驱虫疗效进行评价。

【并发症】

1. 肠梗阻 偶尔因成虫缠绕成团,引起肠梗阻。

2. 阑尾炎 因牛带绦虫的孕节活动,偶可引起阑尾炎。

【诊断与鉴别诊断】

1. 诊断

(1)临床诊断:有进食生或未熟牛肉史,粪便中或内裤和被褥上发现白色带状节片,即可诊断绦虫病。

(2)确定诊断:粪便中检出虫卵或节片可确诊为绦虫病。通过镜检头节和孕节形态可鉴别虫种,用以确诊本病。

2. 鉴别诊断 需与猪带绦虫病鉴别。主要依据病原学检查。

【预防】

1. 控制传染源 治疗患者和带虫者,以控制传染源。

2. 阻断传播途径 养成熟食习惯,避免吃生或半生的牛肉。加强肉类检查,不准出售有囊蚴的牛肉。还要搞好粪便管理,加强牛的管理,防止牲畜受绦虫感染。

【治疗】

主要为病原治疗。吡喹酮是根除绦虫成虫的高效药物,剂量为 5~10mg/kg,一次口服,1 小时后服泻药,服药当天或次日即可排出零碎虫体与节片。其他有效的抗绦虫药物:阿苯达唑:2~12 岁,200~400mg/d,一次顿服,连用 3 天;甲苯达唑:4 岁以上儿童每次 200mg,2~4 岁每次 100mg,3 次 /d,连用 3 天;氯硝柳胺:50mg/kg,一次口服。

【预后】

驱虫治疗的疗效显著,大多可以痊愈,预后良好。

二、猪带绦虫病和囊尾蚴病

猪带绦虫病(taeniasis suis or taeniasissuis)是链状带绦虫的成虫寄生于人体小肠所致的寄生虫病。囊尾蚴病(cysticercosis)是链状带绦虫的幼虫即囊尾蚴寄生于人体皮下组织、肌肉、眼和中枢神经系统等部位所致寄生虫病。

【病原及生活史】

链状带绦虫(*Taenia solium*),又名猪带绦虫,属于圆叶目带科带属,人是猪带绦虫的中间宿主和终宿主。人若吞食猪带绦虫的虫卵,在小肠内经消化液作用破裂,溢出六钩蚴,穿入肠壁,通过血液循环或淋巴系统而散布全身,在各器官组织中发育成为囊尾蚴,但不能继续发育为成虫。人若吞食入猪带绦虫的囊尾蚴,在小肠内逐渐分裂形成体节,后发育为成虫,其头节呈球形,有顶突、4 个吸盘和 2 圈小钩,链体由 700~1 000 个节片组成,末端为孕节,虫体脱节的节片和孕节破裂散出的虫卵随大便排出体外。成虫在人体可存活 25 年以上。囊

尾蚴在 −5℃存活 5 天,20℃存活 26 天;140 克肉块在生理盐水中煮沸 10 分钟被全部杀死。

【流行病学】

1. **传染源**　感染的猪是主要传染源;猪带绦虫病患者是人囊尾蚴病的唯一传染源。

2. **传播途径**　主要通过生食或食入未煮熟的含有活囊蚴的猪肉而被感染。感染虫卵的途径:①外源性感染:因生食或半生食被感染的猪内脏而食入虫卵受染;②自体感染:猪带绦虫病患者误将自体排出的虫卵带入口内;也可因呕吐或反胃,使肠内孕节返入胃或十二指肠而感染。以外源性感染为主要方式。

3. **易感人群和流行特征**　人群普遍易感。流行方式与牛带绦虫病相似。我国主要散发于华北、东北、内蒙古和西北一带。地方性流行区见于云南。

【发病机制与病理改变】

1. **发病机制**

(1)猪带绦虫病:因成虫头节有小钩和吸盘,对小肠黏膜损伤较重,成虫吸取小肠内养料并刺激肠壁及其代谢产物的毒性作用,可致消化道症状;多条成虫寄生时,偶可引起不全性肠梗阻;成虫还可穿透肠壁引起腹膜炎。

(2)囊尾蚴病:虫卵内的六钩蚴随血液循环或淋巴系统到达各组织,可在皮下及肌肉、脑和眼等组织内发育为囊尾蚴,对局部造成机械性压迫,引起占位性病变;同时,囊尾蚴的毒素可引起局部组织炎症反应和全身反应。

2. **机体免疫反应**　可刺激血中嗜酸性粒细胞增高及产生相应的特异性抗体反应。

3. **病理改变**　猪带绦虫对肠黏膜损伤比牛肉绦虫重。囊尾蚴病的病理改变与囊尾蚴寄生部位、数目、死活及局部组织反应程度有关,主要为细胞浸润、坏死和钙化等病变。寄生在中枢神经系统的囊尾蚴以大脑皮质为多;还可寄生于眼的任何部位,绝大多数在眼球深部,造成眼底异常、视神经乳头水肿和视神经萎缩等。

【临床表现】

1. **猪带绦虫病**　主要表现为腹部不适、腹痛、腹泻、腹胀及消瘦等。

2. **囊尾蚴病**

(1)脑囊尾蚴病:三大主要表现为癫痫发作、高颅压和精神症状;其他可有头痛、头晕、呕吐、神志不清、失语、肢体麻木、局部抽搐、听力障碍、精神障碍、痴呆、偏瘫和失明等。

(2)皮下及肌肉囊尾蚴病:约 2/3 囊尾蚴病患者有皮下囊虫结节,多位于躯干及大腿上端。

(3)眼囊尾蚴病:多为单眼,可表现为视力障碍,常可见虫体蠕动。囊尾蚴一旦死亡,可造成眼内组织病变如玻璃体混浊、视网膜脱离和视神经萎缩。

【一般实验室检查】

1. **血常规**　多数患者白细胞总数正常,嗜酸性粒细胞可升高。

2. **脑脊液检查**　脑囊尾蚴病时,脑脊液压力可正常或升高;可有细胞数轻度增高,以淋巴细胞为主,嗜酸性粒细胞增高;蛋白定量正常或轻度增高;糖和氯化物正常。

【影像学和其他辅助检查】

1. **颅脑影像学检查**　在脑囊尾蚴病时,颅脑 CT 的阳性率高达 90% 以上;颅脑 MRI 可鉴别囊尾蚴的死活,并有利于发现脑室内及脑室孔部位的病灶。

2. **眼底镜检查**　有助于眼囊尾蚴病的诊断。

【病原学检查】

1. 病原检查

(1)猪带绦虫病:收集全部大便用水淘洗后检查头节和孕节,可夹在两张玻片之间轻压后观察形态;或采用粪便直接涂片法、饱和盐水漂浮法或沉淀法检查虫卵,但其形态与牛带绦虫虫卵难以区别。轻症感染者需多次重复检查来提高检出阳性率。必要时可实验性驱虫。用 PCR 法扩增粪便中虫卵或虫体的种特异性 DNA 可协助诊断。

(2)囊尾蚴病:取皮下结节压片,病理组织检查发现囊尾蚴;或者将取下的结节剥离内囊,进行囊尾蚴孵化试验(置于 50% 的胆汁生理盐水中,于 37℃温箱中孵化),检出囊尾蚴即为确诊证据。大便检查发现绦虫卵,可作为间接证据。

2. 免疫学检查

(1)抗原检测:粪便中的绦虫粪抗原检测阳性可协助诊断。血清循环抗原检测可用于囊虫病的疗效评价。

(2)特异性抗体:血清或脑脊液中抗囊尾蚴抗体阳性,有助于囊尾蚴病的诊断。儿童单一病灶的囊虫病者血清抗体常为阴性,但多发病灶者常为阳性。

【并发症】

猪肉绦虫的成虫偶尔可致肠梗阻,或穿过肠壁并发肠穿孔和腹膜炎。眼囊尾蚴病可并发白内障或继发青光眼等。

【诊断与鉴别诊断】

1. 诊断

(1)猪带绦虫病:有进食生或未熟猪肉史;粪便中发现白色带状节片,镜检确认为猪带绦虫的头节和孕节,即可诊断猪带绦虫病。

(2)囊尾蚴病:有皮下或肌肉结节、癫痫发作及视力障碍等临床表现,影像学和免疫学检查有辅助诊断价值,病原检查或病理组织学检出囊尾蚴可确诊。

2. 鉴别诊断

(1)皮下囊虫结节:应与下列疾病相鉴别。

1)多发性神经纤维瘤:有阳性家族史,皮肤浅棕色斑点,结节呈串珠样沿神经干走向分布,活组织检查可确诊。

2)脂肪瘤:有家族史,质软,分叶状,常呈对称性,可有巨大型,活组织检查可确诊。

3)结节性硬化:常有阳性家族史,多在幼年起病,面部常有皮脂腺瘤。

4)结节性脂膜炎:皮下结节处皮肤红肿,伴有发热、肝脾大和骨髓抑制等,活组织检查可确诊。

(2)脑囊虫病:应与下列疾病相鉴别。

1)原发性癫痫:常有阳性家族史,颅脑 CT 或 MRI 无阳性发现;而脑囊虫病常有绦虫病史和皮下结节。病原学检查可助诊。

2)颅内肿瘤:临床表现相似,经头颅 CT 或 MRI 检查和病原检查可助鉴别。

3)结核性脑膜炎:脑脊液常规显示蛋白明显增高和细胞数中等增高,糖和氯化物明显降低,涂片可能发现结核分枝杆菌,颅脑 CT 可助鉴别。

【预防】

同牛带绦虫病。

【治疗】

1. **猪带绦虫病** 病原治疗同牛带绦虫病。

2. **囊尾蚴病** 包括病原治疗、对症治疗和手术治疗,应结合囊尾蚴的部位、数量和生活力等因素选择治疗方法,强调个体化治疗。抗囊尾蚴的有效药物包括吡喹酮和阿苯哒唑。

(1)脑囊尾蚴病:吡喹酮可使囊尾蚴变性和死亡,引致炎症反应,使原有症状加重。

1)非进展性脑囊尾蚴病:主张对非进展性或有多个囊尾蚴患者进行治疗。采用阿苯哒唑,剂量为 20mg/(kg·d),分 2~3 次口服,10 天为 1 疗程。第 2~3 天联合应用糖皮质激素和脱水治疗。对无生活力的囊尾蚴病,以对症治疗为主。

2)进展性脑囊尾蚴病:采用阿苯达唑,15mg/(kg·d),疗程 14~30 天;或用吡喹酮,可用 20mg/(kg·d),分 3 次,9 天为 1 疗程,总剂量 180mg/kg,间隔 3~4 个月重复 1 个疗程,一般需要 2~3 个疗程。同时应用糖皮质激素。

(2)眼囊尾蚴病:手术摘取虫体,或对症治疗。

(3)其他部位囊尾蚴病:脊髓囊尾蚴病常不进行驱虫治疗,以免加重局部炎症反应。

【预后】

与囊尾蚴病的感染部位、数量及大小等密切相关。进展性或多个囊尾蚴的脑囊尾蚴病预后不良。及时手术摘除的眼囊尾蚴病预后良好。经久不治的视网膜囊尾蚴病可致失明。

三、棘球蚴病(包虫病)

棘球蚴病(echinococcosis),又称包虫病(hydatid disease or hydatidosis),是棘球绦虫的中绦期幼虫所致的人兽共患性寄生虫病。我国有囊型包虫病和泡型包虫病。临床上以慢性消耗为主,以肝包虫病为最多见,也可累及其他器官。

【病原及生活史】

棘球绦虫属于圆叶目带科棘球属,其成虫寄生于食肉类动物消化道;其幼虫寄生于反刍类和啮齿类动物和人的肝肺等脏器。能致人疾病的棘球绦虫有 4 种,其中,细粒棘球绦虫(*Echinococcus granulosus*)和多房棘球绦虫(*Echinococcus multilocularis*)是主要病原,前者最为多见,后者危害更大。前者中绦期幼虫为棘球蚴(hydatid cyst),后者为泡球蚴(alveolar hydatid),分别引起囊型包虫病(囊型棘球蚴病)和泡型包虫病(泡型棘球蚴病)。

细粒棘球绦虫的成虫主要寄生于犬科食肉动物;羊、牛及骆驼等和人是主要中间宿主。多房棘球绦虫的成虫主要寄生于狐、狗、狼和猫等;鼠类为主要中间宿主,人类可被虫卵感染,但并非适宜中间宿主。细粒棘绦虫或多房棘球绦虫的孕节或虫卵经污染其皮毛、牧场、畜舍、蔬菜、土壤和水源等,被中间宿主吞食后在肠内孵出,钻入肠壁,经血液循环至全身各处,发育成棘球蚴或泡球蚴,形成包虫囊。棘球蚴为单房性囊,内含物有囊液、原头蚴、生发囊、子囊及孙囊构成,从囊壁脱落的原头蚴、生发囊和子囊悬浮在囊液中,统称为棘球蚴砂(hydatid sand)。泡球蚴为囊泡状团块,由许多大小囊泡相互连接和聚集而成,内含透明囊液和原头蚴或为胶状物而无原头蚴。

【流行病学】

1. **传染源** 狗是主要传染源。棘球绦虫的妊娠节片具活动能力,可自动爬出,狗在舔咬时把节片压碎而污染其皮毛。

2. **传播途径** 主要通过人与狗的密切接触,人经口感染。

3. **易感人群和流行特征**　人群普遍易感。大多在儿童期感染,在成人期发病。包虫病呈世界性分布,以畜牧业发达的国家和地区多见。我国以囊型包虫病为主,高发流行区在高山草甸地区及气候寒冷、干旱少雨的牧区及半农半牧区,以新疆、青海、甘肃、宁夏、西藏、内蒙古、云南和四川北部等地较为严重,全国包虫病患病率呈逐年下降趋势,截至 2016 年已下降至 0.34%。泡型包虫病比较少见,我国新疆、青海、四川、甘肃和宁夏等地有病例报告。

【发病机制与病理改变】

1. **发病机制**　棘球蚴或泡球蚴主要通过包虫囊占位性生长压迫邻近器官、炎症反应和/或包囊破裂后内容物释出引起过敏性休克等对机体造成损伤。幼虫经血液循环侵入人体组织后,导致周围组织炎症反应和细胞浸润,形成包虫囊,囊内所含液体具有抗原性,破裂后可引起周围组织发生局部过敏反应,严重者可发生过敏性休克。由于棘球蚴或泡球蚴不断生长,压迫周围组织和器官,可引起组织细胞萎缩和坏死。

2. **机体免疫反应**　在棘球蚴或泡球蚴感染过程中,宿主免疫应答十分复杂,包括初期的炎症反应和随后的特异性体液免疫和细胞免疫应答、过敏反应以及免疫逃避等。

3. **病理改变**　细粒棘球蚴侵犯部位最多见是肝,多在右叶,其次为肺、脑、脾、肾、骨骼、肌肉、皮肤、脊髓、女性盆腔与腹腔等。病理改变主要是囊肿占位性生长压迫邻近器官所致。肝棘球蚴囊压迫肝内胆小管,并包入外囊壁中,可造成压迫性坏死,囊液染成黄色,易继发细菌感染。儿童感染者大多数的肝棘球蚴囊因虫龄短而较小,往往在感染 5~20 年后才出现临床症状。绝大多数泡状棘球囊见于肝,呈单个巨块型。泡球蚴囊泡的质较硬,由无数小囊泡集合而成海绵状,与周围组织分界不清,肉眼上易误诊为肝癌。早期感染时,原头蚴定位后尚未发育成囊泡,后期感染时原头蚴发育成囊,并伴角质层形成。

【临床表现】

潜伏期 1~30 年。临床表现视其寄生部位、病灶大小与有无破裂而异。多在青少年期发病,表现为占位性病变,包囊小而无破裂者可无明显症状,大者则可发生压迫症状。

1. **囊型包虫病**

(1) 肝囊型:最为常见,占 80%~85%。早期无自觉症状,常在影像学检查中发现。可有肝区隐痛、消化不良、消瘦和贫血。体检有肝大和上腹部包块,肝功能多正常。若压迫胆道可出现黄疸;压迫门静脉可致腹水。

(2) 脑和眼包虫病:寄生于脑和眼部的包虫囊,在虫体较小时就可出现症状,儿童多数为脑和眼包虫病。脑包虫病主要表现为癫痫发作和高颅压。

(3) 其他脏器包虫病:①肺部:以右肺下叶多见,有干咳、呼吸急促、胸痛、胸闷及咯血等;②骨骼:多见于骨盆、椎体和长骨干骺端,可发生骨质破坏,或骨折。

(4) 过敏反应:常见荨麻疹、哮喘发作和血管神经性水肿。严重者可发生过敏性休克。

2. **泡型包虫病**　泡球蚴主要寄生在肝脏,亦可扩散和转移而累及肺和脑等器官。肝脏受累时临床表现类似肝癌,有肝区疼痛和压迫或坠胀感,可伴有腹痛、黄疸、消化不良和门脉高压等。体检有肝大或右上腹肿块,质地硬伴有结节感。几乎都有肝功能异常,晚期患者有恶病质。病程长达 1~5 年或更长。

【一般实验室检查】

血常规白细胞计数大多正常,继发感染时白细胞及中性粒细胞比例增高。嗜酸性粒细胞轻度增高。泡型包虫病患者常有肝功能异常。

【影像学检查】

棘球蚴囊肿的超声图像很具特征性,如探及囊肿,与正常组织界限分明,外壁光滑,内壁回声不规整等,诊断符合率可达98%以上。X线片、CT或MRI检查亦可见棘球蚴病的基本特征改变。

【病原学检查】

1. 病原检查 在手术活检组织、切除病灶或包囊破裂在破入的相应部位如腹水、胸腔积液、尿、粪和痰中,可检出棘球蚴囊壁和碎片或原头蚴。手术取出的棘球蚴囊,在其囊液中有棘球蚴砂。

2. 免疫学检查

(1)循环抗原:用双抗体夹心ELISA法等检测循环抗原或循环免疫复合物有助于诊断。临床符合率高,但敏感性较低。

(2)特异性抗体:用ELISA法或PVC薄膜快速ELISA法检测特异性IgG抗体可协助诊断。

(3)卡松尼(Casoni)皮内试验:阳性率高,但易有假阳性,或部分假阴性,可用于流行病学调查,或作为筛查。

【并发症】

1. 继发感染 囊肿可继发细菌感染。

2. 囊肿破裂 可出现发热、过敏性休克等以及继发腹腔或胸腔包虫病。肝棘球蚴破入胆道可引起急性胆囊炎。肺棘球蚴破入支气管可引起剧烈咳嗽,甚至咳出囊壁碎片等。

【诊断与鉴别诊断】

1. 诊断 在流行区,有羊或狗接触史,体内出现占位病灶,超声波等影像学发现特征性囊肿或特异性抗原或抗体阳性可临床诊断;查到棘球蚴囊壁碎片或原头节可确诊。

2. 鉴别诊断

(1)肝囊肿:可长期存在,无临床症状,影像学检查可鉴别。

(2)肝癌:甲胎蛋白常升高,影像学检查和病理活检有助鉴别。

(3)肿瘤性疾病:在脑、眼部的棘球蚴病应与相应部位的肿瘤占位性疾病相鉴别,主要通过影像学检查和活检病理检查加以区分。

【预防】

1. 控制传染源 加强对家犬和牧犬驱虫,人和犬驱虫后的粪便要进行无害化处理。

2. 阻断传播途径 不喝生水,不食生菜。儿童应避免与狗密切接触,如接触狗后应洗手。应洗净与狗粪接触的蔬菜。严格执行肉食品卫生检测制度和动物检疫制度。

【治疗】

1. 介入治疗 使用PAIR技术(percutaneous aspiration injection re-aspiration drainage)即在CT引导下经皮穿刺抽吸囊液,然后灌注高渗盐水,再吸出囊液。

2. 手术治疗 对棘球蚴囊大(10cm以上)、合并感染、眼和脑部位的包虫囊,采用手术切除病变部位是临床常用的治疗方法,在切除时应防止外漏。囊型包虫病患者首选外科根治术。泡型包虫病患者就诊时大多病变已较广泛,因其对阿苯达唑的疗效并不确定,唯一可靠的治疗仍然是广泛手术切除病灶。

3. 病原治疗 对于不能手术者可用药物治疗。①阿苯达唑:为首选药物,需用小剂量和长疗程，12~15mg/（kg·d），分 2 次口服，通常服用 1~6 个月或更长或多疗程反复治疗（4 周为 1 个疗程，间隔期为 2 周，共需 6~10 个疗程）。②吡喹酮：能直接杀死棘球蚴囊内的原头蚴，可用于治疗囊型包虫病，30mg/（kg·d），分 3 次口服，连用 5 天为 1 个疗程。与阿苯达唑联合用药可提高疗效。在外科治疗前后，均需用抗寄生虫药物治疗，常在手术前和手术后服用阿苯达唑各 1 个月，以防止扩散与复发。在病原治疗期间，可同时使用糖皮质激素以减轻水肿。对于晚期患者，病原治疗的疗程可长达 3~5 年，甚至终生维持治疗。

【预后】

细粒棘球蚴病预后一般较好，但如果棘球蚴囊破裂而发生休克者预后较差。晚期、继发感染及多部位病灶患者预后差，反复发作，不易根除。泡型包虫病预后较差。

四、曼氏迭宫绦虫病及裂头蚴病

曼氏迭宫绦虫病（spirometra mansoni）是由曼氏迭宫绦虫的成虫寄生于人体小肠所致的人兽共患性寄生虫病。而裂头蚴病（sparganosis mansoni）是由曼氏迭宫绦虫的幼虫即裂头蚴寄生于人的眼部、皮下组织或脑、肾、肺等脏器所致的寄生虫病。

【病原及生活史】

曼氏迭宫绦虫（*Spirometra mansoni*）属于假叶目裂头科迭宫属绦虫，其虫卵在剑水蚤中发育成原尾蚴，在蛙中发育为裂头蚴（*Sparganum mansoni*），猫、犬及人等终宿主吞食了染有裂头蚴的第二中间宿主蛙或转续宿主（蛇、鸟及猪等）后，裂头蚴逐渐在其肠内发育为成虫（头节细小，长约 60~100cm）。人不是曼氏迭宫绦虫的适宜宿主，故其成虫只是偶然寄生于人体，但中绦期裂头蚴（头节稍膨大，长约 10~36cm）可在人体寄生，其危害远大于成虫，是使人体致病的主要阶段。绝大多数裂头蚴在人体保持幼虫状态，可有 1 条至数十条裂头蚴在人体组织内寄生，可存活长达 12~35 年。

【流行病学】

1. **传染源** 感染的蛙、蛇和猪为主要传染源。

2. **传播途径** 主要通过两种途径传播。①皮肤黏膜及伤口：通过局部敷贴生的含有裂头蚴或原尾蚴的蛙肉、蛙皮、蛇肉或蛇皮经皮肤或黏膜侵入人体；②消化道传播：通过生饮或游泳时咽入被感染的剑水蚤或生食或食入未煮熟的含有裂头蚴或原尾蚴的蛙、蛇、鸡及猪等动物肉类被感染。

3. **易感人群和流行特征** 人群普遍易感。曼氏迭宫绦虫分布广泛，但成虫感染人体并不多见，主要见于俄罗斯和日本等少数国家。在我国，成虫感染人体的病例报道不多。裂头蚴病分布广泛，主要见于亚洲的一些国家，我国主要分布于广东、海南、湖南、湖北、福建、广西、云南及河南等地。

【发病机制与病理改变】

1. **致病机制** 裂头蚴经皮肤或黏膜侵入后，多迁徙至表皮或黏膜下或浅表肌肉内。如通过眼结膜和口腔黏膜感染裂头蚴或原尾蚴，幼虫可侵入局部组织器官并可从溃破处爬出；如吞入含原尾蚴的剑水蚤，幼虫不能在肠道发育为成虫，穿过肠壁进入腹腔并迁徙至全身各脏器发育为裂头蚴；如曼氏裂头蚴进入消化道，可发育为成虫（少见）或者穿过肠壁进入组织（常见）。曼氏裂头蚴在体内保持幼虫阶段并移行和侵犯多种组织器官，一般以眼睑、口腔、颊部、四肢、腹壁和脑等处多见,所致疾病严重程度取决于裂头蚴移行和寄生部位。成虫寄生在小肠内,吸附于小肠黏膜,当虫量较多时,其头节吸槽可压迫和损伤肠黏膜,成虫致病力较弱,可因其机械刺激和化学刺激导致轻微消化道症状。

2. 机体免疫反应　曼氏裂头蚴的排泄分泌抗原和裂头蚴虫体粗抗原是诱导宿主产生免疫应答的主要靶抗原,但与囊尾蚴、棘球蚴、旋毛虫、肺吸虫及华支睾吸虫等蠕虫感染者血清存在交叉反应。

3. 病理改变　裂头蚴的移行和寄生在相应器官形成坏死隧道和虫体囊肿。周围无包囊,有出血点或出血区,病灶为炎性肉芽肿,其中心为嗜酸性坏死组织所形成的腔穴和不规则隧道。坏死区内偶见多核巨细胞,形成嗜酸性肉芽肿囊包。裂头蚴断面除散在的细胞核外,可见到圆或卵圆形石灰小体。尚可寄生肺动脉和淋巴管。曼氏迭宫绦虫成虫吸附在小肠黏膜上,可对小肠黏膜造成轻度损伤,但很少产生病理变化。

【临床表现】

1. 曼氏迭宫绦虫病　大多数成虫感染无明显临床症状,少数有临床症状者主要表现为中上腹不适或轻微腹痛、恶心、呕吐等消化道症状。

2. 曼氏裂头蚴病　潜伏期一般为 6~12 天,个别可长达 2~3 年。根据损害部位不同,可分为以下类型:

(1)皮下裂头蚴病:主要表现为裂头蚴寄生部位局部肿胀,可形成脓肿,直径 1~6cm,囊腔中有 1 条或数条裂头蚴。常见部位有躯干(如胸壁、颈部、乳房、腹壁及外生殖器)和四肢的皮下组织。还可表现为游走性皮下结节,大小不一,有红肿、压痛、发痒及虫爬感等,有时会见白色小虫爬出。并发炎症时可出现局部疼痛或触痛,或有荨麻疹等。

(2)脑裂头蚴病:类似脑瘤样表现,有阵发性头痛、癫痫发作、瘫痪及昏迷,甚至死亡。

(3)眼及口腔颌面部裂头蚴病:在眼睑和结膜下、口腔黏膜、耳后和颌面部出现游动性和硬度不等的肿块或条索状物,局部红肿,并可有裂头蚴从肿块中溢出。

(4)内脏裂头蚴病:少见,可侵及腹膜、肠系膜、椎管或尿道和膀胱等处,形成肿块或条索状物引起压迫症状;可有裂头蚴从肿块中溢出,造成局部炎症如腹膜炎和胸腔积液等。

【一般实验室检查】

裂头蚴病时外周血白细胞总数大多正常,嗜酸性粒细胞常有增高。

【影像学检查】

1. 脑部 CT 和 MRI　常见 CT 三联症:①白质退行性病变;②点状钙化灶;③活动性感染肉芽肿。MRI 可见"绳结状"强化,均是脑裂头蚴病的典型特征,可协助诊断。

2. 超声检查　发现特征性的匐行低回声改变,有助于裂头蚴病的诊断。

【病原学检查】

1. 病原检查　采用粪便漂浮法和沉淀法检出虫卵或者驱虫治疗后查见成虫体,有助于曼氏迭宫绦虫病的确诊。局部活检组织、手术取材、痰及尿等排泄物或浆膜腔积液等体液中查见裂头蚴,有助于确诊曼氏裂头蚴病。

2. 特异性抗体　检测血清抗裂头蚴特异性抗体阳性,可协助诊断。

3. 核酸检查　常用 PCR 法检测曼氏裂头蚴线粒体 COX 亚基因 1 片段。

【并发症】

眼裂头蚴病可继发白内障致失明;内脏裂头蚴病可引起腹膜炎,甚至肠穿孔。

【诊断与鉴别诊断】

1. 诊断　根据流行病学史、临床表现和影像学检查可做出临床诊断,查见裂头蚴可确诊曼氏裂头蚴病;显微镜检确认排出虫体的节片或虫卵,可诊断曼氏迭宫绦虫病。

2. 鉴别诊断　曼氏迭宫绦虫病需与猪带绦虫病和牛带绦虫病鉴别。通过流行病学史可协助诊断,主要依据病原学检查加以区分。曼氏裂头蚴病缺乏特征性表现,易误诊。

(1)皮下与口腔颌面部裂头蚴病:应与并殖吸虫病和囊尾蚴病相鉴别。①并殖吸虫病:其皮下包块为游走性,皮肤表面有轻压痛但无红肿,有吃溪蟹或喇蛄史;②囊尾蚴病:常为多囊,而曼氏裂头蚴常为单囊。

(2)眼部裂头蚴病:应与眼眶蜂窝织炎和眼眶肿瘤相鉴别。①眼眶蜂窝织炎:局部有红肿热痛,抗生素治疗有效;②眼眶肿瘤:可通过影像学检查及病理检查加以鉴别。

(3)脑裂头蚴病:应与并殖吸虫病、囊尾蚴病、棘球蚴病及颅内肿瘤相鉴别,主要通过流行病学史、影像学及病原学检查相鉴别。

【预防】

加强宣传教育,改变不良习惯,不生吃或吃未烧熟的蛙、蛇、鸡、猪肉等,不用蛙和蛇肉及皮敷贴眼部或皮肤溃疡。

【治疗】

1. 外科治疗　是最主要的治疗手段,可摘除完整的虫体。

2. 局部硬化治疗　对不能手术摘除的虫体,可用 40% 乙醇普鲁卡因或 α- 糜蛋白酶溶液在局部结节处注射。

3. 病原治疗

(1)曼氏裂头蚴病:对于手术后和不能手术或内脏裂头蚴病患者,可口服吡喹酮 60~70mg/(kg·d),顿服或分 2 次服,疗程 2~4 天;或阿苯达唑。同时使用激素可减轻因虫体破坏所致的过敏反应。

(2)曼氏迭宫绦虫病:对于成虫感染,可用吡喹酮 15~25mg/kg,一次口服。

【预后】

与裂头蚴寄生部位有关,能手术完全摘除虫体的患者预后良好。成虫感染者驱虫治疗的疗效显著,预后良好。

五、微小膜壳绦虫病

微小膜壳绦虫病(hymenolepiasis nana, or rodentolepiasis)是由微小膜壳绦虫寄生于人体小肠内所致人兽共患性寄生虫病。

【病原及生活史】

微小膜壳绦虫(*Hymenolepis nana*)属于圆叶目膜壳科膜壳属,其成虫主要寄生于鼠类或人的小肠内。其生活史既可经中间宿主(蚤类、面粉甲虫及赤拟谷盗等)完成,也可不经中间宿主而在同一宿主体内完成。①经中间宿主:虫卵被中间宿主吞食后,六钩蚴在其血腔内发育为似囊尾蚴,鼠或人误食含有似囊尾蚴的中间宿主而感染。②不经中间宿主:孕节或虫卵被鼠类或人吞食后在小肠内孵出六钩蚴,钻入肠绒毛并发育成似囊尾蚴,又回到肠腔,逐渐发育为成虫。成虫的头节呈球形,有 4 个吸盘和顶突,顶突上有 1 圈小钩,链体由 100~200 个节片组成。

【流行病学】

1. 传染源　感染的鼠类和人是主要传染源。

2. 传播途径　食入虫卵污染的食物或水等而感染;也可通过误食含有似囊尾蚴的中间宿主而感染;宿主也可自体内重复感染。

3. 易感人群和流行特征　人群普遍易感,儿童感染率高。微小膜壳绦虫病呈世界性分布,在我国分布也很广泛,主要分布于新疆和中国台湾等地。

【发病机制与病理改变】

1. 发病机制　成虫头节上的吸盘和小钩及体表的微毛对小肠黏膜造成机械性损伤,虫体的分泌物对肠壁造成化学性损伤。

2. 机体免疫反应　可刺激机体血中嗜酸性粒细胞增高及产生相应的特异性抗体反应。

3. 病理改变　成虫附着的肠黏膜发生坏死、溃疡、细胞溶解、肠绒毛水肿、出血及毛细血管扩张,伴有淋巴细胞和中性粒细胞浸润。幼虫侵入也对肠壁组织造成严重损害。

【临床表现】

感染轻者一般无明显临床症状。感染严重者可有恶心、呕吐、腹痛、腹泻、食欲减退、消瘦等消化系统症状以及头晕、头痛、失眠及烦躁等神经系统症状;部分病例可有视力障碍及癫痫等;少数病例可出现眼、鼻、肛门和皮肤瘙痒或荨麻疹等变态反应表现。

【一般实验室检查】

外周血白细胞总数大多正常,嗜酸性粒细胞常增高达 5%~20%,少数患者有红细胞和血红蛋白减少。

【病原学检查】

粪便中查见虫卵或孕节即可确诊。采用水洗沉淀法或浮聚浓集法可增加虫卵检出率。

【诊断与鉴别诊断】

1. 诊断　轻度感染者因临床症状不明显,容易漏诊。根据临床症状,结合流行病学史,显微镜检确认患者排出虫体节片或虫卵,即可诊断本病。

2. 鉴别诊断　需与其他绦虫病鉴别。主要依据病原学检查。

【预防】

注意环境卫生、个人卫生和饮食卫生。加强粪便管理,防止污染水源和食物。积极消灭鼠类和中间宿主。

【治疗】

主要是病原治疗。①吡喹酮:15~25mg/kg,顿服;②阿苯达唑:200mg/d,顿服,连用 3 天;③氯硝柳胺:3~5 岁 0.5~1g,5~10 岁 1~1.5g,>10 岁 1.5~2g,分 2 次空腹嚼碎后吞服,2 次间隔 1 小时,服后 2 小时服泻药如硫酸镁。

【预后】

一般良好。

六、阔节裂头绦虫病

阔节裂头绦虫病(diphyllobothriasis)是由阔节裂头绦虫寄生于人体小肠内所致的人兽共患性寄生虫病。

【病原及生活史】

阔节裂头绦虫(*Diphyllobothrium latum*),又称鱼绦虫,属于圆叶目裂头科裂头属,需要两个中间宿主,先由小型淡水甲壳类动物(桡足类)吞食虫卵,在其血腔内发育为原尾蚴;被第二中间宿主淡水鱼类(如鲈鱼、梭鱼、鳕鱼、鲑鱼及鲟鱼等)吞食后,在其体内发育为裂头蚴,人或犬科食肉动物等终宿主食入染有裂头蚴的鱼后,裂头蚴逐渐在其肠道内发育为成虫。成虫的形态和结构与曼氏迭宫绦虫相似,但更大,链体有 3 000~4 000 个节片,虫卵每隔3~30 天从孕节周期性溢出,随粪便排出。成虫在终宿主体内可存活 10~15 年,最长达 25 年。

【流行病学】

1. 传染源 感染的人、犬、猫及猪等为主要传染源。

2. 传播途径 生食或食入未煮熟的含有裂头蚴的鱼肉被感染。

3. 易感人群和流行特征 人群普遍易感。阔节裂头绦虫分布广泛,主要见于欧洲、美洲和亚洲的亚寒带和温带地区。在我国报道较少,主要分布于吉林、黑龙江、广东、福建及中国台湾等地。

【发病机制与病理改变】

1. 发病机制 阔节裂头绦虫寄生于人体小肠内,成虫大量吸收人体的维生素 B_{12},或绦虫代谢产物损害宿主的造血功能,可导致巨幼细胞性贫血。因为虫体不但体长而且体节宽,可扭结成团,引起消化功能紊乱。

2. 病理改变 成虫吸附在小肠黏膜上,多数不引起特殊病理变化。当成虫量较多时,可致肠梗阻或胆道口阻塞,甚至出现肠穿孔等。偶有肺部和腹膜外阔节裂头蚴寄生的报道。

【临床表现】

1. 消化系统表现 大多数感染者无临床症状,少数表现为疲倦、恶心、呕吐、腹胀、腹痛、腹泻或便秘、饥饿感、嗜食盐及四肢麻木等轻微症状,也可出现肠梗阻或胆道阻塞,甚至出现肠穿孔等。

2. 巨幼细胞性贫血 多为轻~中度贫血,少数出现恶性贫血,可伴有感觉异常、运动失调及深感觉缺陷,偶有舞蹈样抽搐。部分患者有脑膜刺激征和眩晕等神经紊乱表现,严重者可丧失学习能力。儿童可发生营养不良和生长发育障碍。

【病原学检查】

主要是病原检查。因粪便中含有大量虫卵,采用直接涂片法从粪便中易检出虫卵,是主要诊断依据。阔节裂头绦虫具有区别于其他绦虫的独特形态的虫卵、头节和节片。

【诊断与鉴别诊断】

1. 诊断 有进食生或未熟淡水鱼或曾饮用被污染水源史,出现贫血、腹胀、腹痛、腹泻或便秘、嗜食盐及四肢麻木等,应考虑本病。粪便检查确认排出虫卵或节片,即可确诊。

2. 鉴别诊断 需与肠炎和其他疾病所致的肠梗阻和恶性贫血相鉴别。找到病原证据是主要鉴别方法。

【预防】

1. 控制传染源 对病犬和病猫等动物进行及时治疗,以控制传染源。

2. 阻断传播途径 加强对犬和猫等动物的管理,禁止用生的鱼或鱼肉喂猫狗。避免动物粪便污染江河湖水。

3. 卫生宣教 加强宣传教育,改变不良习惯,不吃生或未熟的鱼,或将鱼经过适当的盐腌或冷藏等处理,杀死裂头蚴以防止感染。不喝生水。

【治疗】

以驱虫治疗为主。①吡喹酮:25mg/kg,顿服。②阿苯达唑:200mg/d,顿服,连用3天。③氯硝柳胺:体重11~34kg:1g;体重>34kg:1.5g,顿服。并发贫血或出现神经系统症状者,还需要补充维生素B_{12}。

【预后】

绝大多数阔节裂头绦虫病预后良好,经过有效驱虫治疗后,贫血、营养不良和生长发育均可改善。严重营养不良伴并发症需外科手术治疗以及合并感染者,预后不良。

（万朝敏）

第十二节 广州管圆线虫病

广州管圆线虫病(angiostrongyliasis cantonensis)是由于广州管圆线虫寄生于人体而引起的人兽共患性食源性寄生虫病,感染后幼虫移行,主要侵入中枢神经系统引起嗜酸性粒细胞性脑膜脑炎或脑膜炎。临床主要表现为发热、头痛、呕吐、抽搐及昏迷等。

【病原及生活史】

广州管圆线虫(*angiostrongylus cantonensis*)属于圆线目管圆科管圆线虫属,其成虫主要寄生在终宿主鼠类(如黑家鼠、褐家鼠及野鼠等)的右心及肺动脉内,其幼虫偶可感染人体致病。成虫产出虫卵进入肺毛细血管内发育成熟,孵化出第1期幼虫;幼虫钻破肺泡,上行至咽喉部,再被吞入消化道,随鼠粪便排出体外。第1期幼虫在有水及潮湿环境中可存活3周。幼虫被中间宿主(螺类及蛞蝓)吞入体内或主动钻入,经2周2次蜕皮,分别发育为第2期幼虫和第3期幼虫,后者为感染性幼虫。鼠或人食入含有第3期幼虫的中间宿主、转续宿主以及被幼虫污染的食物而被感染,幼虫在胃内脱鞘,并钻入肠壁小血管内,经血液循环到达身体各器官,但多数幼虫经颈总动脉到达脑部。虫体停留在第4期幼虫或成虫早期(性未发育)阶段。从第3期幼虫感染终宿主到其粪便中出现第1期幼虫需时6~7周。

【流行病学】

1. **传染源** 感染的终宿主与体内含感染性幼虫的中间宿主和转续宿主都是传染源。鼠类是其终宿主;有78种软体动物(陆地蜗牛、淡水螺和蛞蝓类等)为中间宿主。蛙、鱼、虾、蟹及猪等为转续宿主。

2. **传播途径** ①经口感染:主要通过生食或半生食受染螺类及蛞蝓类,或者摄入被第3期幼虫污染的水和蔬菜或转续宿主的肉类;②接触感染:陆地螺或蛞蝓含有幼虫的分泌物污染地面,儿童通过地面玩耍接触而被感染。有研究证明,感染性幼虫可经皮肤感染。

3. **易感人群和流行特征** 人群普遍易感,主要为青壮年。婴幼儿可通过接触感染。感染后获得一定免疫力。本病主要流行于热带和亚热带地区。我国有9个省市报告了广州管圆线虫病的病例,主要分布于浙江、福建、江西、湖南、广东、广西、海南和中国台湾省及自治区。由于淡水螺等产品的流通,出现"南病北移"现象,黑龙江和辽宁省也有病例报道。

【发病机制与病理改变】

1. 发病机制 尚不十分清楚。幼虫主要侵犯中枢神经系统,脑组织损害可能为多种因素共同参与,包括幼虫移行时导致脑组织的机械损伤及嗜酸性细胞炎症反应;虫体分泌某种物质损伤血脑屏障,有利于虫体侵入中枢神经系统;虫体多种抗原物质可导致多种炎性细胞分泌大量炎性因子;嗜酸性粒细胞释放多种神经毒性蛋白可导致脑组织病变。肺部偶可受累,幼虫所致结节可阻塞肺小动脉,形成肉芽肿,使肺动脉内膜不规则增厚。

2. 病理改变 病变主要在脑部,特别是在小脑、脑桥及延脑。基本病变包括:①脑血管扩张:以蛛网膜下腔静脉为甚,重症可有脑出血或脑栓塞,蛛网膜小动脉内可见幼虫形成的虫栓。②嗜酸性炎症和肉芽肿反应:虫体周围常有大量嗜酸性粒细胞浸润,并形成嗜酸性粒细胞性脓肿或嗜酸性粒细胞性肉芽肿。在死虫周围有单核细胞及巨噬细胞集聚和淋巴细胞及浆细胞浸润,形成肉芽肿。③脑实质和脑膜病变:包括充血、水肿以及浦肯野细胞退化。

【临床表现】

潜伏期为 1~36 天,平均 16 天;儿童潜伏期较短,平均为 14 天。

1. 发热 早期多有发热,热度不等,可呈间歇热或弛张热,持续时间长短不一。

2. 神经系统受累 头痛最为常见,病初常为间歇性,以后发作渐频或发作期延长或呈持续性,头痛较剧烈呈胀裂性,不能忍受,以双侧颞部、额部及枕部明显。常伴呕吐、感觉异常、肌肉酸痛、皮肤触摸痛和颈项强直。重者可有瘫痪、惊厥及昏迷,甚至死亡。可有精神症状。

3. 其他系统受累 眼部受累可出现眼痛、视力模糊、畏光及复视,甚至出血、视网膜剥离及失明;呼吸系统受累可出现咳嗽及肺部影像学改变;消化系统受累可有腹痛、腹泻或便秘等,但持续时间较短;部分患者有肝大。

4. 儿童临床特征 多以嗜酸性粒细胞性脑膜炎及脑膜脑炎为特征,病情一般较重,常见嗜睡、发热、肌肉抽搐、四肢无力或软瘫及昏迷等。肺部感染及眼部受累较成人多见。

【一般实验室检查】

1. 血常规 白细胞数正常或稍高,嗜酸性粒细胞明显增多,一般在 8%~37% 之间,儿童病例常增多明显。

2. 脑脊液检查 压力升高,外观稍混浊,白细胞数可达 $(200~2\,000) \times 10^6/L$,嗜酸性粒细胞明显增多,达 10%~62%,蛋白稍增高,糖和氯化物多正常。

【影像学检查】

1. 肺部 可见小斑片状毛玻璃浸润灶和小结节病灶。病灶以两肺野周边部散在分布为特点。

2. 头颅 表现多样化,可累及各部位脑实质、脊髓、脑脊膜、室管膜和神经根。表现为多结节样强化和软脑膜异常强化,长条形强化病灶是其特征性表现。

【病原学检查】

1. 病原体检查 可在脑脊液、眼部及尸检组织中查找幼虫或发育早期成虫。找到虫体是确诊依据。脑脊液的幼虫检出率仅为 2.5%~10%。

2. 免疫学检查

(1)特异抗原:用 ELISA 法检测患者脑脊液及血清中广州管圆线虫的可溶性抗原,阳性可确定诊断。脑脊液中可溶性抗原检出率高于血清检出率。

（2）特异性抗体：在感染后 30~50 天,血清特异性 IgG 抗体水平最高,阳性率为 100%。血清特异性 IgM 抗体阳性,提示新近感染。

【诊断与鉴别诊断】

1. 诊断　根据近期生食或半生食螺肉及其他淡水产品的流行病学史,结合起病较急,有剧烈头痛、呕吐、颈强直及皮肤触摸痛等表现,加之外周血和脑脊液嗜酸性粒细胞增多等特点,应拟诊本病;特异性抗体可辅助诊断;查到虫体或特异性抗原阳性即可确诊。

2. 鉴别诊断

（1）脑囊尾蚴病:有明确食入或误食猪带绦虫卵病史;脑脊液以淋巴细胞增多为主;头颅 CT 或 MRI 有典型含囊尾蚴的囊状病灶;囊尾蚴特异性抗体阳性;组织活检找到囊尾蚴。

（2）脑型并殖吸虫病:有生食溪蟹、蝲蛄、淡水虾或饮用生溪水史;临床有咳嗽、咯血、咳铁锈色痰、胸腔积液及皮下游走性包块等表现;肺部影像学有病灶;并殖吸虫特异性抗体阳性;皮下包块活检可查到虫体或虫卵。

（3）结核性脑膜炎:起病较缓,多有结核病接触史及伴有肺部结核病灶;临床有结核中毒症状、高颅压和脑神经受累等表现。脑脊液呈毛玻璃样,细胞数增高,以淋巴细胞为主,蛋白明显升高,糖和氯化物降低;涂片检出抗酸杆菌、脑脊液培养出结核分枝杆菌可确诊。

【预防】

加强卫生健康教育,在流行区应尽量避免生食或半生食转续宿主(鱼、虾、蟹、蛙及蛇等)的肉;被螺及软体动物爬过的蔬菜,食前必须充分洗净;不吃生菜和不喝生水。食品管理部门要加强对螺类食物的监管。加强灭鼠工作,以控制传染源。

【治疗】

1. 对症治疗　发热明显患者可给予物理降温或药物降温。头痛严重者可酌情给予镇静剂。高颅压者应及时静脉滴注 20% 甘露醇等以降低颅内压;可酌情采用腰椎穿刺抽取适量脑脊液以缓解高颅压。眼部受累者应给予眼科治疗。

2. 病原治疗　尚无疗效满意的药物。目前首选阿苯达唑,15~20mg/(kg·d),分 2 次服,9 天为 1 个疗程,一般需 2 个疗程,相隔 2 周。若第 1 疗程结束后症状体征消失,各项检验指标恢复正常则可不再行第 2 疗程治疗。其他药物如甲苯哒唑和伊维菌素也可试用。眼部有虫者需先行眼科治疗,再行病原治疗。

3. 糖皮质激素　因阿苯达唑杀死脑内幼虫时可激发严重的炎症反应,可在病原治疗同时给予糖皮质激素,常用地塞米松。轻者口服,重者静脉给药。

【预后】

本病通常呈自限性,预后多良好。重症及延误治疗的患者预后不佳。

（许红梅）

第十三节　丝　虫　病

丝虫病(filariasis)是经吸血昆虫传播的丝虫的成虫寄生于人体淋巴系统而引起的慢性寄生虫病。我国仅有斑氏丝虫和马来丝虫流行。临床上早期主要表现为淋巴管炎与淋巴结炎,而晚期为淋巴管阻塞及其产生的系列表现。我国将丝虫病纳入法定丙类传染病管理。

【病原及生活史】

班氏吴策线虫(简称班氏丝虫,*Wuchereria bancrofti*)和马来布鲁线虫(简称马来丝虫,*Brugia malayi*)同属丝虫目盘尾科,为雌雄异体,但常缠结在一起。其生活史经历两个发育阶段,即成虫在终宿主人体内的发育和繁殖与幼虫在中间宿主(传播媒介)体内的发育。在我国流行的班氏丝虫和马来丝虫的传播媒介为蚊,都不存在储存宿主。①幼虫在蚊体内发育:蚊在刺吸丝虫患者的血液时将微丝蚴吸入蚊体内,发育为感染期幼虫;②成虫在人体内发育:含感染期幼虫的蚊叮人吸血时,幼虫侵入人体,进入附近的淋巴管,再移行至大淋巴管内发育至成虫。雌雄成虫交配后,雌虫产出微丝蚴。微丝蚴随淋巴液经胸导管进入血液循环。按微丝蚴在外周血液出现的规律可将丝虫分为周期型或亚周期型。班氏丝虫和马来丝虫均为夜现周期型(nocturnal periodicity),即白天多丛集在肺毛细血管内,夜间才出现于外周血管。班氏微丝蚴为夜晚 10 点至次晨 2 点,马来微丝蚴为夜晚 8 点至次晨 4 点。

【流行病学】

1. **传染源** 血中带有微丝蚴的带虫者和患者是主要传染源。晚期象皮肿患者血中多无微丝蚴,不是主要的传染源。马来丝虫还可在猫、犬及猴等哺乳动物体内寄生,有可能成为动物传染源。

2. **传播途径** 班氏丝虫的主要传播媒介为淡色库蚊和致倦库蚊,马来丝虫的主要传播媒介为嗜人按蚊和中华按蚊。

3. **易感人群和流行特征** 人群普遍易感。1 岁以下极少感染。病后免疫力低,常反复感染。班氏丝虫病呈世界分布,主要流行于热带和亚热带。马来丝虫病仅限于亚洲,主要流行于东南亚。在水源充沛、雨量大或有泉水之地,适宜于大量繁殖按蚊的水稻区。我国主要分布于浙、闽、赣及皖南的华东山区,江汉湖沼平原区,黔桂林区及四川峨眉山区。有地区存在班氏丝虫和马来丝虫混合感染。我国在 2008 年实现全国消除丝虫病的目标,但仍存在输入性和可能残存的传染源引起传播的潜在风险。在我国,感染季节一般在 5~10 月份。

【发病机制与病理改变】

1. **发病机制** 丝虫病的发生与发展取决于丝虫种类、寄生部位、幼虫侵入数量及机体反应性。丝虫的成虫、感染期幼虫和微丝蚴对人体均有致病作用,但以成虫为主,尤其是雌虫起主要作用。初次感染后产生的特异性抗体与再次感染的丝虫抗原相结合,可引起全身过敏反应与局部淋巴系统的组织反应。

2. **机体免疫反应** 幼虫和成虫的代谢产物、分泌物以及裂解物等都具有抗原性,机体可产生特异性抗体,血清中特异性 IgG 和 IgE 水平均升高,在急性期变态反应中起重要作用,晚期患者血清特异性 IgG 升高,但获得性体液免疫不能彻底消除虫体,也不能防止再感染。细胞免疫也参与皮肤的迟发型变态反应和巨噬细胞移动抑制现象。

3. **病理改变** 马来丝虫主要寄居于四肢浅部淋巴系统,班氏丝虫寄居于腹腔、精索及下肢深部淋巴系统。急性期病理表现为渗出性炎症、淋巴结肿大和淋巴管壁水肿、嗜酸性粒细胞浸润及纤维蛋白沉积。由于淋巴系统炎症反复发作,导致慢性期淋巴管阻塞、淋巴管曲张、乳糜尿及象皮肿等,象皮肿是由于从淋巴管破溃流出含高蛋白质的淋巴液积聚于皮下组织,大量嗜酸性粒细胞积聚,形成嗜酸性脓肿,刺激纤维组织增生,使局部皮肤明显增厚、变粗及变硬,形似象皮。

【临床表现】

潜伏期 3~12 个月,一般约为 1 年。

1. 微丝蚴血症　在潜伏期后血中出现微丝蚴,达到一定密度后相对稳定,成为带虫者。一般无任何临床症状或仅有发热和淋巴管炎,如不治疗,微丝蚴血症可持续 10 年以上。

2. 淋巴管炎　①腹股沟淋巴结炎和淋巴管炎:为儿童最常见表现,发作时先有腹股沟淋巴结肿痛,然后沿大腿内侧可见皮下一条"红线"离心性向下肢发展蔓延。②精索炎、附睾炎或睾丸炎:常见于青春期后。局部有压痛和结节形成。③丹毒样皮炎:局部皮肤出现弥漫性红肿,表面光亮,有压痛及灼热感。④慢性阻塞性淋巴管炎:根据阻塞部位有不同表现,如象皮肿、睾丸鞘膜积液和乳糜尿(chyluria)等。继发细菌感染将促进象皮肿的进展。

3. 丝虫热　在局部淋巴管炎和淋巴结炎发作时,常伴有畏寒、发热、头痛、关节酸痛和荨麻疹等表现,即为丝虫热。

4. 热带肺嗜酸性粒细胞增多症　由微丝蚴引起,临床上以夜间发作性咳嗽、哮喘以及持续性嗜酸性粒细胞增多和 IgE 水平升高为特点。

【一般实验室检查】

白细胞总数一般正常,但在丝虫热时常增高;嗜酸性细胞明显增高。

【病原学检查】

1. 微丝蚴检查　在晚上 9 时至次晨 4 时采用厚血膜法、新鲜血滴法和浓集法等镜下检查血涂片上的微丝蚴。采用直接涂片法、离心浓集法和薄膜过滤浓集法检测体液和尿液中的微丝蚴。

2. 组织活检病原体　对有淋巴结肿大或有可疑结节的患者,取淋巴结或肿块穿刺抽取物或切除结节组织作病理切片,镜检查找成虫或微丝蚴。

3. 丝虫抗原　可用抗丝虫抗原的单克隆抗体进行 ELISA 双抗体法和斑点 ELISA 法分别检测血液中班氏或马来丝虫循环抗原。

4. 特异性抗体　检测血清中抗丝虫抗体,可用作辅助诊断,但要注意与其他寄生虫病之间有交叉反应。

【并发症】

主要是继发感染。常因淋巴管阻塞引起继发性细菌或真菌感染。

【诊断与鉴别诊断】

1. 诊断　有流行区居住史和反复出现非细菌性淋巴结炎和淋巴管炎,夜间采血或体液和尿液中检出微丝蚴,或丝虫抗原或抗丝虫抗体阳性,或淋巴管和淋巴结内查见成虫,或病理组织切片查见丝虫断面等可确诊。

2. 鉴别诊断

(1)丝虫性淋巴结炎应与细菌性淋巴结炎鉴别。儿童细菌性淋巴结炎常见局部有感染病灶,肿大淋巴结有红、肿、热、痛,可伴有发热和白细胞增高。

(2)丝虫性附睾炎应与结核性附睾炎鉴别。结核性附睾炎常有肺和肾结核病史,可有结核中毒症状如低热、盗汗及消瘦等,附睾常可触及硬结,可通过病理检查协助诊断。

(3)丝虫性乳糜尿需与结核或肿瘤所致的乳糜尿鉴别。结核所致乳糜尿常因广泛腹腔结核累及腹腔和腹膜后淋巴管,使淋巴管阻塞,淋巴液逆流到泌尿道淋巴管中而引起。这类患者常有肺和肾脏结核病。腹腔、腹膜后及纵隔等部位肿瘤,若压迫性阻塞腹腔淋巴管或胸导管,也可引起乳糜尿,儿童常见淋巴瘤,常伴有发热、淋巴结肿大和肝脾大等表现。

【预防】

及时治疗患者以控制传染源。防蚊灭蚊以阻断传播途径。

【治疗】

1. 病原治疗 主要是杀灭成虫。

(1)乙胺嗪(diethylcarbamazine):对微丝蚴和成虫均有杀灭作用。对马来丝虫病的疗效比斑氏丝虫病迅速而完全,剂量:每次 6mg/kg,2 次 /d,餐后服用,连用 7 天为 1 疗程。可用 2~3 个疗程,间隔 1~2 个月。

(2)呋喃嘧酮(furapyrimidone):为我国研制成功的抗丝虫新药,对微丝蚴与成虫均有杀灭作用,对两种丝虫病均有良好效果。总剂量 140mg/kg,采用 7 天疗法分 7 天服,对班氏丝虫病的疗效优于乙胺嗪。

(3)伊维菌素(ivermectin)和阿苯达唑:对微丝蚴和成虫均有杀灭作用,可单独或联合应用。伊维菌素:0.15~0.2mg/kg,一次口服;阿苯达唑:400mg,一次口服,每间隔 6~12 个月复治 1 次,持续若干年。

2. 对症治疗

(1)急性淋巴管炎及淋巴结炎:可口服泼尼松、保太松和阿司匹林,疗程 2~3 天。有细菌感染者加用抗菌药物。

(2)乳糜尿:卧床休息,抬高骨盆部,多饮开水,多食淡菜,限制脂肪和蛋白饮食。

(3)象皮肿:①保持患肢皮肤清洁,避免挤压摩擦及外伤。②辐射热烘绑疗法:将患肢放入砖砌腿炉或电烘箱内,温度 60~100℃,每天或隔天 1 次,每次 30 分钟,1 个月为 1 个疗程,1 年内可行 2~3 个疗程。③外科疗法:对下肢严重象皮肿者可施行皮肤移植术;阴囊象皮肿可施行整形术。

【预后】

早期治疗预后良好,合并感染者预后差,特别是有象皮肿时可造成肢体残疾。

(万朝敏)

第十四节 钩 虫 病

钩虫病(ancylostomiasis)是由钩虫寄生于人体小肠所引起的肠道寄生虫病。临床上以贫血、营养不良和胃肠功能失调为主要表现,严重感染时可造成严重贫血和生长发育障碍。感染后无临床症状时,称钩虫感染。

【病原及生活史】

引起人钩虫病的主要是十二指肠钩口线虫(简称十二指肠钩虫,ancylostoma duodenale)和美洲板口线虫(简称美洲钩虫,necator americanus),属于原线目钩口科,其生活史相似。成虫寄生于人体的小肠和十二指肠,所产虫卵随粪便排出,在适宜的土壤中,逐渐依次发育为杆状蚴和丝状蚴(感染期幼虫,简称钩蚴),丝状蚴在接触人体皮肤或黏膜时,受到皮温的刺激,立即出现活跃的钻刺活动,随即侵入人体,随血液循环,通过肺部和气管上行至咽喉部,然后被吞入,到达肠道发育为成虫,成虫在人体内一般可存活 3 年左右。

【流行病学】

1. 传染源 患者和钩虫感染者是唯一的传染源。

2. 传播途径 ①直接接触:皮肤接触污染土壤为主要传播途径。多因赤足下地或小儿坐地或爬玩于有感染期幼虫的泥土上而受染,婴幼儿可因尿布或衣服晾晒在或落在沾有感染期幼虫的地面上而受染。②经口感染:生食被污染的蔬菜或吸吮被污染的奶瓶等食具经口腔黏膜感染。③母婴传播:偶有通过胎盘感染胎儿。十二指肠钩虫还可通过母乳传播。

3. 易感人群和流行特征 人群普遍易感。钩虫病遍及全球,分布极为广泛,我国除西藏和西北干燥及寒冷地区外,其他各地都有钩虫病存在;南方流行较北方为重。多数地区是十二指肠钩虫和美洲钩虫混合感染。

【发病机制与病理改变】

1. 发病机制和机体免疫反应 丝状蚴接触皮肤后,依靠机械性作用钻入人体,数分钟至1小时即可发生钩蚴性皮炎。丝状蚴移行至肺部穿破微血管进入肺泡时,可引起局部出血及炎性病变。发育成熟的成虫寄生于小肠,通过成虫口囊内的钩齿(十二指肠钩虫)或板齿(美洲钩虫)咬附于肠黏膜,同时分泌抗凝素,并经常更换咬附点,使黏膜形成多数出血点及小溃疡,造成长期慢性失血。部分患儿有异食癖,可能与铁的耗损有关,或为钩虫感染导致的精神异常反应。细胞免疫反应在钩虫感染过程中起主导作用,虫体表抗原能激发机体免疫反应,使 IgE 升高,并导致全身和局部(肺、皮肤及肠)嗜酸性粒细胞浸润;感染后分泌很多免疫调节分子可选择性抑制机体免疫反应,使虫体能长期在体内生存。钩虫分泌抗原Ⅰ(ancylostoma-secreted antigen-1,ASP-1)和钩虫分泌抗原Ⅱ(ASP-2)以及金属蛋白酶等均可刺激机体产生保护性免疫反应。

2. 病理改变 主要是丝状蚴移行所致炎症改变及成虫破坏所致出血损伤。丝状蚴移行的皮肤局部血管扩张、出血及渗出;肺组织点状出血;真皮层及肺组织内中性粒细胞、嗜酸性粒细胞、单核细胞和成纤维细胞浸润。大量丝状蚴移行时形成肺小叶实变。小肠黏膜多有浅层出血或糜烂及小溃疡,可见深及黏膜下层甚至肌层的出血性瘀斑。心肌脂肪变性,心脏扩大。骨髓红细胞系统增生。还可见指甲扁平、脆裂反甲、食管黏膜和胃黏膜萎缩等。

【临床表现】

潜伏期为 4~12 周。

1. 幼虫所致病变

(1)钩蚴性皮炎:感染期幼虫钻入的局部皮肤(多见于足趾或手指间皮肤)有针刺、烧灼和奇痒感,出现瘙痒性斑丘疹,1~2 天内出现红肿及水疱,搔破后可有浅黄色液体渗出,最后结痂和脱皮,于数天内消失。若有继发细菌感染则形成脓疱,可伴有发热和淋巴结炎。

(2)呼吸道表现:丝状蚴移行至肺时,可出现咳嗽,痰中带血,常伴有畏寒和发热等全身症状。重者可表现为持续性干咳和哮喘。若一次性大量感染,可引起暴发性钩虫性哮喘。

2. 成虫所致病变

(1)贫血:表现为皮肤蜡黄、黏膜苍白、气促、心动过速、乏力和水肿。婴幼儿感染可引起生长发育障碍。

(2)消化系统表现:少数患者出现喜食生米和生豆,甚至泥土、煤渣及破布等异常表现,称为异嗜症(allotriophagy),或称为异嗜癖。

3. 婴儿钩虫病 最常见表现为排柏油样黑便、严重贫血、腹泻及食欲缺乏等。体征有皮肤黏膜苍白,心尖区可有收缩期杂音,肺偶可闻及啰音,肝大和脾大等。

【一般实验室检查】

1. 血常规 常呈低色素小细胞性贫血,网织红细胞正常或轻度增高,白细胞总数和嗜酸性粒细胞在早期增高,后期特别是严重贫血时则降低。

2. 粪常规 隐血多呈阳性。

3. 其他检查 血清铁浓度显著降低。骨髓呈增生现象。可有低蛋白血症。

【病原学检查】

1. 钩虫虫卵 大便直接涂片和 / 或饱和盐水漂浮法,在粪便中检出虫卵可确诊。

2. 钩蚴培养 大便培养经 5~6 天孵出钩蚴或痰中找到钩蚴等均可确诊。

3. 成虫检查 大便淘洗或肠内镜检查出钩虫成虫。

【并发症】

严重钩虫感染患儿易并发支气管肺炎、肠出血、贫血性心脏病和侏儒症等。

【诊断与鉴别诊断】

1. 诊断 在流行地区,有赤足下田及钩蚴性皮炎史;有贫血和黑便等表现,应怀疑本病,粪便中查到钩虫卵或孵出钩蚴可确诊。在流行区,查出痰中钩蚴及表现有小细胞低色素性贫血即可确诊为钩虫病。

2. 鉴别诊断

(1)贫血者应与其他原因引起的缺铁性贫血相鉴别。如遇儿童的缺铁性贫血,应仔细询问病史和寻找病因,如营养因素等。

(2)黑便者需与消化性溃疡相鉴别。消化性溃疡常有上腹部疼痛以及其他消化道症状如嗳气和反酸等,内镜可协助诊断。

【预防】

1. 普查普治 在流行地区进行普查和普治。

2. 卫生宣教 不随地大便,防止土地被含有虫卵的粪便污染。

3. 个人防护 避免皮肤直接与土壤接触,教育儿童不在泥土上玩耍,婴幼儿穿开裆裤不宜坐在土地上,以防止钩虫幼虫入侵;不喝生水,不吃生菜,以防止钩虫幼虫经口感染。

【治疗】

1. 驱虫治疗 常用驱虫药物有:阿苯达唑、甲苯咪唑、丙硫咪唑和噻苯唑等。除对成虫有杀灭和驱虫作用外,对虫卵及幼虫亦有抑制发育或杀灭作用。若用一种驱钩虫药未驱尽时,可换用另一种药物,借以提高疗效和减少副作用。阿苯达唑在 2 岁以上儿童为 400mg,顿服,连用 3 天;或甲苯达唑每次 100mg,2 次 /d,连用 3 天;或丙硫咪唑 400mg,一次口服;或噻苯唑每次 25mg/kg,2 次 /d,连用 3 天。

2. 对症治疗 贫血和营养不良者给予富含维生素与蛋白质的饮食。有贫血时,应在驱虫同时,补充铁剂与高蛋白饮食。常用硫酸亚铁,服用铁剂时间宜长,以补足组织内贮铁。

3. 幼虫移行症的治疗 对钩蚴性皮炎可用左旋咪唑软膏或霜剂局部涂敷,局部对症处理如止痒和抗过敏,同时服用阿苯达唑、甲苯咪唑、噻苯唑或丙硫咪唑。

【预后】

一般预后良好。严重感染者积极补充铁剂和蛋白质,可取得良好预后。

(万朝敏)

第十五节 蛔 虫 病

蛔虫病(ascariasis)是由似蚓蛔线虫寄生于人体小肠内所引起的儿童最常见的寄生虫病。临床上可无症状,或出现反复发作的脐周腹痛和食欲缺乏,重者可影响儿童的生长发育,因蛔虫有钻孔习性,可引起多种并发症。

【病原及生活史】

似蚓蛔线虫(*Ascaris lumbricoides*),简称蛔虫(round worm),属于蛔线虫目蛔科蛔线虫属,是寄生于人体肠道内最大的寄生线虫,形似蚯蚓,雌虫一昼夜产卵约 20 万。虫卵随粪便排出,在温暖、潮湿、氧气充足及荫蔽的泥土中发育成感染期虫卵,当虫卵被人吞食后,幼虫在肠内溢出,然后穿过肠壁,进入血液循环到达肺泡,再上行,经气管和喉头的会厌进入消化道,回到小肠内发育为成虫。

虫卵对外界抵抗力强,一般可存活 12~18 个月左右,在 5~10℃土壤中可存活 2 年之久,在干燥环境中(22℃)生存 2~3 周;常用化学消毒剂及化肥不影响其发育。食用的腌菜和泡菜的盐水不能杀死虫卵。加热至 60~65℃ 5 分钟可将虫卵杀死。

【流行病学】

1. **传染源** 患者和蛔虫感染者。

2. **传播途径** 经口吞入感染期虫卵是人体感染蛔虫的主要方式。主要通过污染的手或不洁蔬菜、瓜果和饮水等,也可通过鸡、犬和蝇类等机械性携带扩散。

3. **易感人群和流行特征** 人群普遍易感。蛔虫病呈世界性分布,与环境卫生和个人卫生习惯密切相关。儿童发病率高于成人,春夏季发病明显上升。

【发病机制与病理改变】

1. **发病机制和机体免疫反应**

(1)幼虫致病:幼虫在体内移行,可致组织机械性损伤,使细支气管上皮细胞脱落和肺部出血,引起蛔虫性肺炎、哮喘和嗜酸性粒细胞增多症,严重感染时,幼虫还可侵入胸膜、眼、脑、肝、脾、肾和甲状腺等器官,引起异位寄生。

(2)成虫致病:成虫主要寄生于空肠,以肠腔内半消化食糜为食,可掠夺营养,蛔虫唇齿可造成机械性损伤肠黏膜和肠壁炎症,影响肠道蠕动;还影响消化和吸收而导致营养不良,严重者可致发育障碍。通常情况下,寄生在肠腔的虫体不受肠蠕动的影响,当受高热或胃肠功能紊乱等刺激时,蛔虫虫体可呈螺旋状向前运动,或扭结成团,或钻入生理性狭窄部位如胆管或胰腺管等,引起严重并发症。

(3)变态反应:成虫的代谢产物和死亡虫体的变应原被人体吸收,可引起 IgE 介导的变态反应,出现荨麻疹、皮肤瘙痒、血管神经性水肿、视神经炎、结膜炎以及蛔虫中毒性脑病等。

2. **病理改变** 幼虫可致肺泡出血和水肿;嗜酸性粒细胞和中性粒细胞为主的炎症;黏液分泌增多和细支气管炎症。成虫损伤肠黏膜,主要是空肠黏膜炎症性病变。回肠末段为肠道梗阻最常见的部位。

【临床表现】

潜伏期约 8 周左右。大多数蛔虫感染无症状,称蛔虫感染者。中～重度感染出现临床症状者称蛔虫病。

1. 肠蛔虫病　表现为非特异性胃肠道症状,如反复脐周间歇性腹痛,无压痛及腹肌紧张,可有畏食、恶心、呕吐、腹泻或便秘和荨麻疹。有时有夜惊、磨牙和异嗜癖。成虫在某些情况(如发热、疾病及麻醉时)和一些驱虫药物刺激下也可引起移行症。

2. 幼虫移行症　短期内生食了含有大量虫卵的蔬菜或瓜果者,经 7~9 天后出现全身及肺部症状,如低热和乏力,少数伴荨麻疹或皮疹。咽部异物感,阵咳,常呈哮喘样发作,少痰,偶尔痰中带血丝,肺部闻及干啰音,持续 7~10 天后逐渐缓解。

【一般实验室检查】

在幼虫移行症时,常有嗜酸性粒细胞增高;并常有血 IgE 水平升高。

【病原学检查】

1. 病原检查　有时可从大便中排出蛔虫成虫。取粪便直接涂片或浓集法查蛔虫卵。蛔虫性肺炎或幼虫移行所致过敏性肺炎者,痰中可查见幼虫。

2. 特异性抗体　特异性抗蛔虫抗体检测主要用于流行病学调查,很少用于临床诊断。

【并发症】

在严重感染时,蛔虫扭集成团可引起下列并发症。

1. 肠外并发症　最常见胆道蛔虫症,蛔虫钻入胆道形成胆道梗阻,以胆总管最多见。常表现为突发剑突下或右上腹剧烈疼痛,呈阵发性,向右肩及腰部放射。患儿辗转不安,大汗淋漓,面色苍白,痛苦难忍,常伴呕吐,有时可吐出蛔虫。体检仅有剑突下轻压痛和腹肌轻度紧张。黄疸少见,绝大多数虫体可自行从胆管退出,腹痛随之缓解,但可反复发作。还可引起急性胆囊炎、急性胆管炎、急性胰腺炎与肝脓肿等。有排虫或吐虫史患儿在用大剂量镇静剂、高热或昏迷期间,突然出现躁动不安、刺激性咳嗽甚至发绀时,应高度警惕可能为蛔虫上窜进入气管。

2. 肠道并发症　发生率仅次于胆道蛔虫症,多见于严重蛔虫感染者,大量蛔虫扭结成团堵塞肠管,或寄生部位的肠段蠕动障碍,表现为机械性肠梗阻,多为不完全性。表现为阵发性脐周痛,频繁呕吐,明显腹胀,肠型及蠕动波。腹部触及条索状包块为本病特征。梗阻时间过长者可并发肠穿孔或肠扭转。蛔虫钻入阑尾可引起阑尾炎。

3. 蛔虫性腹膜炎　蛔虫可穿过小肠壁进入腹腔,引起腹痛、腹胀及全腹压痛等腹膜炎表现。

【诊断与鉴别诊断】

1. 诊断　根据临床症状,有排虫或吐虫史,或粪便中查到虫卵或痰中查见幼虫即可确诊。

2. 鉴别诊断

(1)肠蛔虫病应与急性胃炎和消化性溃疡等相鉴别。①急性胃炎:常有诱因,起病急,有食欲缺乏、腹痛、恶心及呕吐等,可通过胃镜等鉴别;②消化性溃疡:腹痛部位多为上腹部,疼痛发作可与进食等相关或夜间发作,内镜可协助诊断。

(2)胆道蛔虫症需与急性胆囊炎和急性胰腺炎相鉴别。急性胆囊炎常有发热,右上腹剧烈绞痛,阵发性加重,腹部超声和胆道造影等可鉴别。与急性胰腺炎有时难以鉴别,高度怀疑者可行十二指肠引流找虫卵。

(3)蛔虫性肠梗阻需与肠套叠相鉴别。肠套叠多见婴幼儿,常突然发病,腹痛突发突止,大便为血性,右上腹可触及包块,腹部超声和 X 线检查可鉴别。

【预防】

主要是普治患者,杜绝感染来源;做好粪便管理;讲究个人卫生,饭前便后洗手,防止虫卵入口。

【治疗】

1. 驱虫治疗

(1)苯咪唑类:阿苯达唑 400mg/d,或甲苯达唑 200mg/d,均为顿服,连服 3 天。2~4 天可排出蛔虫,疗效均达 90% 以上。2 岁以下儿童服用时应权衡利弊。

(2)噻嘧啶:10mg/kg,顿服。

(3)哌嗪:有抗胆碱能作用,使虫体肌肉麻痹。每次 75mg/kg,每天剂量不超过 3g,空腹或晚上 1 次顿服,连用 2 天。对机械性肠梗阻患者尤为适宜。

2. 幼虫移行症的治疗 症状明显者可用糖皮质激素泼尼松 3~5 天,同时驱虫治疗。

3. 胆道蛔虫病的治疗 原则为解痉止痛,早期驱虫和抗感染。经解痉治疗,蛔虫多可从胆道退出。驱虫治疗可选用阿苯咪唑或甲苯达唑。发热者应用抗菌药物。内镜胰胆造影(ERCP)有诊断及取虫的作用。并发急性化脓性胆管炎、肝脓肿和出血坏死性胰腺炎者需外科治疗。

4. 蛔虫性肠梗阻的治疗 应禁食,胃肠减压,解痉止痛,纠正脱水及酸中毒。腹痛缓解后驱虫治疗。并发肠坏死、穿孔、腹膜炎及完全性肠梗阻者应及时手术治疗。

【预后】

绝大多数蛔虫病预后良好,经过有效抗蛔虫治疗后,生长发育均可改善。严重营养不良伴并发症需外科手术治疗以及合并感染者,预后不良。

(万朝敏)

第十六节 蛲 虫 病

蛲虫病(pinworm disease)是蠕形住肠线虫寄生于肠道内的寄生虫病。儿童常见。临床上以肛周和会阴部瘙痒和夜眠不安为主要特点。

【病原及生活史】

蠕形住肠线虫(*Enterobius vermicularis*),简称蛲虫(pinworm),属于尖尾目尖尾科蛲虫属,形体细小如白色线头,虫卵在人体肠腔内发育成幼虫(蚴),靠吞食肠道内营养物质和吸取血液而生存,雌雄虫交配后,雄虫很快死亡并被排出。雌虫在肠内低氧环境中,一般不产虫卵或仅产少量虫卵。当人进入睡眠后,肛门括约肌松弛,雌虫顺肠腔向下移动到肛门外,受温度和湿度改变及氧的刺激,开始大量排卵,虫卵黏附于肛周皮肤。一条雌虫一次可产卵 1 万个以上,排卵后的雌虫多因干枯而死亡,但少数雌虫可由肛门蠕动移行返回肠腔。虫卵在肛门附近,因温度和相对湿度适宜,氧充足,约经 6 小时发育成熟,为感染期卵。雌虫的产卵活动引起肛周皮肤发痒,当患儿用手搔抓时,虫卵污染手指,再经口食入形成自身感染。自吞食感染期虫卵至雌虫产卵约需 2~6 周。雌虫在人体内存活一般不超过 2 个月。感染性蛲虫卵对外界抵抗力强,在自然环境中可保持感染性约 2~3 周,用 5% 苯酚和

10%甲酚皂溶液可杀死虫卵。

【流行病学】

1. 传染源　患者为传染源。

2. 传播途径　经粪 - 口途径传播。主要方式是从肛门至手再经口感染。虫卵还可污染衣服、床具、内衣裤和被褥等间接感染。感染期卵也可散落于衣裤、被褥、玩具或食物上，经吞食，或随空气吸入经鼻咽部而进入消化道使人感染。

3. 易感人群和流行特征　人群普遍易感，自身重复感染较多。本病呈世界性分布，常发生于学龄前和学龄儿童以及感染儿童的家庭成员。在卫生条件差的地区或幼儿园和托儿所等儿童集居地易于传播和流行。

【发病机制与病理改变】

1. 发病机制　蛲虫爬出肛门并产卵，爬行的机械刺激和虫体分泌物的化学刺激引起肛周及会阴部皮肤瘙痒；少数虫体可再爬进肛门，或进入阴道、尿道和阑尾而发生异位寄生。蛲虫在肠道寄生时，仅产生轻微炎症反应，一般不引起发热和血中嗜酸性粒细胞升高。

2. 病理改变　在肠道引起轻度结肠炎；肛周及会阴部皮肤炎症；长期慢性刺激可引起肛周局部湿疹样皮损、出血或继发感染。在生殖道和尿道等部位的异位寄生可导致炎症和以虫体或虫卵为中心的肉芽肿病变。

【临床表现】

潜伏期约1~2个月。

主要表现为肛周和会阴部奇痒和刺激，尤以夜间明显，造成睡眠不安、烦躁、手乱抓或有遗尿，有时伴有食欲缺乏、恶心、呕吐和腹泻等消化道症状。

【病原学检查】

成虫或虫卵检查是确诊依据，但大便中成虫和虫卵的检出率都不高，不推荐使用。主要采用以下方法寻找成虫和虫卵：

1. 查找成虫　在患儿入睡后1~3小时检查其肛周或衬裤，可见白色棉线样细小成虫。

2. 检查虫卵　清晨大便前或洗澡前，用棉签拭子法或透明胶纸拭子法在患儿肛周采样，在显微镜低倍镜下检查虫卵。连续3天采样检查，检出率很高。

【并发症】

偶因蛲虫异位寄生引起相应部位的炎症，如阴道炎、子宫内膜炎、输卵管炎和尿道炎，也可侵入阑尾引发阑尾炎，甚至腹膜炎。

【诊断与鉴别诊断】

1. 诊断　有肛门瘙痒和睡眠不宁等症状时应考虑蛲虫病，查见成虫或虫卵可确诊。

2. 鉴别诊断　蛲虫异位寄生导致相应部位炎症时，应与其他病原所致炎症鉴别，如细菌性尿道炎和阴道炎等，可通过阴道分泌物和尿液等样本的细菌培养等帮助鉴别。

【预防】

1. 个人卫生　加强手卫生，养成良好的卫生习惯，勤剪指甲，饭前便后洗手，勤洗澡换衣，纠正吃手指的坏习惯。

2. 阻断传播途径　已有蛲虫病的患儿睡觉时不要穿开裆裤；不让手接触肛门；每天晨

起后换洗内裤并局部清洗;勤换睡衣及床具,特别在洗澡后;换洗布类时应避免虫卵播散;内衣和卧具等可用开水烫洗或日晒消毒。

3. **普查普治**　由于蛲虫病易在托儿所或幼儿园内流行,也可在孩子与父母及其他家庭成员之间传播,故发现孩子患病后,应在集体儿童机构和家庭内进行普查和普治。

【治疗】

蛲虫在人体内寿命不超过 2 个月,如能避免重复感染,即使不用驱虫药治疗也可自愈。药物驱虫应与预防措施同步,才能达到根治的目的。

1. **常用驱虫药**　①甲苯达唑:100mg/ 次;②恩波维铵:5mg/kg;③阿苯达唑:100~200mg/ 次。以上药物均为一次顿服。可再治疗 2~3 次,间隔 2~3 周。

2. **外用药**　有蛲虫药膏和 2% 白降汞软膏等。于睡前涂于肛门周围,可杀虫止痒。感染者应选择在起床后洗澡或清洗局部,以清洗掉肛周和会阴部的虫卵。

【预后】

预后良好。

（万朝敏）

第十七节　鞭　虫　病

鞭虫病(trichuriasis)是毛首鞭形线虫寄生于人肠内的常见寄生虫病。感染后可无临床症状,重度感染者有腹泻、便血、里急后重、直肠脱垂、贫血与营养不良等表现。

【病原及生活史】

毛首鞭形线虫(*Trichuris trichiura*),简称鞭虫(trichiura),属于鞭虫目鞭虫科鞭虫属,其成虫主要寄生于盲肠内,也可在回肠下段、结肠及直肠内寄生。虫卵随粪便排出体外,在泥土适宜的条件下发育为感染期虫卵;随被污染的食物、饮水和蔬菜等经口进入人体;在小肠内,虫卵发育并侵入肠黏膜,摄取营养发育为幼虫;然后回到肠腔,并在盲肠发育为成虫,虫体的前部钻入肠壁黏膜至黏膜下层组织。自虫卵进入肠内至发育成熟产卵,约需时 1~3 个月。成虫在人体内一般可存活 3~5 年。

【流行病学】

1. **传染源**　患者和带虫者是唯一传染源。多同时存在蛔虫病。

2. **传播途径**　经口吞入感染期虫卵是人体感染的主要方式,主要经粪 - 口途径或粪 - 接触污染食物(虫卵污染的蔬菜、瓜果和饮水等)经口而获得感染。家蝇可做为机械性携带媒介传播虫卵。

3. **易感人群和流行特征**　人群普遍易感,感染高峰年龄段为 4~10 岁儿童,少年期即开始下降。本病呈世界性分布,在卫生条件差或幼儿园等儿童集居地易于传播和流行。我国南方地区的感染率明显高于北方地区。

【发病机制与病理改变】

1. **发病机制**　机体损伤与感染鞭虫负荷量相关,主要由于鞭虫吸血、损伤肠黏膜渗血以及慢性炎症所致。成虫侵入宿主肠黏膜下层甚至肌层,以组织液和血液为食;较多的虫体机械性损伤和分泌物刺激黏膜神经丛,可致肠壁黏膜组织慢性炎症反应。鞭虫吸血和损伤肠黏膜渗血,严重时可致慢性失血。大多数人反应较轻,部分超敏反应患者可出现荨麻疹。

2. 病理改变　主要在盲肠,还可在回肠下段、结肠和直肠,肠黏膜下层以及肌层组织有嗜酸性粒细胞浸润、组织充血、水肿或出血等慢性炎症反应,可有细胞增生和肠壁组织增厚,甚至形成肉芽肿等病变。

【临床表现】

轻度感染多无明显症状。严重感染者可出现下腹部阵发性疼痛、慢性腹泻、大便隐血或带有鲜血、脓血便、里急后重、消瘦、贫血及生长发育迟缓等,少数患者可出现发热、荨麻疹和四肢水肿等全身反应。

【一般实验室检查】

血常规一般无明显改变,少数患者可出现嗜酸性粒细胞增多。严重者发生小细胞低色素贫血等。粪便检查可有白细胞、脓细胞和红细胞。

【病原学检查】

1. 虫卵检查　采用粪便直接涂片法、沉淀集卵法、饱和盐水浮聚法及定量透明法可检出虫卵,因鞭虫卵较小,容易漏检,需仔细检查。偶可查见成虫。

2. 内镜　内镜检查可见虫体附着于肠黏膜上,虫体旁可见黏液。

3. X线钡剂灌肠　运用气钡双重造影法可发现涂有钡剂的透光虫体外形。

【并发症】

1. 直肠脱垂　由于损害直肠黏膜及慢性腹泻等因素,特别是在营养不良或并发肠道致病菌感染时,可导致直肠脱垂。

2. 贫血　长期慢性失血可导致贫血。

【诊断与鉴别诊断】

1. 诊断　由于症状无特异性,对于有慢性贫血、腹泻、黑便及右下腹部疼痛的患者要予以重视,进一步检查,查见成虫或虫卵即可确诊。

2. 鉴别诊断

(1)细菌性痢疾:典型粪便为黏液脓血便,大便培养可检出志贺菌。

(2)钩虫病:粪便中可检出钩虫卵或钩虫成虫,大便培养出钩蚴。

(3)阿米巴肠病:典型的大便为暗红色果酱样,血多于脓,有特殊臭味。粪便可查见阿米巴滋养体或包囊。

(4)蛔虫病:有蛔虫排出史,粪便中查到蛔虫虫卵可予以鉴别。

【预防】

预防应加强粪便管理、个人卫生和饮食卫生,并注意保护水源和环境卫生。

【治疗】

对患者和带虫者应驱虫治疗,常用药物:①阿苯达唑:200mg/d,连用 3 天;②甲苯达唑:100mg/ 次,每天 2 次,连用 2 天,均对鞭虫病有较好的驱虫效果。严重感染时,可采用内镜钳取鞭虫。

【预后】

一般良好。

(万朝敏)

第十八节 旋 毛 虫 病

旋毛虫病(trichinellosis)是旋毛形线虫寄生于小肠和横纹肌细胞内引起的人兽共患性寄生虫病,临床上具有胃肠道症状、发热、肌痛、水肿和外周血嗜酸性粒细胞增多及肌酶升高等特征。严重感染可导致死亡。

【病原及生活史】

旋毛形线虫(*Trichinella spiralis*)属于鞭虫目毛形科毛形线虫属,其成虫和幼虫同时寄生于同一宿主体内,成虫寄生在小肠,主要在十二指肠和空肠上段;雌虫子宫内虫卵发育为幼虫,在肠黏膜内产出新生幼虫,其侵入局部淋巴结或小静脉,随淋巴和血液循环到达各种器官、组织或体腔,但只有侵入横纹肌内的幼虫才能进一步发育和长大,在肌肉内形成幼虫囊包,后者对新宿主具有感染性,若无进入新宿主的机会,大多在 6 个月左右开始钙化,幼虫死亡,但有少数钙化囊包内幼虫可存活数年。

幼虫囊包对外界的抵抗力强,耐低温,在腐肉中可存活 2~3 个月,熏烤、腌制和曝晒等方式都不能杀死幼虫。

【流行病学】

1. 传染源 猪是人感染旋毛虫的主要传染源。

2. 传播途径 经消化道传播。主要通过生食或半生食含幼虫囊包的猪肉及其制品而获得感染。

3. 易感人群和流行特征 人群普遍易感。旋毛虫病广泛流行于世界各地,我国西南地区为感染高发地区,以河南、云南、内蒙古、西藏和四川等地区感染率最高。猪的感染率为 10% 以上,个别地区可达 50%。人类旋毛虫病的流行具有地方性、群体性和食源性的特征,高发地区与喜吃生食或半生食肉类的生活习惯有关。

【发病机制与病理改变】

1. 发病机制 旋毛虫的幼虫和成虫都具有致病性,以幼虫为主。疾病严重程度与食入幼虫囊包的数量、活力和侵犯部位以及人体对旋毛虫的免疫力等因素有关。对机体的损害包括肠道损害阶段和全身损害阶段。

(1)肠道损害阶段:幼虫进入消化道,在十二指肠和空肠内脱囊并钻入肠黏膜,48 小时内发育为成虫。成虫以肠绒毛为食和幼虫侵犯肠壁组织,均可引起肠道广泛性炎症,病程约为 1 周。

(2)全身损害阶段:主要由幼虫移行以及其代谢产物所致肌肉组织、呼吸道、心脏和神经系统等全身组织器官的机械性和免疫性损害以及机体代谢紊乱。新生幼虫侵入淋巴系统进入血液循环,到达横纹肌组织和氧供丰富的器官如心脏和脑,引起血管炎和肌炎。受累部位出现水肿,以眼和面部常见;肌肉损害部位多以活动较多和血供丰富的膈肌、舌肌、咽喉肌、胸肌及腓肠肌等处为主。

2. 机体免疫反应 幼虫进入血液循环,引起机体细胞免疫及体液免疫反应,以 Th2 免疫反应为主。最先表现为血中非特异性 IgE 升高;对新感染幼虫,早期特异性 IgA 和 IgM 升高,但与其他寄生虫有交叉免疫反应,特异性 IgG 抗体多在全身损害阶段升高,即出现在急性感染后 12~60 天,可持续数年。感染后免疫力较强,对再感染有一定抵抗力。

3. **病理改变** 幼虫和成虫引起十二指肠和空肠为主的肠壁组织充血、水肿和出血,可有浅表溃疡,肠道广泛性炎症。幼虫侵入横纹肌引起肌纤维变性、肿胀、排列紊乱和横纹消失,虫体附近的肌细胞坏死和崩解、肌间质轻度水肿和不同程度炎症细胞浸润,尤以腓肠肌、肱二头肌和肱三头肌明显。幼虫移行至呼吸道,虫体阻塞直接引起血管紊乱或肉芽肿、水肿、出血及变态反应,导致肺部局限性或广泛性出血、肺炎、支气管炎、胸膜炎、心肌炎和颅内高压等。

【临床表现】

潜伏期一般 5~15 天,短可数小时,长可达 46 天。典型临床表现分为 3 期。

1. **肠道期** 持续约 1 周,主要为轻微胃肠道症状。腹痛和腹泻常为首发症状,伴有恶心和呕吐;可有乏力、畏寒及低热等全身症状。

2. **急性期** 持续约 2~4 周,典型表现为持续高热、眼睑和面部水肿、过敏性皮疹等变态反应性表现及全身性肌痛。有明显肌肉压痛、触痛、肿胀和硬结感,尤以腓肠肌、肱二头肌及肱三头肌为甚,常呈强迫屈曲状而不敢活动,可呈瘫痪状态,可伴有咀嚼吞咽和说话困难,呼吸和动眼时感疼痛;可有肺水肿、胸腔和心包积液,可出现心力衰竭和颅内压增高,甚至心肌炎、肝肾功能损害、神经系统及结膜下、指甲下和视网膜出血等表现。儿童也可无肌痛,仅在体检时有肌肉触压痛。

3. **恢复期** 随着肌肉内幼虫囊包的形成,全身症状亦随之消失,但肌痛可持续数月。

【一般实验室检查】

1. **血常规** 急性期白细胞总数和嗜酸性粒细胞常明显升高。

2. **肌酶及其他检查** 血清肌酸磷酸激酶(CK)和乳酸脱氢酶(LDH)明显增高。常有血清白蛋白和血清钾降低以及 IgE 水平升高。

【病原学检查】

1. **病原检查** 在发病 10 天后,取疼痛肌肉组织(多为腓肠肌或肱二头肌)压片或切片镜检,查到旋毛虫的幼虫或梭形囊包可确诊,检出阳性率约 50%。组织学检查中发现幼虫发育不同阶段的碎片亦可协助诊断。

2. **抗原检查** 早期检测血清中循环抗原有助于诊断,但敏感性和特异性不高。

3. **特异性抗体** 特异性 IgG 抗体在感染后第 2~3 周可升高,但可与其他寄生虫感染可有交叉反应,有辅助诊断价值。

4. **病理学检查** 阴性结果不能排除本病。若发现肌纤维横纹消失和间质水肿等病变则有助于诊断。肌细胞呈现嗜碱性是旋毛虫入侵的有价值的诊断依据。

【并发症】

儿童并发症较少,可发生心肌炎、血栓病和脑炎等。

【诊断与鉴别诊断】

1. **诊断** 对于有生食或半生食动物肉类史,特别是多人同时发病者,临床以发热、腹泻、眼睑或面部水肿和肌痛为主,嗜酸性粒细胞增多和肌酶升高,应考虑到本病。肌肉活检发现幼虫囊包是确诊依据。早期和轻度感染者不易检获病原,血清特异性抗体或循环抗原阳性是主要辅助诊断依据;患者吃剩的肉类镜检或动物接种阳性,也为有力佐证。

2. **鉴别诊断** 旋毛虫病早期为非特异性表现,应与细菌性肠炎、呼吸道或消化道病毒感染、食物中毒以及过敏反应相鉴别。

(1)细菌性肠炎:可有黏液血便或水样便,同时伴有全身感染中毒症状,而不是腹泻后几天出现严重的全身症状。

(2)呼吸道或消化道病毒感染:有乏力和发热,同时伴呼吸道症状如咳嗽,或消化道症状,但缺乏肌痛伴肌酶增高和嗜酸性细胞增多等表现。

【预防】

1. 熟食习惯　不吃生或半生熟的肉类是预防本病的关键。

2. 加强肉类和食品卫生管理　不准未经检疫的猪肉上市和销售。提倡生食品和熟食品刀砧分开。

【治疗】

1. 病原治疗

(1)阿苯达唑:为 2 岁以上儿童的首选药物,对幼虫和成虫均有效。剂量为 5~10mg/(kg·d),分 2 次口服,最大剂量为 800mg/d,疗程 8~14 天。

(2)甲苯达唑:2 岁以上儿童可选用。200~400mg/d,分 3 次口服,连用 3 天,然后,400~500mg/d,分 3 次服,连用 10 天。

(3)噻嘧啶:2 岁以下可选用,对肠道成虫有效,可预防幼虫侵入血管和肌肉。剂量为 10~20mg/kg,一次口服,2~3 天后重复一次。

2. 糖皮质激素治疗　对于严重感染者,与阿苯达唑同时应用可减轻症状,并增加阿苯达唑的血药浓度,氢化可的松 100mg/d 静脉滴注或口服泼尼松 0.5~1mg/(kg·d),疗程 10~15 天。

3. 其他治疗　包括对症支持治疗,如卧床休息;非甾体抗炎药物和解热镇痛药物以缓解肌痛;纠正水电解质紊乱;治疗并发症等。

【预后】

大多数为良性自限性疾病,临床症状多在 6 周 ~6 个月内消失,肌肉内幼虫的彻底破坏和最终钙化可能需数年。严重感染较少见,但可因恶病质、虚脱、毒血症和心肌炎而于发病后 3~7 周内死亡,主要取决于感染程度与并发症。新生幼虫通过心肌时可引起突然死亡。脑炎患者可留有肢体瘫痪和癫痫等后遗症。

(万朝敏)

第十九节　类圆线虫病

类圆线虫病(strongyloidiasis)是由粪类圆线虫引起的寄生虫病,临床症状复杂多样,大多数无临床症状,但免疫抑制者患病则可很严重,甚至导致死亡。

【病原及生活史】

粪类圆线虫(*Strongyloides stercoralis*)属于小杆目类圆科类圆线虫属,是自生生活世代和寄生生活世代交替的兼性寄生虫,自生世代在地面泥土中进行,寄生世代在人体内进行。成虫生活在人体十二指肠和空肠黏膜及黏膜下,排出的虫卵立即孵化释出杆状蚴,在温暖潮湿的土壤中,经自生世代发育为丝状蚴、雄虫或雌虫成虫,可循环多次。丝状蚴也可直接经皮肤侵入人体,多在小肠内发育成熟产卵,孵出杆状蚴,随粪便排出体外;也可寄生于大肠和肺脏等处,营寄生生活。在人体内均为雌虫寄生。在某些情况下,杆状蚴不随粪便排出体外,而在肠腔内发育为感染性丝状蚴,穿过肠黏膜或肛周皮肤,重新进入感染循环,大约需要 2 周左右,形成体内自身感染(autoinfection)。

【流行病学】

1. 传染源　患者和带虫者为传染源。

2. 传播途径　主要经皮肤接触有感染性丝状蚴的粪便或污染的土壤而被感染。有研究显示也可通过性传播。

3. 易感人群和流行特征　人群普遍易感,并有家庭聚集性,免疫低下特别是长期使用糖皮质激素患者易发生播散性超感染。我国 26 个省、市或自治区有类圆线虫感染病例,主要流行于南方地区,感染率最高的是海南省。

【发病机制与病理改变】

1. 发病机制　致病作用与其感染程度及机体免疫功能状态密切相关。轻度感染的致病作用较轻微,但能引起自身感染,反复的自身感染可导致重度感染,可致患者死亡。成虫在小肠黏膜内引起机械性刺激,丝状蚴等代谢产物及死亡崩解产物可引起全身中毒症状。根据机体免疫反应,有三种感染类型:①机体有效的免疫应答,感染被清除;无明显临床症状。②长期慢性自身感染,可持续数年,间歇出现肠道症状。③免疫低下者发生播散性超感染(disseminated hyperinfection),幼虫侵入其他器官,引起广泛性损伤,形成肉芽肿病变,还可发生强烈变态反应,导致弥漫性类圆线虫病。

2. 机体免疫反应　感染后特异性 IgE 和 IgG 升高;在有效治疗后 3~6 个月,血中嗜酸性粒细胞恢复正常,6~12 个月后,大多数患者特异性抗体转阴或抗体滴度下降超过 40%。

3. 病理改变　虫体在人体内移行或寄生于不同部位时引起的病理改变不同。肠道可表现为卡他性、水肿性及溃疡性肠炎,淋巴滤泡肿大,大肠纤维化或发生肠穿孔,在肠壁各层都可发现虫体。幼虫在肺内移行时,可引起肺脏毛细血管充血、出血和毛细支气管上皮细胞脱落,炎性渗出物中可查到幼虫。亦可侵入心内膜、肝脏、卵巢、肠系膜淋巴结及脑等部位,并有肉芽肿形成。

【临床表现】

大多数感染是无症状的。当人体抵抗力低下时,如患各种疾病、营养不良、免疫缺陷或接受激素及其他免疫抑制剂治疗,常可反复发生重度自身感染,出现严重症状。典型症状为胃肠炎、肺炎和皮肤改变。

1. 皮肤病变　由幼虫引起。

(1)急性感染期:幼虫穿过皮肤处发生水疱性丘疹,多在足部,可引起匍行症,在躯干和臀部,特别是肛周有线状或带状荨麻疹样皮疹,特点为快速蔓延。

(2)慢性感染期:为自身感染的幼虫引起的弥漫于肛周皮肤或臀部的皮疹,可为肉芽肿性皮疹。有时可迅速进展,出现脓毒症样表现的播散性超感染,皮疹为瘀点瘀斑。

2. 胃肠炎　由成虫引起。

(1)急性感染:常见症状为上腹痛和食欲缺乏。

(2)迁延性感染:可表现为慢性腹泻、呕吐和腹胀。还可表现为蛋白和脂肪吸收障碍,排出恶臭、多泡沫的白色粪便,甚至出现严重脂肪泻。同时可有血清白蛋白减少和外周水肿、生长发育迟缓以及维生素 B_{12} 和叶酸缺乏。

(3)重度感染:可出现麻痹性肠梗阻、腹胀、电解质紊乱和脱水,甚至肠穿孔,全身衰竭而死亡。

3. 肺炎　幼虫在肺脏移行时可引起过敏性肺炎和哮喘发作,表现为轻度发热、咳嗽、咳痰和喘息。在肺脏所产的幼虫可引起胸膜炎。重度感染者有呼吸困难发作、咯血及高热等。

4. 其他部位病变　幼虫可移行到脑、肝、淋巴结、心及骨骼肌等部位,引起强烈免疫反应而有相应病变表现。伴有全身中毒症状,如发热、贫血及神经症状如烦躁和失眠等。

【一般实验室检查】

急性和慢性感染时,血嗜酸性粒细胞常增多,血清 IgE 水平常升高。在播散性超感染时,嗜酸性粒细胞及血清 IgE 水平通常不增高。

【病原学检查】

1. 杆状蚴或丝状蚴检查　多次采集粪便,通过不同的浓缩技术可检出杆状蚴或丝状蚴。播散性感染时,可在痰液、肺泡灌洗液、脑脊液、尿、腹水以及皮肤活检中找到幼虫。

2. 虫卵检查　腹泻患者的粪便可检出虫卵。直接涂片法检出率低。通过沉淀法和贝氏分离法可提高检出率。

3. 成虫检查　胃和十二指肠引流液可查出粪类圆线虫的成虫。

4. 特异性抗体　检查血清中抗丝状蚴抗原的 IgG 抗体,有助于慢性感染和亚临床感染的诊断。

【并发症】

多发生在重症及播散性超感染患者,如肠穿孔、脱水、营养不良或生长迟缓、休克、呼吸衰竭、胸膜炎及脓毒症等,常导致死亡。

【诊断与鉴别诊断】

1. 诊断　类圆线虫病缺乏特征性的临床表现,诊断应注意是否有与泥土的接触史,若同时有消化道和呼吸道症状时应考虑本病,需依靠病原检查来确诊。

2. 鉴别诊断

(1)当主诉为脓血便或水样便时,应与细菌性痢疾、阿米巴痢疾及溃疡性结肠炎等相鉴别。

1)细菌性痢疾:典型粪便为黏液脓血便,大便培养可有志贺氏菌生长,敏感抗菌药物治疗有效。

2)阿米巴肠病:典型大便为暗红色果酱样,血多于脓,有特殊臭味。粪便可找到阿米巴滋养体或包囊,抗阿米巴治疗有效,肠镜检查可见溃疡呈散在性,较深,边缘潜行,溃疡间黏膜多属正常。

3)溃疡性结肠炎:持续反复发作性腹泻黏液血便伴腹痛,肠镜可协助诊断。

(2)当主诉为腹痛时,应与胃十二指肠溃疡及急性胆囊炎等相鉴别。

1)胃十二指肠溃疡:腹痛与饮食有关,伴有反酸和嗳气,可通过内镜检查鉴别。

2)急性胆囊炎:常有发热,右上腹剧烈绞痛,阵发性加重,腹部 B 超、放射性核素胆系扫描和胆道造影等可鉴别。

【预防】

1. 个人防护　注意个人防护,特别是临床应用激素或免疫抑制剂前,应做粪类圆线虫的常规检查,若发现有感染,应给予彻底治疗,以免发生重度自身感染。

2. 阻断传播途径　主要是加强粪便和水源管理。

【治疗】

类圆线虫病很少自愈,对于确诊病例,无论是否有症状都需要治疗。同时,应注意保持大便通畅,注意肛门周围洁净,防止自身感染。

1. 病原治疗 首选伊维菌素,0.2mg/(kg·d),一次口服,2 周后重复一次。噻苯唑的疗效也好,但副作用较多。还可选用阿苯达唑(每次 8mg/kg,2 次 /d,疗程为 7 天),但疗效较差。

2. 对症治疗 皮肤瘙痒可用抗组胺药物;哮喘时可吸入 β 受体激动药。重症患者应积极采取对症及支持疗法,纠正水和电解质紊乱和控制继发感染等。

【预后】

一般预后良好。播散性超感染粪类圆线虫病患者预后极差,病死率高达 40%~60%,血嗜酸性粒细胞缺乏是预后差的一项重要指标。

(万朝敏)

参 考 文 献

1. Cherry JD, Harrison GJ, Kaplan SL, et al.Feigin and Cherry's textbook of pediatric infectious diseases.8th ed.Philadelphia: Elsevier, 2018.

2. 何礼贤, 肖永红, 陆权, 等. 国家抗微生物治疗指南. 2 版. 北京: 人民卫生出版社, 2017.

3. 江载芳, 申昆玲, 沈颖. 诸福棠实用儿科学. 8 版. 北京: 人民卫生出版社, 2015.

4. Kliegman RM, St.Geme JW III, Blum NJ, et al.Nelson textbook of pediatrics.21st ed.Philadelphia: Elsevier, 2019.

5. Engorn B, Flertage J.The Harriet Lane handbook 20th ed.Philadelphia: Elsevier, 2015.

6. 闻礼永. 儿童寄生虫病学. 北京: 人民卫生出版社, 2010.

7. 中华人民共和国国家卫生和计划生育委员会. 人感染 H7N9 禽流感诊疗方案(第 2 版). 中华危重症医学杂志, 2013, 6(3): 166-169.

8. Fehr AR, Channapannavar R, Perlman S.Middle East respiratory syndrome: Emergence of a pathogenic human coronavirus.Annual Review of Medicine, 2017, 68: 387-399.

9. 中华医学会儿科学分会, 中华儿科杂志编辑委员会. 儿童 2019 新型冠状病毒感染的诊断与防治建议(试行第一版). 中华儿科杂志, 2020, 58(3): 169-173.

10. 《手足口病诊疗指南(2018 版)》编写专家委员会. 手足口病诊疗指南(2018 年版). 中华传染病杂志, 2018, 36(5): 257-263.

11. Turtle L, Solomon T.Japanese encephalitis-the prospects for new treatments.Nature Rev Neurol, 2018, 14(5): 298-313.

12. Taba P, Schmutzhard E, Forsberg P, et al.EAN consensus review on prevention, diagnosis and management of tick-borne encephalitis.Eur J Neurol, 2017, 24: 1214-e61.

13. 中华医学会感染病学分会, 中华医学会热带病与寄生虫学分会, 中华中医药学会急诊分会. 中国登革热临床诊断和治疗指南. 中华传染病杂志, 2018, 36(9): 513-520.

14. Holmes EC, Dudas G, Rambaut A, et al.The evolution of Ebola virus: Insights from the 2013-2016 epidemic. Nature, 2016, 538: 193.

15. 殷文武, 王传林, 陈秋兰, 等. 狂犬病暴露预防处置专家共识. 中华预防医学杂志, 2019, 53(7): 668-679.

16. Joans MM, Lok ASF, McMahon BJ, et al.Antiviral therapy in management of chronic hepatitis B viral infection in children: A systematic review and meta-analysis.Hepatol, 2016, 63(1): 307-318.

17. AASLD-IDSA HCV Guidance Panel.Hepatitis C guidance 2018 update: AASLD-IDSA recommendations for testing, managing, and treating hepatitis C virus infection.Clin Infect Dis, 2018, 67(10): 1477-1492.

18. Karnsakul W, Schwarz KB.Management of hepatitis C infection in children in the era of direct-acting antiviral agents.J Viral Hepatitis, 2019, 26(9): 1034-1039.

19. Pinninti SG, Kimberlin DW.Neonatal herpes simplex virus infections.Semin Perinatol, 2018, 42(3): 168-175.

20. Agut H, Bonnafous P.Update on infections with human herpes viruses 6A, 6B, and 7.Med Mal Infect, 2017, 47: 83-91.

21. Servant-Delmas A, Morinet F.Update of the human parvovirus B19 biology.Transfusion Clinique et Biologique, 2016, 23(1): 5-12.

22. 中国艾滋病诊疗指南(2018 版). 中国艾滋病性病, 2018, 24(12): 1266-1282.

23. World Health Organization.Consolidated guidelines on HIV prevention，diagnosis，treatment and care for key populations.Geneva：World Health Organization，2016.

24. Li J，Shao Z，Liu G，et al.Meningococcal disease and control in China：findings and updates from the Global Meningococcal Initiative（GMI）.J Infect，2018，76（5）：429-437.

25. WHO Guidelines Approved by the Guidelines Review Committee.WHO guidelines for the treatment of Neisseria gonorrhoeae.Geneva：World Health Organization，2016.

26. 中国创伤救治联盟，北京大学创伤医学中心．中国破伤风免疫预防专家共识．中华外科杂志，2018，56（3）：161-167.

27. Williams PCM，Berkley JA.Guidelines for the management of pediatric cholera infection：A systematic review of the evidence.Paediatr Int Child Health，2018，38（sup1）：S16-S31.

28. McDonald LC，Gerding DN，Johnson S，et al.Clinical practice guidelines for clostridium difficile infection in adults and children：2017 update by the Infectious Diseases Society of America（IDSA）and Society for Healthcare Epidemiology of America（SHEA）.Clin Infect Dis，2018，66（7）：987-994.

29. 张文宏，张跃新．布鲁菌病诊疗专家共识（2017）.中华传染病杂志，2017，35（12）：705-710.

30. Yu D，He J，Zhang E，et al.Investigation and source-tracing of an anthrax outbreak in Gansu Province，China.PLoS One，2018，13（8）：e0203267.

31. Eija Könönen，William G.Wade.Actinomyces and related organisms in human infections.Clin Microbiol Rev，2015，28（2）：419-442.

32. World Health Organization.Rapid advice：treatment of tuberculosis in children.Geneva：World Health Organisation，2010.

33. World Health Organization.WHO treatment guidelines for drug-resistant tuberculosis.2016 update.Geneva：World Health Organization，2016.

34. Lamb GS，Starke JR.Tuberculosis in infants and children.Microbiol Spectr，2017，5（2）：1-2.

35. Israni AV，Dave DA，Mandal A，et al.Tubercular meningitis in children：Clinical，pathological，and radiological profile and factors associated with mortality.J Neurosci Rural Pract，2016，7（3）：400-404.

36. Chang CW，Wu PW，Yeh CH，et al.Congenital tuberculosis：case report and review of the literature.Paediatr Int Child Health，2018，38（3）：216-219.

37. P Schmiedel Y，Zimmerli S.Common invasive fungal diseases：an overview of invasive candidiasis，aspergillosis，cryptococcosis，and pneumocystis pneumonia.Swiss Med Wkly，2016，146：w14281.

38. Patterson TF，Thompson GR III，Denning DW，et al.Practice guidelines for the diagnosis and management of aspergillosis：2016 update by the Infectious Diseases Society of America.Clin Infect Dis，2016，63（4）：e1-e60.

39. Cornely OA，Arikan-Akdagli S，Dannaoui E，et al.ESCMID and ECMM joint clinical guidelines for the diagnosis and management of mucormycosis 2013.Clin Microbiol Infect，2014，Suppl 3：5-26.

40. Maschmeyer G，Helweg-Larsen J，Pagano L，et al.ECIL guidelines for treatment of pneumocystis jirovecii pneumonia in non-HIV-infected haematology patients.J Antimicrob Chemother，2016，71（9）：2405-2413.

41. Hamdy RF，Zaoutis TE，Seo SK.Antifungal stewardship considerations for adults and pediatrics.Virulence，2017，8（6）：658-672.

42. Steere AC，Strle F，Wormser GP，et al.Lyme borreliosis.Nat Rev Dis Primers，2016，2：16090.

43. World Health Organization.WHO guidelines for the treatment of treponema pallidum（syphilis）.Geneva：World Health Organization，2016.

44. 张丽，丰俊，张少森，等．2017年全国消除疟疾进展及疫情特征分析．中国寄生虫学与寄生虫病杂志，2018，36（3）：201-209.

附　录

附录1　我国需要报告的法定传染病一览表

分类	疾病
甲类	鼠疫、霍乱
乙类	传染性非典型肺炎、艾滋病、病毒性肝炎、脊髓灰质炎、人感染高致病性禽流感、甲型 H1N1 流感、麻疹、流行性出血热、狂犬病、流行性乙型脑炎、登革热、炭疽、细菌性和阿米巴性痢疾、肺结核、伤寒、流行性脑脊髓膜炎、百日咳、白喉、新生儿破伤风、猩红热、布鲁菌病、淋病、梅毒、钩端螺旋体病、血吸虫病、疟疾
丙类	流行性感冒、流行性腮腺炎、风疹、急性出血性结膜炎、麻风病、流行性和地方性斑疹伤寒、黑热病、包虫病、丝虫病,除霍乱、细菌性和阿米巴性痢疾、伤寒和副伤寒以外的感染性腹泻、手足口病

中华人民共和国传染病报告卡

卡片编号：_____　　报卡类别：1. 初次报告　2. 订正报告　3. 出院报告

患者姓名 *：_____　（患儿家长姓名：_____）

身份证号：□□□□□□□□□□□□□□□□□□　性别 *：□男　□女

出生日期 *：_____年____月____日(如出生日期不详,实足年龄：_____　年龄单位：□岁□月□天)

工作单位：_____　联系电话：_____

患者属于 *：□本区县　□本市其他区县　□本省其他地市　□外省　□中国香港、中国澳门、中国台湾　□外籍

现住址(详填) *：_____省____市____县(区)_____乡(镇、街道)_____村_____(门牌号)

户口地址(详填) *：_____省____市____县(区)_____乡(镇、街道)_____村_____(门牌号)

患者职业 *：
□幼托儿童、□散居儿童、□学生(大中小学)、□教师、□保育员及保姆、□餐饮食品业、□商业服务、
□医务人员、□工人、□民工、□农民、□牧民、□渔(船)民、□干部职员、□离退人员、□家务及待业、
□其他(　　　)、□不详

病例分类 *：(1)□疑似病例、□临床诊断病例、□实验室确诊病例、□病原携带者
　　　　　　(2)□急性、□慢性(乙型肝炎、血吸虫病填写)

发病日期 *：_____年____月____日(病原携带者填初检日期或就诊时间)

诊断日期 *：_____年____月____日____时　住院日期：_____年____月____日

死亡日期：_____年____月____日　　　　出院日期：_____年____月____日

甲类传染病 *：
□鼠疫、□霍乱

乙类传染病 *:
□传染性非典型性肺炎、□艾滋病、病毒性肝炎(□甲型、□乙型、□丙型、□戊型、□未分型)、□脊髓灰质炎、□人感染高致病性禽流感、□甲型 H1N1 流感、□麻疹、□流行性出血热、□狂犬病、□流行性乙型脑炎、□登革热、炭疽(□肺炭疽、□皮肤炭疽、□未分型)、痢疾(□细菌性、□阿米巴性)、肺结核(□涂阳、□仅培阳、□菌阴、□未痰检)、伤寒(□伤寒、□副伤寒)、□流行性脑脊髓膜炎、□百日咳、□白喉、□新生儿破伤风、□猩红热、□布鲁菌病、□淋病、梅毒(□Ⅰ期、□Ⅱ期、□Ⅲ期、□胎传、□隐性)、□钩端螺旋体病、□血吸虫病、疟疾(□间日疟、□恶性疟、□未分型)
丙类传染病 *:
□流行性感冒、□流行性腮腺炎、□风疹、□急性出血性结膜炎、□麻风病、□流行性和地方性斑疹伤寒、□黑热病、□包虫病、□丝虫病、□除霍乱、细菌性和阿米巴性痢疾、伤寒和副伤寒以外的感染性腹泻病、□手足口病
其他法定管理以及重点监测传染病:
订正病名:_____　　退卡原因:_____
报告单位:_____　　联系电话:_____
报告医生:_____　　填卡日期 *:_____年____月____日
备注:

填卡说明:

卡片编码:由报告单位自行编制填写。

患者姓名:填写患者的名字(性病 /AIDS 等可填写代码),如果登记身份证号码,则姓名应该和身份证上的姓名一致。

家长姓名:14 岁以下患儿要求填写患者家长姓名。

身份证号:尽可能填写。既可填写 15 位身份证号,也可填写 18 位身份证号。

性别:在相应性别前打√。

出生日期:出生日期与年龄栏只要选择一栏填写即可,不必既填出生日期,又填年龄。

实足年龄:对出生日期不详的用户填写年龄。

年龄单位:对于新生儿和只有月龄的儿童请注意选择年龄单位,默认为岁。

工作单位:填写患者的工作单位,如果无单位则可不填写。

联系电话:填写患者的联系方式。

病例属于:在相应的类别前打√。用于标识患者现住地址与就诊医院所在地区的关系。

现住地址:至少须详细填写到乡镇(街道)。现住址的填写,原则是指患者发病时的居住地,不是户籍所在地址。

职业:在相应的职业名前打√。

病例分类:在相应的类别前打√。乙肝和血吸虫病例须分急性或慢性填写。

发病日期:本次发病日期。

诊断日期:本次诊断日期,填写到小时,以 24 小时制为单位。

死亡日期:死亡病例或死亡订正时填入。

疾病名称:在作出诊断的病名前打√。

其他传染病:如有,则分别填写病种名称,也可填写不明原因传染病和新发传染病名称。

订正病名:直接填写订正后的病种名称。

退卡原因:填写卡片填报不合格的原因。

报告人:填写报告人的姓名。

填卡日期:填写本卡日期。

备注:用户可填写一些文字信息,如传染途径、最后确诊为非传染病的病名等。

注:报告卡带"*"部分为必填项目。

附录2　常见急性传染病的潜伏期、隔离期和观察期

病名		潜伏期		隔离期	接触者观察期
		常见	最短至最长		
病毒性肝炎	甲型	30 天	15~45 天	自发病之日起共 3 周	密切接触者医学观察不少于 40 天
	乙型	60~90 天	30~180 天	急性期隔离至病情稳定	急性肝炎密切接触者医学观察 45 天
	丙型（输血后）	50 天（19 天）	21~180 天（7~33 天）	急性期隔离至病情稳定	不检疫
	丁型		14~140 天	同乙肝	同乙肝
	戊型	40 天	15~70 天	自发病之日起不少于 30 天	密切接触者医学观察 60 天
脊髓灰质炎		7~14 天	4~35 天	自发病之日起不少于 40 天	集体机构儿童医学观察 20 天
伤寒		7~14 天	3~30 天	体温正常后 15 天，或每隔 5 天粪培养，连续 2 次阴性	医学观察 21 天
副伤寒		5~10 天	2~15 天	同伤寒	医学观察 15 天
霍乱		1~3 天	3 小时 ~7 天	症状消失后 6 天，并隔日粪培养 3 次阴性	医学观察 5 天，并大便培养 3 次阴性
细菌性痢疾		1~2 天	数小时 ~7 天	症状消失后粪培养连续 2 次阴性	密切接触者医学观察 7 天
阿米巴痢疾		7~14 天	4 天 ~ 数年	症状消失，大便连续 3 次无滋养体及包囊	不检疫
流感		1~3 天	数小时 ~7 天	隔离至热退后 2 天	大流行期间集体机构人员检疫 4 天
人禽流感		7 天以内	最长 10 天	隔离至病毒分离 2 次阴性	医学观察 7 天
麻疹		10~14 天	6~21 天	出疹后 5 天，合并肺炎者至出疹后 10 天	易感者医学观察 21 天
风疹		14~21 天	5~25 天	一般不需隔离	不检疫
水痘		14 天	10~21 天	全部结痂	医学观察 21 天
流行性腮腺炎		16~18 天	12~25 天	腮腺肿胀完全消退	免疫抑制者医学观察 26 天
手足口病		3~5 天	2~14 天	发病后 14 天（居家或住院隔离）	集体机构儿童检疫 10 天
非典型肺炎		2~10 天	2 周以内	发病后 21 天	医学观察 14 天

病名		潜伏期		隔离期	接触者观察期
		常见	最短至最长		
猩红热		2~4 天	1~7 天	有效抗生素治疗后至少24 小时	医学观察 7 天
白喉		2~4 天	1~7 天	症状消失和培养 2 次阴性至少治疗后 7 天	医学观察 7 天
百日咳		7~14 天	5~21 天	有效抗生素治疗后 5 天或起病后 21 天	医学观察 21 天
流行性脑脊髓膜炎		2~3 天	1~10 天	症状消失后 3 天或病后7 天	医学观察 7 天
流行性乙型脑炎		10~14 天	4~21 天	隔离在防蚊室内至体温正常	不检疫
流行性斑疹伤寒		10~12 天	5~23 天	彻底灭虱或体温正常12 天	彻底灭虱,医学观察 21 天
肾综合征出血热		7~14 天	4~60 天	急性症状消失	不检疫
狂犬病		1 年以内	4 天~19 年	症状消失	不检疫,被可疑狂犬咬伤后注射疫苗
布鲁菌病		1~8 周(平均 2 周)	3 天~1 年以上	症状消失	不检疫
鼠疫	腺鼠疫	2~5 天	2~12 天	至炎症消散	医学观察 9 天,预防接种或注射血清者检疫 12 天
	肺鼠疫	1~3 天	原发感染者数小时~6天;预防接种者可至 9~12 天	症状消失后每隔 3 天做痰培养,连续 3 次阴性	同上
炭疽		不超过 2 周	皮肤炭疽 1~5 天;肺炭疽 12 小时 ~ 数月;肠炭疽 1 天	症状消失,细菌学检查2 次阴性	医学观察 12 天
钩端螺旋体		7~14 天	2~28 天	症状消失,痊愈	不检疫
回归热		7~8 天	2~14 天	彻底灭虱或体温正常12 天	彻底灭虱,医学观察 15 天
疟疾	恶性疟	12 天	9~16 天	不隔离住室内应防蚊和灭蚊	不检疫
	间日疟	10~12 天	10~20 天		
	卵形疟	13~15 天	可达 6 个月以上		
	三日疟	14~25 天	14~25 天		
登革热		5~8 天	2~15 天	在有防蚊设施的室内至病后 7 天	不检疫

附录3　常见传染病的隔离和消毒方法

顺序	消毒对象	消毒方法			灭菌方法	备注
		预防性消毒	疫源地消毒与医院消毒			
			一般传染病疫源地	病毒性肝炎		
1	患者吐泻物、分泌物(如粪、尿、呕吐物、痰液等)		①1份粪便或粪尿混合物加1/20份漂白粉(100ml粪尿混合物加漂白粉5g)充分搅匀消毒1h;②10%漂白粉澄清液与吐泻物等量,充分搅匀加盖消毒1h;③尿:100ml尿液加漂白粉1g,充分搅匀,消毒1h	①1份粪便或粪、尿混合物加1/5份漂白粉(100ml粪便加漂白粉20g),充分搅匀,消毒2h;②尿:100ml尿液加漂白粉3g,充分搅匀,消毒2h		
2	生活污水	余氯量为4~5mg/L	①10 000ml污水加漂白粉2g(有效氯含量为70mg/m³)消毒1h;②0.005%液氯消毒1h;③10 000ml污水加次氯酸钠5ml,消毒1h;④余氯量4~5mg/L	①10 000ml污水加漂白粉4g消毒1.5h(有效氯含量140mg/m³);②0.01%液氯消毒1.5h;③10 000ml污水加次氯酸钠10ml,消毒1.5h;④余氯量10mg/L		①化粪池沉底粪便先用20%漂白粉充分搅匀,消毒2h后排放;②污水加氯量应据消毒后污水中余氯含量适当增减;③余氯量:结核病污水6~8mg/L
3	盛装吐泻物的容器、痰盂、痰杯、氧气湿化瓶、吸引瓶等	煮沸10min;0.2%过氧乙酸浸泡30min;1 000mg/L有效氯浸泡30min	煮沸10min;0.5%过氧乙酸浸泡30min;1 000mg/L有效氯浸泡30min	煮沸20min;0.5%过氧乙酸浸泡1h;2 000mg/L有效氯浸泡1h		马桶可用消毒液反复洗搓;过氧乙酸每天更换,含氯消毒剂3天更换1次
4	食具、饮具、奶具、熟食具、药杯、压舌板和剩余食物	煮沸10min;0.2%过氧乙酸浸泡30min;含250mg/L有效碘伏浸泡30min;250mg/L有效氯浸泡30min	煮沸10min;0.5%过氧乙酸浸泡30min;含500mg/L有效碘伏浸泡30min;500mg/L有效氯浸泡30min	煮沸20min;0.5%过氧乙酸浸泡1h;含1 000mg/L有效碘伏浸泡1h;1 000mg/L有效氯浸泡1h		煮沸时可放2%苏打或肥皂液增强效果,时间从水沸腾时算起,消毒物全部浸在水中;碘伏消毒时发现颜色变浅应及时换
5	房屋(厕所)地面墙壁、门面、家具及运送患者的工具等	0.2%过氧乙酸喷雾或洗搓;500mg/L有效氯喷雾或洗搓	0.5%过氧乙酸喷雾或洗搓;1 000mg/L有效氯喷雾或洗搓	0.5%过氧乙酸喷雾或洗搓;2 000mg/L有效氯喷雾或洗搓		喷雾消毒时要求物品表面湿透均匀,墙壁一般喷至2m高即可

续表

顺序	消毒对象	消毒方法			灭菌方法	备注
		预防性消毒	疫源地消毒与医院消毒			
			一般传染病疫源地	病毒性肝炎		
6	衣服、被褥、玩具、尿布等	煮沸 10min；0.2% 过氧乙酸浸泡 30min；尿布用开水泡，玩具可用 0.5% 次氯酸钠浸泡 30min	煮沸 10min；0.5% 过氧乙酸浸泡 30min；甲醛熏蒸消毒 >6h；环氧乙烷消毒 >6h；医院婴儿室尿布用压力蒸汽消毒 15min	煮沸 20min；0.5% 过氧乙酸浸泡 1h；甲醛熏蒸消毒 12h；环氧乙烷消毒 12h；压力蒸汽消毒 30min		床上用品可用左述消毒液喷雾消毒后日光暴晒。甲醛消毒时，物品要悬挂不可扎紧
7	皮毛、羽毛	蒸汽 100℃ 消毒 20min；环氧乙烷消毒 6h	蒸汽 100℃ 消毒 20min；环氧乙烷消毒 6h	蒸汽 100℃ 消毒 30min；环氧乙烷消毒 12h		
8	书报、信件、钱币、化验单、饭菜票等	甲醛消毒 6h；微波照射 4min	甲醛消毒 6h；环氧乙烷消毒 6h；微波照射 4min	甲醛消毒 12h；环氧乙烷消毒 12h；微波照射 7h		物品分开堆放，不要扎紧，微波功率 >500W，消毒物品必须用湿布包裹
9	手	含 250mg/L 有效碘的碘伏洗刷 1min；0.2% 过氧乙酸浸泡 1min	含 250mg/L 有效碘的碘伏洗刷 2min；0.2% 过氧乙酸浸泡 2min	含 1 000mg/L 有效碘的碘伏洗刷 2min；0.2% 过氧乙酸浸泡 2min		消毒后最好流动水冲洗；外科手术及注射部位皮肤消毒用 5 000mg/L 有效碘伏涂搽 2 次，作用 2min
10	体温表	① 1% 过氧乙酸浸泡 5min 后，更换同前新消毒液再次浸泡 30min，二次处理；② 含 1 000mg/L 有效碘的碘伏浸泡 30min；③ 1 000mg/L 有效氯浸泡 30min				应先用棉球擦净体温表；肛表与口表分放不同容器消毒，须全部浸入液内；消毒后体温表应用冷开水或酒精洗擦干后使用
11	试管、玻璃片、注射或抽血用橡皮条、针灸针、口腔科一般器械		煮沸 10min；2% 戊二醛浸泡消毒 30min；含 250mg/L 有效碘的碘伏消毒 30min	煮沸 20min；2% 戊二醛浸泡消毒 1h；含 1 000mg/L 有效碘的碘伏消毒 1h	压力蒸汽21℃；>20min 或26℃，>15min	尽量使用一次性用品；灭菌温度、时间可根据消毒对象选择

顺序	消毒对象	消毒方法			灭菌方法	备注
		预防性消毒	疫源地消毒与医院消毒			
			一般传染病疫源地	病毒性肝炎		
12	血压计、热水袋、冰袋、听诊器等	0.5% 过氧乙酸揩擦；250mg/L 有效氯揩擦	甲醛熏蒸 6h；0.5% 过氧乙酸揩擦；环氧乙烷消毒 6h	甲醛消毒 12h；0.5% 过氧乙酸揩擦；环氧乙烷消毒 12h		
13	化验室剩余标本、病理标本、手术肢体、垃圾、死者衣物及使用后一次性医疗用品		焚毁；用 1% 漂白粉澄清液或 0.5% 过氧乙酸或 1 000mg/L 有效氯溶液浸湿，放置 1h 后倒弃；粪、尿、血块等剩余标本，按粪便消毒法处理或焚毁	焚毁；3% 漂白粉澄清液或 0.5% 过氧乙酸或 2 000mg/L 有效氯溶液浸湿，放置 2h 后倒弃；粪、尿、血块等剩余标本，按粪便消毒法处理或焚毁		
14	尸体、接尸车、停尸车	0.2% 过氧乙酸喷雾或揩擦；0.5% 次氯酸钠喷雾或揩擦	0.5% 过氧乙酸喷雾或揩擦；1% 次氯酸钠喷雾或揩擦			
15	透析器械				2% 戊二醛浸泡 10h；10% 甲醛浸泡 32h；环氧乙烷 24h	尽量使用一次性透析器械；消毒后使用前要用足够灭菌水冲洗
16	不耐热手术用器械、口镜等口腔科器械		2% 戊二醛消毒 30min	2% 戊二醛消毒 1h	2% 戊二醛泡 4~10h	消毒后使用前要用冷开水或灭菌水冲洗
17	手术器械、注射器、输液用具				压力蒸汽 21℃；>20min 或 26℃，>15min	据物品种类选择温度和时间；消毒体积不超过 30cm × 30cm × 25cm
18	内镜		2% 戊二醛消毒 10~30min	2% 戊二醛消毒 1h；环氧乙烷消毒 12h		连续使用时患者间隔消毒 10min；每天使用前和结束后消毒 30min；消毒后用冷开水冲洗

续表

顺序	消毒对象	消毒方法			灭菌方法	备注
		预防性消毒	疫源地消毒与医院消毒			
			一般传染病疫源地	病毒性肝炎		
19	托幼机构桌、椅、坐车、围栏、熟食橱、熟食台、营养室专用揩布等	0.2%过氧乙酸揩擦或浸泡20min；含250mg/L有效碘的碘伏揩擦或浸泡20min；250mg/L有效氯揩擦或浸泡20min	0.5%过氧乙酸揩擦或浸泡30min；含500mg/L有效碘的碘伏揩擦或浸泡30min；500mg/L有效氯揩擦或浸泡30min	0.5%过氧乙酸揩擦或浸泡1h；含1 000mg/L有效碘的碘伏揩擦或浸泡1h；1 000mg/L有效氯揩擦或浸泡1h		
20	清洁用具	0.2%过氧乙酸浸泡消毒30min；500mg/L有效氯浸泡消毒30min	0.5%过氧乙酸浸泡消毒30min；1 000mg/L有效氯浸泡消毒30min	0.5%过氧乙酸浸泡消毒1h；2 000mg/L有效氯浸泡消毒1h		
21	空气	开窗通风每天2~3次；空气消毒剂喷雾(按使用说明)	空气消毒剂喷雾(用量根据各产品使用说明)；乳酸：每100立方米12ml加等量水，加热蒸发消毒2h；甲醛：每立方米10ml加水20ml，加热蒸发消毒2~4h；紫外线照射：每立方米1.5W，有效距离≤2米，消毒1h			喷雾消毒应选择雾滴较小的喷雾器；紫外线灯管的功率应≥70 W-Sec/cm^2

注：1. 消毒药物标准含量　①过氧乙酸：≥18%；②漂白粉有效氯：≥25%；③碘伏有效碘：≥0.5%；④次氯酸钠有效氯：10%；⑤甲醛溶液含甲醛：36%~40%。

2. 呼吸道传染病如白喉、流感等消毒方法可参照一般传染病疫源地消毒方法处理。

3. 甲醛熏蒸物品消毒方法　①加热法：按每立方米用甲醛80ml与等量水混合后倒在器皿内加热蒸发；②氧化法：用甲醛80ml/m^{3}加水40ml和高锰酸钾40g(或漂白粉60g)进行氧化消毒。先将氧化剂高锰酸钾或漂白粉倒入盆内，加水拌成糊状，然后将甲醛倒入，维持6h或12h，消毒时室内应密封，并保持温度在20℃以上，被消毒物品不能重叠，要悬挂。

4. 环氧乙烷消毒法　按每立方米用环氧乙烷0.4~0.8kg计算，消毒6h或12h。投药时注意安全，周围不能有火种。

5. 经戊二醛消毒后物品必须用无菌蒸馏水充分冲洗后方可使用，浸泡碳钢类物品时还应加入0.5%亚硝酸钠作为防锈剂

（俞　蕙）

中英文名词对照索引

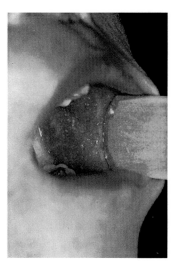

彩图 2-1 麻疹黏膜斑

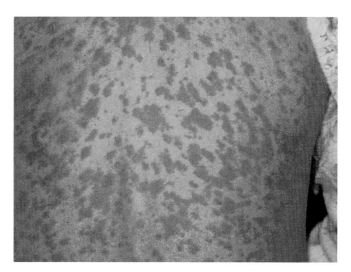

彩图 2-2 麻疹皮疹

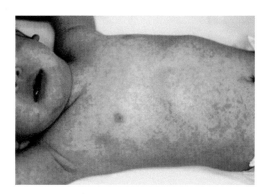

彩图 2-3 风疹

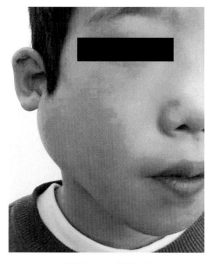

彩图 2-4 腮腺炎

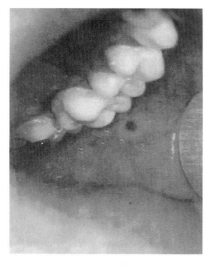

彩图 2-5 腮腺管口红肿

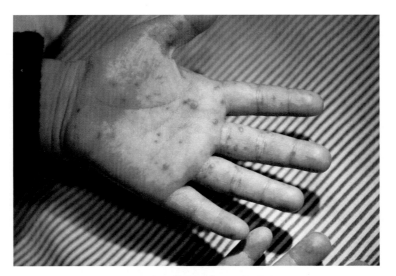

彩图 2-6　手足口病的手部皮疹

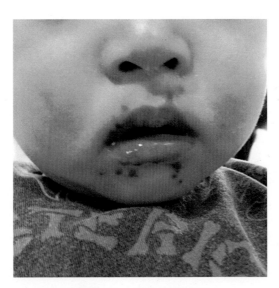

彩图 2-9　疱疹性龈口炎

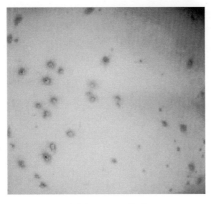

彩图 2-10　水痘

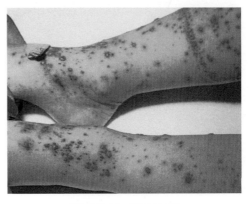

彩图 2-11　重症水痘

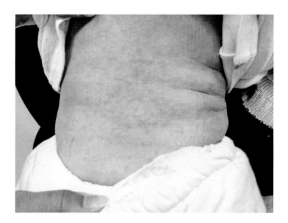

彩图 2-12　幼儿急疹

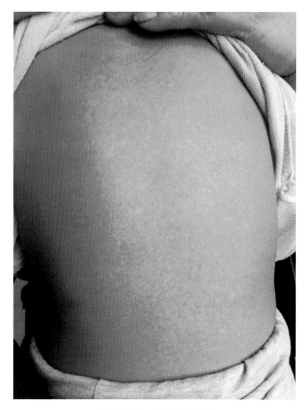

彩图 3-1　猩红热皮疹

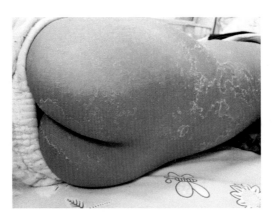

彩图 3-2 猩红热脱皮